ਪਰਾਇਮਰੀ ਹੈਲਥ ਕੇਅਰ ਫਾਰ ਏ.ਐਨ.ਐਮ.

(Primary Health Care for ANM)

(As Per the Latest Syllabus of INC)

Rahish Chand Suthar MSc Nursing (Med Surg)
Lecturer
Meera Medical Institute of Nursing
and Hospital, Abohar, Punjab, India

JAYPEE

JAYPEE BROTHERS MEDICAL PUBLISHERS
The Health Sciences Publisher
New Delhi | London

Jaypee Brothers Medical Publishers (P) Ltd.

Headquarters
EMCA House
23/23-B, Ansari Road, Daryaganj
New Delhi 110 002, India
Landline: +91-11-23272143, +91-11-23272703
+91-11-23282021, +91-11-23245672
E-mail: jaypee@jaypeebrothers.com

Corporate Office
4838/24, Ansari Road, Daryaganj
New Delhi-110 002, India
Phone: +91-11-43574357
Fax: +91-11-43574314
E-mail: jaypee@jaypeebrothers.com

Overseas Office
J.P. Medical Ltd
83 Victoria Street, London
SW1H 0HW (UK)
Phone: +44-2031708910
E-mail: info@jpmedpub.com

EU GPSR Authorised Representative
Logos Europe, 9 rue Nicolas Poussin
17000, La Rochelle, France
Phone: +33 (0) 6 67 93 73 78
E-mail: contact@logoseurope.eu

Website: www.jaypeebrothers.com
Website: www.jaypeedigital.com

Inquiries for bulk sales may be solicited at: jaypee@jaypeebrothers.com

ਪਰਾਇਮਰੀ ਹੈਲਥ ਕੇਅਰ ਫਾਰ ਏ.ਏਨ.ਏਮ. (Primary Health Care for ANM)

First Edition: 2013
Reprint: **2026**

ISBN 978-93-5090-485-5

Printed at: Samrat Offset Pvt. Ltd.

PREFACE

A unique piece of work, fills up the gap of a properly written book on Primary Health Care for ANM as per the INC syllabus. Among all other books of primary health care available in the market, this book is an excellent guide for ANM students, encompasses all the aspects of Primary Health Care. This book is your source for the most current, compact and comprehensive knowledge of the subject. Seeing the phenomenal growth of the subject, not only in the minds of the people but also in their attitudes, this book besides being a textbook is also a personal guide to people who have not only given priority to their health but also given it the first place in their lives.

Rahish Chand Suthar

ACKNOWLEDGMENTS

First of all, I pray to God "*Guru Jasnath Ji*" for his divine intervention and blessing which enabled me to achieve my goal. It is my honour and privilege to express my gratitude for my father Shri Bhagi Rath Patodia, mother Mrs Shimla Devi, brother, Mr Surya Prakash and my dear wife Mrs Mittal Rani and my loving son Prashant and Dheeraj for their continuous support.

I would like to express sincere thanks to my staff members Ms Jasdeep Kaur, Mrs Dilpreet Sandhu, Ms Rashmi, Mrs Sunita, Mrs Kuldeep Kaur, Mr Rajinder Kumar for their support and help. My friends (Anil Sahu, MSc Medical-surgical Nursing), Reena Manchanda (Librarian, Sardar Patel Nursing), Harinder Kaur, Ranveer who shared their knowledge and experiences and gave some invaluable suggestions.

My sincere heartfelt thanks to respected Dr GS Mittal, Director, Dr Sahil Mittal, Chairman (Meera Medical Institute of Nursing and Hospital, Abohar) for their support and help.

Finally, I would also like to thank the M/s Jaypee Brothers Medical Publishers (P) Ltd, New Delhi, India, who engages me with the offer and have taken up the responsibility to bring this book out in print.

CONTENTS

INC SYLLABUS

Theory - 130 hours
Demonstration - 150 hours
Total - 280 hours

Learning objectives:

On completion of the course student will be able to:

1. Explain concept of infection and causation of diseases.
2. Describe body defense mechanisms and development of immunity against diseases.
3. Perform immunization effectively.
4. Describe different methods of disinfections and sterilization.
5. Describe common communicable diseases and their management.
6. Explain prevention of common communicable diseases and their control.
7. Describe care of the sick in community with common ailments and refer if required.
8. Explain recognition of conditions related to different body systems.
9. Describe and demonstrate routes of administration of drugs.
10. List common drugs used for emergencies and minor ailments, their indications, dosage and actions.

A. Infection and Immunization

Theory - 25 hours
Demonstration - 20 hours
Total - 45 hours

Unit	Time (Hrs.)		Expected outcomes	Contents	Teaching learning activities
	Th.	Demo			
1.	2	–	• Understand concept of occurrence of diseases. • Describe classification of diseases.	**Concept of disease** • Concept and definition of illness. • Disease causation. • Classification of disease.	• Lecture discussion. • Explain using charts.
2.	4	2	• Understand process of infeciton. • Describe characteristics of microbes. • Narrate methods of spread of infection. • State factors affecting spread of infection.	**Infection** • Meaning and types of infection. • Causes of infection. • Classification and characteristics of micro organisms: Pathogenic and Non-pathogenic. • Incubation period and spread of infection-transmission. • Factors affecting growth and destruction of microbes.	• Lecture discussion. • Demonstration. • Explain using microscope.

Cont....

Cont....

3.	6	2	• Understand body defence mechanism. • State types of immunity. • Describe different types of vaccine and their preservation.	**Immunity and body defense mechanisms** • Body's defense mechanism. • Immunity - concept. • Hypersensitivity: Antigen antibody reaction. • Types of immunity. • Types of vaccines. • Storage and care-cold chain maintenance.	• Lecture discussion. • Demonstration. • Field visits for cold chain.
4.	6	4	• State immunization schedule. • Give imunization. • Organize immunization camps. • Prepare articles for immunization. • Participate in special drives.	**Immunization** • Immunization against different infections-immunization schedule. • Injection safety. • Methods of administering vaccine. • Sterilization of syringes and needles. • Immunization in the community. • Immunization Hazards. • Precautions while giving vaccines. • Special immunization drives and programmes. • Records and reports.	• Lecture discussion. • Demonstration. • Posters on immunization schedule. • Visit immunization camp/ outreach camp.
5.	2	4	• Collect specimens correctly. • Handle body discharges safely. • Give health education for disposal of body discharges.	**Collection of specimen** • Principles and methods of collection of specimens and handling body discharges. • Collection of specimens of blood, sputum, urine, stool. • Safe disposal of body discharges.	• Lecture discussion. • Preparation of malaria slide. • Collection of sputum. • Collection of urine and stool. • Labeling of the specimens. • Visit to the laboratory.
6.	3	6	• Explain difference between antisepsis, disinfection and sterilization. • Describe the principles of antisepsis, disinfection and sterilization. • Perform disinfections and sterilization of various equipments.	**Disinfection and sterilization** • Principles and methods of antisepsis, disinfection and sterilization. • Methods of disinfecting different equipments. • Methods of sterilizing different equipments.	• Lecture discussion. • Demonstration. • Visit sterilization department of a hospital.
7.	2	2	• Explain the methods of waste disposal.	**Waste Disposal** • Waste disposals-infectious and non-infectious: concepts, principles, and methods at different levels.	• Lecture discussion. • Demonstration.

Suggested Activities for Evaluation

- Demonstration of sterilization of syrings and needles/using pressure cooker/small autoclave.
- Demonstration of preparation of Malaria slides.
- Techniques of vaccination.
- Assignment on cold chain system.
- Prepare poster/chart on immunization schedule.
- Demonstrate different methods of waste disposable.

B. Communicable Diseases

Theory - 40 hours

Demonstration - 25 hours

Total - 65 hours

Unit	Time (Hrs.)		Expected outcomes	Contents	Teaching learning activities
	Th.	Demo			
1.	7	5	• Understand epidemiological concept of occurrence of diseases. • Describe levels of prevention and general measures for control of communicable diseases. • Explain importance of Surveillance, notification, reporting.	**Introduction to communicable diseases** • Common communicable diseases; Epidemiological concepts-Incidence and prevalence, mortality and morbidity. • Levels of prevention. • Control and prevention of communicable diseases General measures. • Surveilance, isolation, notification, reporting.	• Lecture discussion. • Calculation of mortality and morbidity for different diseases. • Visit isolation unit. • Surveillance
2.	25	5	• Describe signs and symptoms of different communicable diseases. • Explain preventive measures for different communicable diseases. • Describe care and referral for different communicable diseases.	**Communicable diseases** • Signs, Symptoms, care and prevention of the following: – Diphtheria, pertussis, tetanus, poliomyelitis, measles and tuberculosis. – Chickenpox, mumps, rubella, enteric fever, hepatitis, rabies, malaria, dengue, filaria, kala-azar trachoma, conjunctivitis, scabies, STDs and HIV/ AIDs. – Encephalitis – Leptospirosis – Acute respiratory infections. – Diarrhoeal diseases. – Worm infestations. – Leprosy. – Role and responsibilities of health worker/ANM.	• Lecture discussion. • Visit infectious disease hospital/center. • Demonstration. • Supervised clinical practice.
3.	6	8	• State the principles of care of infectious cases. • Enumerate standard safety measures. • Understand preventive measures. • Provide health education.	**Care in communicable diseases** • Care of patients with communicable diseases. • Isolation methods. • Standard safety measures (Universal precautions) • Health education and messages for different communicable diseases. • Role and responsibilities of health worker/ANM.	• Lecture discussion. • Demonstration. • Prepare health education messages. • Prepare chart on Standard safety measures.
4.	2	7	• Identify causes of epidemics. • Define role of health worker/ ANM in relief work.	**Epidemic Management** • Definitions and causes of epidemics. • Epidemic enquiry in a community and epidemic mapping. • Relief work and role of health worker/ANM.	• Lecture discussion. • Community mapping. • Health education.

Suggested Activities for Evaluation

- Preparation of surveillance report.
- Conduct Health education.
- Demonstration on:
  – Standard safety measures in Nursing Practice.

C. Community Health Problems

Theory - 30 hours
Demonstration - 50 hours
Total - 80 hours

Unit	Time (Hrs.)		Expected outcomes	Contents	Teaching learning activities
	Th.	Demo			
1.	3	10	• Identify common health problems in the community. • Perform health assessment of individual. • Render care to the sick at home. • Advise family members in care of sick.	**Care of the sick in the community** • Common health conditions in the community-danger signs of illnesses. • Health assessment: Taking history, Physical examination: Vital signs, Weight, Height: – recognition of abnormalities. • Identification of health problems. • Management of the sick: home and community nursing procedures, care of the sick, referral. • Health education: individual and family.	• Lecture discussion. • Demonstration. • Supervised clinical practice. • Health education.
2.	3	8	• Check and record vital signs. • Describe stages of fever. • List common conditions causing fever. • Provide care to patients with fever.	**Fever** • Vital signs: Temperature, pulse, respiration, blood pressure. • Temperature maintenance and the physiology of fever. • Fever: Types and stages. • Causes of fever-common conditions causing fever, malaria, typhoid, Acute respiratory Infection (ARI) etc. • Nursing management of patient with fever. • Alternate system of medicine.	• Lecture discussion. • Demonstration. • Supervised clinical practice.

Cont....

Cont....

3.	4	6	• Enumerate causes, sign and symptoms respiratory problems. • Provide care to patients with respiratory infections. • State common home remedies and their application.	**Respiratory problems** • Common respiratory problems: types, classifications-cold and cough, ARI, Asphyxia, tonsillitis, asthma, bronchitis pneumonia and tuberculosis. • Causes, sign and symptoms, treatment of respiratory problems. • Management: Role and responsibilities of ANM/ health workers in care of patients with respiratory problems including Home care remedies. • Integrate accepted practices of AYUSH.	• Lecture discussion. • Demonstration. • Demonstration of steam inhalation, nasal drops, oxygen inhalation. • Health education. • Lecture discussion. • Demonstration. • Supervised clinical practice. • Health education.
4.	2	2	• Identify cause and provide care and support. • Refer when necessary.	**Aches and pains** • Causes and nursing management of: Tooth ache, ear ache, abdominal pain, headache, joint pains. • Management as per the standing orders and protocols. • Role of ANM/health worker in the community including Home care remedies. • Integrate accepted practices of AYUSH.	• Lecture discussion. • Demonstration. • Health education.
5.	3	4	• Identify cause and provide care and support. • Refer when necessary. • Identify cause and provide care and support. • Refer when necessary.	**Digestive problems** • Indigestion, anorexia, vomiting, distension and constipation. • Haemorrhoids, hernia, ulcers and intestinal obstruction. • Role of ANM/health worker in the community including Home care remedies. • Integrate accepted practices of AYUSH.	• Lecture discussion. • Demonstration. • Health education.
6.	3	3	• Identify cause and provide care and support. • Refer when necessary.	**Urinary problems** • Signs and symptoms of renal conditions. • Retention of urine, renal colic, edema. • Role of ANM/health worker in the community including Home care remedies. • Integrate accepted practices of AYUSH.	• Lecture discussion. • Demonstration. • Health education.
7.	3	3	• Identify cause and provide care and support. • Refer when necessary.	**Cardiovascular problem** • Signs and symptoms of cardiac conditions and blood related problems: heart attack, chest pain, anemia, hepertension and leukemia. • Care of a cardiac patient at home. • Role of ANM/health worker in the community including Home care remedies. • Integrate accepted practices of AYUSH.	• Lecture discussion. • Demonstration. • Health education.

Cont....

Cont....

8.	2	3	• Identify cause and provide care and support. • Refer when necessary.	**Diseases of the nervous system** • Signs and symptoms of neurological problems- Heacache, backache and paralysis. • Care of a patient with stroke at home. • Care of pressure points, back care changing of positions, active and passive exercises, body support to prevent contractures. • Role of ANM/health worker in the community including Home care remedies. • Integrate accepted practices of AYUSH.	• Lecture discussion. • Demonstration. • Health education.
9.	3	4	• Identify cause and provide care and support. • Refer when necessary. • Give insulin injection. • Counsel for prevention of complications.	**Metabolic diseases** • Diabetes-signs and symptoms, complications diet and medications. • Skin care, foot care. • Urine testing and administration of insulin injection. • Integrate accepted practices of AYUSH.	• Lecture discussion. • Demonstration. • Health education.
10.	2	4	• Identify the conditions. • Provide care to relieve pain. • Prevent complications and refer.	**Diseases of musculoskeletal system** • Signs and symptoms of sprain, tear of ligaments and arthritis. • Integrate accepted practices of AYUSH.	• Lecture discussion. • Demonstration. • Case study. • Health education.
11.	2	3	• Identify need of handicapped. • Ensure need base care at home.	**Care of handicap** • Handicaps-different types. • Counselling for prevention of certain handicaps. • Understandings the handicapped person. • Helping family to ensure need based care.	• Lecture discussion. • Demonstration. • Case study.

Suggested Activities for Evaluation

Demonstration of

- Urine testing for albumin and sugar.
- Urine catheterization.
- Local application of cold and hot.
- Plain water enema.
- Checking of BP and TPR.
- Disease conditions.

D. Primary Medical Care

Theory - 20 hours

Demonstration - 20 hours

Total - 40 hours

Unit	Time (Hrs.)		Expected outcomes	Contents	Teaching learning activities
	Th.	Demo			
1.	5	4	• Name different systems of medicine. • Understand abbreviations. • Calculate dosages of medicines. • Understand classification of drugs.	**Types of drugs** • Different systems of medicine: allopathic and AYUSH. • Classifications of drugs. • Forms and characteristics of drugs. • Abbreviations used in medication. • Administration of drugs: Policies and regulations, as per protocols and standing orders. • Calculation of dosage.	• Lecture discussion. • Calculation of dosage and conversion. • Drug study.
2.	5	10	• Demonstrate administration of drugs. • Explain importance of observations and recording.	**Administration of drugs** • Routes of administration- Oral, parentral (intradermal, intramuscular, subcutaneous, Intra venous), rectal, local and others. • Administration of drugs: Precautions, principles. • Observations and recording.	• Lecture discussion. • Demonstration. • Practice session. • Preparation and administration of IV fluids as per protocol. • Preparation for blood transfusion as per protocol.
3.	5	2	• Aministater drugs for minor ailments. • Explain the care of drugs.	**Drugs used in minor ailments** • Common drugs for fever, cold and cough, aches and pains etc. • Drug kit in the subcentre, content and its use. • Storage and care of drugs.	• Lecture discussion. • Visit subcentre. • Demonstration.
4.	5	4	• Administer emergency drugs following precautions.	**Common emergency drugs** • Methergine, misorprostol injection oxytocin, IV fluids, antibiotics, injection and magnesium sulphate deriphylline, avil and other antistaminic, pethedine, vitamin K, antirabies vaccine, anti snake venoms as per the protocol. • Precautions for administration. • Storage and Care of emergency drugs.	• Lecture discussion. • Demonstration. • Drug study.

Suggested Activities for Evaluation

- Preparation of list of common drugs used in sub centre, their action dosages and use.
- Demonstration of administration of medication by different routes.
- Drug study.

E. First Aid and Referral

Theory - 25 hours

Demonstration - 35 hours

Total - 60 hours

Unit	Time (Hrs.)		Expected outcomes	Contents	Teaching learning activities
	Th.	Demo			
1.	2	7	• Understand principle of first aid care. • Use first aid kit. • Demonstrate different type of bandages.	**Need for First Aid** • Principles of first aid. • Mobilization of resources. • First aid kit & supplies. • Bandages: Types, uses. • Principles and methods of bandaging.	• Lecture discussion. • Demonstration. • Practice session.
2.	10	5	• Demonstrate first aid care for cuts and wounds, foreign bodies, burns and scalds. • Health education and refferal.	**Minor injuries and ailments** • Cuts and wounds: types, principles and first aid care. • Foreign bodies. • Burns and scalds types, principles and first aid care. • Health education and referral. • Role of ANM/health worker.	• Lecture discussion. • Demonstration. • Practice session. • Supervised clinical practice. • Health education.
3.	5	8	• Identify different bones. • Describe types of fracture. • Apply splints and bandages. • Transfer fractured patients correctly.	**Fractures** • Skeletal system and different bones. • Fractures: Types, Causes, signs and symptoms, first aid care. • Methods of immobilization and transportation.	• Lecture discussion. • Demonstration. • Practice session.
4.	8	15	• Follow principles of first aid and provide care in different emergencies.	**Life threatening conditions** • Bleeding • Drowning. • Strangulation, suffocation and asphyxia. • Loss of consciousness. • Cardiorespiratory arrest. • Convulsions. • Foreign bodies. • Chest injuries. • Shock and allergic conditions. • Poisoning, bites and stings. • Stroke. • Heat stroke. • Severe burn.	• Lecture discussion. • Demonstration. • Nasal pack. • Apply tourniquet. • BLS-demonstration. • Insertion of nasogastric tube. • Practice session.

Suggested Activities for Evaluation

- Dermonstration of following:
  1. Wound care.
  2. Splints, slings, bandages.
  3. Transportation of casualties.
  4. BLS.
  5. Nasogastric tube insertion.
  6. Care during different emergincies.

Part A: Infection and Immunization

Unit 1: ਬੀਮਾਰੀ ਦੀ ਧਾਰਣਾ (Concept of Disease)

CHAPTER 1

ਬੀਮਾਰੀ ਦੀ ਧਾਰਣਾ (Concept of Disease)

- **Disease:** ਇੱਕ English language ਦੀ ਭਾਸ਼ਾ ਦਾ world ਹੈ। ਜੋ ਦੋ ਸ਼ਬਦਾਂ ਦੇ ਮੇਲ ਤੋਂ ਬਣਿਆ ਹੈ। Disease ਜਿਸਦਾ ਅਰਥ ਹੈ uneasiness, distress and tension ਜੋ ਇਸ ਤਰ੍ਹਾਂ ਦੀ ਸਥਿਤੀ ਹੈ ਜੋ comfort ਦੇ ਬਿਲਕੁਲ ਉਲਟ ਹੁੰਦੀ ਹੈ।
- **World health organisation:** ਅਜੇ ਤੱਕ disease ਦੀ ਕੋਈ ਪਰਿਭਾਸ਼ਾ ਨਹੀਂ ਦੱਸੀ ਗਈ ਹੈ। ਇਸ ਦੀ ਕੋਈ ਉਦਾਹਰਨ ਨਹੀਂ ਹੈ।
- **Oxford dictionary:** ਇਸ ਦੇ ਅਨੁਸਾਰ disease ਸਰੀਰ ਦੇ ਵਿਭਿੰਨ ਅੰਗਾਂ ਦੀ ਸਟੇਟ ਹੈ। ਜੋ ਸਰੀਰ ਦੇ ਅਲੱਗ-ਅੱਲਗ ਕੰਮਾਂ ਵਿੱਚ ਰੁਕਾਵਟ ਪਾਉਂਦੀ ਹੈ। ਜਾਂ ਸਰੀਰ ਦੇ ਅੰਗ ਨੂੰ ਘੱਟ ਕਰਦੀ ਹੈ।
- **Concept of disease:** ਪ੍ਰਚੀਨ ਸਮੇਂ ਤੇ ਬਿਮਾਰੀਆ ਦੇ ਬਾਰੇ ਬਹੁਤ ਸਾਰੇ ਵਿਚਾਰ ਕੀਤੇ ਜਾਂਦੇ ਹਨ।
- **Supernatural theory:** ਪੁਰਾਣੇ ਸਮੇਂ ਤੋਂ ਵਿਅਕਤੀ ਇਹ ਵਿਸਵਾਸ ਕਰਦੇ ਸੀ ਕਿ ਬਿਮਾਰੀ ਸੁਪਰ ਨੈਚੁਰਲ ਕਾਰਨ ਕਰਕੇ ਹੁੰਦੀ ਹੈ। ਪੁਰਾਣੇ ਜਮਾਨੇ ਵਿੱਚ ਲੋਕ ਦਵਾਈਆਂ ਘੱਟ ਲੈਂਦੇ ਸਨ ਅਤੇ ਸਭ ਕੁੱਝ ਜਾਦੂ-ਟੂਣੇ ਦੇ ਅਨੁਸਾਰ ਹੁੰਦਾ ਸੀ ਸੁਪਰ ਨੈਚੁਰਲ ਥਿਉਰੀ ਅਜੇ ਤੱਕ ਪੂਰੀ ਤਰ੍ਹਾਂ ਖਤਮ ਨਹੀਂ ਹੋਈ। ਇਹ ਅਜੇ ਵੀ ਭਾਰਤ ਦੇ ਕਈ ਭਾਗਾਂ ਵਿੱਚ ਜਿਵਿਤ ਹੈ।

  ਜਿਵੇਂ: ਚਿਕਨ ਪੋਕਸ, ਵੱਡੀ ਮਾਤਾ past ਵਿੱਚ ਕੀਤੇ ਗਏ ਪਾਪਾਂ ਦੇ ਕਾਰਨ ਹੁੰਦੀ ਹੈ।
- **Germ theory:** ਇਹ ਥਿਉਰੀ ਲੁਈਸ ਪਾਸਚਰ (1822-1895) ਨੇ ਦਿੱਤੀ ਸੀ ਇਸ ਥਿਉਰੀ ਵਿੱਚ disease ਦੇ ਕਾਰਨ ਨੂੰ ਭੂਤ-ਪ੍ਰੇਤ ਆਤਮਾ ਅਤੇ ਬੁਰੀ ਹਵਾ ਤੋਂ ਬਦਲਾ ਕੇ ਬੈਕਟੀਰੀਆ ਅਤੇ ਸਾਈਕਰੋਬਸ ਨੂੰ ਦੱਸਿਆ ਗਿਆ ਹੈ।
- **Theory of multiple cause:** ਇਸ ਅਵਧਾਰਨਾ ਦੇ ਨਾਲ ਬਿਮਾਰੀ ਕਿਸੇ ਕਾਰਨ ਦੇ ਨਾਲ ਨਹੀਂ ਹੁੰਦੀ ਜਦੋਂ ਕਿ ਇਹ ਬਹੁਤ ਸਾਰੇ ਕਾਰਨਾਂ ਨਾਲ ਹੁੰਦੀ ਹੈ। ਇਹ ਕਾਰਨ ਸਮਾਜਿਕ, ਆਰਥਿਕ, ਮਾਨਸਿਕ ਸਥਿਤੀਆਂ ਨਾਲ ਹੋ ਸਕਦੀ ਹੈ ਜੋ ਵਿਅਕਤੀ ਦੇ ਵਾਤਾਵਰਣ ਦੇ ਨਾਲ ਸੰਬੰਧਿਤ ਹੋ ਸਕਦੇ ਹਨ। ਜਿਵੇਂ TB (Tuberculosis)

1. Poverty (ਗਰੀਬੀ)
2. Crowed (ਭੀੜ)
3. Poor hygiene: ਸਾਫ ਸਫਾਈ ਨਾ ਹੋਣਾ।
4. Poor nutrition: ਭੋਜਨ ਚੰਗਾ ਨਾ ਹੋਣੇ।

5. Poor housing: ਸਾਫ ਘਰ ਨਾ ਹੋਵੇ।

ਇਹ ਸਭ T.B. ਦੇ ਕਾਰਨ ਹੁੰਦੇ ਹਨ। ਅਤੇ DC ਨੂੰ ਫੈਲਣ ਦਾ ਕਾਰਨ ਬਣਦੇ ਹਨ।

1. **Infection:** Pathogenic organisms ਦਾ body ਦੇ ਉੱਪਰ ਹਮਲਾ ਹੋਣਾ ਜਾਂ ਕਿਸੀ ਵੀ producing agent body ਵਿੱਚ enter ਹੋ ਕੇ ਆਪਣੀ ਸੰਖਿਆ ਨੂੰ ਵਧਾ ਕੇ host ਦੀ body ਨੂੰ disease ਕਰ ਦੇਣਾ infection ਕਹਿੰਦੇ ਹਨ।
2. **Mode of entry of infection into the body:** Organism ਨਿਮਨਲਿਖਿਤ ਰੂਪ body ਵਿੱਚ enter ਹੋ ਸਕਦੇ ਹਨ।
   (a) **Inhalation:** ਜਦੋਂ infected material inhalation ਦੇ ਦੁਆਰਾ body ਵਿੱਚ enter ਕਰਦਾ ਹੈ, ਤਾਂ ਇਸ ਨਾਲ infection ਹੋ ਜਾਂਦਾ ਹੈ ਜਿਵੇਂ: Diphtheria baccilli, tubercle bacilli
   (b) **Ingestion:** ਜਦੋਂ ਬੈਕਟੀਰਿਆ ਗੰਦੇ ਪਾਣੀ ਅਤੇ ਗੰਦਾ ਖਾਣਾ ਖਾਣ ਕਾਰਨ ਸਾਹ ਦੇ ਦੁਆਰਾ body ਵਿੱਚ enter ਹੋ ਜਾਂਦੇ ਹਨ। ਇਸ ਨਾਲ infection ਹੋ ਜਾਂਦਾ ਹੈ। ਜਿਵੇਂ : vibrio choler (ਵਿਬਰੋ ਕੋਲਗ)
   (c) **Inoculation:** Infected material skin ਦੇ ਦੁਆਰਾ body ਵਿੱਚ enter ਕਰਦੇ ਹਨ ਤਾਂ ਉਸਦੇ mode of inoculation ਕਹਿੰਦੇ ਹਨ। ਜਿਵੇਂ : ਮੱਛਰ ਦੇ ਕੱਟਣ ਨਾਲ ਡੇਂਗੂ, ਮਲੇਰਿਆ ਹੋਣਾ।
   (d) **By wound:** ਜਦੋਂ ਬੈਕਟੀਰਿਆ wound ਉੱਤੇ ਇੱਕਠੇ ਹੋਕੇ ਇਸਨੂੰ ਖਰਾਬ ਕਰ ਦਿੰਦੇ ਹਨ ਤਾਂ ਇਸ ਨਾਲ infection ਵੱਧ ਜਾਂਦੀ ਹੈ। ਜਿਵੇਂ : Tetani organism ਟੈਟਨਸ ਪੈਦਾ ਕਰਦੇ ਹਨ।
   (e) **Through the genitalia:** ਜਦੋਂ genitalia enacted material ਦੁਆਰਾ body ਦੇ ਅੰਦਰ ਚਲੇ ਜਾਂਦੇ ਹਨ ਤਾਂ ਇਸ ਨਾਲ infection ਹੋ ਜਾਂਦਾ ਹੈ। Gonococcus or gonorrhea.

Method of transfer of microscope one person to another person ਇੱਕ ਵਿਅਕਤੀ ਤੋਂ ਦੂਜੇ ਵਿਅਕਤੀ ਕੋ ਜਾਣ ਦੇ ਤਰੀਕੇ :

1. **Direct contact:** ਜਦੋਂ ਕਿਸੇ ਵਿਅਕਤੀ ਨੂੰ ਖਾਂਸੀ ਹੁੰਦੀ ਹੈ ਜਾਂ ਖਾਸੀ ਕਰਦਾ ਹੈ ਜਾਂ ਗੱਲਾਂ ਕਰਦਾ ਹੈ ਤਾਂ sputum ਕੇ ਛੋਟੇ-ਛੋਟੇ ਕਣ ਹਵਾ ਵਿੱਚ ਫੈਲ ਜਾਂਦੇ ਹਨ ਜਾਂ ਦੂਜੇ ਵਿਅਕਤੀ ਉੱਪਰ ਡਿੱਗਦੇ ਹਨ ਤਾਂ infection ਉਸ ਦੇ ਅੰਦਰ ਚਲਾ ਜਾਂਦਾ ਹੈ ਜਿਸ ਨਾਲ ਦੂਜੇ ਵਿਅਕਤੀ ਨੂੰ ਉਸ ਤਰ੍ਹਾਂ ਦੀ problems ਹੋ ਜਾਂਦੀ ਹੈ। ਇਸ ਕਰਕੇ operation theatre ਵਿੱਚ operation ਕਰਕੇ ਸਾਨੂੰ ਗੱਲਾਂ ਨਹੀਂ ਕਰਨੀਆ ਚਾਹੀਦੀਆ ਤੇ mask ਪਾਉਣਾ ਚਾਹੀਦਾ ਹੈ।
2. **Indirect contact:** Pathogens ਇੱਕ ਵਿਅਕਤੀ ਦੀ body ਨੂੰ ਛੱਡ ਕੇ ਦੂਜੀਆਂ ਚੀਜ਼ਾਂ ਤੇ ਡਿੱਗ ਜਾਂਦੇ ਹਨ। ਅਤੇ ਫਿਰ ਦੂਜੇ ਵਿਅਕਤੀ ਤੱਕ ਪਹੁੰਚ ਜਾਂਦੇ ਹਨ ਤੇ infection ਫੈਲਾਉਦੇ ਹਨ। ਜਦੋਂ ਅਸੀਂ ਉਸ material ਨੂੰ ਛੂਹਦੇ ਹਾਂ ਤਾਂ ਇਸ ਤੋਂ infection person ਦੇ ਅੰਦਰ articles ਦੇ ਕਾਰਨ ਤੇ ਗੰਦੇ ਪਾਣੀ ਦੇ ਕਾਰਨ ਅੰਦਰ ਚਲੇ ਜਾਂਦੇ ਹਨ। ਤੇ infection ਕਰਦੇ ਹਨ। ਜਿਵੇਂ : ਮੱਖੀ, ਮੱਛਰ।
3. **By carrier:** ਇਹ ਉਹ person ਹੁੰਦੇ ਹਨ ਜੋ ਬਿਮਾਰੀ ਦੇ agent ਨੂੰ ਆਪਣੇ ਅੰਦਰ ਰੱਖਦਾ ਹੈ ਪਰ sign or symptoms ਦਿਖਾਈ ਨਹੀਂ ਦਿੰਦੇ ਹਨ। ਜਾਂ ਆਪਣੇ ਸ਼ਬਦਾਂ ਵਿੱਚ ਕਹਿ ਸਕਦੇ ਹਾਂ ਉਸ ਵਿਅਕਤੀ ਨੂੰ ਬਿਮਾਰੀ ਨਹੀਂ ਹੁੰਦੀ ਪਰ ਉਹ ਦੂਸਰੇ ਵਿਅਕਤੀ ਤੱਕ infection ਦੇਣ ਦੀ ਸਮਰੱਥਾ (power) ਰੱਖਦਾ ਹੈ।
   (a) Incubation carrier
   (b) Content carrier
   (c) Convalescent carrier

Definition

Antiseptic: ਉਹ agent ਹੁੰਦਾ ਹੈ ਜਿਹੜਾ infectious agents ਨੂੰ kill ਕਰਦਾ ਹੈ। ਜਦੋਂ ਇਸ ਨੂੰ living tissue ਦੇ ਉੱਪਰ ਰੱਖਿਆ ਜਾਂਦਾ ਹੈ ਤਾਂ ਉਹਨਾਂ ਦੀ growth ਨੂੰ ਰੋਕਦਾ ਹੈ, e.g. Alcohol.

Deodorant: ਇਹ ਉਹ agent ਹੁੰਦਾ ਹੈ ਜੋ bad smell ਨੂੰ ਰੋਕਦਾ ਹੈ ਜਾਂ ਦਬਾ ਦਿੰਦਾ ਹੈ, e.g. Bleaching powder.

Immunity

Disease ਦੇ ਨਾਲ ਲੜਨ ਦੀ ਤਾਕਤ ਨੂੰ immunity ਕਹਿੰਦੇ ਹਨ। ਇਹ ਜਿੰਨੀ concept ਦੇ ਅਨੁਸਾਰ immunity ਦੇ ਦੋ concept (ਨਿਯਮ) ਹੁੰਦੇ ਹਨ।

Humoral Immunity

ਇਹ immunity Anti-bodies ਦੇ production ਦੇ ਉੱਪਰ based (ਆਧਾਰਿਤ) ਹੁੰਦੀ ਹੈ।

Combined anti-bodies or antigen macrophages ਦੇ ਦੁਆਰਾ ਖਾ ਲਏ ਜਾਂਦੇ ਹਨ। ਤੇ ਇਹ body ਤੋਂ ਬਾਹਰ ਹੋ ਜਾਂਦੇ ਹਨ।

Cellular Immunity

ਇਹ white cell type ਦੇ ਉੱਪਰ ਆਧਾਰਿਤ ਹੁੰਦੇ ਹਨ ਜਿਸਨੂੰ T-cell ਕਿਹਾ ਜਾਂਦਾ ਹੈ। T-cell ਕੁੱਝ pathogens ਦੇ ਵਿਰੁੱਧ active ਹੁੰਦੇ ਹਨ, e.g. S. typhi. M. lepral

Types or Classification of Immunity

ਆਮ ਤੌਰ ਤੇ ਇਸਨੂੰ ਦੋ ਭਾਗਾਂ ਵਿੱਚ ਵੰਡਿਆ ਜਾਂਦਾ ਹੈ।

- **Natural Immunity:** ਇਹ ਉਹ immunity ਹੁੰਦੀ ਹੈ ਜੋ ਇੱਕ ਵਿਅਕਤੀ ਪੀੜ੍ਹੀ ਦਰ ਪੀੜ੍ਹੀ ਪ੍ਰਾਪਤ ਕਰਦਾ ਹੈ ਜਾਂ ਇੱਕ ਵਿਅਕਤੀ genetic ਪੀੜ੍ਹੀ ਦਰ ਪੀੜ੍ਹੀ ਪ੍ਰਾਪਤ ਕਰਦਾ ਹੈ। ਇਸਦੇ ਕਾਰਨ ਕੁੱਝ ਬਿਮਾਰੀਆ ਜਾਨਵਰ ਦੇ ਅੰਦਰ ਹੁੰਦੀ ਹੈ ਅਤੇ ਕੁੱਝ disease persons ਵਿੱਚ ਹੁੰਦੀਆ ਹਨ ਜੋ animals ਵਿੱਚ ਨਹੀਂ ਹੁੰਦੀਆ। ਜਿਸਨੂੰ natural immunity ਕਿਹਾ ਜਾਂਦਾ ਹੈ ਜਿਵੇਂ typhoid fever.
- **Acquired Immunity:** ਇਹ immunity active ਜਾਂ passive immunity ਹੋ ਸਕਦੀ ਹੈ।

Active immunity: Body ਆਪਣੀ disease ਨਾਲ ਲੜਨ ਲਈ ਖੁਦ ਪੈਦਾ ਕਰਦਾ ਹੈ। ਜੇਕਰ ਇੱਕ ਵਾਰ antibodies ਵਿਕਸਿਤ ਹੋ ਜਾਵੇ ਤਾਂ ਵਿਅਕਤੀ ਆਉਣ ਵਾਲੇ ਸਮੇਂ ਵਿੱਚ infection ਦੇ ਪ੍ਰਤੀ ਤਾਕਤਵਰ ਹੋ ਜਾਂਦਾ ਹੈ। ਜਾਂ ਇਹ ਉਹ immunity ਹੈ ਜੋ person infection ਦੇ ਕਾਰਨ ਹੁੰਦੀ ਹੈ। ਜਿਵੇਂ Chickenpox, measles.

Passive immunity: ਜਦੋਂ ਇੱਕ ਵਿਅਕਤੀ ਵਿੱਚ ਪੈਦਾ ਹੋਏ anti-bodies ਕਿਸੇ ਦੂਸਰੇ ਵਿਅਕਤੀ ਦੇ ਵਿੱਚ disease ਤੋਂ ਬਚਾਉਣ ਲਈ transfer ਕੀਤੇ ਜਾਂਦੇ ਹਨ। ਇਸਨੂੰ passive immunity ਕਿਹਾ ਜਾਂਦਾ ਹੈ। ਦੂਜੇ ਸਬਦਾਂ ਵਿੱਚ ਅਸੀਂ ਕਹਿ ਸਕਦੇ ਹਾਂ ਕਿ ਇੱਕ ਵਿਅਕਤੀ ਖੁਦ antibodies ਦਾ ਨਿਰਮਾਣ ਨਹੀਂ ਕਰ ਸਕਦੇ ਪਰ readyment antibody ਉੱਪਰ ਨਿਰਭਰ ਕਰਦਾ ਹੈ ਇਹ ਇੱਕ ਇਸ ਤਰ੍ਹਾਂ ਦੀ immunity ਹੁੰਦੀ ਹੈ ਜੋ ਕੁੱਝ ਸਮੇਂ ਲਈ ਹੁੰਦੀ ਹੈ। ਅਤੇ ਕੁੱਝ weeks ਵਿੱਚ ਹੋਲੀ-ਹੋਲੀ ਘੱਟਣੀ ਸ਼ੁਰੂ ਹੋ ਜਾਂਦੀ ਹੈ, e.g. Antisera, anti-toxiod diphtheria ਤੋਂ ਬਚਾਉਣ ਲਈ mother ਦੇ antibodies ਬੱਚੇ ਨੂੰ placenta or ਦੁੱਧ ਦੇ ਦੁਆਰਾ transfer ਹੁੰਦੇ ਹਨ। ਇਸ ਲਈ ਇਹ ਕੁੱਝ ਮਹੀਨੇ ਤੱਕ ਬੱਚੇ ਨੂੰ immunity ਪ੍ਰਦਾਨ ਕਰਦੇ ਹਨ।

Classification and Characteristics of Microorganism

Microorganism ਨੂੰ living creatives ਦੇ ਤੋਰ ਤੇ define ਕੀਤਾ ਜਾਂਦਾ ਹੈ। ਇਹ simple ਹੁੰਦੇ ਹਨ ਜਿਵੇਂ Algae, protozoa, fungi, yeast, bacteria.

1. **Algae:** Algae green plants ਹੁੰਦੇ ਹਨ ਤੇ ਇਹਨਾਂ ਨੂੰ ਵੱਧਣ ਲਈ ਸੂਰਜ ਦੀ ਰੋਸ਼ਨੀ ਦੀ ਜਰੂਰਤ ਹੁੰਦੀ ਹੈ। ਅਤੇ ਇਸ ਵਿੱਚ ਕਲੋਰੋਫਿਲ ਹੁੰਦੀ ਹੈ ਤੇ ਇਹ ਆਤਮ-ਨਿਰਭਰ ਹੁੰਦੇ ਹਨ ਅਤੇ bacteria ਤੋਂ ਵੱਡੇ ਹੁੰਦੇ ਹੈ ਤੇ ਇਹ ਸਖਤ ਚੀਜਾਂ ਨੂੰ digest ਨਹੀਂ ਕਰ ਸਕਦੇ।
2. **Protozoa:** Protozoa animals life ਦੀ lowest ਕਿਸਮ ਹੁੰਦੀ ਹੈ। ਇਹ bacteria ਤੋਂ ਜਿਆਦਾ ਵੱਡੇ ਹੁੰਦੇ ਹਨ ਇਹ filter ਦੇ ਦੁਆਰਾ ਪਾਸ ਨਹੀਂ ਹੁੰਦੇ। ਬਹੁਤ ਸਾਰੇ protozoa parasite ਹੁੰਦੇ ਹਨ ਇਹ ਆਪਣਾ nutrition animals ਦੀ body ਤੋਂ ਲੈਂਦੇ ਹਨ, e.g. Malaria parasite.
3. **Fungal:** Aspergillus fungus ਜਿਹੜਾ ਕੀ ਬਿਮਾਰੀ ਦਾ ਕਾਰਨ ਬਣਦਾ ਹੈ ਜੋ ਅਚਾਰ ਉਪਰ ਪਾਇਆ ਜਾਂਦਾ ਹੈ।
4. **Yeast:** ਇਹ ਆਮ ਤੋਰ ਤੇ grapes other fruits plants ਵਿੱਚ ਹੁੰਦਾ ਹੈ। ਇਹ ਆਮ ਤੋਰ ਤੇ ਗੋਬਰ (dung) ਮਿੱਟੀ-ਧੂਲ ਤੇ ਦੁੱਧ ਵਿੱਚ ਦੇਖਿਆ ਜਾਂਦਾ ਹੈ। ਇਹ gram-positive ਹੁੰਦੇ ਹਨ ਅਤੇ ਵਿਅਕਤੀਆਂ ਦੇ ਲਈ ਬਰੈਡ ਬਣਾਉਣ, ਕੇਕ ਤੇ ਸਰਾਬ (wine) ਬਣਾਉਣ ਲਈ ਹੁੰਦੇ ਹਨ। ਬਹੁਤ ਸਾਰੇ ਵਿਅਕਤੀ ਦੇ ਲਈ (ਕਮ ਨੁਕਸਾਨ ਦਾਇਕ) ਹੁੰਦੇ ਹਨ ਪਰੰਤੂ ਕੁੱਝ ਬਿਮਾਰੀਆ ਪੈਦਾ ਕਰਦੇ ਹਨ।
5. **Bacteria:** Bacteria small microorganism ਹੁੰਦੇ ਹਨ। ਇਸਨੂੰ ਦੇਖਣ ਲਈ microscope use ਹੁੰਦੇ ਹਨ। ਇਹ ਆਮ ਤੋਰ ਤੇ unicellular ਹੁੰਦੇ ਹਨ। ਪਰ ਜਦੋ ਇਹ ਵਧਣ ਲੱਗਦੇ ਹਨ ਤਾਂ ਇਕ ਦੂਜੇ ਤੋਂ cluster (ਗੁੱਛੇ) chain ਅਤੇ rodes ਵਿੱਚ ਜੁੜ ਜਾਂਦੇ ਹਨ।

Classification of Bacteria ਇਹ ਤਿੰਨ ਪ੍ਰਕਾਰ ਦੇ ਹੁੰਦੇ :

1. Cocci
2. Bacilli
3. Spiral form

COCCI

ਇਹ spherical shape ਦੇ ਹੁੰਦੇ ਹਨ। ਇਸ ਦਾ ਵਿਆਸ (size) 0.5 to 1.2 ਹੁੰਦਾ ਹੈ। ਕੁੱਝ gram-positive ਹੁੰਦੇ ਹਨ ਤੇ ਕੁੱਝ gram-negative ਹੁੰਦੇ ਹਨ।

Types of Cocci

1. **Diplo-cocci:** ਇਹ pair (ਜੋੜੇ ਦੇ ਰੂਪ) ਵਿੱਚ ਹੁੰਦੇ ਹਨ। Pneumococci pneumonia ਪੈਦਾ ਕਰਦੇ ਤੇ Gono-cocci gonorrhoea ਪੈਦਾ ਕਰਦੇ ਹਨ।

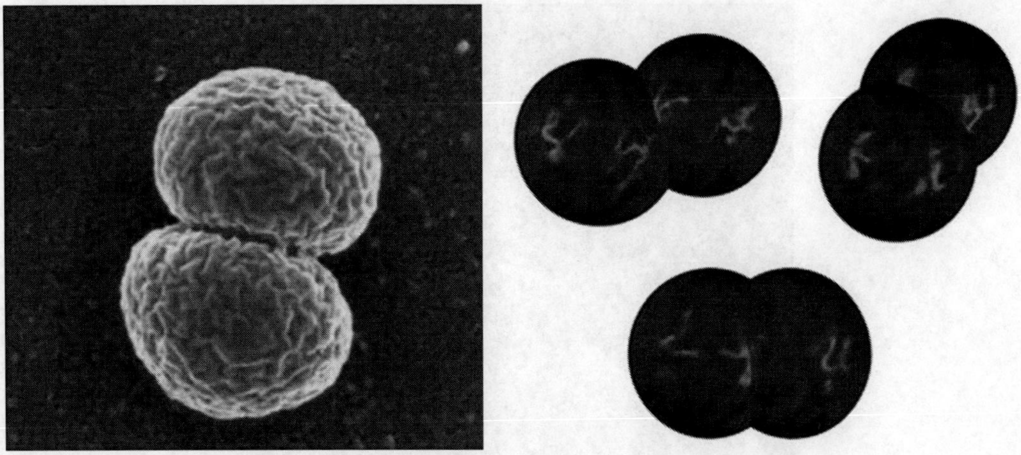

Fig. 1.1: Diplococci

2. **Streptococci:** ਇਹ ਆਮਤੌਰ ਤੇ chains ਵਿੱਚ ਪੈਦਾ ਹੁੰਦੇ ਹਨ। ਅਤੇ ਇਹ ਜਿਆਦਾ ਤਰ ਨੱਕ ਤੇ ਗਲੇ ਦਾ infection ਕਰਦੇ ਹਨ।

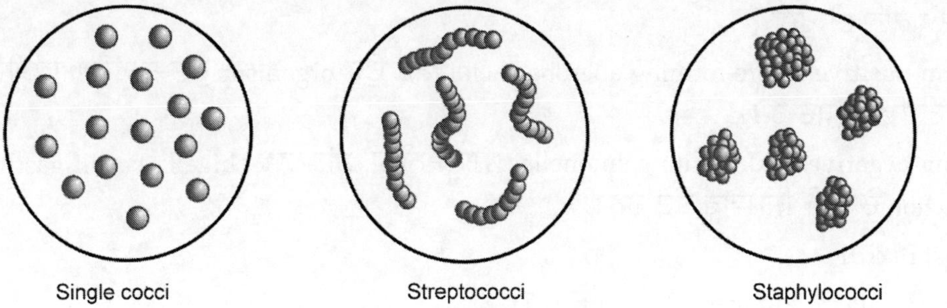

Fig. 1.2: Strepto and staphylococcus

3. **Staphylococci:** ਇਹ Irregular ਗੁੱਛੇ ਦੇ ਅੰਦਰ ਪੈਦਾ ਹੁੰਦੇ ਹਨ। ਇਹ skin and wound ਦੇ infection ਦੇ ਲਈ responsible ਹੁੰਦੇ ਹਨ ਜਿਵੇਂ : Boils ਛਾਲੇ, mole ਸੋਹਕੇ।

Bacilli

ਇਹ rod shape bacteria ਹੁੰਦੇ ਹਨ। ਇਸ ਦਾ ਆਕਾਰ (size) 0.3 to 1.0 micron ਹੁੰਦਾ ਹੈ ਜਾਂ ਚੌੜਾਈ ਵਿੱਚ ਹੁੰਦਾ ਹੈ। ਅਤੇ ਇਸ ਦੀ ਲੰਬਾਈ 0.5 to 0.6 micron (ਚੌੜਾਈ ਵਿੱਚ ਹੁੰਦੀ ਹੈ। ਕੁਝ bacilli gram-positive ਹੁੰਦੇ ਹਨ ਤੇ ਕੁੱਝ gram-negative ਹੁੰਦੇ ਹਨ।

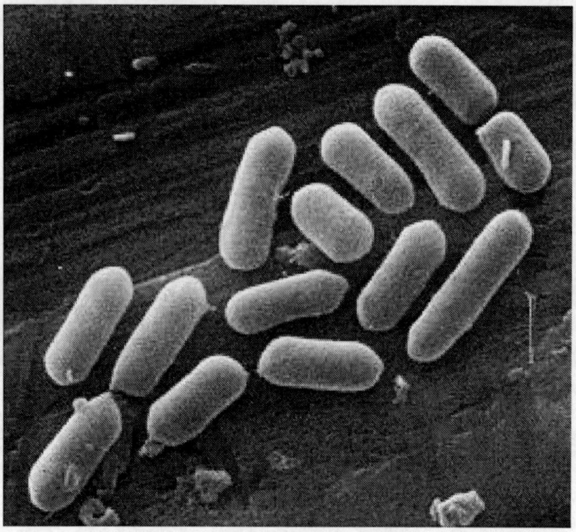

Fig. 1.3: Bacilli

Classification of Bacilli

Bacilli ਦੋ ਪ੍ਰਕਾਰ ਦੀ ਹੁੰਦੀ ਹੈ।

- **Gram-positive:** Spore forming anerobe bacilli ਇਹ ਉਹ organism ਹੁੰਦੇ ਹਨ ਜੋ ਆਕਸੀਜਨ ਦੀ ਗੈਰ ਹਾਜ਼ਰੀ ਵਿੱਚ ਵੱਧਦੇ ਹਨ।
- **Gram-negative:** ਇਹ bacilli salmonella, (ਸਾਲਮੋਨੀਲਾ ਸੀਗੇਲਾ) shigella bacilli gastrointestinal infection ਦੇ ਲਈ ਜਿੰਮੇਵਾਰ ਹੁੰਦੇ ਹਨ।

Acid Fast Bacilli

ਇਸ ਵਿੱਚ ਦੋ ਤਰ੍ਹਾਂ ਦੇ Pathogenic ਪਾਏ ਜਾਂਦੇ ਹਨ।

1. Tubercal Bacilli: ਇਹ tuberculosis (TB) ਪੈਦਾ ਕਰਦੇ ਹਨ।
2. Lepra Bacilli: ਇਹ leprosy (ਕੁਸ਼ਟ ਰੋਗ) ਪੈਦਾ ਕਰਦੇ ਹਨ।

Spiral form ਇਸ ਨੂੰ ਤਿੰਨ ਭਾਗਾਂ ਵਿੱਚ ਵੰਡਿਆ ਗਿਆ ਹੈ।

1. Vibrio ਇਹ ਛੋਟੇ (short) curve ਵਿੱਚ ਹੁੰਦੇ ਹਨ। ਇਹ rode ਦੀ ਤਰ੍ਹਾਂ ਮੁੜੇ ਹੁੰਦੇ ਹਨ। ਇਹ gram-negative ਹੁੰਦੇ ਹਨ ਬਹੁਤ ਸਾਰੇ nonpathogenic ਹੁੰਦੇ ਹਨ। ਆਮ ਤੌਰ ਪਾਣੀ ਵਿੱਚ ਮਿਲਦੇ ਹਨ।
2. **Spirilla:** ਇਹ hard curve (ਸਖਤ ਮੁੜੇ ਅਤੇ ਲਕਾਰ) spiral organism ਹੁੰਦੇ ਹਨ ਤੇ bacilli ਦੇ some size ਦੇ ਹੁੰਦੇ ਹਨ ਜਾਂ bacilli ਦੇ ਆਕਾਰ ਦੇ ਹੁੰਦੇ ਹਨ।
3. **Spirochete:** ਇਹ long spiral filaments ਹੁੰਦੇ ਹਨ ਅਤੇ ਇਹ 0.2 to 2 micron ਵਿਆਸ ਦੇ ਹੁੰਦੇ ਹਨ। ਇਹਜਾਂ ਦੀ ਲੰਬਾਈ 5 to 50 micron ਹੁੰਦੀ ਹੈ।

Definition

Microorganism: ਇਹ ਉਹ ਸੁਖਮ ਜੀਵ ਹੁੰਦੇ ਹਨ ਜਿਹਨਾਂ ਨੂੰ ਅਸੀਂ ਨੰਗੀਆ ਅੱਖਾਂ ਨਾਲ ਨਹੀਂ ਦੇਖ ਸਕਦੇ। ਇਹਨਾਂ ਨੂੰ ਦੇਖਣ ਲਈ ਸਾਨੂੰ microscope ਦੀ ਜਰੂਰਤ ਹੁੰਦੀ ਹੈ।

Microscope: ਇਹ ਹੁੰਦੇ ਹਨ ਜਿਸ ਨਾਲ ਅਸੀਂ bacteria organism ਨੂੰ ਦੇਖਦੇ ਹਾਂ।

Virus: Virus ਇੱਕ-ਦੂਜੇ bacteria ਤੋਂ ਛੋਟੇ ਹੁੰਦੇ ਹਨ।

Classification of virus

S.N.	Group	Tissue effected	Disease
1.	Pneumotropic	Lungs	Viral pneumonia Influenza
2.	Neurotrophic	Nerve tissue	Polio, Rabies viral encephalitis
3.	Viscerotropic	Internal organ	Dengue fever hepatitis
4.	Dermotrophic	Skin and mucous membrane	Measles, chickenpox, warts (ਛਾਲੇ)

Factors effecting of Growth of Microorganism (basic)

1. **Nutrition:** Microorganism ਦੀ growth nutrition ਦੇ ਦੁਆਰਾ ਪ੍ਰਭਾਵਿਤ ਹੁੰਦੀ ਹੈ। ਸਾਰੇ bacteria ਨੂੰ ਆਪਣੀ growth ਦੇ ਲਈ nutrients (ਪੋਸ਼ਕ ਤੱਤ) ਦੀ ਜਰੂਰਤ ਹੁੰਦੀ ਹੈ ਜਿਵੇਂ, ਕਾਰਬਨ, ਨਾਈਟ੍ਰੋਜਨ, ਅਤੇ ਫਾਸਫੇਟ।
2. **Temperature:** Temperature bacteria ਦੀ growth ਲਈ ਵੀ ਬਹੁਤ ਜਰੂਰੀ ਹੈ ਜਿਆਦਾਤਰ pathogenic bacteria 30°C ਪਰ growth ਕਰਦੇ ਹਨ ਇਹ ਬਹੁਤ ਜਿਆਦਾ high or low temperature ਹੋਣ ਦੇ ਕਾਰਨ ਮਰ ਜਾਂਦੇ ਹਨ।
3. **Oxygen:** ਕੁਝ bacteria ਆਕਸੀਜਨ ਦੀ ਉਪਸਥਿਤੀ ਵਿੱਚ ਵਧਦੇ ਹਨ ਉਹਨਾਂ ਨੂੰ aerobic ਕਿਹਾ ਜਾਂਦਾ ਹੈ ਤੇ ਕੁਝ bacteria ਆਕਸੀਜਨ ਦੀ ਅਣੁਪਸੀਥਤੀ ਵਿੱਚ ਵੱਧਦੇ ਹਨ ਉਹਨਾਂ ਨੂੰ anaerobic ਕਹਿੰਦੇ ਹਨ।
4. **Carbon dioxide:** ਕੁੱਝ organism ਨੂੰ ਆਪਣੀ growth ਦੇ ਲਈ ਜਿਆਦਾ ਮਾਤਰਾ ਵਿੱਚ ਕਾਰਬਨ ਡਾਈਆਕ-ਸਾਈਡ ਦੀ ਜਰੂਰਤ ਹੁੰਦੀ ਹੈ ਅਤੇ ਕੁਝ organism ਨੂੰ ਆਪਣੀ growth ਦੇ ਲਈ ਘੱਟ ਕਾਰਬਨ ਡਾਈਆਕਸਾਈਡ ਦੀ ਜਰੂਰਤ ਹੁੰਦੀ ਹੈ, e.g. Penumococci.
5. **Moisture:** ਇਹ bacteria ਦੀ growth ਦੇ ਲਈ ਨਮੀ ਦੀ ਵੀ ਜਰੂਰਤ ਹੁੰਦੀ ਹੈ ਕਿਉਂਕਿ bacteria ਦੀ body ਦਾ 80% ਭਾਗ ਪਾਣੀ ਨਾਲ ਬਣਿਆ ਹੁੰਦਾ ਹੈ ਇਸ ਲਈ wet place microorganism ਜਿਆਦਾ ਹੁੰਦੇ ਹਨ ਤੇ ਜਲਦੀ growth ਕਰਦੇ ਹਨ।
6. **PH (power of hydrogen):** ਕੁਝ bacteria acidic (ਤੇਜਾਬੀ) medium ਉਤੇ ਤੇ ਕੁਝ (ਅਮਲੀ) alkaline medium ਉਤੇ growth ਕਰਦੇ ਹਨ। ਪਰ ਕੁੱਝ bacteria as moist ਤੇ growth ਕਰਦੇ ਹਨ।
7. **Light and other radiation:** ਜਿਆਦਾਤਰ bacteria dark places ਵਿੱਚ growth ਕਰਦੇ ਹਨ ਕਿਉਂਕਿ UV rays ਅਤੇ ਕੁਝ ਦੁਸਰੀਆ ਕਿਰਨਾਂ bacteria ਨੂੰ kill ਕਰਦੀ ਹੈ।
8. **Osmotic effect:** Osmotic pressure ਨਾਲ ਵੀ bacteria ਦੀ growth ਪ੍ਰਭਾਵਿਤ ਹੁੰਦੀ ਹੈ ਇਸ ਅਚਾਨਕ ਆਈ ਤਬਦੀਲੀ bacteria ਨੂੰ ਖਤਮ ਕਰ ਸਕਦੀ ਹੈ।
9. **Mechanical stress:** Ultrasonic vibrate ਦੇ ਦੁਆਰਾ ਵੀ bacteria ਦੀ cell wall rupture ਹੋ ਜਾਂਦੀ ਹੈ ਤੇ bacteria ਨੂੰ kill ਕਰ ਦਿੰਦੀ ਹੈ।

Immunization in Children

Definition: ਇਹ ਇੱਕ ਇਸ ਤਰ੍ਹਾਂ ਦੀ process ਹੁੰਦੀ ਹੈ ਜਿਸ ਵਿੱਚ particular disease ਦੇ ਪ੍ਰਤੀ ਸਾਡੇ ਸਰੀਰ ਵਿੱਚ artifical immunity ਪੈਦਾ ਕੀਤੀ ਜਾਂਦੀ ਹੈ। ਇਸ ਨੂੰ immunization ਕਹਿੰਦੇ ਹਨ।

Immunization Programme

S.N.	Age	Vaccine	Dose	Route
1.	At birth with in 72 hours	BCG 0 dose OPV	0.1 ml	Intradermally
		OPV	2-3 drops	Orally
2.	1½ month	DPT	0.5 ml	Intramuscular
		OPV	2.3 Drops	Orally
		Hepatitis-B 1 dose	0.5 ml	IM
3.	2½ month	DPT 2nd dose	0.5 ml	IM
		OPV 2nd dose	2-3 drops	Orally
		Hepatitis-B 2nd	0.5 ml	IM
4.	3½ month	DPT 3rd dose	0-5 ml	IM
		OPV 3rd dose	2-3 drops	Orally
5.	5½ month	OPV	2-3 drops	Orally
6.	7½ month	Hepatitis B Third dose	0.5 ml	IM
7.	9 month	Meales	0.5 ml	S/C subcutaneous
		Syrup vitamin A	1 lac (I/O)	Orally
8.	15 month	MMR (measles mumps rubella)	0-5 ml	IM
	16 month	TT	0-5 ml	IM
9.	18 month	DPT	0-5 ml	IM
		OPV	2-3 drops	Orally
10.	5 years	DPT	0-5 ml	IM
		OPV	2-3 drops	Orally
11.	10 years	TT	0-5 ml	IM
12.	16 years	TT	0-5 ml	IM

Immunization of Pregnant Women

S.N.	Age for pregnant women	Vaccine	Dose	Routes
1.	Early in pregnancy	TT 1 dose	0.5 ml	IM
2.	After one month	TT 2 ml dose	0-5 ml	IM

ਇੱਕ ਨੈਸ਼ਨਲ immunization programme 1978 ਵਿੱਚ India ਦੇ ਅੰਦਰ operation ਵਿੱਚ ਆਇਆ expended universal ਦੇ ਅੰਦਰ immunization ਦੇ ਅਨੁਸਾਰ children ਨੂੰ product ਕਰਨ ਲਈ 2000 AD (ਈ: ਇਸਵੀ) ਤੱਕ 1 most common preventable ਦੇ ਵਿਰੁੱਧ vaccination ਸ਼ੁਰੂ ਕੀਤਾ ਗਿਆ। Vaccine for preventable disease BCG Vaccine, polio vaccine, MMR, Cholera, tetanus toxoid, typhoid.

Types of Vaccine

1. Live attenuated vaccine for (ਜੋ ਜਿੰਦਾ ਰੱਖ ਕੇ ਬਣਾਈ ਜਾਂਦੀ ਹੈ), e.g. Measles
2. Killed suspension, e.g. coleria cholera
3. Toxiod, e.g. Tetanus Toxiod
4. Combined, e.g. DPT., DT

Vaccine ਦੀ Definition

Vaccine ਇੱਕ ਅਜਿਹੀ disease agent ਜਾਂ toxoid product ਨਾਲ ਤਿਆਰ ਕੀਤੀ ਜਾਂਦੀ ਹੈ ਜਦੋਂ administered ਕੀਤੀ ਜਾਂਦੀ ਹੈ। ਤਾਂ ਇਹ specific antibody ਦੀ formation ਕਰਦੀ ਹੈ।

Advantage of Immunization

1. ਇਹ ਬੱਚਿਆ ਨੂੰ specific preventable disease ਨਾਲ product ਕਰਦੀ ਹੈ।
2. Immunization ਬੱਚੇ ਅੰਦਰ ਕਿਸੇ ਵਿਸ਼ੇਸ਼ infection ਦੇ ਵਿਰੁੱਧ ਲੜਨ ਲਈ immunity ਪੈਦਾ ਕਰਦਾ ਹੈ।
3. ਇਹ ਬੱਚੇ ਨੂੰ whole life disease ਨਾਲ product ਕਰਦਾ ਹੈ।

Cold Chain Equipment

Cold room: Cold room vaccine 3 months ਤੱਕ ਸਟੋਰ ਕੀਤੀ ਜਾਂਦੀ ਹੈ।

Deep freezers: Deep freezers ਵਿੱਚ ice packs use ਕੀਤੇ ਜਾਂਦੇ ਹਨ। ਇਸ ਵਿੱਚ OPV or measles DPT, D.T. ਰੱਖੇ ਜਾਂਦੇ ਹਨ।

Cold boxes: Cold boxes ਦੀ bottom or sides ਵਿੱਚ fully frozen ice packs ਰੱਖੇ ਜਾਂਦੇ ਹਨ ਅਤੇ ਇਹਨਾਂ ਵਿੱਚ vaccine ਨੂੰ ਪਹਿਲਾਂ ਲਿਫਾਫੇ ਵਿੱਚ ਰੱਖਿਆ ਜਾਂਦਾ ਹੈ। DPT, DT, TT fails ਇਸ ਵਿੱਚ ਰੱਖੇ ਜਾਂਦੇ ਹਨ।

Vaccine carrier: ਥੋੜ੍ਹੀ ਮਾਤਰਾ ਵਿੱਚ vaccine ਨੂੰ carry ਕਰਨ ਲਈ use ਕੀਤੇ ਜਾਂਦੇ ਹਨ।

Day carrier: 6-8 vials ਨੂੰ carry ਕਰਨ ਲਈ use ਕੀਤੇ ਜਾਂਦੇ ਹਨ।

Ice-packs: Ice-packs ਵਿੱਚ water fell ਹੁੰਦਾ ਹੈ ਤੇ ਇਸ ਵਿੱਚ ਕੋਈ salt ਨਹੀਂ ਮਿਲਾਇਆ ਜਾਂਦਾ water ਨੂੰ ice-packs ਦੀ side level ਤੱਕ fell ਕੀਤਾ ਜਾਂਦਾ ਹੈ।

Disinfection

Human body ਦੇ ਬਾਅਦ infectious agent ਨੂੰ chemical ਦੇ direct expose ਕਰਕੇ ਅਤੇ physical agent ਦੇ ਦੁਆਰਾ kill ਕਰਨਾ disinfection ਕਹਲਾਉਂਦਾ ਹੈ।

Sterilization: Sub-microorganism ਤੇ ਉਹਨਾਂ ਦੇ spores ਨੂੰ kill ਕਰਦੇ ਹਨ।

Disinfectant: ਇਹ ਉਹ agent ਹੁੰਦੇ ਹਨ ਜੋ infectious agent ਨੂੰ kill ਕਰਦੇ ਹਨ।

Types of Disinfection

ਇਹ ਦੋ ਪ੍ਰਕਾਰ ਦੀ ਹੁੰਦੀ ਹੈ :

1. **Concurrent:** ਇਹ disinfections material body ਦੇ infectious material discharge ਹੋਣ ਤੋਂ ਬਾਅਦ ਜਿਸਨੂੰ ਲਿਆ ਜਾਂਦਾ ਹੈ ਉਸਨੂੰ disinfection ਕਹਿੰਦੇ ਹਨ, e.g. Urine and stool.
2. **Terminal:** ਇਹ disinfection measure patient ਦੀ death ਹੋਣ ਦੇ ਬਾਅਦ ਜਾਂ patient ਦੇ hospital ਤੋਂ discharge ਹੋਣ ਤੋਂ ਬਾਅਦ use ਕੀਤਾ ਜਾਂਦਾ ਹੈ ਉਸਨੂੰ terminal disinfection ਕਹਿੰਦੇ ਹਨ।
3. **Prophylactic:** ਪਾਣੀ ਨੂੰ ਉਬਾਲਣਾ, ਦੁੱਧ ਨੂੰ pasteurization ਕਰਨਾ। Hands ਨੂੰ water and soap ਦੇ ਨਾਲ wash ਕਰਨਾ। ਇਹ ਸਾਰੇ prophylactic disinfections ਦੇ ਕਾਰਨ ਹਨ।

Classification of Disinfectant

- Natural
  - Sunlight

- Air
  Physical agent
  ↓
  Dry heat
  ↓
- Burning
- Hot dry air
- Most heat
- Boiling
- Steam
- Pasteurization
- Radiation - ਕਿਰਨਾਂ ਦੇ ਦੁਆਰਾ
- Chemical
- Liquids
- Phenol
- Cresol
- Alcohol
- Formalin
- Chlorine
- Solids
- Bleaching powder
- C Gasses
  ↓
- Ethylin
- Oxide

- **Natural Agent**
  - **Sunlight:** ਸਿੱਧੇ ਤੇ ਲਗਾਤਾਰ ਸੂਰਜ ਦੇ expose ਕਰਨ ਦੇ ਬਹੁਤ ਜਿਆਦਾ disease ਪੈਦਾ ਕਰਨ ਵਾਲੇ agent ਮਰ ਜਾਂਦੇ ਹਨ। Bedding or furniture ਨੂੰ ਤੇਜ ਰੋਸ਼ਨੀ ਦੇ ਸਾਹਮਣੇ ਕਾਫੀ ਘੰਟਿਆਂ ਤੱਕ ਨੰਗਾ ਰੱਖਿਆ ਜਾਂਦਾ ਹੈ। ਤਾਂ ਜੋ ਪੂਰੀ ਤਰ੍ਹਾਂ disinfect ਹੋ ਜਾਵੇ।
  - **Air:** ਹਵਾ ਨਮੀ ਨੂੰ ਖਤਮ ਕਰਨ ਵਿੱਚ help ਕਰਦੀ ਹੈ।
- **Physical Agent**
  - **Burning:** Burning disinfection ਦਾ ਬਹੁਤ ਵਧੀਆ ਤਰੀਕਾ ਹੈ। Inexpensive ਚੀਜਾਂ ਜਿਵੇਂ dressings, rays, swaps ਨੂੰ burning ਦੁਆਰਾ ਜਾਂ ਜਲਾ ਕੇ dispose ਕੀਤਾ ਜਾ ਸਕਦਾ ਹੈ।
  - **Needles:** Needles ਨੂੰ ਵੀ 3 ਸੈਕਿੰਡ ਦੇ ਲਈ flaming (ਅੱਗ) ਦੁਆਰਾ sterile (ਉਬਾਲਣਾ) ਕੀਤਾ ਜਾ ਸਕਦਾ ਹੈ। ਅਤੇ ਫਾਲਤੂ ਚੀਜਾਂ ਨੂੰ ਅਲੱਗ ਕਰ ਦੇਣਾ ਚਾਹੀਦਾ ਹੈ। ਜਿਵੇਂ: ਰੇਤ ਨੂੰ ਅਲੱਗ ਕਰਦਾ ਹੈ।
  - **Hot air:** Hot air oven ਵਿੱਚ ਤਾਪਮਾਨ 160° ਤੋਂ 180° ਸੈਂਟੀਗ੍ਰੇਡ ਹੋ ਸਕਦਾ ਹੈ। ਹਵਾ ਵਿੱਚ penetrate ਕਰਨ ਦੀ ਤਾਕਤ ਨਹੀਂ ਹੁੰਦੀ। ਇਹ mattress ਨੂੰ disinfect ਕਰਨ ਦੇ ਲਈ ਉਚਿੱਤ ਨਹੀਂ ਹੁੰਦਾ। French

chalk, oil, vaseline ਅਤੇ sharp instruments ਨੂੰ dry sterile ਦੁਆਰਾ sterilize ਕੀਤਾ ਜਾ ਸਕਦਾ ਹੈ। ਅਤੇ ਇਸ ਵਿੱਚ 160° ਸੈਂਟੀਗ੍ਰੇਡ ਤੱਕ 4 ਘੰਟੇ ਦੇ ਲਈ maintain ਕੀਤਾ ਜਾਂਦਾ ਹੈ। ਤਾਕਿ ਜੋ spores ਮਰ ਜਾਣ।

– **Boiling:** ਸਾਡੇ germs ਨੂੰ ਮਾਰਨ ਦੇ ਲਈ 20 ਮਿੰਟ ਤੱਕ ਪਾਣੀ ਨੂੰ ਉਬਾਲਿਆ ਜਾ ਸਕਦਾ ਹੈ। ਅਤੇ ਸਾਰੇ spores ਨੂੰ ਮਾਰਨ ਦੇ ਲਈ 30 ਮਿੰਟ ਤੱਕ ਪਾਣੀ ਨੂੰ ਉਬਾਲਿਆ ਜਾ ਸਕਦਾ ਹੈ।

Boiling metal instruments syringes, needles ਅਤੇ ਰਬੜ ਦੀਆਂ ਚੀਜਾਂ ਦੇ ਲਈ ਉਚਿੱਤ ਹੁੰਦਾ ਹੈ। ਪਰ ਇਹਨਾਂ ਸਾਰਿਆ ਨੂੰ ਸਭ ਤੋਂ ਪਹਿਲਾਂ ਠੰਡੇ ਪਾਣੀ ਵਿੱਚ ਪਾ ਕੇ ਫਿਰ ਉਬਾਲਣਾ ਚਾਹੀਦਾ ਹੈ। ਕਦੇ ਵੀ ਕੱਚ ਦੀਆਂ ਚੀਜਾਂ ਨੂੰ boiling water ਵਿੱਚ ਨਹੀਂ ਪਾਉਣਾ ਚਾਹੀਦਾ। ਜੇਕਰ ਗੰਦੇ linen (ਚਾਦਰ) ਨੂੰ disinfect ਕਰਨਾ ਹੈ ਤਾਂ ਉਸ ਦੇ ਅੰਦਰ 1% soap ਜਾਂ 0.3% washing powder ਪਾਉਣਾ ਚਾਹੀਦਾ ਹੈ ਤੇ ਫਿਰ ਇਸਨੂੰ 2 ਘੰਟੇ ਤੱਕ ਉਬਾਲਣਾ ਚਾਹੀਦਾ ਹੈ।

Disadvantage of Boiling

1. ਭਾਰੀ bedding ਦੇ ਲਈ boiling ਉਚਿੱਤ ਨਹੀਂ ਹੁੰਦੀ।
2. ਊਨੀ ਕੱਪੜਿਆਂ ਵਿੱਚ ਅਨ-ਉਚਿੱਤ ਹੁੰਦੀ ਹੈ।
3. Boiling ਨਾਲ blood ਦੇ ਦਾਗ ਜਮ ਜਾਂਦੀ ਹੈ।

Pasteurization: Pasteurization ਦਾ use endoscopic ਨੂੰ sterile ਕਰਨ ਲਈ ਕੀਤਾ ਜਾਂਦਾ ਹੈ। Instruments ਨੂੰ ਪਾਣੀ ਵਿੱਚ 80% ਸੈਂਟੀਗ੍ਰੇਡ ਤੇ 10 ਮਿੰਟ ਲਈ ਗਰਮ ਕੀਤਾ ਜਾਂਦਾ ਹੈ। ਅਤੇ ਇਸ ਤਾਪਮਾਨ ਤੇ ਬਹੁਤ ਜਿਆਦਾ pathogenic organism ਮਰ ਜਾਂਦੇ ਹਨ।

Steam under pressure: ਇਹ ਆਮ ਤੌਰ ਤੇ hospital ਅਤੇ laboratory ਵਿੱਚ use ਕੀਤਾ ਜਾਣ ਵਾਲਾ ਪ੍ਰਭ-ਾਵਸ਼ਾਲੀ method ਹੈ। Steam under pressure ਵਿੱਚ ਬਹੁਤ ਜਿਆਦਾ ਤਾਪਮਾਨ ਹੁੰਦਾ ਹੈ। ਜਿਸ ਵਿੱਚ steam ਦੇ ਮੁਕਾਬਲੇ penetrate ਕਰਨ ਦੀ power ਹੁੰਦੀ ਹੈ। ਜਿਸ ਵਿੱਚ exposure time ਚੀਜਾਂ ਦੇ ਅਨੁਸਾਰ select ਕੀਤਾ ਜਾਂਦਾ ਹੈ।

1. **Autoclave:** ਇਸ ਵਿੱਚ articles ਨੂੰ steam ਦੇ expose ਕਰਨ ਦੇ ਲਈ 15-20 IBS/Sq Inch pressure ਤੇ 20-30 ਮਿੰਟ ਰੱਖਿਆ ਜਾਂਦਾ ਹੈ। Autoclave linen dressing gloves syringes ਅਤੇ other instruments ਦੇ ਲਈ sterilization ਦਾ ਪ੍ਰਭਾਵਸ਼ਾਲੀ method ਹੈ। ਕਦੇ ਵੀ ਪਲਾਸਟਿਕ ਅਤੇ sharp instruments or vaseline ਆਦਿ ਨੂੰ autoclave ਦੇ ਦੁਆਰਾ sterile ਨਹੀਂ ਕਰਦਾ।
2. **Pressure cooker:** ਜੇਕਰ autoclave ਨਹੀਂ ਹੈ ਤਾਂ ਘਰਾਂ ਵਿੱਚ use ਕੀਤਾ ਜਾਣ ਵਾਲਾ pressure cooker use ਕਰ ਸਕਦੇ ਹੋ।

Radiation

ਕਿਰਨਾਂ (radiation) ਦੁਆਰਾ bandages dressing catguts ਅਤੇ surgical instruments ਆਦਿ ਨੂੰ ਇਸ ਤਰੀਕੇ ਦੁਆਰਾ sterilization ਕੀਤਾ ਜਾਂਦਾ ਹੈ। Instruments ਨੂੰ ਪਲਾਸਟਿਕ ਦੇ ਲਿਫਾਫੇ ਵਿੱਚ ਪਾ ਕੇ radiation ਦੇ ਸਾਹਮਣੇ ਰੱਖਿਆ ਜਾਂਦਾ ਹੈ। ਇਹ ਤਰੀਕਾ ਪ੍ਰਭਾਵਸ਼ਾਲੀ ਹੁੰਦਾ ਹੈ ਪਰ ਮਹਿੰਗਾ ਹੁੰਦਾ ਹੈ।

Disease Cycle

ਬਹੁਤ ਸਾਰੀ communicable disease ਨਿਮਨਲਿਖਿਤ cycle ਜਾਂ status ਦੇ ਅਨੁਸਾਰ ਹੁੰਦੀ ਹੈ।

1. **Incubation period:** ਇਹ ਉਹ time ਹੁੰਦਾ ਹੈ। ਜਿਸ ਵਿੱਚ disease agent body ਦੇ ਅੰਦਰ enter ਕਰਦਾ ਹੈ ਅਤੇ first sign or symptom ਦਿਖਾਈ ਦੇਣ ਵਾਲੇ period ਨੂੰ infection ਕਹਿੰਦੇ ਹਨ।
2. **Prodromal stage:** ਇਹ ਛੋਟਾ period ਹੁੰਦਾ ਹੈ ਜੋ 1 to 4 days ਦਾ ਹੁੰਦਾ ਹੈ ਅਤੇ ਇਸ ਵਿੱਚ clinical diagnose ਨਹੀਂ ਹੁੰਦਾ।
3. **Fastigium period:** ਇਸ ਵਿੱਚ ਬੀਮਾਰੀ ਪੂਰੀ high stage ਵਿੱਚ ਹੁੰਦੀ ਹੈ। Sign symptom ਦਿਖਾਈ ਦਿੰਦੇ ਹਨ। Patient bed ਉੱਤੇ ਪੈ ਜਾਂਦਾ ਹੈ। ਅਤੇ clinical diagnose ਹੋ ਜਾਂਦਾ ਹੈ।
4. **Defervescence period:** ਹੁਣ patient ਚੰਗਾ ਮਹਿਸੂਸ ਕਰਦਾ ਹੈ। ਤੇ body ਦੀ immunity response ਦੇਣ ਲੱਗਦੀ ਹੈ।
5. **Convalescence period:** ਇਸ ਵਿੱਚ patient ਜਲਦੀ ਨਾਲ cover ਕਰਨ ਲੱਗਦਾ ਹੈ।
6. **Defection period:** Patient disease ਤੋਂ ਠੀਕ ਹੋ ਜਾਂਦਾ ਹੈ।

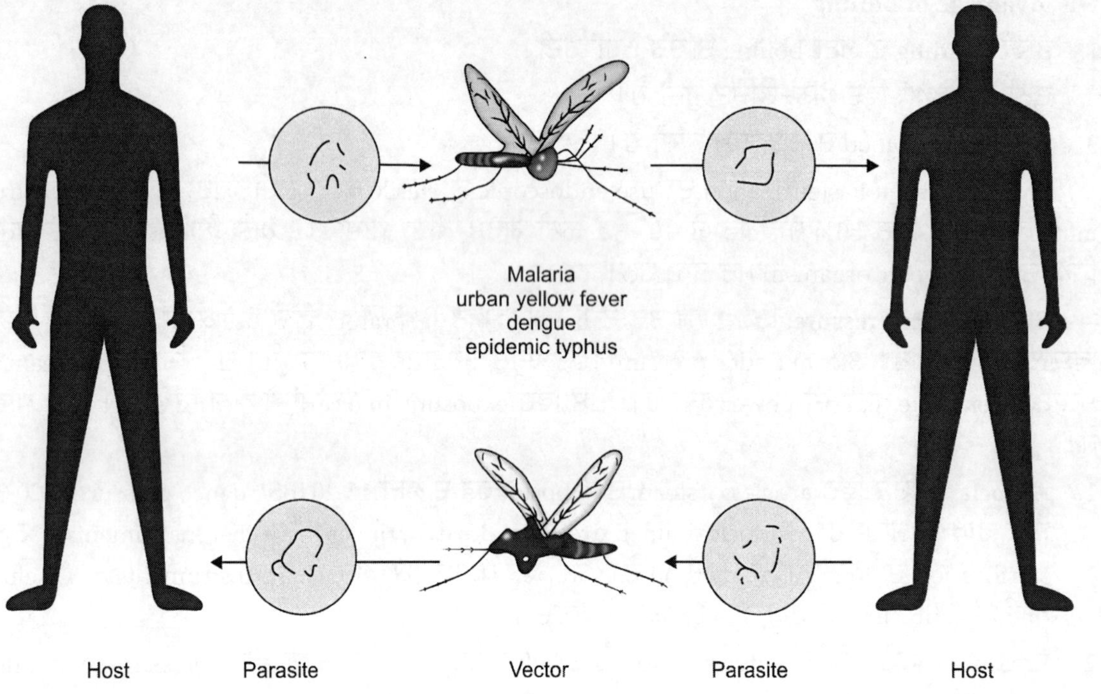

Fig. 1.4: Malaria disease cycle

Factors Responsible for Spread of Communicable Disease

ਬਿਮਾਰੀ ਨੂੰ ਪੈਦਾ ਹੋਣ ਦੇ ਲਈ ਇਸ ਵਿੱਚ ਤਿੰਨ ਚੀਜਾਂ ਦੀ ਜਰੂਰਤ ਹੁੰਦੀ ਹੈ:
ਜੇਕਰ ਇਹਨਾਂ ਤਿੰਨਾਂ ਵਿਚੋਂ ਇੱਕ ਵੀ absent ਹੁੰਦਾ ਹੈ ਤਾਂ ਬਿਮਾਰੀ ਨਹੀਂ ਹੁੰਦੀ।

I. **Agent Factor**

Disease ਨੂੰ ਹੋਣ ਦੇ ਲਈ ਸਭ ਤੋਂ ਪਹਿਲਾਂ disease agent ਦੀ ਜਰੂਰਤ ਹੁੰਦੀ ਹੈ ਇਹ agent living or ਹੋ ਸਕਦੇ ਹਨ। (ਇਹ ਜੀਵਤ ਜਾਂ ਅਜੀਵਤ ਹੋ ਸਕਦੇ ਹਨ।) non living ਇਹਨਾਂ ਨੂੰ ਪੰਜ ਗਰੁੱਪਾਂ ਵਿੱਚ ਵੰਡਿਆ ਜਾਂਦਾ ਹੈ।

- **Biological agent:** ਇਹ ਜੀਵਤ (living) agent ਹੁੰਦੇ ਹਨ। ਜਿਵੇਂ virus, bacteria, fungi, protozoa ਇਹ section ਦੇ ਸਰੋਤ ਵਿੱਚ ਲੱਭੇ ਜਾ ਸਕਦੇ ਹਨ ਜਿਵੇਂ: Men, animals
- **Nutrient agent:** ਇਹ protein, fat, ਕਾਰਬੋਹਾਈਡ੍ਰੇਟ means water ਇਹਨਾਂ ਦੀ ਜਿਆਦਾ ਮਾਤਰਾ ਤੇ ਕਮੀ ਦੋਵੇ ਹੀ nutritional disease ਪੈਦਾ ਕਰਦੇ ਹਨ।
- **Physical agent:** ਇਹ not, cold, pressure, radiation and electricity (ਇਲੈਕਟਰੀ) ਹੁੰਦੀ ਹੈ।
- **Chemical agent:** ਇਹ metal, fume, dost and gasses, etc. ਹੁੰਦੇ ਹਨ।
- **Mechanical agent:** ਬਹੁਤ ਜਿਆਦਾ ਰਗੜ ਅਤੇ mechanical force ਜਿਵੇਂ machine ਨਾਲ injury ਅਤੇ fracture, etc. ਦਾ ਹੋਨਾ।

II. **Host Factor**

- **Age:** ਕਈ disease age group ਦੇ ਅਨੁਸਾਰ ਹੁੰਦੀ ਹੈ। ਜਿਵੇਂ measles ਬਚਪਨ ਵਿੱਚ ਹੁੰਦਾ ਹੈ ਤੇ cancer middle age ਵਿੱਚ ਅਤੇ ਹੱਡੀਆ ਦੀਆਂ ਬਿਮਾਰੀਆਂ old age ਵਿੱਚ ਹੁੰਦੀ ਹੈ।
- **Sex:** ਕਈ disease sex ਦੇ ਅਨੁਸਾਰ ਪੈਦਾ ਹੁੰਦੀ ਹੈ ਜਿਵੇਂ ਸ਼ੁਗਰ diabetic female ਅਤੇ heart ਦੀ disease male ਵਿੱਚ ਜਿਆਦਾ ਹੁੰਦਾ ਹੈ।
- **Heredity:** ਕੁੱਝ ਬਿਮਾਰੀਆ heredity ਦੇ ਕਾਰਨ ਹੁੰਦੀ ਹੈ। For example, haemophilia, colours blindness ਬਹੁਤ ਸਾਰੀ congenital defaces. Genetic factor ਦੇ ਕਾਰਨ ਹੁੰਦੇ ਹਨ ਜਿਵੇਂ cleft, palate, cleft lips.
- **Nutrition:** Poor nutrition ਹੀ nutritional disease ਨੂੰ ਜਨਮ ਦਿੰਦਾ ਹੈ। ਜਿਵੇਂ: Kwashiorkor and anaemia ਅਤੇ ਜਿਆਦਾ ਖਾਣੇ ਦੇ ਕਾਰਨ ਵੀ ਬਿਮਾਰੀਆ ਹੁੰਦੀਆ ਹਨ ਜਿਵੇਂ ਮੋਟਾਪਾ।
- **Occupation:** Occupation ਦੇ ਕਾਰਨ ਵੀ ਬਿਮਾਰੀਆ ਪੈਦਾ ਹੁੰਦੀਆ ਹਨ ਜਿਵੇਂ: Accident
- **Custom and Habits:** Customs and habits ਵੀ ਬਿਮਾਰੀ ਜਨਮ ਦਿੰਦੇ ਹਨ। ਜਿਵੇਂ: Smoking ਕਰਨ ਦੇ ਕਾਰਨ lungs and oral cancer ਹੁੰਦੀ ਹੈ ਅਤੇ open air defection ਦੇ ਕਾਰਨ soil pollution ਹੁੰਦਾ ਹੈ।
- **Human behaviour:** Physical exercise ਘੱਟ ਕਰਨਾ alcohol ਅਤੇ ਦੂਸਰੀ drugs ਦੇ ਕਾਰਨ health ਤੇ ਬੁਰਾ ਪ੍ਰਭਾਵ ਪੈਂਦਾ ਹੈ।

III. **Environmental Factor**

- **Physical environment:** ਭਾਰਤ ਵਿੱਚ ਜਿਆਦਾਤਰ ਬੁਰੀ ਹੋਣ ਦੇ ਕਾਰਨ poor environment ਮੰਨਿਆ ਜਾਂਦਾ ਹੈ। ਜਿਵੇਂ: Health unsafe water, ਗੰਦੀ ਮਿੱਟੀ, poor housing, human excreta ਦਾ ਸਹੀ ਤਰੀਕੇ ਨਾਲ disposal ਨਾ ਹੋਣਾ।
- **Biological environment:** Biological environment ਵੀ disease ਨੂੰ ਪੈਦਾ ਕਰਨ ਦਾ ਕਾਰਨ ਹੋ ਸਕਦਾ ਹੈ। For example, animals and insects (ਕੀੜੇ-ਮਕੌੜਿਆ ਦੁਆਰਾ)।
- **Social environment:** ਰੀਤੀ-ਰਿਵਾਜ ਆਦਿ ਪਰ ਸਭਿਆਚਾਰ, education ਅਤੇ living standard ਦਾ ਵੀ direct ਅਤੇ indirect ਤਰੀਕੇ ਨਾਲ ਬਿਮਾਰੀ ਪੈਦਾ ਕਰਨ ਵਿੱਚ help ਕਰਦੇ ਹਨ।

Hazards of Immunization

ਇਸ ਦੇ ਕਾਰਨ local and general reaction ਹੋ ਸਕਦਾ ਹੈ।

- **Local reaction:** Local reaction ਵਿੱਚ pain, swelling redness, tenderness, etc. ਦਿਖਾਈ ਦੇ ਸਕਦੇ ਹਨ।
- **General reaction:** General reaction ਵਿੱਚ fever, headache, body ache, etc. ਹੋ ਸਕਦੇ ਹਨ। ਬਹੁਤ ਸਾਰੇ killed (ਮਰੇ ਹੋਏ) bacterial vaccine local and general reaction ਪੈਦਾ ਕਰਦੀ ਹੈ। ਪਰੰਊ live polio vaccine ਬਹੁਤ ਘੱਟ reaction ਕਰਦੀ ਹੈ। ਗਲਤ ਤਰੀਕੇ ਨਾਲ ਦਿੱਤੀ vaccine ਦੇ ਕਾਰਨ reaction ਹੋ ਜਾਂਦਾ ਹੈ।

ਇਸ ਤਰ੍ਹਾਂ ਸਹੀ ਤਰੀਕੇ ਨਾਲ vaccine ਨਾ ਦੇਣ ਜਿਆਦਾ ਮਾਤਰਾ ਵਿੱਚ ਦੇਣਾ ਜਾਂ immunization ਕਰਨ ਦਾ route ਸਹੀ ਨਾ ਹੋਣਾ ਤੇ ਗਲਤ vaccine ਲਗਾ ਦੇਣਾ ਤੇ ਸਹੀ ਤਰੀਕੇ ਨਾਲ mix ਨਾ ਕਰਨਾ ਇਹਨਾਂ ਸਾਰਿਆ ਕਾਰਨਾਂ ਦੇ ਕਾਰਨ ਵੀ reaction ਹੋ ਸਕਦਾ ਹੈ। Improper ਜਾਂ ਸਹੀ ਤਰੀਕੇ ਨਾਲ unsterile spring ਜਾਂ needles ਦਾ use ਕਰਨ ਨਾਲ hepatitis ਵੀ various ਦਾ ਕਾਰਨ ਹੋ ਸਕਦਾ ਹੈ। ਇਸ ਲਈ sterile syringe or needles ਦਾ use ਕਰਨਾ ਚਾਹੀਦਾ ਹੈ।

Antisera ਦੀ vaccine ਦੇਣ ਦੇ ਕਾਰਨ ਵੀ ਕਈ ਵਾਰ anaphylactic shock ਲੱਗ ਸਕਦਾ ਹੈ। ਬਹੁਤ ਸਾਰੀਆ ਇਸ ਤਰ੍ਹਾਂ ਦੀਆ vaccine ਹੁੰਦੀਆ ਹਨ ਜਿੰਨ੍ਹਾਂ ਨੂੰ ਬਣਾਉਣ ਲਈ use ਕੀਤੀ ਜਾਂਦੀ ਹੈ। ਕਈ ਲੋਕ antibiotic ਦੇ ਲਈ ਸਿਵੇਦੰਸੀਲ antibiotic ਹੁੰਦੇ ਹਨ। Neurological involvement ਵਿੱਚ vaccine ਦੇਣ ਦੇ ਬਾਅਦ ਹੀ ਇਸ ਬਾਰੇ ਪਤਾ ਲੱਗਦਾ ਹੈ ਤੇ ਇਹ ਖਤਰਨਾਕ ਹੋ ਸਕਦੀ ਹੈ।

Precautions to be taken while giving vaccine

Vaccine ਦਿੰਦੇ ਸਮੇਂ ਕਿਹੜੀਆ ਗੱਲਾਂ ਦਾ ਧਿਆਨ ਰੱਖਣਾ ਚਾਹੀਦਾ ਹੈ?

Antiserum and antitoxin ਦੇਣ ਤੋਂ ਪਹਿਲਾਂ sensitivity test ਨੂੰ check ਕਰਨਾ ਜਰੂਰੀ ਹੁੰਦਾ ਹੈ। ਇਸ test ਨੂੰ ਕਰਨ ਦੇ ਹੇਠ ਲਿਖੇ ਤਰੀਕੇ ਹਨ:

- ਇਸ ਵਿੱਚ conjunctiva sac ਵਿੱਚ ਬੁੰਦਾ ਪਾਈਆ ਜਾਂਦੀਆ ਹਨ ਤੇ ਜਿਸ ਆਦਮੀ ਨੂੰ ਸੰਵੇਦਨਸ਼ੀਲਤਾ ਹੁੰਦੀ ਹੈ ਉਸ ਦੇ conjunctiva ਵਿੱਚ ਚੁੰਬਣ ਹੁੰਦੀ ਹੈ।
- ਦੂਸਰੇ method ਵਿੱਚ 0.2 ml I/D antiserum ਦੀ ਅਤੇ one into ten (1 to 10) normal saline ਵਿੱਚ mix ਕਰਕੇ ਲਗਾਇਆ ਜਾਂਦਾ ਹੈ। ਜੇਕਰ patient ਇਸ ਦੇ ਲਈ ਸੰਵੇਦਨਸ਼ੀਲ ਹੁੰਦਾ ਹੈ ਤਾਂ 10 ਮਿੰਟ ਦੇ ਬਾਅਦ ਉਸ ਉੱਪਰ ਗੋਲ ਚੱਕਰ ਬਣ ਜਾਂਦਾ ਹੈ।
- Syringe and needles ਨੂੰ ਹਮੇਸਾ sterile use ਕਰਨਾ ਚਾਹੀਦਾ ਹੈ। ਅਤੇ syringe ਹਮੇਸਾ ਉਸ ਨੰਬਰ ਦੀ ਲੈਣੀ ਚਾਹੀਦੀ ਹੈ ਜਿਸ ਦੀ ਜਰੂਰਤ ਹੋਵੇ।
- Health worker ਨੂੰ immunization ਦੇ ਬਾਰੇ ਵਿੱਚ ਦੱਸਣਾ ਚਾਹੀਦਾ ਹੈ ਤਾਂ ਜੋ patient ਨੂੰ complication ਤੇ death ਤੋਂ ਬਚਾਇਆ ਜਾ ਸਕਦਾ ਹੈ।
- Vaccine ਹਮੇਸ਼ਾ immunization ਸੂਚੀ ਦੇ ਅਨੁਸਾਰ ਹੀ ਲਗਾਉਣੀ ਚਾਹੀਦੀ ਹੈ।
- Vaccine ਲਗਾਉਣ ਤੋਂ ਪਹਿਲਾਂ route ਦੇ ਬਾਰੇ ਪਤਾ ਹੋਣਾ ਚਾਹੀਦਾ ਹੈ।

Care and Sterilization of Springs and Needles

Syringe hospital ਵਿੱਚ ਆਮ use ਕੀਤੀ ਜਾਣ ਵਾਲੀ ਮਹਿੰਗੀ ਵਸਤੂ ਹੈ। ਇਸ ਲਈ use ਕਰਨ ਬਾਅਦ ਜਲਦੀ ਤੋਂ ਜਲਦੀ ਪਾਣੀ ਨਾਲ ਸਾਫ ਕਰ ਦੇਣੀ ਚਾਹੀਦੀ ਹੈ ਤਾਂਕਿ piston barrel ਦੇ ਨਾਲ ਨਾ ਚਿਪਕੇ। ਇਸ ਤਰ੍ਹਾਂ ਕਰਨ ਨਾਲ syringe ਦੀ life ਹੈ ਤਾਂ ਜੇਕਰ syringe ਚਿਪਕ ਗਈ ਹੈ ਤਾਂ glycerin ਦੇ 25% aqueous solution ਵਿੱਚ ਪਾ ਕੇ 10 mint ਲਈ ਉਬਾਲਣਾ ਚਾਹੀਦਾ ਹੈ। ਜਾਂ parts ਨੂੰ ਅਲੱਗ ਕਰਕੇ nitric-acid solution ਵਿੱਚ ਪਾ ਦੇਵੋਗੇ। ਜੇਕਰ needle hub ਦੇ ਨਾਲ ਚਿਪਕ ਗਈ ਹੈ ਤਾਂ ਉਸਨੂੰ boiling water ਵਿੱਚ ਪਾ ਦੇਵਾਗੇ। ਕੁਝ syringes ਆਪਸ ਵਿੱਚ mix ਹੋ

ਸਕਦੀ ਹੈ ਇਸ ਲਈ some barrel ਅਤੇ same piston ਦੀ syringes ਨੂੰ ਅਲੱਗ ਕਰ ਲੈਣਾ ਚਾਹੀਦਾ ਹੈ ਤਾਕਿ ਇਸਨੂੰ ਮਿਲਾਉਣ ਵਿੱਚ ਮੁਸ਼ਕਿਲ ਨਾ ਹੋਵੇ। ਜਦੋਂ ਅਸੀਂ syringes ਦੀ sterilization clean ਕਰਦੇ ਹਾਂ ਤਾਂ ਜੇਕਰ barrel and piston same part ਦੇ ਅਲੱਗ ਕੀਤੀ ਹੋਵੇ ਹੈ ਤਾਂ ਉਹਨਾਂ ਨੂੰ ਅਲੱਗ ਕਰਨ ਵਿੱਚ ਸਮਾਂ ਸਹੀ ਲੱਗਦਾ। Glass syringe ਨੂੰ hot air ਦੁਆਰਾ sterilization ਕਰਨਾ ਸਭ ਤੋਂ ਚੰਗ method ਮੰਨਿਆ ਜਾਂਦਾ ਹੈ। ਜੇਕਰ ਸਾਰੇ part ਨੂੰ ਅਲੱਗ ਕੀਤਾ ਹੋਵੇ ਤਾਂ steam and sterilization chemical ਜਿਆਦਾ effecting ਹੁੰਦੀ ਹੈ। ਕਿਉਂਕਿ agent sterilization ਦੇ ਜਿਆਦਾ contact ਵਿੱਚ ਆਉਂਦੇ ਹਨ ਕਦੇ ਵੀ ਕੱਚ ਦੀ syringe ਨੂੰ boiling water ਵਿੱਚ ਨਹੀਂ ਪਾਉਣਾ ਚਾਹੀਦਾ ਇਸਨੂੰ ਪਹਿਲਾਂ cold water ਵਿੱਚ ਪਾ ਕੇ ਫਿਰ boiling point ਤੱਕ ਲੈ ਜਾਣਾ ਚਾਹੀਦਾ ਹੈ।

Point to Remember

Use ਕਰਨ ਤੋਂ ਬਾਅਦ syringe ਵਿੱਚ ਪਾਣੀ ਭਰਕੇ needle ਦੇ ਦੁਆਰਾ ਜੋਰ ਨਾਲ ਬਾਹਰ ਕੱਢਣਾ ਚਾਹੀਦਾ ਹੈ। ਅਤੇ ਇਸਨੂੰ ਗਰਮ ਪਾਣੀ ਦੁਆਰਾ wash ਕਰਨਾ ਚਾਹੀਦਾ ਹੈ। ਜੇਕਰ needle block ਹੋ ਗਈ ਹੈ ਤਾਂ sterile ਦੇ ਦੁਆਰਾ blocks ਨੂੰ ਖੋਲਾਗੇ। Needle 10 ਤੋਂ 20 ਮਿੰਟ ਤੱਕ ਉਬਾਲਿਆ ਜਾਂਦਾ ਹੈ। Dry hit ਜਾਂ needle ਨੂੰ sterile ਕੀਤਾ ਜਾਂਦਾ ਹੈ ਜੇਕਰ ਅਸੀਂ chemical ਦੇ ਦੁਆਰਾ needle ਨੂੰ disinfect ਕਰਕੇ ਹਾਂ ਤਾਂ ਇਸਦੇ ਅੰਦਰ chemical ਰਹਿ ਸਕਦਾ ਹੈ। ਇਸ ਲਈ ਇਸ method ਨੂੰ ਜਿਆਦਾ ਸੰਤੁਸ਼ਟ (Satisfy) ਨਹੀਂ ਮੰਨਿਆ ਜਾਂਦਾ।

Immunity and Body Defence Mechanisms Immunity

ਇਹ ਦੋ ਪ੍ਰਕਾਰ ਦੀ ਹੁੰਦੀ ਹੈ :

Immunity

Active	Passive
1. ਇਹ immunity host ਦੇ ਦੁਆਰਾ ਆਪਣੇ ਆਪ ਪੈਦਾ ਕੀਤੀ ਜਾਂਦੀ ਹੈ।	1. ਇਹ immunity host ਬਾਹਰ ਤੋਂ receive ਕਰਦਾ ਹੈ।
2. ਇਸ ਵਿੱਚ host immune system ਦਾ participation ਹੁੰਦਾ ਹੈ।	2. ਇਸ ਵਿੱਚ host ਦੇ immune system ਦਾ participation ਨਹੀਂ ਹੁੰਦਾ।
3. Active ਇਹ immunity infection ਅਤੇ antigen ਤੋਂ ਪੈਦਾ ਹੁੰਦੀ ਹੈ।	3. ਇਹ immunity antibodies ਨੂੰ administration ਕਰਨ ਤੋਂ ਬਾਅਦ produce ਹੁੰਦੀ ਹੈ।
4. ਇਹ immunity long time ਲਈ ਹੁੰਦੀ ਹੈ।	4. ਇਹ immunity short time ਲਈ ਹੁੰਦੀ ਹੈ।
5. ਇਹ immunity ਜਿਆਦਾ effective ਹੁੰਦੀ ਹੈ।	5. ਇਹ ਘੱਟ effective ਹੁੰਦੀ ਹੈ।
6. ਇਹ immunity immune deficiency person ਵਿੱਚ ਨਹੀਂ ਹੁੰਦੀ।	6. ਇਹ immunity immune deficient person ਵਿੱਚ ਦਿੱਤੀ ਜਾਂਦੀ ਹੈ।
7. ਇਸਨੂੰ ਬੀਮਾਰੀ ਹੋਣ ਤੋਂ ਪਹਿਲਾ use ਕੀਤਾ ਜਾਂਦਾ ਹੈ।	7. ਇਸਨੂੰ ਇਲਾਜ ਦੇ ਤੌਰ ਤੇ ਦਿੱਤਾ ਜਾਂਦਾ ਹੈ।

Principles of Collection of Specimens

1. ਗੰਦਾ ਤੇ ਸਹੀ ਤਰੀਕੇ ਨਾਲ ਨਾ ਲਿਆ ਗਿਆ specimen ਗਲਤ result ਦਿੰਦਾ ਹੈ, ਜਿਸਦਾ ਅਸਰ patient ਦੇ diagnose ਅਤੇ treatment ਤੇ ਪੈਂਦਾ ਹੈ।
2. Specimens ਨੂੰ ਜਿਆਦਾ ਸਮੇਂ ਤੱਕ room temperature ਵਿੱਚ ਰੱਖਣ ਨਾਲ ਵੀ ਗਲਤ result ਮਿਲਦਾ ਹੈ।

Sub Points of Specimens

1. Specimens ਦੀ decomposition ਹੋ ਜਾਂਦੀ ਹੈ।

2. ਜਿਸ ਬੈਕਟੀਰੀਆਂ ਦੀ ਜਰੂਰੀ ਨਹੀਂ ਹੁੰਦੀ ਉਹ ਇਸ ਦੇ ਅੰਦਰ ਮਿਲ ਜਾਂਦੇ ਹਨ। ਕੁੱਝ pathogens organism kill ਹੋ ਜਾਂਦੇ ਹਨ।
3. Blood ਦੀ chemistry ਸਾਰਾ ਦਿਨ ਇੱਕ ਤਰ੍ਹਾਂ ਦੀ ਨਹੀਂ ਰਹਿੰਦੀ। ਇਹ ਖਾਣਾ ਖਾਣ ਦੇ ਕਾਰਨ ਬਦਲਦੀ ਹੈ।
4. ਸਹੀ ਤਰੀਕੇ ਨਾਲ transport ਕੀਤਾ ਗਿਆ sample ਅਤੇ ਸਹੀ ਤਰੀਕੇ ਨਾਲ leprosy ਦੀ report ਬਣਾਉਣ ਨਾਲ diagnose ਸਹੀ ਹੋਵੇਗਾ ਜੇਕਰ ਇਹਨਾ ਸਾਰੀਆਂ ਚੀਜਾਂ ਵਿੱਚ ਗਲਤੀ ਹੁੰਦੀ ਹੈ ਤਾਂ result ਗਲਤ ਆਉਂਦਾ ਹੈ ਤੇ diagnose ਵੀ ਗਲਤ ਹੁੰਦਾ ਹੈ ਤੇ treatment ਵੀ patient ਨੂੰ ਗਲਤ ਮਿਲਦਾ ਹੈ।
5. Specimens ਇੱਕ person ਤੋਂ ਦੂਜੇ person ਤੱਕ infection ਫੈਲਾਉਣ ਦਾ ਸਭ ਤੋਂ ਵੱਡਾ ਸਾਧਨ ਹੋ ਸਕਦਾ ਹੈ। ਜੇਕਰ specimen ਵਾਲੇ specimens ਨੇ ਸਹੀ ਤਰੀਕੇ ਨਾਲ handle ਨਾ ਕੀਤਾ ਹੋਵੇ ਤਾਂ ਉਸਨੂੰ infection ਹੋ ਸਕਦਾ ਹੈ।

Method of Collection of Sputum Specimens

Specimens ਨੂੰ ਇਕੱਠਾ ਕਰਨ ਲਈ water proof disposable sputum cup ਜਾਂ ਖੁਲ੍ਹੇ ਮੂੰਹ ਵਾਲੇ ਬਰਤਨ ਨੂੰ ਵਰਤਿਆ ਜਾਂਦਾ ਹੈ।

ਜੇਕਰ ਡਾਕਟਰ 24 ਘੰਟੇ ਦਾ specimens ਇਕੱਠਾ ਕਰਨ ਦਾ order ਦਿੰਦਾ ਹੈ ਤਾਂ ਵੱਡੇ ਬਰਤਨ ਦੀ ਜਰੂਰਤ ਹੁੰਦੀ ਹੈ। ਅਤੇ patient ਨੂੰ ਬਰਤਨ ਸ਼ਾਮ ਨੂੰ ਹੀ ਦੇ ਦੇਣਾ ਚਾਹੀਦਾ ਹੈ। ਅਤੇ ਇਸਦੇ ਨਾਲ ਹੀ ਕੁੱਝ ਹਦਾਇਤ ਦੇਣੀ ਚਾਹੀਦੀ ਹੈ। ਉਸਨੂੰ ਦੱਸਣਾ ਚਾਹੀਦਾ ਹੈ ਕਿ simple ਖਾਂਸੀ ਕਰਦੇ sputum ਨਹੀਂ ਕੱਢਣੀ lungs ਤੋਂ secretions ਨੂੰ ਖਾਂਸੀ ਦੁਆਰਾ ਬਾਹਰ ਕੱਢਣਾ ਹੈ। Specimens ਹਮੇਸ਼ਾ brush ਕਰਨ ਤੋਂ ਪਹਿਲਾਂ morning time ਵਿੱਚ ਇਕੱਠਾ ਕਰਨਾ ਚਾਹੀਦਾ ਹੈ। ਅਤੇ ਖਾਣਾ ਖਾਣ ਤੋਂ ਪਹਿਲਾਂ specimen ਲੈਣਾ ਚਾਹੀਦਾ ਹੈ ਜੇਕਰ ਜਰੂਰਤ ਹੋਵੇ ਤਾਂ patient ਦਾ mouth clean water ਨਾਲ ਸਾਫ ਕਰਵਾਉਣਾ ਚਾਹੀਦਾ ਹੈ। Antiseptic mouthwash ਦਾ use ਨਹੀਂ ਕਰਨਾ ਚਾਹੀਦਾ। ਛੋਟੇ ਬੱਚੇ ਦਾ sputum ਇਕੱਠਾ ਕਰਨ ਲਈ cotton applicator ਅਤੇ test tube ਦਾ use ਕਰਨਾ ਚਾਹੀਦਾ ਹੈ ਜਦੋਂ ਬੱਚਾ ਖਾਂਸੀ ਕਰਦਾ ਹੈ ਤਾਂ cotton applicator ਨਾਲ ਲਗਾ ਕੇ sputum test tube ਵਿੱਚ ਪਾ ਲੈਣਾ ਚਾਹੀਦਾ ਹੈ ਤੇ test tube ਨੂੰ cotton ਨਾਲ cover ਕਰਕੇ ਭੇਜਣਾ ਚਾਹੀਦਾ ਹੈ।

Method of Collection of Stool Specimens

Stool ਦਾ specimen ਲੈਣ ਲਈ ਖੁਲ੍ਹੇ ਮੂੰਹ ਵਾਲੇ ਬਰਤਨ pedpan ਦਾ use ਕੀਤਾ ਜਾਂਦਾ ਹੈ। ਅਤੇ patient ਉਸ bed-pan ਦੇ ਅੰਦਰ ਹੀ stool pass ਕਰਦਾ ਹੈ। ਅਤੇ ਉਸਦੇ pedpan ਨਾਲ ਥੋੜੀ ਮਾਤਰਾ ਵਿੱਚ stool ਕਿਸੇ stick ਦੇ ਨਾਲ ਬਰਤਨ ਜਾਂ bedpan ਨਾਲ ਲੈਣੀ ਚਾਹੀਦੀ ਹੈ ਤੇ stick ਨੂੰ dustbin ਵਿੱਚ ਸੁੱਟ ਦੇਣਾ ਚਾਹੀਦਾ ਹੈ।

Method of Collection of Urine Specimens (24 hours)

24 ਘੰਟੇ ਦੇ urine specimens ਦਾ ਮਤਲਬ ਸਾਰੇ ਦਿਨ ਦਾ urine specimen ਇੱਕਠਾ ਕਰਨਾ। Urine ਨੂੰ ਇਕੱਠਾ ਕਰਨ ਦੇ ਲਈ patient ਨੂੰ ਬਰਤਨ ਦੇ ਦੇਣਾ ਚਾਹੀਦਾ ਹੈ ਅਤੇ ਸੁਬ੍ਹਾ ਦੇ 6 ਵਜੇ ਤੋਂ urine specimen ਇਕੱਠਾ ਕਰਨਾ ਸ਼ੁਰੂ ਕਰ ਦੇਣਾ ਚਾਹੀਦਾ ਹੈ ਕਿ ਉਹ urine ਉਸਦੇ ਅੰਦਰ ਹੀ pass ਕਰੇ ਤੇ ਅਗਲੀ morning ਤੱਕ ਉਸ ਵਿੱਚ ਹੀ ਇੱਕਠਾ ਕਰਦਾ ਰਹੇ। ਅਤੇ urine ਦੇ ਅੰਦਰ preservatives ਨੂੰ add ਕਰਨਾ ਚਾਹੀਦਾ ਹੈ ਤਾਕਿ ਉਸਦੇ ਅੰਦਰ bacteria ਦੀ decomposition ਨਾ ਹੋਵੇ।

Method of Collection of Single Urine Specimen

Single urine specimen ਲੈਣਾ ਇਸ ਦਾ ਮਤਲਬ ਇਕ ਹੀ ਸਮੇਂ ਦਾ urine specimen ਇਕੱਠਾ ਕਰਨਾ ਹੈ। ਇਹ morning ਲਿਆ ਜਾਂਦਾ ਹੈ। ਇਸ ਵਿੱਚ 100-120 ml urine ਇਕੱਠਾ ਕੀਤਾ ਜਾਂਦਾ ਹੈ। Genital area ਨੂੰ ਸਾਫ ਕਰਨ

ਦੇ ਬਾਅਦ kidney tray ਵਿੱਚ urine pass ਕਰਨ ਲਈ ਕਿਹਾ ਜਾਂਦਾ ਹੈ। ਅਤੇ ਇਸ ਗੱਲ ਦਾ ਧਿਆਨ ਰੱਖਿਆ ਜਾਂਦਾ ਹੈ। Urine specimen kidney tray ਤੋਂ ਬਾਅਦ ਨਾ ਨਿਕਲੇ।

Method of Collection of Blood Smear (Malaria Slides)

Blood smear ਨੂੰ ਬਣਾਉਣ ਲਈ ਨਿਮਨਲਿਖਿਤ article ਦੀ ਜਰੂਰਤ ਹੁੰਦੀ ਹੈ।

1. Clean slides - 4
2. Cotton swab -
3. Spirit -
4. Sterile needle
5. Kidney tray or paper bag

Procedure

1. Patient ਨੂੰ procedure ਦੱਸਾਗੇ
2. Patient ਨੂੰ ਬੈਠਾਵਾਗੇ ਤੇ
3. Patient ਨੂੰ ਆਪਣਾ face (ਚਿਹਰਾ) ਆਪਣੇ ਤੋਂ ਦੂਰ ਕਰਨ ਲਈ ਕਰਾਂਗੇ।
4. ਉਂਗਲੀ ਨੂੰ ਦਬਾਵਾਂਗੇ ਤੇ ਹੌਲੀ needle ਨਾਲ prick ਕਰਾਂਗੇ ਤੇ ਉਸਦੇ ਬਾਅਦ blood ਦੀ drops ਨੂੰ slide ਦੇ ਉੱਪਰ ਖਾਵਾਂਗੇ ਤੇ cotton swap ਨਾਲ patient ਨੂੰ ਉਂਗਲੀ ਹੌਲੀ-ਹੌਲੀ ਦਬਾਉਣ ਲਈ ਕਹਾਂਗੇ।

Method of Collection of Blood for other Test

ਕਈ ਹੋਰ test ਕਰਨ ਲਈ blood specimens ਆਮ ਤੌਰ ਤੇ laboratory workers ਦੇ ਦੁਆਰਾ ਹੀ ਲਏ ਜਾਂਦੇ ਹਨਪਰ ਕਈ ਵਾਰ blood collection ਕਰਨ ਲਈ nurse ਅਤੇ health worker ਦੀ responsibility ਵੀ ਹੋਣੀ ਚਾਹੀਦੀ ਹੈ। ਅਤੇ ਇਹ hospital routine ਦੇ ਉੱਪਰ ਵੀ ਨਿਰਭਰ ਕਰਦਾ ਹੈ। Blood specimen ਹਮੇਸ਼ਾ aseptic ਤਰੀਕੇ ਨਾਲ ਲੈਣਾ ਚਾਹੀਦਾ ਹੈ ਤੇ specimen ਭੇਜਣ ਤੋਂ ਪਹਿਲਾ label ਕਰਨਾ ਚਾਹੀਦਾ ਹੈ। Patient ਦਾ name, bed no., age, ward number, specimen test name and nature ਦੇ ਬਾਰੇ ਲਿਖਾਂਗੇ ਤੇ date/time ਪਾ ਕੇ signature ਕਰਾਂਗੇ।

Method of Refuse Disposal

1. **Burning:** Burning refuse disposal ਦਾ ਸਭ ਤੋਂ ਵਧੀਆ method ਹੈ hospital ਦਾ refuse ਗਲੀਆਂ ਦੇ refuse ਤੋਂ ਜਿਆਦਾ infection ਵਾਲਾ ਹੁੰਦਾ ਹੈ ਇਸ ਲਈ ਇਹ method disposal ਦਾ ਚੰਗਾ ਤਰੀਕਾ ਹੈ। Burning ਦਾ ਇਹ ਕੰਮ incinerator ਵਿੱਚ ਕੀਤਾ ਜਾਂਦਾ ਹੈ ਜਦੋਂ ਵੀ refuse ਦੇ ਅੰਦਰ ਰੇਤ, ਮਿੱਟੀ ਅਤੇ other inorganic material ਜਿਵੇਂ: ਕੱਚ ਦੇ ਟੁੱਕੜੇ ਆਦਿ ਹੋਣ ਤਾਂ ਉਹਨਾਂ ਨੂੰ ਅਲੱਗ ਦਰ ਲੈਣਾ ਚਾਹੀਦਾ ਹੈ ਕਿਉਂਕਿ ਇਹ ਟੁਕੜੇ ਜਲਣ ਵਿੱਚ problem ਪੈਦਾ ਕਰਦੇ ਹਨ। ਚਾਹੇ burning ਸਭ ਤੋਂ ਵਧੀਆ ਤਰੀਕਾ ਮੰਨਿਆ ਜਾਂਦਾ ਹੈ। ਪਰ ਇਸਦੇ ਕੁੱਝ ਨੁਕਸਾਨ ਵੀ ਹਨ। ਜਿਵੇਂ: ਇਸ ਤੋਂ ਖਾਦ ਨਹੀਂ ਬਣਾਈ ਜਾ ਸਕਦੀ।
2. **Dumping:** Low lying area ਵਿੱਚ dumping refuse dispose ਦਾ simple method ਹੈ ਇਸ time ਵਿੱਚ refuse ਹੌਲੀ-ਹੌਲੀ srink (ਸੁੰਘੜਨਾ) ਹੋ ਜਾਂਦਾ ਹੈ ਜਾਂ decompose (ਨਸ਼ਟ) ਹੋ ਜਾਂਦਾ ਹੈ ਅਤੇ ਖਾਦ ਵਿੱਚ ਬਦਲ ਜਾਂਦਾ ਹੈ। ਪਰ open dumping ਚੰਗਾ ਨਹੀਂ ਕਿਉਂਕਿ ਇਸ ਦੇ ਕਾਰਨ ਸੱਖੀਆ, ਮੱਛਰ ਅਤੇ ਚੂਹੇ ਵਧਦੇ ਹਨ ਇਸ ਲਈ dumping ਦਾ ground ਸ਼ਹਿਰ ਦੇ ਬਾਹਰ ਹੋਣਾ ਚਾਹੀਦਾ ਹੈ।
3. **Controlled tipping:** ਇਹ ਵੀ refuse disposal ਦਾ ਚੰਗਾ ਤਰੀਕਾ ਹੈ ਇਸ ਵਿੱਚ 3 ਫੁੱਟ ਦਾ pits ਬਣਾਇਆ ਜਾਂਦਾ ਹੈ। ਅਤੇ ਇਸ ਵਿੱਚ refuse ਹੌਲੀ-ਹੌਲੀ chemical substance ਵਿੱਚ ਟੁੱਟਣ ਲੱਗਦਾ ਹੈ ਅਤੇ ਬੈਕਟੀਰੀਆ

ਦੇ action ਦੇ ਦੁਆਰਾ (convert) ਬਦਲ ਜਾਂਦਾ ਹੈ। ਇਸਨੂੰ 3-6 ਮਹੀਨੇ ਲੱਗਦੇ ਹਨ। 3-6 ਮਹੀਨੇ ਦੇ ਬਾਅਦ pits ਵਿੱਚ ਖਾਦ ਨੂੰ ਬਾਹਰ ਕੱਢਿਆ ਜਾਂਦਾ ਹੈ। 6 ਮਹੀਨੇ ਦੇ ਬਾਅਦ ਇਸਨੂੰ ਦੁਬਾਰਾ use ਕੀਤਾ ਜਾਂਦਾ ਹੈ controlled tipping ਵਿੱਚ flies and rotes ਦਾ ਕੋਈ ਡਰ ਨਹੀਂ ਹੁੰਦਾ ਜੇਕਰ ਕਿਸੇ ਜਗ੍ਹਾ ਤੇ ਕੋਈ area free ਹੋਵੇ ਤਾਂ controlled tipping refuse disposal ਦਾ ਸਭ ਤੋਂ ਵਧੀਆ ਤਰੀਕਾ ਹੈ। ਅਤੇ refuse ਨੂੰ ਉਸੇ ਜਗ੍ਹਾ ਤੇ ਹੀ ਨਸ਼ਟ ਕਰਨਾ ਚਾਹੀਦਾ ਹੈ।

4. **Compostting:** India ਦੇ ਕਈ ਨਗਰਾਂ ਅਤੇ ਸ਼ਹਿਰਾਂ ਨਾਲ human ਨੂੰ ਜਿਸ method ਦੁਆਰਾ dispose ਕੀਤਾ ਜਾਂਦਾ ਹੈ ਉਸਨੂੰ compostting ਕਿਹਾ ਜਾਂਦਾ ਹੈ। 3 ਫੁੱਟ ਗਹਿਰੇ ਟੋਏ ਪੁਏ ਜਾਂਦੇ ਹਨ ਫਿਰ ਕੂੜੇ ਦੀ 6 ਇੰਚ ਅਤੇ 2 ਇੰਚ ਦੀ ਮੋਟੀ ਪਰਤ ਇੱਕ ਦੇ ਬਾਅਦ ਇੱਕ ਇਛਾ ਕਿੱਤੀ ਜਾਂਦੀ ਹੈ। ਅਤੇ ਉੱਪਰ ਵਾਲੀ ਪਰਤ ਦੀ ਜੋਣੀ ਚਾਹੀਦੀ ਹੈ। ਜਦੋਂ ਸਾਰਾ ਪਦਾਰਥ ground level ਤੱਕ ਪਹੁੰਚ ਜਾਵੇ ਜਾ ਜਮੀਨ ਦੀ ਪਰਤ ਤੱਕ ਪਹੁੰਚ ਜਾਵੇ ਤਾਂ pits ਨੂੰ ਸਿੱਟੀ ਨਾਲ ਬੰਦ ਕਰ ਦੇਣਾ ਚਾਹੀਦਾ ਹੈ। ਬੈਕਟੀਰੀਅਲ action ਦੇ ਕਾਰਨ hits ਜਿਆਦਾ ਤੋਂ ਜਿਆਦਾ ਪੈਦਾ ਹੋਵੇਗੀ ਅਤੇ ਇਸ ਤਾਪਮਾਨ ਦੇ ਕਾਰਨ pathogenic or outer organism kill ਹੋ ਜਾਂਦੇ ਹਨ ਅਤੇ 4 ਤੋਂ 6 ਮਹੀਨੇ ਵਿੱਚ ਇਹ ਕ੍ਰਿਆ ਪੂਰੀ ਹੋ ਜਾਂਦੀ ਹੈ ਅਤੇ ਇਸ ਪ੍ਰਕਾਰ ਬਣੀ ਖਾਦ ਕ੍ਰੀਸੀ ਕਾਰਜਾਂ ਦੇ ਲਈ ਬਹੁਤ ਕੀਮਤੀ ਹੁੰਦੀ ਹੈ। ਇਸ ਵਿਧੀ ਨੂੰ hot fermentation process ਵੀ ਕਹਿੰਦੇ ਹਨ।

   (a) Aerobic: ਇਸ ਵਿੱਚ ਸਾਰਾ ਕੰਮ ਮਸ਼ੀਨਾਂ ਦੇ ਦੁਆਰਾ ਪੂਰਾ ਕੀਤਾ ਜਾਂਦਾ ਹੈ। Glass ਦੇ ਟੁਕੜੇ ਲੋਹੇ ਦੀਆ ਚੀਜਾਂ ਨੂੰ ਅਲੱਗ-ਅਲੱਗ ਕੀਤਾ ਜਾਂਦਾ ਹੈ। ਜੋ ਬਚਿਆ ਹੋਇਆ ਸੀ ਜਾਂ waste ਹੈ। ਉਸਨੂੰ ਮਸ਼ੀਨ ਵਿੱਚ ਪਏ ਦਿੰਦੇ ਹਨ। ਜੋ ਉਸਨੂੰ ਟੁਕੜਿਆ ਵਿੱਚ ਵੰਡ ਦਿੰਦੇ ਹਨ। ਉਸਦੇ ਬਾਅਦ ਮਸ਼ੀਨ ਵਿੱਚ ਪਿਸੇ ਹੋਏ waste ਨੂੰ excreta ਦੇ ਨਾਲ mix ਕਰ ਦਿੰਦੇ ਹੈ। ਤੇ ਇਹ 4-6 ਮਹੀਨੇ ਵਿੱਚ ਖਾਦ ਬਣ ਜਾਂਦੀ ਹੈ ਇਹ method ਜਿਆਦਾ waste ਨੂੰ ਖਤਮ ਕਰਨ ਦੇ ਲਈ use ਕੀਤਾ ਜਾਂਦਾ ਹੈ ਜਿਵੇਂ: Delhi.

   (b) Anaerobic: ਇਸ ਵਿੱਚ 90 cm deep 2.5 cm ਚੋੜਾ ਅਤੇ 10 m ਲੰਬਾ ਖੱਡਾ ਖੁੱਦਿਆ ਜਾਂਦਾ ਹੈ। ਇਸ ਵਿੱਚ ਹੇਠਾਂ ਤੋਂ 15 cm ਤੱਕ refuse ਦੀ ਪਰਤ ਵਿਹਾਈ ਜਾਂਦੀ ਹੈ। ਇਸ ਤਰ੍ਹਾਂ ਉਦੋਂ ਤੱਕ ਕੀਤਾ ਜਾਂਦਾ ਹੈ ਜਦੋਂ ਤੱਕ ਖੱਡੇ ਦੀ ਗਹਿਰਾਈ 30 cm ਰਹਿ ਜਾਵੇ ਬਾਅਦ ਵਿੱਚ ਇਸਨੂੰ ਮਿੱਟੀ ਨਾਲ ਭਰਿਆ ਜਾਂਦਾ ਹੈ। ਇਹ 5 ਮਹੀਨੇ ਬਾਅਦ ਖਾਦ ਬਣ ਜਾਂਦੀ ਹੈ।

Avail and Antihistamine

ਇਕ ਇਹ drug ਹੈ ਜੋ allergy ਨੂੰ ਖਤਮ ਕਰਦੀ ਹੈ ਇਸ ਲਈ ਇਸ drug ਨੂੰ anti allergic ਕਹਿੰਦੇ ਹਨ।

Route: IV and oral

Dose: 25 mg (oral)

1.2 ml (IV)

Standing Order

Standing Order: Doctor ਦੀ absent ਇਹ ਇੱਕ specific nature ਕਿ direction ਅਤੇ order ਹੁੰਦੇ ਹਨ। Standing order ਦੇ ਦੁਆਰਾ doctor ਦੀ absent ਵਿੱਚ nurse ਜਾਂ health worker ਘਰ ਵਿੱਚ, hospital ਅਤੇ community ਵਿੱਚ patient ਨੂੰ treatment ਜਾਂ first care ਦੇ ਸਕਦੇ ਹਨ ਆਮ ਤੌਰ ਇਹ ਸਾਰੇ order written ਵਿੱਚ ਹੁੰਦੇ ਹਨ ਅੱਜਕਲ ਦੇ time ਵਿੱਚ ਕੁਝ ਇੱਕ hospital ਜਾਂ ਸੰਸਥਾ ਵਿੱਚ standing order ਨੂੰ routine ਵਿੱਚ use ਕੀਤਾ ਜਾਂਦਾ ਹੈ।

Purpose/Object

1. Patient ਦੀ life ਨੂੰ ਬਚਾਉਣ ਦੇ ਲਈ।
2. Patient ਦੇ treatment ਨੂੰ continue ਦੇ ਲਈ।
3. Health ਦੇ ਲਈ standing order use ਕੀਤੇ ਜਾਂਦੇ ਹਨ।

Uses

1. ਜਰੂਰਤ ਵਿੱਚ treatment ਕਰਨ ਦੇ ਲਈ।
2. Health services ਦੀ activity or quality ਨੂੰ ਵਧਾਉਣਾ।
3. Community ਵਿੱਚ health worker ਵਿੱਚ ਜਿੰਮੇਵਾਰੀ ਅਤੇ confidence ਨੂੰ development ਕਰਨ ਦੇ ਲਈ।
4. Community ਵਿੱਚ health services ਨੂੰ ਵਧਾਉਣ ਦੇ ਲਈ।
5. ਆਮ ਲੋਕਾਂ ਨੂੰ ਖਤਰੇ ਤੋਂ ਬਚਾਉਣ ਲਈ।
6. Community health services ਜਾਂ medical college/hospital ਵਿੱਚ ਆਮ ਲੋਕਾਂ ਦਾ ਵਿਸ਼ਵਾਸ ਵਧਾਉਣ ਦੇ ਲਈ।

Types of Standing Orders

1. **Institutional standing order:** ਇਸ ਪ੍ਰਕਾਰ ਦੇ standing order ਸੰਸਥਾ ਵਿੱਚ ਜਿਥੇ hospital ਵਿੱਚ ਮੌਜੂਦ resources staff position or objective, etc. ਨੂੰ ਧਿਆਨ ਵਿੱਚ ਰੱਖਦੇ ਬਣਾਇਆ ਜਾਂਦਾ ਹੈ।
2. **Specific standing orders:** ਇੱਕ ਪ੍ਰਕਾਰ ਦੇ standing order trained medical worker ਖਾਸ ਕਰਕੇ nurse ਲਈ ਬਣਾਏ ਜਾਂਦੇ ਹਨ। ਇਹਨਾ orders ਨੂੰ ਲਾਗੂ ਕਰਨ ਲਈ ਤਕਨੀਕੀ ਨੋਲਜ ਤੇ ਖਾਸ ਸਕੀਮ ਦੀ ਜਰੂਰਤ ਹੁੰਦੀ ਹੈ। ਜਿਵੇਂ: Giving injection, O_2, home care, etc.
3. **General standing orders:** ਇਸ ਪ੍ਰਕਾਰ ਦੇ orders ਲੋਕਾਂ ਨੂੰ groups ਵਿੱਚ ਦਿੱਤੇ ਗਏ ਹਨ ਜਿਵੇਂ ਵਧਦੀ ਹੋਈ ਜਨਸੰਖਿਆ, ਅਤੇ ORS therapy (diarrhoea and vomiting) ਨੂੰ ਰੋਕਣ ਲਈ।

Role of Health Worker in Standing Order

1. Patient ਨੂੰ ਕੋਈ ਵੀ care ਦੇਣ ਨਾਲ ਪਹਿਲਾਂ ਉਸਦੀ history collect ਕਰ ਲੈਣੀ ਚਾਹੀਦੀ ਹੈ। ਤੇ physical examination ਕਰਨਾ ਚਾਹੀਦਾ ਹੈ।
2. ਉਸ ਬਿਮਾਰੀ ਨਾਲ ਸੰਬੰਧਿਤ ਕਿਹੜਾ treatment ਕੀਤਾ ਗਿਆ ਅਤੇ ਉਸ ਵਿੱਚ ਕਿਹੜੀ complication (ਸਮੱਸਿਆ) ਹੋਈ ਆਦਿ ਦਾ ਪਤਾ ਕਰਨਾ ਚਾਹੀਦਾ ਹੈ।
3. Nursing services standing order ਦੇ under ਹੀ ਦੇਣੀ ਚਾਹੀਦੀ ਹੈ।
4. Health workers ਨੂੰ ਖਾਸ ਪ੍ਰਸਥਿਤੀ ਵਿੱਚ active ਤੇ immediate services ਦੇਣੀ ਚਾਹੀਦੀ ਹੈ।
5. Health worker ਨੂੰ patient ਦੇ vital sign ਨੂੰ check ਕਰਨਾ ਚਾਹੀਦਾ ਹੈ।
6. Patients ਨੂੰ ਦਿੱਤੀ ਜਾਣ ਵਾਲੀ care ਜਾਂ medicine ਦਾ record ਰੱਖਣਾ ਚਾਹੀਦਾ ਹੈ।
7. Nurse ਨੂੰ standing order ਦੇ ਬਾਰੇ ਵਿੱਚ ਪੂਰੀ knowledge ਹੋਣੀ ਚਾਹੀਦੀ ਹੈ ਉਹ ਚੰਗੀ care ਦੇ ਸਕੇ।
8. Standing services ਦੇ ਦੌਰਾਨ health worker ਨੂੰ patient ਜਾਂ ਉਸਦੇ family member ਦੇ ਨਾਲ ਚੰਗੇ ਸੰਬੰਧ ਰੱਖਣੇ ਚਾਹੀਦੇ ਹਨ।

9. ਜੇਕਰ patient ਦੀ condition ਜਿਆਦਾ ਗੰਭੀਤ ਹੋਵੇ ਤਾਂ ਉਸਦੇ ਲਈ referral system (ਇੱਕ ਥਾਂ ਤੋਂ ਦੂਜੀ ਜਗ੍ਹਾ ਭੇਜਦਾ) use ਕਰਨਾ ਚਾਹੀਦਾ ਹੈ।
10. Services ਦੇ ਦੌਰਾਨ ਜੇਕਰ ਕਿਸੀ communicable disease ਦੇ ਬਾਰੇ ਜਾਣਕਾਰੀ ਮਿਲੇ ਤਾਂ ਉਸਨੂੰ health officer ਨੂੰ ਦੱਕਣਾ ਚਾਹੀਦਾ ਹੈ।
11. Standing order ਨੂੰ ਲਾਗੂ ਕਰਨ ਲਈ emergency drug safe and ready ਹੋਣੀ ਚਾਹੀਦੀ ਹੈ।
12. Patient ਦੀ care ਦੇ ਦੌਰਾਨ safe and helpful environment ਹੋਣਾ ਚਾਹੀਦਾ ਹੈ।
13. Health services ਦੇ ਦੌਰਾਨ limitation ਨੂੰ ਧਿਆਨ ਵਿੱਚ ਰੱਖਣਾ ਚਾਹੀਦਾ ਹੈ।
14. Health worker ਨੂੰ senior person ਜਾਂ doctor ਦੇ ਆਤਮਵਿਸ਼ਵਾਸ ਨੂੰ ਬਣਾ ਕੇ ਰੱਖਣਾ ਚਾਹੀਦਾ ਹੈ।
15. Health services ਦੀ recording ਤੇ reporting ਜਰੂਰ ਕਰਨੀ ਚਾਹੀਦੀ ਹੈ।

Advantage of Standing Order

Standing order ਦੇ ਨਿਮਨਲਿਖਿਤ advantage ਹੈ ਜੋ ਇਸ ਪ੍ਰਕਾਰ ਹਨ :

1. Standing order emergency ਦੇ ਦੌਰਾਨ treatment provide ਕਰਦੇ ਹਨ।
2. Health active ਤੇ health service ਦੇ ਬਾਰੇ ਦੱਸਦੇ ਹਨ।
3. ਇਹ health workers ਦਾ confidence ਵਧਾਉਂਦੇ ਹਨ।
4. Standing order health responsibility ਨੂੰ maintain ਕਰਨ ਵਿੱਚ ਸਹਾਇਤਾ ਕਰਦੇ ਹਨ।
5. Standing order community ਦੇ under primary health services provide ਕਰਦੇ ਹਨ।

Policies of Regulation in Standing Order

Standing order ਦੇ ਨਿਮਨਲਿਖਿਤ policies ਅਤੇ regulation ਹੇਠ ਲਿਖੇ ਅਨੁਸਾਰ ਹਨ :

1. ਜੋ medicine nurse ਦੇ ਦੁਆਰਾ ਬਿਨ੍ਹਾਂ written order ਦੇ ਦੁਆਰਾ ਦਿੱਤੀ ਜਾਂਦੀ ਹੈ ਉਸਦੇ ਲਈ nurse ਖੁਦ ਜਿੰਮੇਵਾਰੀ ਹੋਵੇਗੀ।
2. Nurse ਨੂੰ ਹਮੇਸ਼ਾ ਦਵਾਈ ਦੀ dose ਦੇ ਬਾਰੇ ਪਤਾ ਹੋਣਾ ਚਾਹੀਦਾ ਹੈ।
3. Nurse ਦੇ ਦੁਆਰਾ medicine ਦੀ ਜਿਆਦਾ dose ਦੇਣ ਤੇ ਇਹ ਖੁਦ ਜਿੰਮੇਵਾਰ ਹੋਵੇਗੀ।
4. Nurse ਨੂੰ ਨਸ਼ੇ ਵਾਲੀ ਦਵਾਈ ਨੂੰ ਹਮੇਸ਼ਾ ਸੁਰੱਖਿਅਤ ਜਗ੍ਹਾ ਤੇ ਰੱਖਣਾ ਚਾਹੀਦਾ ਹੈ।
5. ਜਦੋਂ ਵੀ ਕਿਸੇ patient ਨੂੰ narcotic ਦੇਣੀ ਹੋਵੇ ਤਾਂ nurse ਨੂੰ patient ਦਾ name, drug, dose, date, time note ਕਰਨਾ ਚਾਹੀਦਾ ਹੈ।
6. ਇਹ drug doctor ਦੇ order ਤੇ ਦਿੱਤੀ ਗਈ ਹੈ।
7. Nurse ਨੂੰ medicine ਦੇਣ ਤੋਂ ਪਹਿਲਾਂ five rights ਨੂੰ follow ਕਰਨਾ ਚਾਹੀਦਾ ਹੈ।
8. Medicine ਨੂੰ record ਕਰਨਾ ਵੀ nurse ਦੀ ਕਾਨੂੰਨੀ ਜਿੰਮੇਵਾਰੀ ਹੈ।
9. Patient ਨੂੰ medicine ਦੇਣ ਤੋਂ ਬਾਅਦ nurse ਨੂੰ drug ਦੇ side effect ਨੂੰ check ਕਰਨਾ ਚਾਹੀਦਾ ਹੈ।

Part B: Communicable Diseases

Unit 2: ਛੂਤ ਰੋਗਾਂ ਬਾਰੇ ਜਾਣਕਾਰੀ (Introduction to Communicable Diseases)
Unit 3: ਛੂਤਛਾਤ ਰੋਗ (Communicable Diseases)
Unit 4: ਛੂਤ ਦੇ ਰੋਗਾਂ ਵਿੱਚ ਦੇਖਭਾਲ (Care Communicable Diseases)
Unit 5: ਮਹਾਮਾਰੀ ਪ੍ਰਬੰਧਨ (Epidemic Management)

CHAPTER 2

ਛੂਤ ਰੋਗਾਂ ਬਾਰੇ ਜਾਣਕਾਰੀ (Introduction to Communicable Diseases)

LEVEL OF PREVENTION

Disease ਨੂੰ three level ਤੇ control ਕੀਤਾ ਜਾ ਸਕਦਾ ਹੈ।

A. Primary Prevention

Primary prevention ਨੂੰ ਹੇਠਾਂ ਲਿਖੇ ਅਨੁਸਾਰ define ਕੀਤਾ ਜਾ ਸਕਦਾ ਹੈ।

Primary prevention ਦਾ ਮਤਲਬ ਹੈ, ਪਹਿਲਾਂ ਹੀ action ਲੈਣਾ ਤੇ disease ਦੀ possibility or ਸੰਭਾਵਨਾ ਨੂੰ ਖਤਮ ਕਰ ਦੇਣਾ ਤਾਕਿ disease ਪੈਦਾ ਨਾ ਹੋਵੇ। ਇਸਦੀ two status ਹਨ :

1. **Health promotion:** ਅਸੀਂ ਬਹੁਤ ਸਾਰੀਆਂ diseases ਤੋਂ ਲੋਕਾਂ ਦੀ health ਨੂੰ promote ਕਰ ਸਕਦੇ ਹਨ।

   For example: Typhoid fever, cohlera, tuberculosis, nutritional diet, safe water supply, excreta ਦਾ ਦਸਿਪੋਸਓਲ ਦੇ ਬਾਰੇ ਦੱਸਾਂਗੇ। ਅਤੇ ਲੋਕਾਂ ਨੂੰ personal hygiene, health education, physical education disposal ਦੇ ਬਾਰੇ ਦਸਾਂਗੇ ਤਾਕਿ ਲੋਕਾਂ ਦੀ life ਦੀ quality ਨੂੰ improve ਕੀਤਾ ਜਾ ਸਕੇ।

2. **Specific protection:** Specific protection ਦਾ ਮਤਲਬ ਹੈ ਕਿ ਅਸੀਂ ਕੁੱਝ special disease ਨੂੰ specific measure ਦੇ ਦੁਆਰਾ ਦੂਰ ਕਰ ਸਕੀਏ। For e.g. TB, Diptheria, Tetanus, Polio myelitis, Measles ਇਹਨਾਂ ਸਾਰਿਆਂ ਨੂੰ immunization ਦੇ ਦੁਆਰਾ prevent ਕੀਤਾ ਜਾ ਸਕਦਾ ਹੈ।

Vitamin A ਦੇ xerophthalmia ਤੋਂ ਬਚਿਆ ਜਾ ਸਕਦਾ ਹੈ ਤੇ factories, industries ਦੇ ਅੰਦਰ workers ਨੂੰ specific protection advise ਦੇ ਕੇ accident ਤੋਂ ਬਚਿਆ ਜਾ ਸਕਦਾ ਹੈ।

Disease progression

Level of prevention	Primary prevention	Secondary prevention	Tertiary prevention
Target population	At risk	Early/asymptomatic disease	Established disease
Strategies	• Vector control • Prevention of transmission by transfusion • Prevention of transmission by organ transmission	• Screening • Case finding • Early detection • Antiparasitic treatment • Periodic health examination	• Antiparasitic treatment • Symptomatic treatment • Pharamacological interventions • Management of complications • Continuing care

Contd....

Contd....

Responsible sectors	• Public health • Primary health care • Other sectors	• Primary health care • Public health	• Specialist services • Hospital care
Intervention objectives	• Prevent the transmission of the disease	• Prevent or inhibit disease in cases where infection has occurred	• Prevent morbidity and mortality once disease is established
	• No changas disease	• Indeterminate form	• Cardiac/digestive forms

B. Secondary Prevention

Secondary prevention ਨੂੰ ਇਸ ਤਰ੍ਹਾਂ define ਕੀਤਾ ਜਾ ਸਕਦਾ ਹੈ ਕਿ ਉਹ action ਜੋ disease ਦੀ progress ਨੂੰ ਰੋਕਦਾ ਹੈ। ਅਤੇ complication ਨੂੰ prevent ਕਰਦਾ ਹੈ।

Specific Intervention

1. **Early diagnose:** ਜਲਦੀ ਤੋਂ ਅਸੀਂ test ਕਰਵਾਂਗੇ ਤੇ case finding programme ਕਰਵਾਂਗੇ।
2. **Adequate treatment:** ਸਾਰੀਆਂ diseases ਦੀ prevention ਲਈ ਸਾਡੇ ਕੋਲ vaccine ਨਹੀਂ ਹੁੰਦੀ। ਇਸ ਸ਼੍ਰੇਣੀ ਦੀ disease ਦੇ ਲਈ ਜਲਦੀ ਤੋਂ ਜਲਦੀ diagnoses, treatment ਹੀ ਚੰਗਾ solution ਹੈ। For example, leprosy, malaria, syphilis ਜਿੰਨੀ ਜਲਦੀ disease ਦਾ diagnose ਹੋਵੇਗਾ ਉਨੀ ਹੀ ਜਲਦੀ ਸਮਾਜ ਵਿੱਚ ਦੂਸਰੇ ਲੋਕਾਂ ਨੂੰ disease ਦੀ prevention ਲਈ ਲਾਭਦਾਇਕ ਹੋਵੇਗਾ।

C. **Tertiary Prevention**

ਇਸ prevention ਨੂੰ ਇਸ ਤਰ੍ਹਾਂ define ਕੀਤਾ ਜਾ ਸਕਦਾ ਹੈ ਕਿ ਸਾਰੇ preventive measure ਜਿਸਦੇ ਨਾਲ disability ਅਤੇ impairment ਨੂੰ ਘੱਟ ਕੀਤਾ ਜਾ ਸਕੇ।

Disability Limitation

ਜਿਵੇਂ : Leprosy ਦੀ eligibility ਨੂੰ limit ਵਿੱਚ early diagnose ਤੇ treatment ਦੇ ਦੁਆਰਾ ਕੀਤਾ ਜਾ ਸਕਦਾ ਹੈ ਅਤੇ plastic surgery ਵੀ ਕੀਤੀ ਜਾ ਸਕਦੀ ਹੈ।

Rehabilitation

1. Functional
2. Patient ਨੂੰ ਹੋਲੀ-ਹੋਲੀ ਕਮਾਉਣ ਦੇ ਯੋਗ ਬਣਾਉਣਾ (vocational)
3. Physical: Patient ਨੂੰ ਸਮਾਜ ਅਤੇ ਪਰਿਵਾਰ ਦੇ ਸੰਬੰਧ ਬਣਾਉਣ ਦੇ ਕਾਬਿਲ ਬਣਾਉਣਾ।
4. Psycological rehabilitation.

- Patient ਦੇ ਆਤਮ-ਵਿਸ਼ਵਾਸ, ਇੱਜਤ ਨੂੰ ਵਧਾਉਣਾ
- Rehabilitation services ਦੇ ਅੰਦਰ patient ਨੂੰ ਬਹੁਤ ਸਾਰੀਆਂ services ਦਿੱਤੀਆਂ ਜਾਂਦੀਆਂ ਹਨ। For example, physiotherapy, occupational therapy, speech therapy

General Measure for Control of Infectious Disease

Infections disease ਨੂੰ control ਕਰਨ ਲਈ ਹੇਠ ਲਿਖੇ ਅਨੁਸਾਰ ਵੰਡਿਆ ਗਿਆ ਹੈ :

- Infections ਨੂੰ ਫੈਲਾਉਣ ਵਾਲੇ sources ਨੂੰ control ਕਰਨਾ।

- Transmission ਕਰਨ ਵਾਲੇ channel ਨੂੰ block ਕਰਨਾ।
- Susceptible population ਨੂੰ product ਕਰਨਾ।

Infection ਨੂੰ ਫੈਲਾਉਣ ਵਾਲੇ **Sources** ਨੂੰ **Control** ਕਰਨਾ।

1. **Early diagnose:** Infectious diseases ਨੂੰ community ਦੇ ਅੰਦਰ ਫੈਲਣ ਤੋਂ ਰੋਕਣ ਲਈ early diagnose ਪਹਿਲਾਂ ਕਰਦਾ ਹੈ। ਜੇਕਰ diagnose ਦੇ ਅੰਦਰ ਕੋਈ boast ਹੋਵੇ ਤਾ laboratory method ਦੇ ਦੁਆਰਾ ਪਤਾ ਕਰਨਾ ਚਾਹੀਦਾ ਹੈ।
2. **Notification:** ਪਿੰਡਾਂ ਦੇ ਅੰਦਰ notification ਦਾ ਕੰਮ ਆਮਤੌਰ ਤੇ health worker ਦੇ ਦੁਆਰਾ ਕੀਤਾ ਜਾਂਦਾ ਹੈ। ਤੇ disease ਪੈਦਾ ਹੋਣ ਦੇ 24 ਘੰਟੇ ਦੇ ਅੰਦਰ PHC ਦੇ ਅੰਦਰ ਸੂਚਿਤ ਕੀਤਾ ਜਾਂਦਾ ਹੈ ਸ਼ਹਿਰਾਂ ਦੇ ਅੰਦਰ local health authority ਨੂੰ case ਦੇ ਬਾਰੇ report ਕਰਨੀ ਚਾਹੀਦੀ ਹੈ।

   Notification ਦਾ aim ਇਹ ਹੁੰਦਾ ਹੈ ਕਿ infection ਨੂੰ ਅੱਗੇ ਫੈਲਣ ਤੋਂ ਰੋਕਿਆ ਜਾ ਸਕੇ, notification ਦੇ ਅੰਦਰ name, age, sex, diagnose, sign/symptoms ਦਿਖਾਈ ਦੇਣ ਦੀ date ਤੇ disease ਨੂੰ control ਕਰਨ ਲਈ ਜੇਕਰ ਕੋਈ step ਲਿਆ ਗਿਆ ਹੈ, ਇਹ ਸਾਰੀਆਂ ਚੀਜਾਂ ਨੂੰ notification ਦੇ ਅੰਦਰ note ਕੀਤਾ ਜਾਂਦਾ ਹੈ।

Isolation

ਇਹ ਇੱਕ ਆਮ ਸਿਧਾਂਤ ਹੈ, ਕਿ ਜਿਸ patient ਨੂੰ infection disease ਹੁੰਦੀ ਹੈ। ਉਸਨੂੰ ਅਲੱਗ ਰੱਖਣਾ ਚਾਹੀਦਾ ਹੈ, hospital isolation ਕਰਨ ਦਾ ਸਭ ਤੋਂ ਚੰਗਾ ਸਥਾਨ ਹੈ, isolation ਕਰਨ ਦਾ main ਉਦੇਸ਼ ਇਹ ਹੈ ਕਿ community ਦੇ ਅੰਦਰ disease ਨੂੰ ਫੈਲਣ ਤੋਂ ਰੋਕਿਆ ਜਾ ਸਕੇ ਤੇ isolation ਕਰਨ ਦਾ time disease ਤੇ ਨਿਰਭਰ ਕਰਦਾ ਹੈ।

Treatment

Treatment disease time ਨੂੰ ਘੱਟ ਕਰ ਦਿੰਦਾ ਹੈ।

Surveillance

ਇਹ disease ਨੂੰ control ਕਰਨ ਦਾ new concept ਹੈ। ਇਸਦੇ ਅੰਦਰ disease ਨੂੰ ਫੈਲਾਉਣ ਵਾਲੇ ਸਰੋਤ ਦੇ ਬਾਰੇ ਪਤਾ ਲਗਾਇਆ ਜਾਂਦਾ ਹੈ।

Disinfection

Infection ਨੂੰ control ਕਰਨ ਲਈ patient ਦੇ ਦੁਆਰਾ use ਕੀਤੇ ਗਏ articles ਨੂੰ disinfect ਕਰਨਾ ਚਾਹੀਦਾ ਹੈ, ਇਸ ਨਾਲ infectious agent kill ਹੋ ਜਾਂਦੇ ਹਨ।

CHAPTER 3

ਛੂਤਛਾਤ ਰੋਗ (Communicable Diseases)

CHICKENPOX

Chickenpox ਇੱਕ ਬਹੁਤ ਹੀ infectious disease ਹੈ ਜੋ varicella zoster virus ਦੇ ਕਾਰਨ ਪੈਦਾ ਹੁੰਦਾ ਹੈ।

Causative Agent

Chickenpox ਦਾ causative agent human B-cyprs virus ਹੈ। Varicella zoster virus ਤੋਂ ਇਸ ਦੀ turn ਬਦਲ ਗਈ ਹੈ।

Sources of Infection

Patient ਦੀ infection ਦਾ sources ਹੁੰਦਾ ਹੈ, ਇਸਦਾ virus nose, throat ਦੇ secretion ਅਤੇ skin, mucus membrane ਤੇ blood ਵਿੱਚ ਪਾਇਆ ਜਾਂਦਾ ਹੈ।

Period of Infection

Patient 1 week ਦੇ ਸਮੇਂ ਲਈ infectious ਹੁੰਦਾ ਹੈ। 1 ਤੋਂ 2 ਦਿਨ rash ਦਿਖਾਈ ਦੇਣ ਤੋਂ ਪਹਿਲਾਂ ਤੇ ਦਿਖਾਈ ਦੇਣ ਦੇ 2 ਦਿਨ ਬਾਅਦ।

Age

ਇਹ chickenpox ਆਮਤੌਰ ਤੇ 10 ਸਾਲ ਦੇ age ਦੇ ਬੱਚਿਆਂ ਦੇ ਅੰਦਰ ਪਾਇਆ ਜਾਂਦਾ ਹੈ। Chickenpox ਦਾ ਦੁਬਾਰਾ ਹਮਲਾ ਵੀ ਹੋ ਸਕਦਾ ਹੈ। ਜੇਕਰ ਪਹਿਲਾਂ ਤੋਂ immunity ਨਾ ਮਿਲੀ ਹੋਵੇ।

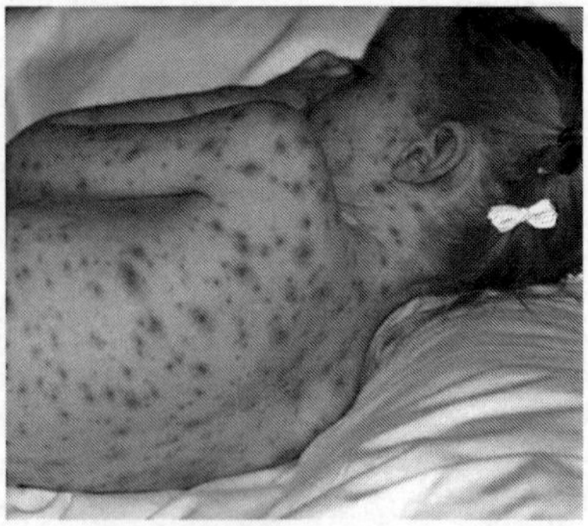

Fig. 3.1: Checkenpox

Mode of Transfer

Chickenpox ਆਮਤੌਰ ਤੇ droplet infection ਤੋਂ ਫੈਲਦਾ ਹੈ ਤੇ patient ਦੁਆਰਾ use ਕੀਤੇ ਗਏ articles ਦੇ ਦੁਆਰਾ ਵੀ infection ਇੱਕ ਤੋਂ ਦੂਸਰੇ ਤੱਕ ਪਹੁੰਚਦਾ ਹੈ।

Incubation Period

14-17 days sign/symptoms/clinical features

1. Fever
2. Body ache
3. Lesions (ਦਾਣੇ) (ਇਸ ਦੇ ਅੰਦਰ clear fluid ਭਰਿਆ ਹੁੰਦਾ ਹੈ)
4. ਇਹ ਦਾਣੇ ਪੰਜ ਦਿਨ ਦੇ ਅੰਦਰ ਪੂਰੀ ਤਰ੍ਹਾਂ ਨਾਲ ਨਿਕਲ ਆਉਂਦੇ ਹਨ।

Control and Prevention

Chickenpox ਲਈ ਕੋਈ specific treatment ਨਹੀਂ ਹੈ। ਇਸ ਇੱਚ control ਲਈ ਹੇਠਾਂ ਲਿਖੇ ਕਦਮ ਓਠਾਏ ਜਾ ਸਕਦੇ ਹਨ :

1. Health department ਨੂੰ case ਦੇ ਬਾਰੇ ਸੂਚਿਤ ਸਰਾਂਗੇ।
2. Patient ਨੂੰ 1 week ਲਈ isolate ਕਰਾਂਗੇ।
3. Patient ਦੇ ਦੁਆਰਾ use ਕੀਤੇ ਗਏ articles ਨੂੰ disinfect ਕਰਾਂਗੇ। ਇਸ ਦੇ ਲਈ live vaccine ਬਣ ਚੁਕੀ ਹੈ, ਪਰ ਅਜੇ ਤੱਕ ਜਿਆਦਾ ਪ੍ਰਯੋਗ ਵਿੱਚ ਨਹੀਂ ਆ ਰਹੀ ਹੈ।
4. Food hygienic ਦੇ standard ਨੂੰ improve ਕਰਾਂਗੇ।
5. Human excreta ਤੇ solid waste ਨੂੰ ਸਹੀ ਢੰਗ ਨਾਲ dispose ਕਰਾਂਗੇ।
6. ਸਾਫ ਸੁਥਰੇ ਪਾਣੀ ਦੀ supply ਕਰਾਂਗੇ।
7. **Immunization:** ਬਹੁਤ ਸਾਰੇ ਬੀਮਾਰੀਆਂ ਨੂੰ immunization ਦੇ ਦੁਆਰਾ prevent ਕੀਤਾ ਜਾ ਸਕਦਾ।

Health Education: Disease ਨੂੰ control ਕਰਨ ਲਈ community ਦਾ ਯੋਗਦਾਨ ਹੋਣਾ ਜਰੂਰੀ ਹੈ, ਇਸ ਲਈ ਲੋਕਾਂ ਨੂੰ health ਦੇ ਪ੍ਰਤੀ aware ਕਰਨਾ ਚਾਹੀਦਾ ਹੈ।

Measles

Definition: ਇਹ disease ਆਮਤੌਰ ਤੇ ਬੱਚਿਆਂ ਵਿੱਚ ਪਾਈ ਜਾਂਦੀ ਹੈ ਤੇ ਇਹ ਬਹੁਤ ਹੀ infectious disease ਹੁੰਦੀ ਹੈ, ਜੋ virus ਦੇ ਕਾਰਨ ਪੈਦਾ ਹੁੰਦੀ ਹੈ। ਇਸ ਵਿੱਚ fever, cough, wheezing, running nose, etc. Sign/ Symptoms ਹੁੰਦੇ ਹਨ।

Causative Agent

Rubella virus ਦੇ ਦੁਆਰਾ ਇੱਹ disease ਪੈਦਾ ਹੁੰਦੀ ਹੈ।

Sources of Infection

Measles patient, sputum

Infective period

Measles ਦਾਣੇ ਦਿਖਾਈ ਦੇਣ ਦੇ 4 ਦਿਨ ਪਹਿਲਾਂ ਤੇ ਪੰਜ ਦਿਨ ਬਾਅਦ ਜਿਆਦਾ infectious ਹੁੰਦਾ ਹੈ।

Age

Measles ਆਮਤੌਰ ਤੇ school age children ਦੇ ਅੰਦਰ ਪਾਈ ਜਾਣ ਵਾਲੀ disease ਹੈ, ਇਹ ਇੱਕ ਸਾਲ ਦੇ ਅੰਦਰ 9 ਮਹੀਨੇ ਤੱਕ ਬੱਚਿਆਂ ਨੂੰ infection ਨਹੀਂ ਹੁੰਦਾ, ਕਿਉਂਕਿ ਬੱਚਾ mother ਤੋਂ passive immunity ਲੈ ਲੈਂਦਾ ਹੈ, ਤੇ ਸਾਰੇ adult ਇਸ ਕੇ ਲਈ immune ਹੁੰਦੇ ਹਨ।

Sex

ਇਹ male ਤੇ female ਦੋਨਾਂ ਵਿੱਚ ਹੋ ਸਕਦੀ ਹੈ।

Immunity

Measles ਦਾ ਇੱਕ ਹਮਲਾ ਪੂਰੀ ਜਿੰਦਗੀ ਲਈ immunity ਦੇ ਦਿੰਦਾ ਹੈ।

Mode of Transmission

ਇਹ ਇੱਕ ਵਿਅਕਤੀ ਤੋਂ ਦੁਸਰੇ ਵਿਅਕਤੀ ਵਿੱਚ directly droplet infection ਦੇ ਦੁਆਰਾ ਹੁੰਦਾ ਹੈ। Sneezing, talking, coughing ਦੁਆਰਾ ਹੁੰਦਾ ਹੈ। Patient ਦੇ ਦੁਆਰਾ use ਕੀਤੇ ਗਏ articles ਵੀ use ਕਰਨ ਨਾਲ ਵੀ ਇਹ disease ਹੁੰਦੀ ਹੈ। For example, cup, food.

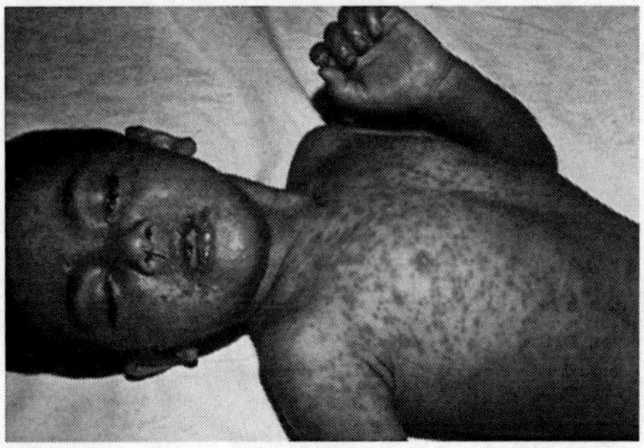

Fig. 3.2: Measles

1. Pre-eruptive (ਇਖਾਈ ਦੇਣ ਤੋਂ ਪਹਿਲਾਂ)
2. Eruptive (ਦਿਖਾਈ ਦੇਣ ਦੇ ਬਾਅਦ)

Pre-eruptive: ਇਸ stage ਵਿੱਚ patient ਨੂੰ sneezing, running nose, running eyes, etc. ਲੱਛਣ ਦਿਖਾਈ ਦਿੰਦੇ ਹਨ। ਤੇ ਕੁਝ ਸਮੇਂ ਬਾਅਦ patient ਦੇ ਸਰੀਰ ਤੇ ਦਿੰਦੇ ਰੰਗ ਦੇ ਧੱਬੇ ਦਿਖਾਈ ਦਿੰਦੇ ਹਨ ਇਸਨੂੰ septic shock ਕਹਿੰਦੇ ਹਨ। ਇਸ ਤੋਂ ਇਲਾਵਾਂ patient ਨੂੰ sneezing ਲੰਮੇ ਸਮੇਂ ਤੱਕ ਹੁੰਦੀ ਹੈ।

Eruptive: ਇਸ stage ਵਿੱਚ ਮਰੀਜ਼ ਦੇ ਸਰੀਰ ਤੇ ਚੌਥੇ ਦਿਨ ਧੁੰਦਲੇ ਨਾਲ ਦਾਣੇ ਨਿਕਲਦੇ ਹਨ ਜੋ ਕਿ ਜਿਆਦਾਤਰ ਚਿਹਰੇ ਤੇ ਗਰਦਨ ਤੇ ਦਿਖਾਈ ਦਿੰਦੇ ਹਨ। ਫਿਰ 2 ਜਾਂ 3 ਦਿਨ ਬਾਅਦ body ਦੇ ਵਿਚਲੇ ਭਾਗ ਤੇ ਵੀ ਦਾਣੇ ਹੋ ਜਾਂਦੇ ਹਨ।

Prevention

Measles ਦੇ ਬਚਾਅ ਲਈ measles vaccine ਦਾ use ਕੀਤਾ ਜਾਂਦਾ ਹੈ, ਜੋ ਕਿ national immunization schedule ਦੇ ਦੁਆਰਾ ਟੀਕਾਕਰਨ ਕੀਤਾ ਜਾਂਦਾ ਹੈ।

1. **Measles Vaccine:** Measles vaccine ਦੀ ਇੱਕ dose 95/mg ਦਿੱਤੀ ਜਾਂਦੀ ਹੈ, ਜੋ ਕਿ 15 years ਤੱਕ ਸੁਰੱਖਿਆ ਕਰਦੀ ਹੈ।

2. **Immunoglobulin:**
3. **Control of measles:**
   (i) Measles ਨੂੰ control ਕਰਨ ਲਈ ਸਭ ਤੋਂ ਪਹਿਲਾਂ sign/symptoms ਨੂੰ note ਕਰਾਂਗੇ। ਜੇਕਰ measles ਦੇ sign/symptoms ਦਿਖਾਈ ਦੇਣ ਤਾਂ patient ਨੂੰ isolate ਕਰਾਂਗੇ।
   (ii) Patient ਦੀਆਂ eyes ਨੂੰ ਤੇਜ਼ light ਤੋਂ ਬਚਾਵਾਂਗੇ।
   (iii) ਬੱਚਿਆ ਦਾ immunization ਕਰਾਂਗੇ।
   (iv) Nose and throat ਦੇ discharge ਨੂੰ disinfect ਕਰਾਂਗੇ।

   Complication

   Death
   Bronchitis (ਸਾਹ ਨਲੀ ਦੇ ਸੁਜ਼ਨ)
   Pneumonia
   Diarrhoea
   Otitis media (Inflammation of ear)

Tuberculosis (TB)

Definition: ਇਹ ਇੱਕ infectious disease ਹੈ ਜੋ bacteria ਦੇ ਦੁਆਰਾ ਹੁੰਦਾ ਹੈ, ਇਹ ਬੀਮਾਰੀ ਸਭ ਤੋਂ ਪਹਿਲਾਂ lungs ਤੇ effect ਪਾਉਂਦੀ ਹੈ, ਜਿਸਨੂੰ pulmonary lungs ਦਾ tuberculosis ਕਹਿੰਦੇ ਹਨ, ਇਸ ਤੋਂ ਇਲਾਵਾ ਇਹ intestine, bones, joints, skin, tissue, etc. ਤੇ ਬੁਰਾ ਪ੍ਰਭਾਵ ਪਾਉਂਦੇ ਹਨ।

ਇਹ ਬੀਮਾਰੀ ਪਸ਼ੂਆਂ ਵਿੱਚ ਵੀ ਪਾਈ ਜਾਂਦੀ ਹੈ ਜਿਸਨੂੰ bovine tuberculosis ਕਹਿੰਦੇ ਹਨ। Tiberculosis ਜਿਆਦਾਤਰ ਬੱਚਿਆਂ ਦੀਆਂ ਹੱਡੀਆਂ ਵਿੱਚ ਹੁੰਦੀ ਹੈ।

Causative Agent

Myco bacterium tuberculli

Source of Infection

TB ਦੇ ਦੋ source ਹੁੰਦੇ ਹਨ :
1. Human source
2. Bovine source

Human source: Human source ਵਿੱਚ ਜਿਆਦਾਤਰ tuberculosis ਦਾ bacteria sputum ਵਿੱਚ ਪਾਇਆ ਜਾਂਦਾ ਹੈ।

Mumps

Definition: Mumps ਇੱਕ ਇਸ ਤਰ੍ਹਾਂ ਦੀ disease ਹੈ, ਜਿਸਨੂੰ ਇਸ ਬੀਮਾਰੀ ਵਿੱਚ gland ਦੀ inflammation ਹੋ ਜਾਂਦੀ ਤੇ ਇਹ ਸਰਦੀਆਂ ਵਿੱਚ ਪਾਈ ਜਾਂਦੀ ਹੈ।

Causative Agent

Patient ਜਿਸਨੂੰ mumps ਹੋਏ ਹਨ,
Subclinical (Sign/symptoms ਦਿਖਾਈ ਨਾ ਦੇਣ)

Mode of Transmission

Mumps saliva ਤੇ respiratory droplet ਦੇ ਦੁਆਰਾ ਫੈਲਦਾ ਹੈ।

Incubation Period

Age: 6 ਸਾਲ ਤੋਂ 10 ਸਾਲ ਦੇ ਬੱਚਿਆਂ ਵਿੱਚ ਇਹ ਬੀਮਾਰੀ ਜਿਆਦਾ ਪਾਈ ਜਾਂਦੀ ਹੈ।

Sign/Symptoms

Headache

Pain

ਮੂੰਹ ਖੋਲਣ ਤੇ ਦਰਦ ਹੋਣਾ

ਚਬਾਉਣ ਵਿੱਚ problem ਹੋਣਾ

Fever

Complication

1. Otitis media (Inflammation of ear)
2. Myocarditis
3. Pancreatitis
4. Meningitis

Control/Prevention

ਇਹ ਇੱਕ preventable disease ਹੈ ਇਸ ਦੇ ਲਈ live vaccine use ਕੀਤੀ ਜਾਂਦੀ ਹੈ, ਜਿਸਦੀ single dose subcutaneous ਦਿੱਤੀ ਜਾਂਦੀ ਹੈ। ਇਸਦੀ immunity 10 ਸਾਲ ਤੱਕ ਰਹਿੰਦੀ ਹੈ।

1. Patient ਨੂੰ immunoglobulin ਦਿੱਤੀ ਜਾਂਦੀ ਹੈ।
2. Patient ਨੂੰ isolate ਕਰਨਾ ਚਾਹੀਦਾ ਹੈ।
3. Patient ਨੂੰ symptomatic treatment ਦੇਣਾ ਚਾਹੀਦਾ ਹੈ।
4. Patient ਨੂੰ personal, hygiene maintain ਰੱਖਨਾ ਚਾਹੀਦਾ ਹੈ।
5. Patient ਨੂੰ diet ਦੇ ਬਾਰੇ ਦੱਸਣਾ ਚਾਹੀਦਾ ਹੈ।
6. ਜਿਆਦਾ protein ਵਾਲੀ diet ਲੈਣੀ ਚਾਹੀਦੀ ਹੈ।
7. Fever ਤੇ pain ਦੇ ਲਈ PCM ਦੀ tablets ਦੇਣਾ ਚਾਹੀਦੀ ਹੈ।
8. Patient ਨੂੰ ਖਾਣ ਲਈ ਤਰਲ ਪਦਾਰਥ ਦੇਣੇ ਚਾਹੀਦੇ ਹਨ ਤੇ ਖਾਣੇ ਵਿੱਚ ਹਲਕੀ diet ਲੈਣੀ ਚਾਹੀਦੀ ਹੈ।
9. Patient ਨੂੰ ਮੂੰਹ ਦੱਸਣਾ ਚਾਹੀਦਾ ਹੈ ਕਿ ਗੱਲ ਕਰਦੇ ਸਮੇਂ ਤੇ sneezing ਸਮੇਂ ਮੂੰਹ ਤੇ ਨੱਕ ਉੱਤੇ ਰੁਮਾਲ ਰੱਖੇ।

German Measles (Rubella)

Definition: German measles ਦੇ ਇੱਕ infectious disease ਹੈ ਜੋ ਕਿ ਆਮਤੌਰ ਤੇ ਬੱਚਿਆਂ ਵਿੱਚ ਹੁੰਦਾ ਹੈ। ਇਹ disease ਆਮਤੌਰ ਤੇ ਪੂਰੇ word ਵਿੱਚ ਹੋ ਸਕਦੀ ਹੈ। ਜੋ ਕਿ toga virus ਦੇ ਕਾਰਨ ਹੁੰਦੀ ਹੈ।

Causative Agent

Toga virus

Sources of Infection

German measles ਦੇ patient ਦਾ secretion infection ਦਾ source ਹੁੰਦਾ ਹੈ।

Mode of Transmission

ਇਹ ਆਮਤੌਰ ਤੇ droplet infection ਦੇ ਦੁਆਰਾ ਹੁੰਦੀ ਹੈ। ਅਤੇ ਇਸਦੇ ਇਲਾਵਾ congenital transmission ਦੇ ਦੁਆਰਾ fetal ਨੂੰ ਵੀ infection ਹੋ ਸਕਦੀ ਹੈ।

Incubation Period

2-3 weeks

Sign/Symptoms

1. Mild illness
2. Mild fever
3. Cough
4. Sore throat
5. Pinkish macular rashes
6. Lymph node inflammation

Prevention and Control

1. ਇਸ ਬੀਮਾਰੀ ਨੂੰ ਰੋਕਣ ਲਈ live vaccine ਤਿਆਰ ਕੀਤੀ ਗਈ ਹੈ।
2. ਇਹ vaccine developed ਦੇਸ਼ਾਂ ਵਿੱਚ use ਕੀਤੀ ਜਾਂਦੀ ਹੈ।
3. 11-14 ਸਾਲ ਦੀਆਂ ਸਾਰੀਆਂ ਲੜਕੀਆਂ ਨੂੰ ਇਹ vaccine ਦਿੱਤੀ ਜਾਂਦੀ ਹੈ।
4. ਜਿਸਨੂੰ pregnancy ਹੋਵੇ ਜਾਂ ਹੋਣ ਦਾ ਸੱਕ ਹੋਵੇ ਉਸਨੂੰ 2 ਮਹੀਨੇ ਪਹਿਲਾ ਤੇ ਬਾਅਦ rubella ਦੀ vaccine ਨਹੀਂ ਦੇਣੀ।

Contraindication

Pregnant women ਨੂੰ ਇਹ vaccine ਨਹੀਂ ਦਿੱਤੀ ਜਾਂਦੀ।

Diphtheria

Definition: Diphtheria ਇੱਕ infectious disease ਹੈ ਜੋ ਕਿ exotoxin diphtheria bacilli ਦੇ ਕਾਰਨ ਪੈਦਾ ਹੁੰਦੀ ਹੈ। ਇਸ ਵਿੱਚ ਆਮਤੌਰ ਤੇ throat (ਗਲਾ), larynx, tonsils ਆਦਿ ਦਾ infection ਹੋ ਜਾਂਦਾ ਹੈ। ਤੇ ਉਸੇ ਪਾਈ ਜਾਣ ਵਾਲੀ ਝਿੱਲੀ ਦਾ colour greyish white ਹੋ ਜਾਂਦਾ ਹੈ। ਇਹ blood infection ਨਾਲ ਮਿਲਕੇ infection ਨੂੰ ਅੱਗੇ ਵਧਾ ਦਿੰਦੀ ਹੈ। ਇਹ ਬੀਮਾਰੀ ਜਿਆਦਾਤਰ hard ਤੇ nerves system ਨੂੰ affect ਕਰਦੀ ਹੈ। Diphtheria ਨੂੰ eradicate ਕਰ ਦਿੱਤਾ ਗਿਆ ਹੈ। ਇਸ ਬੀਮਾਰੀ ਨੂੰ ਦੂਰ ਕਰਨ ਲਈ ਕਈ public health programme ਬਣਾਏ ਗਏ ਹਨ।

Causative Agent

Exotoxin Diphtheria bacilli

Source of Infection

Patient and carrier ਦੋਵੇ ਹੀ infection ਨੂੰ ਫੈਲਾਉਣ ਵਾਲੇ source ਹਨ।

Infective Material

Nose and throat secession ਵਿੱਚ diphtheria bacilli ਪਾਈ ਜਾਂਦੀ ਹੈ। ਜੋ ਕਿ ਬੀਮਾਰੀ ਦਾ ਕਾਰਨ ਬਣਦੀ ਹੈ।

Age

1. Diphtheria ਆਮਤੌਰ 1-5 ਸਾਲ ਦੇ ਬੱਚਿਆਂ ਵਿੱਚ ਸਾਰੀ ਜਾਣਕਾਰੀ disease ਹੈ।
2. Newborn baby ਪਹਿਲੇ ਕੁੱਝ ਮਹੀਨਿਆਂ ਤੱਕ diphtheria ਦੇ ਪ੍ਰਤੀ immune ਹੁੰਦੇ ਹਨ ਕਿਉਂਕਿ ਉਹ passive immunity mother ਤੋਂ ਲੈ ਲੈਂਦੇ ਹਨ।

Mode of Transmission

ਇਹ disease droplet, cough, sneezing, talking, etc. ਦੇ ਦੁਆਰਾ ਹੋ ਸਕਦੀ ਹੈ, ਇਸ ਦੇ ਇਲਾਵਾ infected person ਦੇ ਦੁਆਰਾ use ਕੀਤੀਆਂ ਗਈਆਂ ਵਸਤੂਆਂ ਜਿਵੇਂ : cloth, toys, etc. ਦੇ ਦੁਆਰਾ ਹੁੰਦੀ ਹੈ।

Incubation Period

2-5 days or 3-21 days

Sign/Symptoms

1. Fever
2. Tachycardia
3. Bradycardia
4. Heavy sweating
5. Restlessness
6. ਗਲੇ ਦੇ ਅੰਦਰ ਖਾਰਿਸ਼ ਹੋਣਾ
7. ਮੂੰਹ ਖੋਲਣ ਵਿੱਚ ਪ੍ਰੇਸ਼ਾਨੀ ਹੋਣਾ।
8. Tonsillitis, laryngitis, pharyngitis.
9. Cyanosis (blood ਦੇ ਅੰਦਰ oxygen ਦੀ ਕਮੀ।

Treatment

Diphtheria ਦਾ treatment immediately ਸ਼ੁਰੂ ਕੀਤਾ ਜਾਂਦਾ ਹੈ ਜਿਸ ਦੀ dose 10,000 ਤੋਂ 8,000 unit ਦੀ ਹੁੰਦੀ ਹੈ ਇਹ dose patient ਦੀ disease ਦੀ severely ਦੇ ਅਨੁਸਾਰ ਦਿੱਤੀ ਜਾਂਦੀ ਹੈ। For example, erythromycin penicillin and other antibiotics patient ਨੂੰ ਬਚਾਉਣ ਲਈ bedrest ਦੇਣੀ ਜਰੂਰੀ ਹੁੰਦੀ ਹੈ। ਜੇਕਰ respiratory problem ਹੋਵੇ ਤਾਂ tracheostomy ਕਰਵਾਉਣ ਦੀ ਸਲਾਹ ਦੇਣੀ ਚਾਹੀਦੀ ਹੈ।

Diagnosis

Diphtheria ਦੇ ਲਈ ਵਿਸ਼ੇਸ਼ ਰੂਪ ਵਿੱਚ shick test ਕੀਤਾ ਜਾਂਦਾ ਹੈ।

Shick Test

ਇਹ test intradermal ਦਿੱਤਾ ਜਾਂਦਾ ਹੈ, ਇਸ test ਦੇ ਦੁਆਰਾ ਇਹ ਦੇਖਿਆ ਜਾਂਦਾ ਹੈ ਕਿ patient diphtheria ਦੇ ਪ੍ਰਤੀ immune ਹੈ ਜਾਂ ਨਹੀਂ। ਇਸ test ਵਿੱਚ per arm ਤੇ 0.3 ml sick test toxin ਲਗਾਇਆ ਜਾਂਦਾ ਹੈ, toxin ਲਗਾਉਣ ਦੇ ਬਾਅਦ ਚਾਰ ਦਿਨ ਵਿੱਚ check ਕੀਤਾ ਜਾਂਦਾ ਹੈ। ਕਿ ਜੇਕਰ ਕੋਈ reaction ਨਹੀਂ ਹੋਇਆ ਹੋਵੇ ਤਾਂ patient ਨੂੰ diphtheria ਦੇ ਪ੍ਰਤੀ immune ਮੰਨਿਆ ਜਾਂਦਾ ਹੈ। ਜੇਕਰ ਕੋਈ redness ਦਿਖਾਈ ਦੇਵੇ ਤਾਂ patient ਨੂੰ doubtful ਮੰਨਿਆ ਜਾਂਦਾ ਹੈ।

Control Measure

1. Diphtheria ਦੇ patient ਨੂੰ local health authority notification ਕਰਵਾਉਣਾ ਚਾਹੀਦਾ ਹੈ।
2. Patient ਨੂੰ isolate ਕਰਨਾ ਚਾਹੀਦਾ ਹੈ।
3. Patient ਦਾ proper treatment ਕਰਨਾ ਚਾਹੀਦਾ ਹੈ।
4. Patient ਦੇ use ਕੀਤੇ ਕੱਪੜਿਆ ਤੇ ਚੀਜਾ ਨੂੰ disinfect ਕਰਨਾ ਚਾਹੀਦਾ ਹੈ ਤਾਕਿ infection ਹੋਣ ਤੋਂ ਬਚਾਇਆ ਜਾ ਸਕੇ।

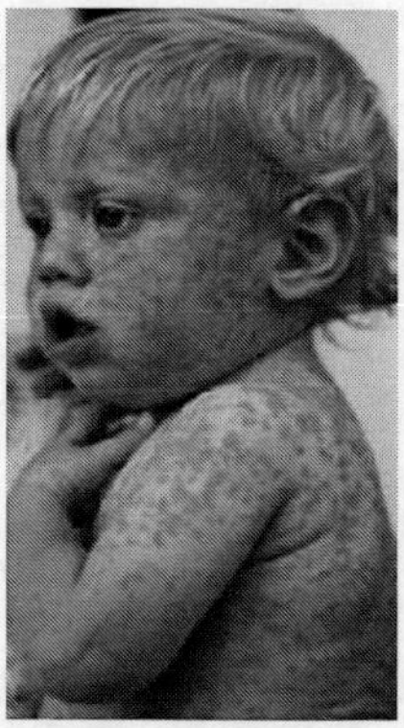

Fig. 3.3: German Measels

Prevention

1. ਇਸ ਬੀਮਾਰੀ ਨੂੰ active immunization ਦੇ ਦੁਆਰਾ prevent ਕੀਤਾ ਜਾ ਸਕਦਾ ਹੈ। ਸਾਰੇ ਬੱਚਿਆਂ ਨੂੰ 6 weeks ਦੀ age ਵਿੱਚ DPT ਦੀ dose ਸ਼ੁਰੂ ਕਰ ਦਿੱਤੀ ਜਾਂਦੀ ਹੈ। ਇਹ dose 3 ਵਾਰ ਦਿੱਤੀ ਜਾਂਦੀ ਹੈ। (1½ month, 2½, 3½ month)
2. DPT ਦੀ vaccine ਕੇਵਲ diphtheria ਦੇ ਲਈ ਨਹੀਂ ਹੁੰਦੀ ਇਸ ਦੇ ਇਲਾਵਾ pertussis ਤੇ tetanus ਲਈ ਵੀ ਲਾਭਦਾਇਕ ਹੁੰਦੀ ਹੈ।
3. ਇਸ vaccine ਦਾ ਅੰਤਰਾਲ 1-2 month ਦਾ ਹੋਣਾ ਚਾਹੀਦਾ ਹੈ। ਇਹ 0.5 ml IM ਦੇ ਦੁਆਰਾ ਦਿੱਤੀ ਜਾਂਦੀ ਹੈ।
4. ਇਸ ਦੀ duster dose 1½ month ਤੋਂ ਲੈ ਕੇ 2 ਸਾਲ ਦਿੱਤੀ ਜਾਂਦੀ ਹੈ। ਉਸਤੋਂ ਬਾਅਦ 5 ਤੋਂ 6 ਸਾਲ ਦੀ age ਵਿੱਚ ਦਿੱਤੀ ਜਾਂਦੀ ਹੈ। (DT ਦੀ dose ਦਿੱਤੀ ਜਾਂਦੀ ਹੈ)

Whooping Cough

Definition: Whooping cough respiratory track ਦੀ highly infectious disease ਹੈ। ਜੋ ਇਹ ਆਮਤੌਰ ਬੱਚਿਆ ਵਿੱਚ ਪਾਈ ਜਾਣ ਵਾਲੀ disease ਹੈ।

Causative Agent

Bordetella pertussis

Source of Infection

ਇਸ disease ਵਿੱਚ infection nose and throat ਦੀ secretion ਵਿੱਚ ਪਾਈ ਜਾਂਦੀ ਹੈ।

Age

ਇਹ disease ਆਮਤੌਰ ਤੇ 5 ਸਾਲ ਦੇ ਬੱਚਿਆ ਵਿੱਚ ਪਾਈ ਜਾਂਦੀ ਹੈ, ਇਸਦੇ ਇਲਾਵਾ infants ਤੇ toddler ਵੀ ਇਸ ਤੋਂ ਪ੍ਰਭਾਵਿਤ ਹੋ ਸਕਦੇ ਹਨ। ਜੇਕਰ ਇਹਨਾਂ ਨੂੰ ਪਹਿਲਾਂ ਹੀ immunity ਨਾ ਮਿਲੀ ਹੋਵੇ ਤਾਂ।

Mode of Transmission

ਇਹ droplet ਦੇ ਦੁਆਰਾ ਫੈਲਦੀ ਹੈ, patient ਦੇ ਦੁਆਰਾ use ਕੀਤੇ ਗਏ articles ਵੀ ਇਸ ਬੀਮਾਰੀ ਨੂੰ ਫੈਲਾਉਣ ਕਾ ਕੰਮ ਕਰਦੇ ਹਨ।

Incubation Period 7 to 14 day

Sign/Symptoms

1. Mild fever
2. Cold and running nose
3. Sweating
4. Cough

Control of Pertussis its Cases and Contact

1. Early diagnose ਕਰਵਾਉਣਾ ਚਾਹੀਦਾ ਹੈ।
2. Patient ਨੂੰ isolate ਕਰਨਾ ਚਾਹੀਦਾ ਹੈ।
3. Patient ਦੇ nose, throat ਤੋਂ ਆਉਣ ਵਾਲੀ secretion ਨੂੰ disinfect ਕਰਨਾ ਚਾਹੀਦਾ ਹੈ।
4. Nose and throat ਦਾ bacterial logical examination ਕਰਨਾ ਚਾਹੀਦਾ ਹੈ।
5. Severe disease condition ਨੂੰ maintain ਕਰਨ ਲਈ antibiotic ਦਾ use ਕਰਨਾ ਚਾਹੀਦਾ ਹੈ। For example, erythromycin.

Active Immunization

Active immunization ਵਿੱਚ DPT ਦੀ ਦਵਾਈ ਦਿੱਤੀ ਜਾਂਦੀ ਹੈ। ਤੇ ਇਹ IM doubt ਦੇ ਦੁਆਰਾ।

Rabies

Definition: Rabies ਨੂੰ hydrophobia ਵੀ ਕਿਹਾ ਜਾਂਦਾ ਹੈ।
ਇਸਦਾ mortality rate 100% ਹੁੰਦਾ ਹੈ।

Causative Agent

Lyssa virus

Source of Infection

ਇਹ disease 90-95% dog bite ਨਾਲ ਹੁੰਦੀ ਹੈ। ਤੇ ਬਾਕੀ other animals ਨਾਲ ਹੋ ਸਕਦੀ ਹੈ। For example, Wolves

Infective Material

ਪਾਗਲ ਕੁੱਤੇ ਦੇ saliva ਵਿੱਚ virus ਹੁੰਦਾ ਹੈ।

Mode of Transmission

Animal bite ਦੇ ਕਾਰਨ ਅਤੇ wound ਨੂੰ ਚੱਟਣ ਨਾਲ।

Incubation Period

1-3 month

Sign/Symptoms

1. Headache
2. Slight fever
3. Pain
4. Numbness
5. Photophobia (light ਤੋਂ ਡਰਨਾ)
6. Difficulty in swallowing
7. Hydrophobia
8. Body spasm
9. Respiratory problem
10. Complication death

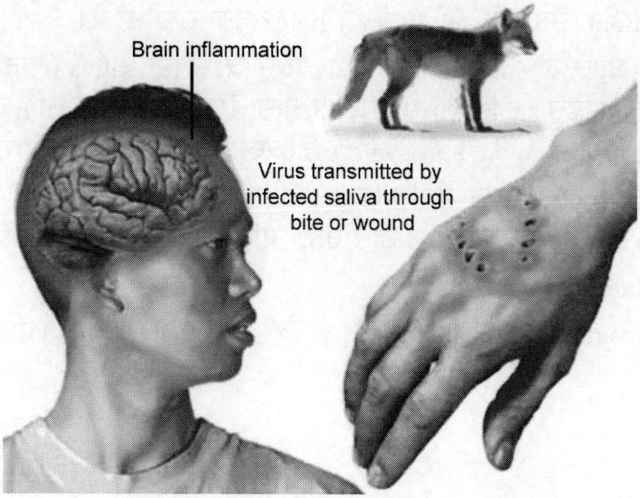

Fig. 3.4: Rabies cycle and size of symptom

Prevention of Rabies

Local Treatment

1. Doubtful wound ਨੂੰ ਜਲਦੀ ਤੋਂ ਜਲਦੀ soap and water ਨਾਲ ਸਾਫ ਕਰਨਾ ਚਾਹੀਦਾ ਹੈ ਤੇ dressing ਕਰਨੀ ਚਾਹੀਦੀ ਹੈ।

   Tetanus ਦਾ injection ਲਗਾਉਣਾ ਚਾਹੀਦਾ ਹੈ।

2. Observe the animal for 10 days ਕੱਟਣ ਵਾਲੇ animals ਨੂੰ ਮਾਰਨਾ ਨਹੀਂ ਚਾਹੀਦਾ ਸਗੋਂ ਉਸਦੀ 10 ਦਿਨ ਤੱਕ ਨਿਗਰਾਨੀ ਕਰਨੀ ਚਾਹੀਦੀ ਹੈ। ਜੇਕਰ ਕੱਟਣ ਦੇ 10 ਦਿਨ ਵਿੱਚ animal ਮਰ ਜਾਂਦਾ ਹੈ ਤੇ ਉਸਦੇ Sign/ Symptoms ਦਿਖਾਈ ਦੇਣ ਤਾਂ rabies ਦੀ ਸੰਭਾਵਨਾ ਵਧ ਜਾਂਦੀ ਤਾਂ ਉਸਦਾ anti-rabies treatment ਸ਼ੁਰੂ ਕਰਨਾ ਚਾਹੀਦਾ ਹੈ ਜੇ ਕੱਟਣ ਦੇ 10 ਦਿਨ ਬਾਅਦ ਵੀ animal healthy ਹੈ ਤਾਂ rabies ਦੀ ਮੰਭਾਵਨਾ ਨਹੀਂ ਰਹਿੰਦੀ।

3. **Anti-rabies treatment:** ਇਹ ਇੱਕ simple vaccine ਹੈ ਜੋਕਿ infected animal ਦੇ rain tissue ਤੋਂ ਤਿਆਰ ਕੀਤੀ ਜਾਂਦੀ ਹੈ, Anterior abdominal wall subcutaneously ਲਗਾਈ ਜਾਂਦੀ ਹੈ। ਇਸ ਦੀ dose disease condition ਦੇ ਅਨੁਸਾਰ ਹੁੰਦੀ ਹੈ ਜੋਕਿ 2.5 ml ਤੋਂ 7-14 days ਤੱਕ ਦਿੱਤੀ ਜਾਂਦੀ ਹੈ। ਇਸ vaccine ਦਾ main complication neuropophysis (brain none ਦਾ fail ਹੈ) ਜੋਕਿ 1000 patient ਵਿੱਚ ਕਿਸੇ ਇੱਕ ਨੂੰ ਹੁੰਦਾ ਹੈ। ਪਰ ਇਸ ਸਮੇਂ ਇਹ vaccine.

Cell Culture Vaccine (HDC) Human

ਨਾਲ ਉਪਲੱਬਧ ਕਰਵਾਈ ਜਾਂਦੀ ਹੈ, ਇਹ ਕੇਵਲ powerful ਹੀ ਨਹੀਂ ਬਲਕਿ safe ਵੀ ਹੈ। ਇਹ vaccine ਬਹੁਤ ਮਹਿੰਗੀ ਹੁੰਦੀ ਹੈ ਜੋਕਿ 1 ml subcutaneous, IM ਵੀ ਦਿੱਤੀ ਜਾਂਦੀ ਹੈ। ਜੇਕਰ ਇਸਦੀ booster dose ਦੇਣੀ ਹੋਵੇ ਤਾਂ 90 ਇਨ ਦੇ ਬਾਅਦ ਦਿੱਤੀ ਜਾਂਦੀ ਹੈ।

Nursing Management

1. Patient ਨੂੰ isolate ਕਰਨਾ ਚਾਹੀਦਾ ਹੈ।
2. Patient ਨੂੰ ਠੰਡੀ ਹਵਾ ਤੋਂ ਬਚਾਅ ਕੇ ਰੱਖਣਾ ਚਾਹੀਦਾ ਹੈ।
3. Patient ਦੀ convulsant (ਦੌਰੇ) ਦੀ condition ਨੂੰ note ਕਰਨਾ ਚਾਹੀਦਾ ਹੈ।
4. Rabies ਦਾ patient ਬਹੁਤ ਹੀ infectious ਹੁੰਦਾ ਹੈ, ਕਿਉਂਕਿ ਉਸਦਾ saliva (ਲਾਰ), tears (ਧੰਝੂ), urine and other body fluid ਵਿੱਚ rabies virus ਪਾਇਆ ਜਾਂਦਾ ਹੈ, ਇਸ ਲਈ health worker ਨੂੰ infection ਤੋਂ ਬਚਣ ਲਈ gloves, mask, (gown) apron, etc. care ਕਰਦੇ ਸਮੇ ਪਾਉਂਦੇ ਚਾਹੀਦੇ ਹਨ।
5. Rabies ਨੂੰ area ਵਿੱਚ control ਕਰਨ ਲਈ ਅਵਾਰਾ-ਕੁੱਤਿਆ ਤੇ ਨਿਸਾਨੀ ਕਰਨੀ ਚਾਹੀਦੀ ਹੈ, ਜੇ ਹੋ ਸਕੇ ਤਾਂ dog ਨੂੰ anti rabies injection ਲਗਾ ਦੇਵੇ ਚਾਹੀਦੇ ਹਨ, ਤਾਕਿ rabies virus ਤੋਂ ਲੋਕਾਂ ਨੂੰ ਬਚਾਇਆ ਜਾ ਸਕੇ।

Enteric Fever or Typhoid Fever

Definition: ਇਹ ਇੱਕ communicable disease ਹੈ, ਜੋ ਕਿ salmonella typhoid ਦੇ ਕਾਰਨ ਪੈਦਾ ਹੁੰਦੀ ਹੈ।

Sources of Infection

1. Polluted water
2. Infected food
3. Flies

Causative Agent

Salmonella typhoid

Mode of Transmission

1. Faecal oral route
2. Urine oral route

Infective Material

Patient ਦੀ Faeces (Stool), urine

Age

ਇਹ disease ਸਾਰੇ age group ਨੂੰ ਪ੍ਰਭਾਵਿਤ ਕਰਦੀ ਹੈ, ਪਰ ਇਹ ਜਿਆਦਾ 10-30 age ਵਿੱਚ ਪਾਈ ਜਾਂਦੀ ਹੈ।

Immunity

ਇੱਕ ਵਾਰ disease ਹੋਣ ਤੇ ਲੰਮੇ ਸਮੇਂ ਤੱਕ immunity ਮਿਲ ਜਾਂਦੀ ਹੈ, ਪਰ ਇਹ disease ਦੁਬਾਰਾ ਵੀ ਜੋ ਸਕਦੀ ਹੈ।

Causes

1. Poor sanitation
2. Unhygienic habit

Incubation Period 7-28 days

Signs and Symptoms

1. Fever
2. Shallow pulse rate
3. Headache
4. Restlessness
5. Anorexia
6. Insomnia
7. Constipation
8. Pink-rash on the chest
9. Swelling in intestine

Diagnostic Test

Physically examination, blood examination

Complication

1. Intestinal haemorrhage
2. Poor sanitation ਨੂੰ improve ਕਰਨਾ
3. Safe water supply ਕਰਨਾ
4. ਬੀਮਾਰੀ ਨੂੰ ਫੈਲਾਉਣ ਵਾਲੇ ਸਾਰੇ ਸਾਧਨਾਂ ਨੂੰ ਰੋਕਣਾ
5. Food ਨੂੰ dust, flies ਆਦਿ ਤੋਂ ਬਚਾ ਕੇ ਰੱਖਣਾ ਤਾਕਿ food sanitation ਨੂੰ improve ਕੀਤਾ ਜਾ ਸਕੇ।
6. ਲੋਕਾਂ ਨੂੰ environment sanitation ਤੇ food sanitation ਦੇ ਬਾਰੇ education.
7. Purify water ਦਾ use ਕਰਨਾ।

Anti Typhoid Vaccine

India ਵਿੱਚ Bivalent/monovalent ਨਾਮ ਨਾਲ ਇੱਕ ਨਵੀਂ vaccine ਬਣਾਈ ਗਈ ਹੈ, ਜਿਸ ਵਿੱਚ monovalent vaccine ਵਿੱਚ 1 ml ਦੇ ਅੰਦਰ 1000 million, S. Typhoid organism ਪਾਏ ਜਾਂਦੇ ਹਨ। ਜਦਕਿ bivonlent ਵਿੱਚ 1000 million S. Typhoid ਪਾਏ ਜਾਂਦੇ ਹਨ। ਇਹ vaccine powder form ਅਤੇ dry form ਵਿੱਚ ਪਾਈ ਜਾਂਦੀ ਹੈ, Anti typhoid vaccine adult ਨੂੰ 0.5 ml ਦੇ ਦੋ dose 4-6 week ਦੇ ਅੰਤਰਾਲ ਇਹ S/C route ਵਿੱਚ ਦਿਤੀ ਜਾਂਦੀ ਹੈ, ਬੱਚਿਆਂ ਨੂੰ ਇਹ ਘੱਟ ਮਾਤਰਾ ਵਿੱਚ ਦਿੱਤੀ ਜਾਂਦੀ ਹੈ, 1-6 ਸਾਲ ਦੇ ਛੋਟੇ ਬੱਚਿਆ ਇੱਹ typhoid ਦੇ against (ਪ੍ਰਤੀ) immunization ਨਹੀਂ ਦਿੱਤੀ ਜਾਂਦੀ ਹੈ। ਇਸ ਦੀ booster dose 0.5 ml 3 ਸਾਲ ਦੇ ਅੰਤਰਾਲ ਵਿੱਚ ਦਿੱਤੀ ਜਾਂਦੈ ਹੈ। Typhoid vaccine 100% typhoid ਦੇ against ਨਹੀਂ ਬਚਾਉਂਦੀ ਪਰ ਕੁੱਝ ਹੱਦ ਤੱਕ ਇਸਨੂੰ ਰੋਕਦੀ ਹੈ।

Poliomyelitis

Polio ਇੱਕ virus infectious disease ਹੈ ਅਤੇ ਇਹ ਆਮਤੌਰ ਤੇ alimentary tract ਨੂੰ ਪ੍ਰਭਾਵਿਣ ਕਰਦੀ ਹੈ ਇਸ ਦੇ ਇਲਾਵਾ brain, spinal cord, nerves ਨੂੰ effect ਕਰਦੀ ਹੈ, ਜਿਸ ਦੇ ਕਾਰਨ paralysis ਹੋ ਜਾਂਦਾ ਹੈ।

Causative agent

Polio virus ਇਹ virus ਤਿੰਨ ਪ੍ਰਕਾਰ ਦਾ ਹੁੰਦਾ ਹੈ।

1. Type I
2. Type II
3. Type III

Type I: Disease ਫੈਲਾਉਣ ਲਈ ਜਿਆਦਾ ਜਿੰਮੇਵਾਰ ਹੁੰਦਾ ਹੈ।

Source of infection polio virus patient ਦੇ faeces (stool) ਵਿੱਚ ਕੁੱਝ week ਤੱਕ ਅਤੇ ਛੋਟੇ ਬੱਚਿਆਂ ਵਿੱਚ 3 month ਤੱਕ ਪਾਏ ਜਾਂਦੇ ਹਨ, virus ਗਲੇ ਦੇ secretion ਵਿੱਚ ਪਾਇਆ ਜਾਂਦਾ ਹੈ।

Age

ਇਹ ਜਿਆਦਾਤਰ ਇੱਕ ਤੋਂ ਦੋ ਸਾਲ ਦੇ ਬੱਚਿਆਂ ਵਿੱਚ ਪਾਈ ਜਾਂਦੀ ਹੈ।

Environmental sanitation ਇਹ disease ਜਿਆਦਾ ਭੀੜ ਵਾਲੇ ਇਲਾਕਿਆਂ ਵਿੱਚ ਅਤੇ ਜਿਥੇ ਘੱਟ ਸਾਫ-ਸਫਾਈ ਹੋਏ ਉਸ area ਵਿੱਚ ਇਹ ਜਿਆਦਾ ਪਾਈ ਜਾਂਦੀ ਹੈ, ਇਸ ਦੇ ਇਲਾਵਾ ਬਰਸਾਤੀ ਮੌਸਮ ਵਿੱਚ ਜਿਆਦਾ ਹੁੰਦੀ ਹੈ।

Mode of Transmission

ਇਹ disease dirty food, dirty water, flies ਦੇ ਦੁਆਰਾ ਫੈਲਦੀ ਹੈ। ਇਸਦੇ ਇਲਾਵਾ ਇਹ faecal oral route ਤੇ droplet infection ਦੇ ਦੁਆਰਾ ਫੈਲਦੀ ਹੈ।

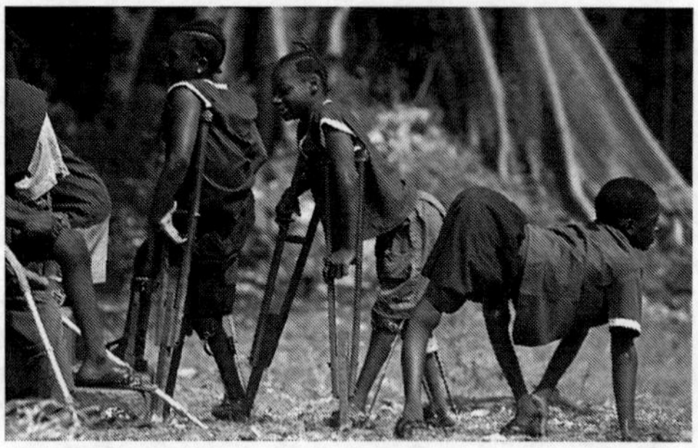

Fig. 3.5: Polio

Incubation Period (7-21)

Sign/Symptoms

ਜਿਆਦਾਤਰ patient asymptomatic ਹੁੰਦਾ ਹੈ। ਪਰ 8% cases ਵਿੱਚ illness ਹੁੰਦੀ ਹੈ। 1 ਤੋਂ 2% ਜਿਆਦਾ infective ਹੁੰਦੀ ਹੈ। ਜਿਵੇਂ : Fever, headache, vomiting, drowsiness, necks back stiffness, luckiness ਅਤੇ paralysis.

Prevention of Control

1. ਬੱਚਿਆਂ ਤੇ infants ਨੂੰ active immunization ਤੋਂ polio ਤੋਂ ਬਚਾਇਆ ਜਾ ਸਕਦਾ ਹੈ। ਇਸਦੇ ਇਲਾਵਾ oral polio vaccine ਇਸ ਬਿਮਾਰੀ ਨੂੰ control ਕਰਦੀ ਹੈ। ਇਹ vaccine ਦੋ ਪ੍ਰਕਾਰ ਦੀ ਹੁੰਦੀ ਹੈ :
   (a) Salk vaccine
   (b) Sabin vaccine

ਪਰ ਅੱਜਕੱਲ sabin type ਦੀ vaccine ਜਿਆਦਾ use ਕੀਤੀ ਜਾਂਦੀ ਹੈ, ਇਸ ਦੀ three dose ਹੁੰਦੀ ਹੈ, ਜੋ ਕਿ oral route ਦੁਆਰਾ ਬੱਚਿਆਂ ਨੂੰ 1½ ਤੋਂ start ਕਰਕੇ 3½ month ਤੱਕ ਦਿੱਤੀ ਜਾਂਦੀ ਹੈ, ਅਤੇ vaccine ਵਿੱਚ 1 month ਵਿੱਚ ਅੰਤਰਾਲ ਰੱਖਿਆ ਜਾਂਦਾ ਹੈ, ਇਸਦੀ booster dose 18-24 month ਵਿੱਚ ਦਿੱਤੀ ਜਾਂਦੀ ਹੈ।

2. ਜਿਹਨਾਂ ਬੱਚਿਆਂ ਨੂੰ diarrhoea, vomiting, fever, etc. ਹੋਵੇ ਤਾਂ ਉਹਨਾਂ ਬੱਚਿਆਂ ਨੂੰ ਇਹ vaccine ਨਹੀਂ ਦੇਣੀ ਚਾਹੀਦੀ।
3. Vaccine ਦੇਣ ਦੇ ਅੱਧੇ ਘੰਟੇ ਬਾਅਦ hot milk, water fluid ਬੱਚੇ ਨੂੰ ਦੇਣੀ ਚਾਹੀਦੀ ਹੈ। ਪਹਿਲਾਂ ਹਨੀ ਦੇਣੀ ਚਾਹੀਦੀ।

Leprosy

Definition: Leprosy ਇੱਕ worldwide disease ਹੈ, ਜੋ ਕਿ microbacterium lepra ਦੇ ਦੁਆਰਾ ਫੈਲਦੀ ਹੈ, ਇਸ ਨੂੰ social disease ਵੀ ਕਹਿੰਦੇ ਹਨ, ਇਹ disease skin, muscles, eyes, bones, testes and internal organ, etc. ਨੂੰ ਪ੍ਰਭਾਵਿਤ ਕਰਦੀ ਹੈ।

Causative Agent

Microbacterium Lepra

Source of Leprosy

ਇਸ disease ਵਿੱਚ ਸਾਰੇ case infected ਨਹੀਂ ਹੁੰਦੇ ਪਰ multivacillery case infected ਹੁੰਦੇ ਹਨ।

Infective Material

Nose and throat ਦੇ secretion, infected patient ਦੇ ਦੁਆਰਾ use ਕੀਤੇ ਗਏ articles infection ਫੈਲਾਉਣ ਦਾ ਕਾਰਨ ਬਣਦੇ ਹਨ।

Age

Infection ਕਿਸੇ ਵੀ age ਵਿੱਚ ਹੋ ਸਕਦਾ ਹੈ, ਪਰ endemic area ਵਿੱਚ ਇਹ infection ਬੱਚਿਆ ਵਿੱਚ ਪਾਇਆ ਜਾਂਦਾ ਹੈ, ਪਰ ਕਈ ਸਾਲਾਂ ਤੱਕ ਇਹ ਦਿਖਾਈ ਨਹੀਂ ਦਿੰਦੇ।

Sex

ਇਹ disease female ਦੀ ਤੁਲਨਾ ਵਿੱਚ male ਵਿੱਚ ਜਿਆਦਾ ਪਾਈ ਜਾਂਦੀ ਹੈ।

Social Factor

1. Poverty
2. Poor hygiene
3. Malnutrition
4. Overcrowding

Mode of Transmission

ਇਹ disease infected person ਦੇ contact ਵਿੱਚ ਆਉਣ ਨਾਲ healthy person ਵਿੱਚ ਹੋਣ ਹੋ ਸਕਦੀ ਹੈ। Drop-out infection ਦੇ ਦੁਆਰਾ ਵੀ infection ਹੋ ਜਾਂਦੀ ਹੈ। Skin to skin contact ਨਾਲ ਵੀ infection ਹੋ ਜਾਂਦਾ ਹੈ।

Incubation Period (3-5 year)

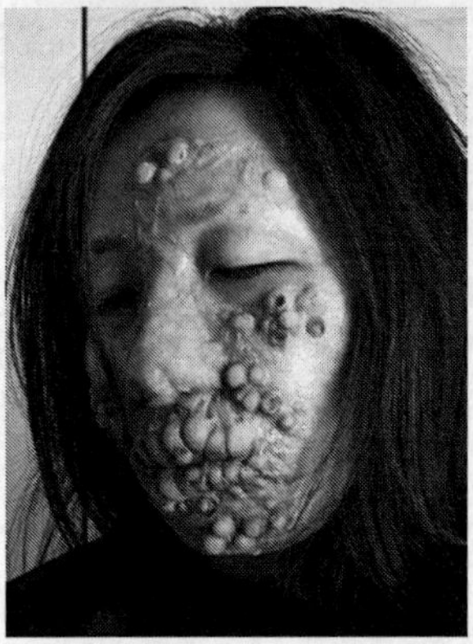

Fig. 3.6: Leprosy

Sign/Symptoms

1. Fever
2. Cold head
3. Headache hyper pigmented patches on the skin.
4. Loss of sensation or infected part.
5. Eyebrow the hair.

Diagnostic Test

1. Complete physical examination.
2. Lap test of nasal secretion, throat.
3. Histamine test (blood Sac).
4. Biopsy examination.

Prevention and Control

1. Leprosy ਦੇ patient ਦਾ ਜਲਦੀ ਤੋਂ ਪਤਾ ਲਗਾਉਣਾ, ਇਹ survey ਦੇ ਦੁਆਰਾ ਪਤਾ ਲਗਾਇਆ ਜਾ ਸਕਦਾ ਹੈ।
2. Patient ਨੂੰ MDT (multi drug treatment)
3. Patient ਨੂੰ regular check-up ਦੇ ਲਈ ਲਿਆਣਾ ਚਾਹੀਦਾ ਹੈ।
4. Infected ਦੀ time to time care ਕਰਨੀ ਚਾਹੀਦੀ ਹੈ।
5. ਲੋਕਾਂ ਨੂੰ proper disposal ਦੇ methods ਦੇ ਬਾਰੇ ਦੱਸਣਾ ਚਾਹੀਦਾ ਹੈ।
6. National leprosy eradication programme ਦੇ ਬਾਰੇ ਲੋਕਾਂ ਨੂੰ guide ਕਰਨਾ ਚਾਹੀਦਾ ਹੈ।
7. ਸਾਰੇ treated patients ਨੂੰ rehabilitation ਕਰਨਾ ਚਾਹੀਦਾ ਹੈ। For example, physical, mental, social.
8. Patient ਨੂੰ ਤੇ ਉਸਦੇ ਉਸ family members ਨੂੰ health education ਦੇ ਬਾਰੇ educate ਕਰਨਾ ਚਾਹੀਦਾ ਹੈ।

Chemotherapy for Leprosy

1. Paucibacillary leprosy
   (a) Dapsone - 100 mg 6 month (daily)

Rifampicin - 600 mg (6 month one month bar 6 month ਦੇ ਬਾਅਦ patient ਦੀ condition ਦੇ according dapsone ਦੇਣੀ ਚਾਹੀਦੀ ਹੈ ਜੇਕਰ ਜਰੂਰਤ ਹੋਵੇ ਤਾਂ ਇਹ tablet ਦੋ ਸਾਲ ਤੱਕ ਦਿੱਤੀ ਜਾਂਦੀ ਹੈ।

(b) Multibacillary leprosy:

Dapsone - 100 mg 2 weeks daily

Rifampicin - 600 mg 2 weeks daily, 2 weeks ਦੇ ਬਾਅਦ ਇਹ medicine ਜਰੂਰਤ ਪੈਣ ਤੇ ਲਈ ਜਾ ਸਕਦੀ ਹੈ।

Malaria

Definition: Malaria ਇੱਕ ਮੱਛਰਾਂ ਤੋਂ ਹੋਣ ਵਾਲੀ ਬੀਮਾਰੀ ਹੈ, ਇਹ female amphophilous mosquito ਦੇ ਦੁ-ਆਰਾ ਫੈਲਦੀ ਹੈ।

Causative Agent

Malaria ਦੇ ਅੰਦਰ ਚਾਰ ਤਰ੍ਹਾਂ ਦੇ parasites ਪਾਏ ਜਾਂਦੇ ਹਨ।

1. Plasmodium vivax
2. Plasmodium falciparum
3. Plasmodium quartan
4. Plasmodium ovate

ਲੇਕਿਨ India ਵਿੱਚ falciparum ਦੇ ਕਾਰਨ ਜਿਆਦਾ malaria ਹੁੰਦਾ ਹੈ।

Source of Infection

Mode of transmission

Malaria infected female anopheles mosquito ਦੇ ਕੱਟਣ ਨਾਲ ਹੁੰਦਾ ਹੈ। ਇਹ ਆਪਣੀ life ਵਿੱਚ ਇੱਕ ਇੱਕਲਾ ਹੀ mosquito ਕਈ ਵਿਅਕਤੀਆਂ ਨੂੰ infected ਕਰ ਦਿੰਦਾ ਹੈ।

Incubation Period (14 days plasmodium, 12 days falciparum)

Sign/Symptoms

Malaria ਦੀ three stages ਹੁੰਦੀਆਂ ਹਨ।

- I stages
- II stages
- III stages

1. Cold stages (ਇਹ stage ਅੱਧੇ ਤੋਂ 1½ ਘੰਟਾ)
   - Headache
   - Shivering
   - Fever
   - Cold skin
2. Hot stage (ਇਹ stage ਅੱਧੇ ਤੋਂ 5 ਘੰਟੇ ਰਹਿੰਦੀ ਹੈ)
   - Very hot feeling
   - Severe head

- Skin
- Fever start falling

3. Sweating stage (ਇਸ stage ਵਿੱਚ patient ਨੂੰ ਬਹੁਤ ਜਿਆਦਾ ਪਸੀਨਾ ਆਉਂਦਾ ਹੈ ਤੇ patient ਕਾਫੀ ਥਕਾਵਟ ਮਹਿਸੂਸ ਕਰਦਾ ਹੈ। ਅਤੇ ਇਹ stage 2-4 ਘੰਟੇ ਤੱਕ ਰਹਿੰਦੀ ਹੈ।

Diagnostic Test

1. Blood examination
2. Malaria test

Control and Prevention

1. ਇਹ case ਨੂੰ find out ਕਰਨ ਲਈ regular 15 ਦਿਨ ਤੱਕ home visiting ਕਰਨੀ ਚਾਹੀਦੀ ਹੈ। ਜੇਕਰ ਕੋਈ malaria ਦਾ case ਹੋਵੇ ਤਾਂ ਉਸਨੂੰ ਜਲਦੀ ਤੋਂ ਜਲਦੀ treat ਕਰਨਾ ਚਾਹੀਦਾ ਹੈ।
2. ਕਿਸੇ ਵੀ insecticidal spray ਦਾ use ਕਰਨਾ ਚਾਹੀਦਾ ਹੈ ਤਾਕਿ ਮੱਛਰਾਂ ਦੀ ਸੰਖਿਆਂ ਨੂੰ ਘੱਟ ਕੀਤਾ ਜਾ ਸਕੇ।
3. Mosquito nets ਦਾ use ਕਰਨਾ ਚਾਹੀਦਾ ਹੈ।
4. Malaria ਨੂੰ ਰੋਕਣ ਲਈ chloroquine tablets ਦਾ use ਕਰਨਾ ਚਾਹੀਦਾ ਹੈ। ਇਸ ਦੇ ਇਲਾਵਾ antipyretic ਵੀ ਦਿਤੀ ਜਾਣੀ ਚਾਹੀਦੀ ਹੈ।
5. Mosquito breading ਦਾ ਵਿਸ਼ੇਸ਼ ਧਿਆਨ ਰੱਖਣਾ ਚਾਹੀਦਾ ਹੈ ਇਸੇ ਥੱਲੇ area ਵਿੱਚ ਪਾਣੀ ਇਕੱਠਾ ਨਹੀਂ ਹੋਣ ਦੇਣਾ ਚਾਹੀਦਾ।
6. ਸੋਣ ਸਮੇਂ body ਨੂੰ cover ਕਰਕੇ ਰੱਖਣਾ ਚਾਹੀਦਾ ਹੈ।
7. ਘਰ ਦੇ ਆਸ-ਪਾਸ ਦੇ ਵਾਤਾਵਰਣ ਨੂੰ ਸਾਫ-ਸੁਥਰਾ ਰੱਖਣਾ ਚਾਹੀਦਾ ਹੈ।
8. Mosquito source ਨੂੰ control ਕਰਨਾ ਚਾਹੀਦਾ ਹੈ ਜਿਵੇਂ : Pit.
9. ਵੱਡੇ ਪੈਮਾਨੇ ਤੇ antimalarial drug ਦਾ distribute ਹੋਣਾ ਚਾਹੀਦਾ ਹੈ, eg. chloroquinine
10. Community ਨੂੰ malaria parasite ਦੇ ਬਾਰੇ educate ਕਰਨਾ ਚਾਹੀਦਾ ਹੈ ਤਾਂਕਿ ਲੋਕਾਂ ਨੂੰ ਜਾਗਰੂਕ ਕੀਤਾ ਜਾ ਸਕੇ।
11. ਜਿਸ ਜਗ੍ਹਾ ਤੇ ਜਿਆਦਾ ਮੱਛਰ ਹੋਣ ਦੀ ਸਮਤਾ ਹੋਵੇ ਉਥੇ time to time ਸਾਫ-ਸਫਾਈ ਦਾ ਧਿਆਨ ਰੱਖਣਾ ਚਾਹੀਦਾ ਹੈ।
12. Community ਦੇ ਅੰਦਰ ਰਹਿ ਰਹੇ ਲੋਕਾਂ ਦਾ blood examined ਕਰਨਾ ਚਾਹੀਦਾ ਹੈ ਤਾਂਕਿ MP test ਦੇ ਦੁਆਰਾ malaria parasite ਦਾ ਪਤਾ ਲਗਾਇਆ ਜਾ ਸਕੇ।

Medicine for Malaria

1. Chloroquine sulphate
2. Doxycycline
3. Pyrimethamine

Treatment

1. In high case	for children	Adult
(a) Ist day	Chloro 10 mg/body weight	600 mg
(b) IInd day	Chloro 10 mg/body weight	600 mg
(c) IIIrd day	Chloro 6 mg/body weight	300 mg

2. Low risk case
   1 chloro - 10 mg, 600 mg

Viral Hepatitis

Definition: Viral hepatitis majority two types ਦੀ ਹੁੰਦੀ ਹੈ। Hepatitis A, Hepatitis B ਇਹ ਦੋਵੇ ਹੀ viral disease ਹਨ ਜੋ ਕਿ liver ਨੂੰ effect ਕਰਦੀ ਹੈ। ਇਸ ਦੇ ਇਲਾਵਾ C, D, E, G ਦਾ ਪਤਾ ਲਗਾਇਆ ਜਾ ਰਿਹਾ ਹੈ।

Hepatitis A

Hepatitis A enterovirus ਦੇ ਕਾਰਨ ਹੁੰਦੀ ਹੈ। ਜਿਸ ਵਿੱਚ patient ਨੂੰ fever, nausea, vomiting, jaundice ਆਦਿ sign/symptoms ਪਾਏ ਜਾਂਦੇ ਹਨ। ਅਤੇ patient 3-6 weeks ਤੱਕ recover ਹੋ ਜਾਂਦਾ ਹੈ, ਅਤੇ ਕੁੱਝ condition ਵਿੱਚ patient ਜਿਆਦਾ serious ਹੋ ਜਾਂਦਾ ਹੈ। ਜਿਸ ਨਾਲ ਉਹ coma, death ਵੀ ਹੋ ਸਕਦੀ ਹੈ।

Causative Agent

Intro virus

Source of Infection

ਇਸ ਬੀਮਾਰੀ ਵਿੱਚ main source infection ਦਾ person ਖੁਦ ਹੀ ਹੁੰਦਾ ਹੈ। ਇਸ ਦੇ ਅੰਦਰ ਜੋ infection ਹੈ, ਉਹ subclinical mild ਹੋ ਸਕਦਾ ਹੈ।

Infective Material

ਜਿਆਦਾਤਰ infection patient ਦੇ stool ਵਿੱਚ ਪਾਇਆ ਜਾਂਦਾ ਹੈ, ਇਸਦੇ ਇਲਾਵਾ blood ਵੀ infectious ਹੁੰਦਾ ਹੈ ਜਾਂ blood ਵਿੱਚ ਵੀ infection ਪਾਇਆ ਜਾਂਦਾ ਹੈ ਕਿਉਂਕਿ blood ਦੇ ਅੰਦਰ virus present ਹੁੰਦਾ ਹੈ।

Age

ਇਹ disease adult ਤੇ children ਦੋਨਾਂ ਵਿੱਚ ਹੋ ਸਕਦੀ ਹੈ। ਪਰ 5 ਸਾਲ ਦੀ ਉਮਰ ਤੱਕ ਦੇ ਬੱਚਿਆਂ ਵਿੱਚ 90% ਹੋਣ ਦੇ chances ਹੁੰਦੇ ਹਨ।

Immunity

ਬਹੁਤ ਸਾਰੇ ਲੋਕ subclinical cases ਵਿੱਚ immunity ਲੈ ਲੈਂਦੇ ਹਨ। Hepatitis A ਦਾ ਪਹਿਲਾ attack 2nd attack ਦੇ ਲਈ immunity ਦੇ ਦਿੰਦਾ ਹੈ।

Mode of Transmission

Faecal oral route: ਇਹ most common route ਹੈ, infection ਦਾ, ਇਹ ਗੰਦੇ ਪਾਣੀ ਤੇ food ਨਾਲ ਹੁੰਦਾ ਹੈ।

Direct contact: ਇਸ ਵਿੱਚ infection person to person ਗੰਦੇ ਹੱਥ, ਗੰਦੀਆਂ ਵਸਤੂਆ, poor sanitation over-crowded area ਦੇ ਕਾਰਨ ਹੁੰਦਾ ਹੈ।

Blood: Hepatitis ਨਾਲ blood ਦੇ ਦੁਆਰਾ ਬਹੁਤ ਘੱਟ transmit ਹੁੰਦਾ ਹੈ।

Incubation Period (15-50 day)

Control and Prevention

1. Hepatitis ਦੇ patient ਨੂੰ isolate ਕਰਨਾ ਚਾਹੀਦਾ ਹੈ।
2. Infected person ਦੇ stool ਦਾ proper disposal ਕਰਨਾ ਚਾਹੀਦਾ ਹੈ।

3. Safe water use ਕਰਨਾ ਚਾਹੀਦਾ ਹੈ।
4. Food hygiene ਨੂੰ maintain ਕਰਨਾ ਚਾਹੀਦਾ ਹੈ। ਜੇਕਰ ਆਪ food ਕਿਸੇ other place ਤੇ ਬਣਾ ਰਹੇ ਹੋ ਤਾਂ hygiene ਦਾ ਵਿਸ਼ੇਸ਼ ਧਿਆਨ ਰੱਖਣਾ ਚਾਹੀਦਾ ਹੈ।
5. Patient ਨੂੰ use ਕੀਤੀ ਗਈ spring ਤੇ needle ਦਾ ਸਹੀ ਤਰੀਕੇ ਨਾਲ dispose ਕਰਨਾ ਆਉਣਾ ਚਾਹੀਦਾ ਹੈ। ਇਸ ਦੇ ਇਲਾਵਾ use ਕਰਨ ਦੇ ਪਹਿਲੇ syringe ਤੇ needles ਨੂੰ sterilization ਕਰਨਾ ਚਾਹੀਦਾ ਹੈ।
6. ਇਸ ਦੇ contact ਵਿੱਚ ਆਉਣ ਤੋਂ ਪਹਿਲਾਂ ਹੀ human immunoglobulin ਦੇਣਾ ਚਾਹੀਦਾ ਹੈ।

Hepatitis B

Hepatitis B ਇੱਕ acute systematic infection ਹੈ, ਜੋ ਕਿ liver ਵਿੱਚ ਪਾਏ ਜਾਣ ਵਾਲੇ pathogen ਦੇ ਕਾਰਨ ਹੁੰਦਾ ਹੈ।

Causative Agent

Hepatitis B virus

Source of Infection

Carrier ਖੁਦ ਬਿਮਾਰੀ ਦਾ ਕਾਰਨ ਬਣਦੇ ਹਨ।

Infective Material

Blood, blood products, body secretion (like saliva), semen, genital organ.

Age

ਇਹ disease ਆਮਤੌਰ ਤੇ adults ਵਿੱਚ ਹੁੰਦੀ ਹੈ, ਜਿਆਦਾਤਰ high-risk group ਜਿਵੇਂ : Nurse, lab worker, drug aductor, prostatitis, dentists blood rank, etc.

Mode of Transmission

1. **Parental route:** ਇਹ ਉਹ infection route ਹੈ, ਜੋ mouth ਦੇ ਦੁਆਰਾ ਨਾ ਹੋ ਕੇ ਕਿਸੇ ਹੋਰ route ਦੇ ਦੁਆਰਾ ਹੁੰਦਾ ਹੈ, ਜਿਵੇਂ : IM, drip ਲਗਾਉਣਾ। Syringe and needles ਨੂੰ autoclave ਨਾ ਕਰਨ ਨਾਲ infection ਹੋ ਸਕਦਾ ਹੈ।
2. **Vertical transmission:** ਇਹ infection mother ਤੋਂ fetus ਨੂੰ uterus ਵਿੱਚ ਹੀ ਹੋ ਜਾਂਦਾ ਹੈ।

Incubation Period (60-80 Days)

Treatment

Hepatitis B ਦੇ ਲਈ ਕੋਈ specific treatment ਨਹੀਂ ਹੈ, ਪਰ ਹੁਣ active immunization ਦੇ ਦੁਆਰਾ hepatitis B ਨੂੰ treat ਕੀਤਾ ਜਾ ਸਕਦਾ ਹੈ। Hepatitis B active 90% ਪ੍ਰਭਾਵਸ਼ਾਲੀ ਹੈ। ਇਹ dose 3 ਵਾਰ 1 ml ਦੀ dose ਵਿੱਚ ਦਿੱਤੀ ਜਾਂਦੀ ਹੈ। ਜਿਸ ਦਾ interval 1-1 month ਹੁੰਦਾ ਹੈ ਅਤੇ 3 dose 6 month ਦੇ ਬਾਅਦ ਦਿੱਤੀ ਜਾਂਦੀ ਹੈ, ਜੋ ਲੋਕ hepatitis B ਦੇ contact ਵਿੱਚ ਆਉਂਦੇ ਹਨ, ਤਾਂ ਉਹਨਾਂ ਨੂੰ immune globulin ਦੇਣਾ ਚਾਹੀਦਾ ਹੈ। ਜਿਵੇਂ : Doctors, nurses.

Hepatitis C

Hepatitis C virus ਦੀ ਪਹਿਚਾਣ 1989 ਵਿੱਚ ਹੋਣੀ ਅਤੇ ਇਹ disease ਪੂਰੇ world ਵਿੱਚ public health problem ਮੰਨੀ ਜਾਂਦੀ ਹੈ।

Incubation Period (6-7 weeks)

Mode of Transmission

1. **IV route,** e.g. Through blood transfusion, syringe and needles ਨੂੰ autoclave ਨਾ ਕਰਕੇ, ear pricking.
2. Sexually contact
3. **Particle transfusion:** Mother ਤੋਂ fetus ਨੂੰ uterus ਦੁਆਰਾ।

Hepatitis D or Delta

Hepatitis D ਨੂੰ delta hepatitis ਵੀ ਕਹਿੰਦੇ ਹਨ ਜੋ ਕਿ South Asia ਵਿੱਚ ਪਾਈ ਜਾਂਦੀ ਹੈ। ਇਹ ਬਿਮਾਰੀ hepatitis B ਨਾਲ ਸੰਬੰਧਿਤ ਮੰਨੀ ਜਾਂਦੀ ਹੈ ਅਤੇ ਇਸ ਨੂੰ immunization ਦੇ ਦੁਆਰਾ ਰੋਕਿਆ ਜਾ ਸਕਦਾ ਹੈ।

Hepatitis E

Hepatitis E virus ਦੀ ਖੋਜ 1989 ਵਿੱਚ ਕੀਤੀ ਗਈ। ਇਹ ਬੀਮਾਰੀ ਦਾ main ਕਾਰਨ infected food ਅਤੇ infected water ਮੰਨਿਆ ਗਿਆ ਹੈ। ਜੋ ਕਿ ਇਸ ਬੀਮਾਰੀ ਨੂੰ ਫੈਲਾਉਂਦਾ ਹੈ। ਇਹ world ਦੇ ਸਾਰੇ ਗਰਮ ਜਲਵਾਯੂ area ਵਿੱਚ ਪਾਈ ਜਾਂਦੀ ਹੈ।

Incubation Period (2-9 weeks)

Prevention

1. Patient isolate ਕਰਨਾ ਚਾਹੀਦਾ ਹੈ। ਅਤੇ ਉਸਦੇ faeces ਨੂੰ proper dispose ਕਰਨਾ ਚਾਹੀਦਾ ਹੈ।
2. Better hygiene provide ਕਰਨੀ ਚਾਹੀਦੀ ਹੈ ਜਿਵੇਂ : Safe water supply, promoting food hygiene, sanitary disposable of excreta of human.

Hepatitis G

Hepatitis and virus ਦੀ ਖੋਜ 1996 ਵਿੱਚ ਕੀਤੀ ਗਈ। ਇਸ disease ਦੇ ਫੈਲਣ ਦਾ ਕਾਰਨ ਅਜੇ ਤੱਕ ਪਤਾ ਨਹੀਂ ਲੱਗਿਆ। ਪਰ ਕੁੱਝ ਲੋਕ ਮੰਨਦੇ ਹਨ ਕਿ ਇਹ ਬੀਮਾਰੀ blood transfusion ਦੇ ਦੁਆਰਾ ਹੀ ਹੁੰਦੀ ਹੈ।

Tetanus

ਇਹ ਇੱਕ acute ਤੇ serious infectious disease ਹੈ ਜੋ ਕਿ clostridium tetany ਦੇ ਦੁਆਰਾ ਹੁੰਦੀ ਹੈ। ਇਸ disease ਵਿੱਚ neck ਤੇ face ਦੀ muscles hard ਹੋ ਜਾਂਦੀ ਹੈ, ਅਤੇ patient ਨੂੰ ਮੂੰਹ ਖੋਲਣ ਵਿੱਚ problem ਹੁੰਦੀ ਹੈ।

Incubation Period (3-21 days)

Sign/Symptoms

1. Fever
2. Tachycardia
3. Sweating
4. Muscles spasm
5. Restlessness
6. Difficulty in opening in mouth
7. Convulsant.

Source of Infection

1. Infected soil

2. Street dust
3. Cow dug

Mode of Transmission

ਬਹੁਤ ਸਾਰੇ ਲੋਕ ਇਸ disease ਨੂੰ injury ਕੇ ਦੁਆਰਾ ਹੋਣਾ ਮੰਨ ਲੈਂਦੇ ਹਨ, ਅਤੇ ਉਹ injury ਮਿੱਟੀ ਦੇ contact ਵਿੱਚ ਆਉਂਦੀ ਹੈ, ਤਾਂ ਉਸ ਨੂੰ tetanus ਦਾ infection ਹੋ ਜਾਂਦਾ ਹੈ ਇਸ ਦੇ ਇਲਾਵਾ ਇਹ infection unsubtle instrument, instiller dressing, etc. ਦੀ ਵਜ੍ਹਾ ਨਾਲ tetanus ਹੁੰਦਾ ਹੈ। ਇਸ ਨੂੰ postoperative infection ਵੀ ਕਹਿੰਦੇ ਹਨ।

Neonatal Tetanus

Newborn ਦੇ ਅੰਦਰ ਹੋਣ ਵਾਲੀ infectious condition ਨੂੰ tetanus ਕਹਿੰਦੇ ਹਨ, ਕਿਉਂਕਿ ਬਹੁਤ ਸਾਰੇ mother ਤੇ newborn ਦੇ delivery ਦੇ ਦੌਰਾਨ death ਹੋ ਜਾਂਦੀ ਹੈ, ਇਸ ਤਰ੍ਹਾਂ ਇਸ ਲਈ ਹੁੰਦਾ ਕਿਉਂਕਿ delivery unsafe ਹੁੰਦੀ ਹੈ ਅਤੇ 3 clean ਦੇ ਬਾਰੇ knowledge ਨਹੀਂ ਹੁੰਦੀ ਜਿਵੇਂ :

1. Clean hand
2. Clean delivery surface
3. Clean surface cord
4. Clean blade
5. Clean tie

ਇਸ ਲਈ delivery ਦੇ ਦੌਰਾਨ cord ਕੱਟਦੇ ਸਮੇਂ clean blade ਦਾ use ਕਰਨਾ ਚਾਹੀਦਾ ਹੈ, ਇਸਦੇ ਇਲਾਵਾ cord ਤੇ ਕੋਈ ਵੀ ਚੀਜ apply ਨਹੀਂ ਕਰਨੀ ਚਾਹੀਦੀ। ਇਸ ਤਰ੍ਹਾਂ ਕਰਨ ਨਾਲ 99% tetanus ਹੋ ਸਕਦਾ ਹੈ। Tetanus ਨੂੰ prevent ਕਰਨ ਲਈ TT ਦੀ dose ਦਿੱਤੀ ਜਾਂਦੀ ਹੈ।

Prevention

Active Immunization

1. Tetanus ਦਾ injection ਲਗਾਉਣ ਲਈ toxoid ਦਾ injection ਲਗਵਾਉਣਾ ਚਾਹੀਦਾ ਹੈ ਅਤੇ ਇਹ injection two dose ਵਿੱਚ ਦਿੱਤਾ ਜਾਣਾ ਚਾਹੀਦਾ ਹੈ, ਪ੍ਰਤੇਕ dose 0.5 ml 6 week ਦੇ internal ਤੇ g/m ਦੇਣੀ ਚਾਹੀਦੀ ਹੈ।
2. Infant and children ਨੂੰ immunization ਕਰਨ ਲਈ DPT ਦੀ vaccine national immunization schedule ਦੇ ਦੁਆਰਾ ਦਿੱਤੀ ਜਾਂਦੀ ਹੈ।
3. ਇਹ vaccine ਕੇਵਲ tetanus ਨੂੰ ਹੀ ਨਹੀਂ ਬਲਕਿ diphtheria ਤੇ pertussis ਨੂੰ ਵੀ prevent ਕਰਦੀ ਹੈ।

Nursing Management

1. Tetanus ਦੇ ਬਚਾਅ ਲਈ wound ਨੂੰ ਚੰਗੀ ਤਰ੍ਹਾਂ ਸਾਫ ਕਰਨਾ ਚਾਹੀਦਾ ਹੈ।
2. Patient ਨੂੰ penicillin ਦੇਣੀ ਚਾਹੀਦੀ ਹੈ। ਜੋ ਕਿ clostridium tetanic ਦੀ growth ਨੂੰ ਅੱਗੇ ਵੱਧਣ ਤੋਂ ਰੋਕਦੀ ਹੈ।
3. Patient ਵਿੱਚ muscles spasm ਨੂੰ ਰੋਕਣ ਲਈ sedative ਦੇਣੀ ਚਾਹੀਦੀ ਹੈ।
4. Delivery ਨੂੰ ਸਾਫ-ਸਫਾਈ ਨਾਲ ਕਰਵਾਉਣਾ ਚਾਹੀਦਾ ਹੈ।
5. Cord ਨੂੰ ਕੱਟਣ ਲਈ clean and sterile blade ਦਾ use ਕਰਨਾ ਚਾਹੀਦਾ ਹੈ।
6. ਬੱਚਿਆਂ ਨੂੰ immunized ਕਰਵਾਉਣਾ ਚਾਹੀਦਾ ਹੈ ਅਤੇ pregnant lady ਨੂੰ TT ਦੀ dose ਦੇਣੀ ਚਾਹੀਦੀ ਹੈ।

Ascariasis (roundworm)

Roundworm small intestine ਦੇ ਉਪਰੀ ਭਾਗ ਵਿੱਚ ਪਾਏ ਜਾਂਦੇ ਹਨ, ਇਸ ਵਿੱਚ male worm ਦੀ ਲੰਬਾਈ 20 cm ਅਤੇ female worm ਦੀ ਲੰਬਾਈ 45 cm ਹੁੰਦੀ ਹੈ, female ਬਹੁਤ ਜਿਆਦਾ ਸੰਖਿਆ ਵਿੱਚ ਆਂਡੇ ਦਿੰਦੀ ਹੈ ਜੋ ਕਿ stool ਦੇ ਦੁਆਰਾ ਬਾਹਰ ਆ ਜਾਂਦੇ ਹਨ ਤੇ ਇਹ ਮਿੱਟੀ ਤੋਂ ਸਬਜੀਆਂ ਨੂੰ ਪ੍ਰਭਾਵਿਤ ਕਰਦੇ ਹਨ ਤੇ ਇਸਦੇ ਜੇਕਰ ਅਨੁਕੂਲ ਸਥਿਤੀ ਹੈ ਤਾਂ ਇਹ eggs 10 ਦਿਨ ਵਿੱਚ embryo ਦਾ ਰੂਪ ਧਾਰਨ ਕਰ ਲੈਂਦੇ ਹਨ। ਤੇ ਜਦੋਂ ਇਹ embryo (ਭਰੂਣ) (Swallow) ਕਰ ਲਏ ਜਾਂਦੇ ਹਨ ਤਾਂ ਇਹ intestine ਵਿੱਚ larva ਬਣ ਜਾਂਦੇ ਹਨ ਇਹ larva intestine tachycardia pharynx ਨੂੰ ਪ੍ਰਭਾਵਿਤ ਕਰਦੇ ਹਨ, ਇਹ small intestine ਵਿੱਚ ਪਹੁੰਚਣ ਦੇ ਬਾਅਦ 6 ਤੋਂ 10 weeks ਵਿੱਚ sexually mature ਹੋ ਜਾਂਦੇ ਹਨ।

Causative Agent

Roundworm

Age

ਇਹ ਆਮ-ਤੌਰ preschool children ਵਿੱਚ ਪਾਏ ਜਾਂਦੇ ਹਨ।

Soil condition

Eggs ਰੇਤਲੀ ਮਿੱਟੀ ਦੇ ਬਜਾਏ ਕਾਲੀ ਮਿੱਟੀ ਵਿੱਚ ਜਿਆਦਾ ਪਾਏ ਜਾਂਦੇ ਹਨ।

Human habits

ਖੁੱਲ੍ਹੀ ਹਵਾ ਵਿੱਚ defecation ਕਰਨ ਨਾਲ soil pollution ਹੋ ਜਾਂਦਾ ਹੈ, ਜੋ roundworm ਦਾ ਕਾਰਨ ਬਣਦਾ ਹੈ।

Mode of Transmission

ਇਹ worm dirty water, dirty food, etc. ਦੇ ਕਾਰਨ body ਵਿੱਚ ਚਲੇ ਜਾਂਦੇ ਹਨ।

Incubation Period (2 months)

Sign/Symptoms

ਇਹ ਬੀਮਾਰੀ ਦੇ ਬਹੁਤ ਘੱਟ sign/symptoms ਦਿਖਾਈ ਦਿੰਦੇ ਹਨ, ਪਰ ਫਿਰ ਵੀ ਕੁੱਝ sign/symptoms note ਕੀਤੇ ਜਾ ਸਕਦੇ ਹਨ। ਜਿਵੇਂ :

1. Abdominal pain
2. Intestinal obstruction
3. Infection
4. Nausea and vomiting
5. Fever

Prevention/Control

1. **Treatment:** ਇਸ disease ਨੂੰ control ਕਰਨ ਲਈ antibiotics ਦਾ use ਕਰਨਾ ਚਾਹੀਦਾ ਹੈ।
   Like: mebendazole
2. **Sanitation measure:** Rural area ਵਿੱਚ sanitary latrines ਦਾ use ਕਰਨ ਦੀ education ਦੇਣੀ ਚਾਹੀਦੀ ਹੈ ਤਾਂਕਿ round worm ਦੀ ਸੰਖਿਆ ਨੂੰ control ਕੀਤਾ ਜਾ ਸਕੇ।

3. **Health education:** ਲੋਕਾਂ ਨੂੰ personal hygiene ਦੇ ਬਾਰੇ educate ਕਰਨਾ ਚਾਹੀਦਾ ਹੈ, defecation ਕਰਨ ਦੇ ਬਾਅਦ handwashing ਚੰਗੀ ਤਰ੍ਹਾਂ ਕਰਨੀ ਚਾਹੀਦੀ ਹੈ, ਖਾਣਾ ਖਾਣ ਦੇ ਪਹਿਲਾਂ ਹੱਥਾਂ ਦੀ ਸਾਫ-ਸਫਾਈ ਤੇ ਵਿਸ਼ੇਸ਼ ਧਿਆਨ ਦੇਣਾ ਚਾਹੀਦਾ ਹੈ, hands ਨੂੰ soap and water ਨਾਲ ਸਾਫ ਕਰਨਾ ਚਾਹੀਦਾ ਹੈ।
   (a) Vegetable ਕੱਟਣ ਤੋਂ ਪਹਿਲਾਂ ਚੰਗੀ ਤਰ੍ਹਾਂ wash ਕਰਨੀ ਚਾਹੀਦੀ ਹੈ।
   (b) ਖਾਣੇ ਵਾਲੇ material ਨੂੰ ਮੱਖੀਆਂ ਤੋਂ ਬਚਾਅ ਕੇ ਰੱਖਣਾ ਚਾਹੀਦਾ ਹੈ।

Scabies

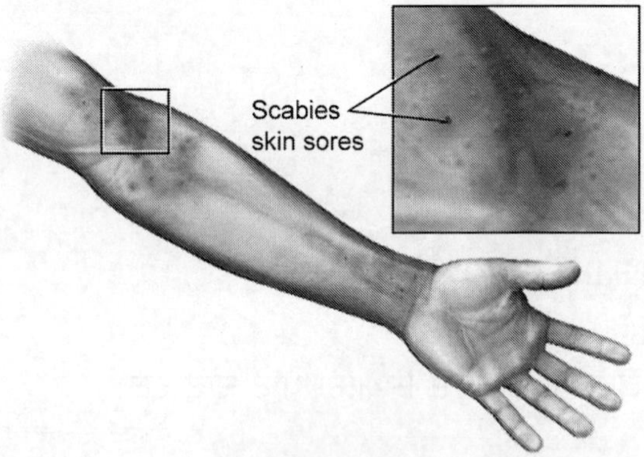

Fig. 3.7: Scables

Scabies ਇੱਕ skin disease ਹੈ ਜੋ ਕਿ itch-mite ਦੇ ਦੁਆਰਾ ਪੈਦਾ ਹੁੰਦੀ ਹੈ, ਇਸ disease ਵਿੱਚ ਰਾਤ ਨੂੰ ਜਿਆਦਾ itching ਹੁੰਦੀ ਹੈ, ਇਹ disease ਜਿਆਦਾਤਰ body ਦੇ ਕੁਝ part ਤੇ effect ਪਾਉਂਦੀ ਹੈ, ਜਿਵੇਂ : axilla, elbow, lower abdomen, feet, ankles, etc. Scabies ਇੱਕ ਪਰਿਵਾਰਿਕ disease ਹੈ, ਜੋ ਕਿ family ਦੇ ਅੰਦਰ ਇੱਕ members ਤੋਂ ਦੂਸਰੇ ਨੂੰ ਹੋ ਸਕਦੀ ਹੈ।

Control and Prevention

1. Scabies ਨੂੰ control ਕਰਨ ਲਈ ਸਭ ਤੋਂ ਪਹਿਲਾਂ personal hygiene ਨੂੰ maintain ਕਰਨਾ ਚਾਹੀਦਾ ਹੈ।
2. ਇਸ disease ਨੂੰ treat ਕਰਨ ਲਈ ਸਭ ਤੋਂ ਪਹਿਲਾਂ patient ਨੂੰ ਬਣਾਉਣਾ ਚਾਹੀਦਾ ਹੈ, ਕਿ ਉਹ ਆਪਣੀ ਪੂਰੀ body ਨੂੰ soap and water ਨਾਲ time to time ਸਾਫ ਕਰਦਾ ਰਹੇ। Benzyl Benzoate 25% ਦਾ use ਕਰਨ ਦੀ ਸਲਾਹ ਦੇਣੀ ਚਾਹੀਦੀ ਹੈ ਤੇ ਸਾਫ-ਸੁਥਰੇ ਕੱਪੜੇ ਪਾਉਣੇ ਚਾਹੀਦੇ ਹਨ।
3. Patient ਦੇ ਦੁਆਰਾ use ਕੀਤੇ ਗਏ ਸਾਰੇ articles ਨੂੰ ਧੁੱਪ ਵਿੱਚ ਰੱਖਣਾ ਚਾਹੀਦਾ ਹੈ।
4. Patient ਨੂੰ isolate ਕਰਨਾ ਚਾਹੀਦਾ ਹੈ।

Conjunctivitis

ਇਸ ਵਿੱਚ eye ਦੀ conjunctiva ਵਿੱਚ inflammation ਹੋ ਜਾਂਦੀ ਹੈ, ਉਸਨੂੰ conjunctivitis ਕਹਿੰਦੇ ਹਨ।

Causative Agent

Bacteria, virus infective

Sign/Symptoms

1. Redness of eye
2. Watery discharge
3. Swelling
4. Irritation
5. Discomfort
6. Itching
7. Pain

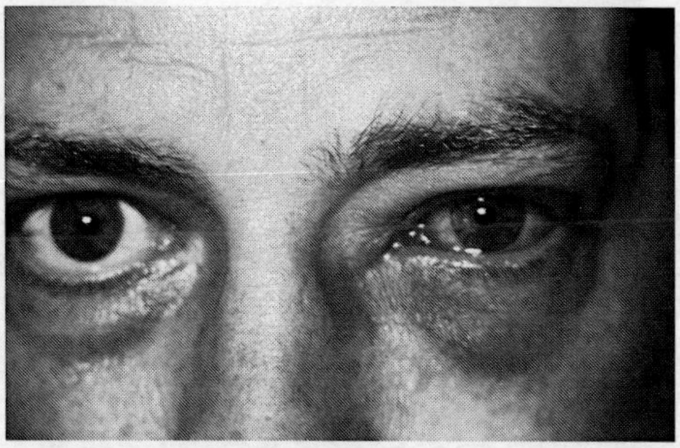

Fig. 3.8: Conjunctivitis

Treatment

1. Eye hygiene ਨੂੰ maintain ਕਰਨਾ ਚਾਹੀਦਾ ਹੈ।
2. Warm compress application ਦਾ use ਕਰਨਾ ਚਾਹੀਦਾ ਹੈ ਤਾਕਿ discomfort ਨੂੰ ਦੂਰ ਕੀਤਾ ਜਾ ਸਕੇ।
3. Worm application eye circulation ਨੂੰ improve ਕਰਦਾ ਹੈ।
4. Doctor ਦੇ order ਦੇ ਅਨੁਸਾਰ eye drops ਦਾ use ਕਰਨਾ ਚਾਹੀਦਾ ਹੈ।
5. ਕਿਸੇ ਵੀ ਗੰਦੇ ਕੱਪੜੇ ਜਾਂ towel ਦਾ use ਨਹੀਂ ਕਰਨਾ ਚਾਹੀਦਾ।

Trachoma

ਇਹ eye ਦੀ ਗੰਭੀਰ infectious disease ਹੈ ਜੋ ਕਿ chlamydia trachomytus bacteria ਦੇ ਕਾਰਨ ਹੁੰਦਾ ਹੈ।

Sign/Symptoms

1. Eye ਇੱਕ ਤੋਂ ਦੋ ਮਹੀਨੇ ਤੱਕ red ਰਹਿੰਦੀ ਹੈ।
2. Itching in the eye
3. Eye hair ਦਾ ਲੜਨਾ।
4. ਅੱਖਾਂ ਵਿੱਚੋਂ ਪਾਣੀ ਨਿਕਲਣਾ।

Incubation Period (5-12 days)

Treatment and Prevention

1. Patient ਨੂੰ eye hygiene ਦਾ ਧਿਆਨ ਰੱਖਣਾ ਚਾਹੀਦਾ ਹੈ।

2. ਕਿਸੇ ਗੰਦੇ ਕੱਪੜੇ ਜਾਂ towel ਦਾ use ਨਹੀਂ ਕਰਨਾ ਚਾਹੀਦਾ।
3. Infected person ਦੇ infected articles ਨੂੰ ਅੱਲਗ ਰੱਖਣਾ ਚਾਹੀਦਾ ਹੈ, ਕਿਉਂਕਿ ਇਹ disease ਬਹੁਤ ਜਲਦੀ ਫੈਲਦੀ ਹੈ।
4. Eye ਨੂੰ boric acid ਦੇ solution ਨਾਲ ਸਾਫ ਕਰਨਾ ਚਾਹੀਦਾ ਹੈ, ਅਤੇ eye drops ਦਾ use ਕਰਨਾ ਚਾਹੀਦਾ ਹੈ, e.g. gentamicin.
5. Patient ਨੂੰ antibiotic ਦਾ use ਕਰਨ ਲਈ ਕਹਿਣਾ ਚਾਹੀਦਾ ਹੈ, ਜਿਵੇਂ : Tetracycline, erythromycin.
6. ਇਹ medicine tablets ਨੂੰ 6 hours ਦੇ ਬਾਅਦ ਲੈਣੀ ਚਾਹੀਦੀ ਹੈ, ਜੇਕਰ patient treatment ਕਰਨ ਦੇ ਬਾਅਦ ਵੀ comfort feel ਨਾ ਕਰੇ ਤਾਂ ਉਸ ਨੂੰ ਕਿਸੇ hospital ਵਿੱਚ refer ਕਰਨਾ ਚਾਹੀਦਾ ਹੈ।

Kala-Azar

Kala-azar ਇੱਕ infectious disease ਹੈ ਜੋ ਕਿ leishmania parasites ਦੇ ਦੁਆਰਾ ਹੁੰਦਾ ਹੈ। ਇਹ parasites sandfly ਦੇ ਕੱਟਣ ਦੇ ਕਾਰਨ ਫੈਲਦਾ ਹੈ, ਜਿਸ ਨਾਲ kala-azar infection ਹੁੰਦਾ ਹੈ।

Causative Agent

Leishmania Parasites

Age

ਇਸ ਬੀਮਾਰੀ ਦਾ effect ਸਾਰੇ age group ਨੂੰ ਹੋ ਸਕਦਾ ਹੈ, speciality 5-9 ਸਾਲ ਦੇ ਬੱਚਿਆ ਨੂੰ ਜਿਆਦਾ ਹੁੰਦਾ ਹੈ।

Sex

Female ਦੀ ਬਜਾਏ ਇਹ infection male ਨੂੰ ਜਿਆਦਾ ਹੁੰਦਾ ਹੈ।

Spread of Disease

Female sandfly ਜਦੋਂ patient ਨੂੰ ਕੱਟਦੀ ਹੈ, ਤਾਂ ਉਹ ਉਸ patient ਦੇ blood ਨੂੰ suck ਕਰਦੀ ਹੈ, ਉਸ ਦੌਰਾਨ ਉਹ ਆਪਣਾ larva secretion blood ਵਿੱਚ ਛੱਡ ਦਿੰਦੀ ਹੈ। ਜਿਸ ਨਾਲ parasites blood ਦੇ ਅੰਦਰ ਚਲੇ ਜਾਂਦੇ ਹਨ ਤੇ ਇਹ disease ਹੋ ਜਾਂਦੀ ਹੈ, ਉਸਦੇ ਬਾਅਦ ਇਹ parasites ਵਸਣ ਲੱਗਦੇ ਹਨ। 5 ਤੋਂ 8 ਦਿਨ ਦੇ ਅੰਤਰਗਤ ਇਹ infection ਫੈਲਾਉਣ ਦਾ ਕਾਰਨ ਬਣ ਜਾਂਦੇ ਹਨ।

Mode of Transmission

1. ਇਹ female sandfly ਦੇ ਕੱਟਣ ਨਾਲ।
2. Infected blood ਨਾਲ ਹੁੰਦਾ ਹੈ।

Incubation Period (1-4 month or 10 days to 1 year)

Sign/Symptoms

1. Fever
2. Anaemia
3. Weight lossed
4. Sickness
5. Body ਦਾ colour change ਹੋਣਾ

6. Splenomegaly
7. Atexia

Diagnose

1. Parasitological examination
2. Serological test - blood sample or blood test

Control and Prevention

1. Kala-azar ਨੂੰ ਰੋਕਣ ਲਈ carrier and reservoir ਤੇ control ਕਰਨਾ ਚਾਹੀਦਾ ਹੈ, ਇਸ ਦੇ ਲਈ DDT ਦਾ spray ਕਰਨਾ।
2. Early diagnose ਦੇ ਦੁਆਰਾ dose ਨੂੰ ਲੱਭਣਾ ਚਾਹੀਦਾ ਹੈ।
3. Communication and education ਤੋਂ ਲੋਕਾਂ ਨੂੰ ਇਸ ਬੀਮਾਰੀ ਦੇ ਪ੍ਰਤੀ aware ਕਰਨਾ ਚਾਹੀਦਾ ਹੈ।
4. Floor ਤੇ ਸੌਣ ਤੋਂ avoid ਕਰਨਾ ਚਾਹੀਦਾ ਹੈ।
5. Animal farm ਘਰ ਤੋਂ ਦੂਰ ਹੋਣੇ ਚਾਹੀਦੇ ਹਨ। ਘਰ ਦੇ ਚਾਰੇ ਪਾਸੇ ਪਾਏ ਜਾਣ ਵਾਲੇ pits ਨੂੰ close ਕਰਨਾ ਚਾਹੀਦਾ ਹੈ।
6. Environment sanitation ਦਾ ਧਿਆਨ ਰੱਖਣਾ ਚਾਹੀਦਾ ਹੈ।

STD

ਇਸ disease ਨੂੰ general disease ਵੀ ਕਿਹਾ ਜਾਂਦਾ ਹੈ। ਇਹ disease sexual disease ਦੇ ਰਾਹੀਂ ਇੱਕ person ਤੋਂ ਦੂਸਰੇ person ਵਿੱਚ ਫੈਲਦੀ ਹੈ। ਇਹ bacteria, virus, protozoa, fungal, etc. ਦੁਆਰਾ ਪੈਦਾ ਹੁੰਦੀ ਹੈ ਜੋ ਕਿ ਨਿਮਨਲਿਖਿਤ ਹੈ :

1. Gonorrhoea
2. Syphilis
3. AIDS
4. Granuloma
5. HIV

Causative Agent

ਬਹੁਤ ਸਾਰੇ protozoa ਦੇ ਕਾਰਨ sexual control ਦੇ ਕਾਰਨ ਇਹ disease ਹੁੰਦੀ ਹੈ, STD ਦਾ ਇੱਕ ਰੂਪ AIDS ਵੀ ਪਾਇਆ ਗਿਆ ਹੈ।

1. **Social factor:** ਇਸ disease ਨੂੰ ਆਮਤੌਰ ਤੇ social disease ਵੀ ਕਿਹਾ ਜਾਂਦਾ ਹੈ, ਇਸ disease ਦਾ ਫੈਲਣ ਦਾ ਕਾਰਨ prostitution ਹੈ। ਇਸਦੇ ਇਲਾਵਾ broken homes ਅਲੱਗ-2 ਹੋਣਾ family ਦੇ ਲੜਾਈ ਲਗੜ poverty, alcoholism.
2. **Control of STD:** STD ਨੂੰ ਕਰਨ ਲਈ ਸਭ ਤੋਂ ਪਹਿਲਾਂ ਇੱਕ plan ਬਣਾਇਆ ਜਾਂਦਾ ਹੈ, ਜਿਸਦੇ ਅੰਦਰ case ਨੂੰ found out ਕੀਤਾ ਜਾਂਦਾ ਹੈ। ਤੇ patient ਦੀ history ਲਈ ਜਾਂਦੀ ਹੈ। ਜਿਸ ਵਿੱਚ ਕੁੱਝ resources ਜਿਵੇਂ : Target group, age, sex, occupation drug addition, etc. ਦੇ ਬਾਰੇ ਵਿੱਚ ਪੁਛਿਆ ਜਾਂਦਾ ਹੈ।
3. **Detection of disease:** Patient ਦੀ disease check ਕਰਨ ਲਈ patient ਦਾ diagnose ਕੀਤਾ ਜਾਂਦਾ ਹੈ, ਜਿਵੇਂ : Prostitution ਨੂੰ rehabilitation ਕਰਨਾ।

   Marriage counselling: Living condition ਨੂੰ improve ਕਰਨਾ ਇਸਦੇ ਇਲਾਵਾ pregnant mother ਦਾ diagnose ਕਰਨਾ।

4. **Treatment and control:** STD ਦਾ ਕਿਸੇ ਖਾਸ centre ਨਾਲ contact ਕਰਨ ਤੇ ਕੀਤਾ ਜਾ ਸਕਦਾ ਹੈ, ਇਸ ਇੱਕ patient ਨੂੰ STD ਤੋਂ ਹੋਣ ਵਾਲੇ ਗਲਤ ਪਹਿਭਾਸ਼ਾ ਦੇ ਬਾਰੇ fun education ਦਿੱਤੀ ਜਾਂਦੀ ਹੈ। ਇਸ ਦੇ ਇਲਾਵਾ ਉਸਨੂੰ environment ਦੇ ਬਾਰੇ ਵਿੱਚ education ਕੀਤਾ ਜਾਂਦਾ ਹੈ, ਇਥੇ ਉਸਨੂੰ ਕਿਸੇ ਵੀ ਵਿਅਕਤੀ ਨਾਲ contact ਕਰਨ ਨਾਲ problem ਆਵੇ ਤਾਂ ਉਸਨੂੰ ਦੂਰ ਕਰਨਾ ਚਾਹੀਦਾ ਹੈ।
5. **Social Remedies:** STD ਨੂੰ social disease ਵੀ ਕਿਹਾ ਜਾਂਦਾ ਹੈ ਇਸ disease ਨੂੰ control ਕਰਨ ਲਈ ਸਹੀ ਸਮੇਂ ਤੇ marriage ਕਰਨਾ, prostitution ਨੂੰ ਘੱਟ ਕਰਨਾ। ਚੰਗੀ ਤਰ੍ਹਾਂ recreational facility.

Filaria

Definition: Filaria ਇੱਕ infectious disease ਹੈ, ਇਹ disease India ਵਿੱਚ ਦੋ ਪ੍ਰਕਾਰ ਦੀ parasite ਦੇ ਕਾਰਨ ਹੁੰਦੀ ਹੈ :

1. W Bancrofti
2. B Malaria

ਪਹਿਲੀ type ਦਾ filaria culex fatigans ਨਾਮ ਦੇ ਮੱਛਰ ਦੇ ਕੱਟਣ ਦੇ ਕਾਰਨ ਹੁੰਦਾ ਹੈ ਤੇ ਦੁਸਰੀ type ਦਾ filaria Mumsonides ਮੱਛਰ ਦੇ ਕੱਟਣ ਕਾਰਨ ਹੁੰਦਾ ਹੈ :

Mode of Transmission of Filaria

Filaria ਵਾਲਾ ਮੱਛਰ ਜਦੋਂ person ਨੂੰ suck ਕਰਦਾ ਹੈ ਤਾਂ blood ਦੇ ਨਾਲ microfilaria ਨੂੰ ਅੰਦਰ ਖਿੱਚ ਲੈਂਦਾ ਹੈ। ਇਹ micro-filaria ਮੱਛਰ ਦੇ stomach ਤੋਂ ਨਿਕਲ ਕੇ muscles ਵਿੱਚ ਚਲੇ ਜਾਂਦੇ ਹਨ। ਜਿਥੇ ਉਹ infective larva ਦੇ ਰੂਪ ਵਿੱਚ develop ਹੁੰਦੇ ਹਨ। ਜਦ ਇਹ ਮੱਛਰ healthy person ਨੂੰਜ਼ ਕੱਟਦਾ ਹੈ ਤਾਂ infective larva ਉਸਦੀ skin ਵਿੱਚ ਰਹਿ ਜਾਂਦੇ ਹਨ। ਇਹ larva skin ਨੂੰ ਕੱਟ ਕੇ blood capillaries ਵਿੱਚ enter ਹੋ ਜਾਂਦੇ ਹਨ ਅਤੇ ਇਹ lymphatic nerve ਵਿੱਚਣ ਪ੍ਰਵੇਸ ਕਰ ਜਾਂਦੇ ਹਨ ਅਤੇ ਉਥੇ ਰਹਿ ਜਾਂਦੇ ਹਨ, ਅਤੇ ਉਥੋਂ larva ਇੱਕ ਸਾਲ ਦੇ time ਵਿੱਚ female or male ਦੀ ਤਰ੍ਹਾਂ ਵਧਦੇ ਹਨ। ਇਹ larva lymphatic system ਵਿੱਚ 5-10 ਸਾਲ ਤੱਕ ਰਹਿੰਦੇ ਹਨ।

ਜਦ ਇਹ ਮਰ ਜਾਂਦੇ ਹਨ ਤਾਂ ਸਖਤ bone ਦੀ ਤਰ੍ਹਾਂ ਬਣ ਜਾਂਦੇ ਹਨ। ਅਤੇ lymphatic nerve ਵਿੱਚ ਰੁਕਾਵਟ ਪੈਦਾ ਕਰਦੇ ਹਨ। ਜਿਸ ਤੋਂ swelling ਆ ਜਾਂਦੀ ਹੈ।

Culex fatigan ਮੱਛਰ ਗੰਦੇ ਪਾਣੀ, ਪਾਣੀ ਦੇ ਦੋਵੇ ਅਤੇ ਤਲਾਬ ਵਿੱਚ ਪੈਦਾ ਹੁੰਦੇ ਹਨ, ਇਹਨਾਂ ਦੇ ਪੰਪ ਬਹੁਤ ਜਿਆਦਾ ਮਜਬੂਤ ਹੁੰਦੇ ਹਨ ਇਸ ਲਈ ਇਹ ਦੋ ਕਿਲੋਮੀਟਰ ਤੱਕ ਉੱਡ ਸਕਦੇ ਹਨ।

Incubation Period (8-15 month)

ਪਰ microfilaria ਆਮਤੌਰ ਤੇ blood ਵਿੱਚ 9 month ਤੋਂ ਪਹਿਲਾਂ ਨਹੀਂ ਮਿਲਦੇ।

Sign/Symptoms

1. Starting sign
   - Blood examination ਕਰਨ ਲਈ eosinophil ਦੀ accounting ਜਿਆਦਾ ਮਿਲਦੀ ਹੈ।
   - Blood ਦੀ dark film ਰਾਤ 10-2 ਵਜੇ ਦੇ ਵਿੱਚ ਬਣਾਈ ਜਾਂਦੀ ਹੈ। ਜਿਸ ਤੋਂ microfilaria ਹੋਣ ਦਾ ਪਤਾ ਚਲਦਾ ਹੈ।
2. ਇੱਕ ਸਾਲ ਦੇ incubation ਦੇ ਬਾਅਦ ਦੇ Sign/Symptoms
   - Fever
   - Lymphatic nerve and lymphatic ਦੀ gland ਦੀ swelling ਹੋ ਜਾਂਦੀ ਹੈ।

Treatment of Filaria

1. **Early detection of case:** Case ਨੂੰ find out ਕਰਨ ਦੇ ਲਈ microscopic examination ਕੀਤਾ ਜਾਂਦਾ ਹੈ। Night blind stream ਦਾ ਇਸ ਤੋਂ microfilaria ਵਾਲੇ case ਦਾ ਪਤਾ ਚਲ ਜਾਂਦਾ ਹੈ, ਅਤੇ ਜਿੰਨ੍ਹੇ ਵੀ positive case ਨਿਕਲੇ ਹਨ, ਉਹਨਾਂ ਦਾ Rx ਕਰਨਾ ਚਾਹੀਦਾ ਹੈ।
2. **Specific treatment:** Hetrazan, unicarba unicarbazan, banocide ਇਹ medicine ਵਧੇ ਹੋਏ filaria ਵਾਲੇ micro ਨੂੰ ਨਹੀਂ ਮਾਰਦੀ ਇਸ ਲਈ ਇਸਦਾ treatment regular ਰੱਖਣਾ ਪੈਂਦਾ ਹੈ। ਤਾਂਕਿ microfilaria ਦੇ larva ਪੂਰੀ ਤਰ੍ਹਾਂ ਖਤਮ ਹੋ ਜਾਣ।
3. **Diethyl carbamazine citrate:** ਇਹ medicine 6 mg/kg of body weight ਦੇ ਹਿਸਾਬ ਤੋਂ ਪੂਰੇ ਦਿਨ ਵਿੱਚ ਦੇਣੀ ਚਾਹੀਦੀ ਹੈ ਅਤੇ ਇਸ ਦਾ total course 12 days ਦਾ ਹੁੰਦਾ ਹੈ।
4. Patient ਦੀ fever ਨੂੰ ਘੱਟ ਕਰਨ ਲਈ asprine ਦੀ tablet ਦੇਣੀ ਚਾਹੀਦੀ ਹੈ।
5. ਮੱਛਰ ਦੇ ਕੱਟਣ ਤੋਂ ਬਚਣ ਲਈ ਮੱਛਰਦਾਨੀ ਦਾ use ਕਰਨਾ ਚਾਹੀਦਾ ਹੈ ਅਤੇ ਮੱਛਰ ਤੋਂ ਬਚਣ ਲਈ ointment use ਕਰਨੀ ਚਾਹੀਦੀ ਹੈ।
6. Culex ਮੱਛਰ ਨੂੰ ਮਾਰਨ ਦੇ ਲਈ ਕੀੜੇ ਮਾਰ ਦਵਾਈਆਂ ਦੀ spray ਕਰਨਾ ਚਾਹੀਦਾ ਹੈ, e.g. DDT

Dengue Fever

Definition: Dengue fever ਨੂੰ break bone fever ਵੀ ਕਿਹਾ ਜਾਂਦਾ ਹੈ ਇਹ parasite ਦੇ ਦੁਆਰਾ ਹੁੰਦਾ ਹੈ।

ਜੋ 4 type ਦੇ ਹੁੰਦੇ ਹਨ :

- Type - 1
- Type - 2
- Type - 3
- Type - 4

Spread of Disease

Disease aedes-aegypti ਮੱਛਰ ਦੇ ਕੱਟਣ ਦੇ ਕਾਰਨ ਹੁੰਦੀ ਹੈ Aedes mosquitos dengue fever ਵਾਲੇ patient ਨੂੰ ਕੱਟਦਾ ਹੈ।

Encephalitis

Encephalitis ਇੱਕ communicable disease ਹੈ ਜੋ virus ਦੇ ਕਾਰਨ ਹੁੰਦੀ ਹੈ। ਇਸ ਨੂੰ Japani encephalitis ਵੀ ਕਿਹਾ ਜਾਂਦਾ ਹੈ। ਇਸ ਵਿੱਚ brain ਦੀ swelling ਹੋ ਜਾਂਦੀ ਹੈ। ਇਹ disease culex mosquito ਦੇ ਕੱਟਣ ਦੇ ਕਾਰਨ ਹੁੰਦੀ ਹੈ। ਇਹ ਮੱਛਰ ਆਮ ਤੌਰ ਤੇ ਖੜੇ ਹੋਏ ਪਾਣੀ ਵਿੱਚ ਪੈਦਾ ਹੁੰਦਾ ਹੈ।

Incubation Period (4-14 days)

Sign/Symptoms

- Patient headache and fever ਦੀ complaint ਕਰਦਾ ਹੈ।
- ਉਹ ਜਲਦੀ ਹੀ lethargy (ਥਕਾਵਟ) ਹੋ ਜਾਂਦਾ ਹੈ।
- ਉਹ ਚੰਗੇ ਤਰੀਕੇ ਨਾਲ ਘੋਲਣ ਵਿੱਚ disable ਹੁੰਦਾ ਹੈ।

- Serious case ਵਿੱਚ patient unconscious ਹੋ ਜਾਂਦਾ ਹੈ ਤੇ ਉਸਨੂੰ fits ਆਉਣ ਲਗਦੇ ਹਨ।
- Neck ਦੀ rigidity ਹੋ ਜਾਂਦੀ ਹੈ।
- Face ਤੇ arm ਦੇ muscles ਦਾ paralysis ਹੋ ਸਕਦਾ ਹੈ।
- ਇਸ disease ਦਾ end ਅਲੱਗ-ਅਲੱਗ ਤਰੀਕੇ ਨਾਲ ਹੁੰਦਾ ਹੈ। ਕੁੱਝ patient ਠੀਕ ਹੋ ਜਾਂਦੇ ਹਨ ਤੇ ਕੁੱਝ patient ਦੇ brain ਵਿੱਚ defect ਪੈਦਾ ਹੋ ਜਾਂਦਾ ਹੈ। For example, fits ਆਉਣਾ ਤੇ paralysis ਹੋਣਾ ਇਹ ਪੂਰੀ life ਦੇ ਲਈ ਵੀ ਰਹਿ ਸਕਦੇ ਹਨ ਅਤੇ ਬਹੁਤ ਸਾਰੇ ਇਸ disease ਦੇ ਦੌਰਾਨ ਮਰ ਵੀ ਜਾਂਦੇ ਹਨ।

Prevention

1. Case ਦੇ ਬਾਰੇ immediately doctor ਨੂੰ inform ਕਰਾਂਗੇ।
2. ਪਸ਼ੂਆ ਦੇ ਕਮਰਿਆਂ ਵਿੱਚ DDT ਦੀ spray ਕਰਾਂਗੇ।
3. ਮੱਛਰਾਂ ਤੋਂ ਬਚਣ ਲਈ mosquito net ਹਾਂ mosquito cream ਦਾ use ਕਰਾਂਗੇ।
4. ਪਾਣੀ ਦੇ ਟੋਬਿਆ ਨੂੰ ਬੰਦ ਕਰਾਂਗੇ। ਜਾਂ ਫਿਰ ਉਹਨਾਂ ਟੋਬਿਆਂ ਮਿੱਟੀ ਦੇ ਤੇਲ ਦਾ ਛੜਕਾਅ ਕਰਾਂਗੇ।

Cholera

Cholera intestine ਦੀ disease ਹੈ। ਇਹ ਅਚਾਨਕ ਸ਼ੁਰੂ ਹੁੰਦੀ ਹੈ ਜਿਸ ਦੇ ਕਾਰਨ liquid type ਦੀ stool ਆਉਂਦੀ ਹੈ ਤੇ patient ਨੂੰ vomiting, dehydration ਹੋ ਜਾਂਦੀ ਹੈ ਇਹ ਇਸ ਦੇ sign/symptoms ਵੀ ਮੰਨੇ ਜਾਂਦੇ ਹਨ, ਜੇਕਰ ਇਸ ਦਾ treatment ਸਹੀ ਸਮੇਂ ਤੇ ਨਾ ਕੀਤਾ ਜਾਵੇ ਤਾਂ 40% patient ਮਰ ਜਾਂਦੇ ਹਨ cholera ਉਹਨਾਂ area ਵਿੱਚ ਜਿਆਦਾ ਪਾਇਆ ਜਾਂਦਾ ਹੈ, ਜਿਥੇ ਰਹਿਣ ਦਾ standard low ਹੁੰਦਾ ਹੈ। ਸਾਫ-ਸਫਾਈ ਨਹੀਂ ਹੁੰਦੀ, purified water ਦੀ ਕਮੀ ਹੋਣਾ ਅਤੇ environmental sanitation ਨਾ ਹੋਣਾ। Cholera ਹਰ age ਵਿੱਚ ਹੋ ਸਕਦਾ ਹੈ।

Causative Agent

Cholera two types ਦੇ vibrio ਦੇ ਕਾਰਨ ਹੁੰਦਾ ਹੈ :

1. Classical vibrio cholera
2. Eltor vibrio cholera

Sources of Infection

Case and Carrier

Infective material

Stool and vomiting of the patient ਇਹ ਗੰਦੇ ਪਾਣੀ, ਗੰਦੇ food, flies, fomites ਦੇ ਕਾਰਨ ਫੈਲਦਾ ਹੈ।

Environment Condition

Cholera ਆਮਤੌਰ ਤੇ low socioeconomic group ਨੂੰ ਪ੍ਰਭਾਵਿਤ ਕਰਦਾ ਹੈ ਤੇ personal hygiene and environment hygiene low ਹੁੰਦੀ ਹੈ।

Age

Cholera ਕਿਸੇ ਵੀ age ਵਿੱਚ ਹੋ ਸਕਦਾ ਹੈ।

Mode of Transmission

ਇਹ ਗੰਦੇ ਪਾਣੀ, ਗੰਦਾ food ਆਦਿ ਨੂੰ ਖਾਣ ਦੇ ਕਾਰਨ ਹੁੰਦਾ ਹੈ। Cholera ਕਦੇ ਵੀ ਉਹਨਾਂ countries ਵਿੱਚ ਨਹੀਂ ਫੈਲਦਾ ਜਿੱਥੇ safe water supply ਹੁੰਦੀ ਹੈ ਤੇ proper sewage disposable system ਜਾਂ drain system ਹੁੰਦਾ ਹੈ।

Immunity

ਇੱਕ ਵਾਰ attack ਹੋ ਜਾਣ ਤੇ ਕੁੱਝ ਮਹੀਨਿਆਂ ਤੱਕ ਹੀ ਇਸਦੀ immunity ਰਹਿੰਦੀ ਹੈ।

Incubation Period (Few hours 5 days)

Stages

1. **Ist stage** ਇਹ ਤਿੰਨ ਤੋਂ 12 ਘੰਟਿਆਂ ਤੱਕ ਦੀ ਹੁੰਦੀ ਹੈ ਇਸ ਹਾਲਤ ਵਿੱਚ patient ਨੂੰ ਬਹੁਤ ਸਾਰੀਆਂ liquid vomiting, stool ਆਉਂਦੀ ਹੈ। ਤੇ ਜਲਦੀ ਹੀ stool ਵਿਚੋਂ stool ਪਦਾਰਥ ਖਤਮ ਹੋ ਜਾਂਦੇ ਹਨ ਤੇ ਇਸ ਵਿੱਚ mucus ਤੇ liquid material ਨਿਕਲਣ ਲੱਗਦੇ ਹਨ। ਇਹ rice water ਦੀ ਤਰ੍ਹਾਂ ਪਤਲੀ stool ਹੁੰਦੀ ਹੈ ਨਮਕ ਦੀ ਕਮੀ ਦੇ ਕਾਰਨ abdomen, arms, legs ਵਿੱਚ crumbs (ਮਰੋੜੇ) ਆਉਂਦੇ ਹਨ।

   2nd stage ਇਸ ਹਾਲਤ ਵਿੱਚ dehydration ਦੇ sign/symptoms ਦਿਖਾਈ ਦੇਣ ਲੱਗਦੇ ਹਨ, e.g. 1 skin dry ਹੋ ਜਾਂਦੀ ਹੈ।
2. BP low ਹੋ ਜਾਂਦਾ ਹੈ।
3. Pulses weak and rapid ਹੋ ਜਾਂਦੀ ਹੈ।
4. Urine ਘੱਟ ਆਉਂਦਾ ਹੈ।

3rd stage patient coma ਵਿੱਚ ਚਲਾ ਜਾਂਦਾ ਹੈ, ਇਹ ਸਾਰੀ condition dehydration ਦੇ ਕਾਰਨ ਹੁੰਦੀ ਹੈ। ਜੇਕਰ patient ਦੀ death ਨਹੀਂ ਹੁੰਦੀ ਤਾਂ patient ਦੀ condition ਠੀਕ ਹੋਣ ਦੇ sign/symptoms ਦਿਖਾਈ ਦੇਣ ਲੱਗਦੇ ਹਨ।

Prevention/Control of Cholera

1. Cholera ਨੂੰ ਰੋਕਣ ਲਈ ਜਰੂਰੀ ਹੈ ਕਿ disease ਨੂੰ ਜਲਦੀ ਤੋਂ ਜਲਦੀ find out ਕੀਤਾ ਜਾਵੇ।
2. ਇਸ ਦੇ ਲਈ patient ਦੇ stool ਦਾ examination ਕਰਨਾ ਚਾਹੀਦਾ ਹੈ।
3. Stool ਦਾ specimens 36 and 28 no. ਦੇ rubber catheter ਦੇ ਦੁਆਰਾ collection ਕੀਤਾ ਜਾ ਸਕਦਾ ਹੈ ਜਾਂ ਫਿਰ rectal swab ਦੇ ਦੁਆਰਾ ਲਿਆ ਜਾ ਸਕਦਾ ਹੈ।

Notification

Cholera ਇੱਕ notifiable disease ਹੈ, ਇਸ ਵਿੱਚ death ਦੇ ਕਾਰਨ ਤੇ ਕਿੰਨਿਆ death ਹੋ ਰਹੀਆ ਹਨ, ਇਹਨਾਂ ਦੇ ਬਾਰੇ daily report ਕੀਤੀ ਜਾਂਦੀ ਹੈ।

Case Finding

Cholera ਨੂੰ control ਕਰਨ ਲਈ ਬਹੁਤ ਸਾਰੀਆ facilities provide ਕਰਨੀਆਂ ਚਾਹੀਦੀਆਂ ਹਨ ਤੇ ਜਿਥੋਂ ਤੱਕ possible ਹੋ ਸਕੇ case ਨੂੰ ਲੱਭ ਕੇ ਉਸਦਾ treatment ਕਰਨਾ ਚਾਹੀਦਾ ਹੈ ਤਾਕਿ patient ਨੂੰ shock ਵਿੱਚ ਜਾਣ ਤੋਂ ਬਚਾਇਆ ਜਾ ਸਕੇ।

1. **ORS therapy**

   WHO ਦੇ according ORS ਵਿੱਚ following content ਪਾਏ ਜਾਂਦੇ ਹਨ :

   - Sodium chloride - 3.5 gm
   - Sodium Bicarbonate - 2.5 gm
   - Potassium chloride - 1.5 gm
   - Glucose - 20 gm
   - Water - 1 litter

Sodium chloride, sodium bicarbonate and glucose and water ਨੂੰ 1 letter ਪਾਣੀ ਵਿੱਚ ਮਿਲਾਇਆ ਜਾਂਦਾ ਹੈ ਇਸ ਘੋਲ ਨੂੰ 24 ਘੰਟੇ ਦੇ ਅੰਦਰ use ਕੀਤਾ ਜਾਂਦਾ ਹੈ। ORS ਦੇ ਘੋਲ ਨੂੰ fresh ਤਿਆਰ ਕਰਨਾ ਚਾਹੀਦਾ ਹੈ। Patient ਦੇ stool pass ਕਰਨ ਦੇ ਬਾਅਦ ਤੁਰੰਤ ORS ਦਾ ਘੋਲ ਦੇਣਾ ਚਾਹੀਦਾ ਹੈ। ORS ਦੇ packets ਸਾਰੇ primary centre, subcentre and other medical centre ਤੇ ਉਪਲੱਬਦ ਨਹੀਂ ਹੈ ਤਾਂ ORS ਨੂੰ ਘਰ ਵਿੱਚ ਹੀ ਤਿਆਰ ਕੀਤਾ ਜਾ ਸਕਦਾ ਹੈ।

2. Severe case

   Severe case ਵਿੱਚ patient shock ਵਿੱਚ ਚਲਾ ਜਾਂਦਾ ਹੈ, ਇਸ ਲਈ patient ਦੀ pulse weak ਹੋ ਜਾਂਦੀ ਹੈ, ਤੇ ਉਸਨੂੰ IV fluid ਦੇਣਾ ਚਾਹੀਦਾ ਹੈ।

   ਅਤੇ ਉਸਦੇ ਬਾਅਦ patient ਨੂੰ ਨੇੜੇ ਦੇ hospital ਵਿੱਚ refer ਕਰ ਦੇਣਾ ਚਾਹੀਦਾ ਹੈ, ਜਦੋਂ patient ਦੀ condition ਵਿੱਚ ਸੁਧਾਰ ਆ ਜਾਂਦਾ ਹੈ ਤਾਂ oral route ਦੇ ਦੁਆਰਾ fluid ਦੇਣਾ ਸ਼ੁਰੂ ਕਰ ਦੇਣਾ ਚਾਹੀਦਾ ਹੈ।

Treatment

Antibiotic ਦੇ ਕਾਰਨ illness ਦੀ duration ਘੱਟ ਹੋ ਜਾਂਦੀ ਹੈ। Tetracycline ਇੱਕ ਬਹੁਤ ਚੰਗੀ antibiotic ਹੈ। Adults ਵਿੱਚ tetracycline 300 mg ਹਰ ਛੇ ਘੰਟੇ ਦੇ ਬਾਅਦ ਤਿੰਨ ਦਿਨ ਦੇ ਲਈ ਦੇਣੀ ਚਾਹੀਦੀ ਹੈ।

Disinfection

1. **Stool and vomiting disposal:** ਅਲੱਗ-ਅੱਲਗ container ਵਿੱਚ ਇੱਕਠੀ ਕੀਤੀ ਗਈ stool ਤੇ vomiting ਨੂੰ 2.5% lysole ਦੇ ਬਰਾਬਰ amount ਵਿੱਚ ਘੋਲ ਦੇ 2 ਘੰਟੇ ਲਈ ਰੱਖਣਾ ਚਾਹੀਦਾ ਹੈ। ਤੇ ਉਸ ਦੇ ਬਾਅਦ sanitary latrine ਦੇ ਦੁਆਰਾ ਜਾਂ ਫਿਰ ਜਮੀਨ ਵਿੱਚ ਦਬਾ ਕੇ ਉਸਦਾ ਚੰਗੀ ਤਰ੍ਹਾਂ ਨਿਪਟਾਰਾ ਕਰਨਾ ਚਾਹੀਦਾ ਹੈ।
2. **Clothing:** Patient ਦੇ clothes ਨੂੰ ਅੱਧੇ ਘੰਟੇ ਲਈ 2.5% lysole ਦੇ solution ਵਿੱਚ dip ਕਰਕੇ ਰੱਖਣਾ ਚਾਹੀਦਾ ਹੈ ਤੇ ਉਸਦੇ ਬਾਅਦ soap ਦੇ ਨਾਲ wash ਕਰ ਦੇਣਾ ਚਾਹੀਦਾ ਹੈ।
3. **Room disinfection:** ਕਮਰੇ ਦੀਆਂ ਦੀਵਾਰਾਂ ਨੂੰ 3 feet ਦੀ ਉਚਾਈ ਤੱਕ 5% cresol ਦੇ solution ਦੇ ਨਾਲ wash ਕਰਨਾ ਚਾਹੀਦਾ ਹੈ।
4. **Handwashing:** ਜੋ person patient ਦੀ care ਕਰਦਾ ਹੈ ਉਸਨੂੰ patient ਦੀ ਹਰ care ਦੇ ਬਾਅਦ ਆਪਣੇ ਹੱਥਾਂ ਨੂੰ ਚੰਗੀ ਤਰ੍ਹਾਂ soap and water ਨਾਲ clean ਕਰਨਾ ਚਾਹੀਦਾ ਹੈ।
5. **Feeding and cooking vessels:** Food and kitchen ਦੇ ਬਰਤਨਾਂ ਨੂੰ microorganism ਤੋਂ free ਕਰਨ ਲਈ 15 mint ਪਾਣੀ ਵਿੱਚ ਉਬਾਲਣਾ ਚਾਹੀਦਾ ਹੈ।
6. **Sanitary measures:** Purify water ਦੀ supply ਕਰਵਾਉਣੀ ਚਾਹੀਦੀ ਹੈ sanitary latrine ਦਾ use ਕਰਨਾ ਚਾਹੀਦਾ ਹੈ। Flies ਨੂੰ control ਕਰਨਾ ਚਾਹੀਦਾ ਹੈ, ਖਾਣੇ ਵਾਲੀਆਂ ਵਸਤੂਆਂ ਨੂੰ cover ਕਰਕੇ ਰੱਖਣਾ ਚਾਹੀਦਾ ਹੈ।
7. **Vaccination:** ਇਹ vaccine ਦੀ 2 dose S/C 0.5 ml 4-6 weeks ਦੇ ਅੰਤਰਾਲ ਦੇ ਅਨੁਸਾਰ ਦੇਣੀ ਚਾਹੀਦੀ ਹੈ।
8. **Health education:** ਲੋਕਾਂ ਨੂੰ ਉਹਨਾਂ ਦੀ health ਦੇ ਬਾਰੇ ਜਾਗਰੂਕ ਕਰਾਂਗੇ। Personal hygiene ਤੇ food hygiene ਨੂੰ improve ਕਰਨ ਲਈ ਕਹਾਂਗੇ। Defecation ਕਰਨ ਦੇ ਬਾਅਦ ਚੰਗੀ ਤਰ੍ਹਾਂ handwashing ਕਰਨ ਦੇ ਬਾਰੇ ਸਲਾਹ ਦੇਵਾਂਗੇ। Safe water supply ਦੇ ਬਾਰੇ ਲੋਕਾਂ ਨੂੰ educate ਕਰਾਂਗੇ।

CHAPTER 4

ਛੂਤ ਦੇ ਰੋਗਾਂ ਵਿੱਚ ਦੇਖਭਾਲ (Care of Communicable Diseases)

Infectious disease ਤੋਂ ਪੀੜਿਤ patient ਦੀ care ਨਿਮਨ ਪ੍ਰਕਾਰ ਨਾਲ ਕੀਤੀ ਜਾਂਦੀ ਹੈ।

1. Communicable disease ਵਾਲੇ patient ਨੂੰ ਅਲੱਗ ਕਮਰੇ ਵਿੱਚ ਰੱਖਣਾ ਚਾਹੀਦਾ ਹੈ।
2. Patient ਦੇ contact ਵਿੱਚ ਲੋਕਾਂ ਨੂੰ ਨਹੀਂ ਜਾਣ ਦੇਣਾ ਚਾਹੀਦਾ।
3. Patient ਦੇ contact ਵਿੱਚ ਆਉਣ ਤੋਂ ਬਾਅਦ ਹੱਥਾਂ ਨੂੰ antiseptic lotion ਦੇ ਨਾਲ ਚੰਗੀ ਤਰ੍ਹਾਂ ਸਾਫ ਕਰਨਾ ਚਾਹੀਦਾ ਹੈ।
4. Patient ਦਾ room well ventilated ਹੋਣਾ ਚਾਹੀਦਾ ਹੈ।
5. Patient ਦੇ ਦੁਆਰਾ use ਕੀਤੇ ਗਏ articles ਤੇ ਉਸਦੇ urine, sputum ਤੇ faeces ਨੂੰ ਚੰਗੀ ਤਰ੍ਹਾਂ dispose ਕਰਨਾ ਚਾਹੀਦਾ ਹੈ।
6. Droplet infection ਤੋਂ ਬੱਚਣ ਲਈ mask, gown and gloves ਦਾ use ਕਰਨਾ ਚਾਹੀਦਾ ਹੈ।
7. Patient ਦੀ care ਕਰਦੇ ਸਮੇਂ barrier nursing ਦਾ use ਕਰਨਾ ਚਾਹੀਦਾ ਹੈ।
8. ਜੋ health worker ਜਾਂ health care ਦੇਣ ਵਾਲਾ person ਕਿਸੇ ਵੀ infection ਜਿਵੇਂ : Cold, cough, diarrhoea ਜਾਂ skin disease ਜਾਂ ਕਿਸੇ ਹੋਰ infectious disease ਤੋਂ ਪੀੜਿਤ ਹੋਵੇ, ਉਸਨੂੰ ਰੋਗੀ ਕੋਲ ਨਹੀਂ ਜਾਣਾ ਚਾਹੀਦਾ। ਉਸਨੂੰ patient ਤੋਂ ਦੂਰ ਰੱਖਣਾ ਚਾਹੀਦਾ ਹੈ।

Isolation methods

Isolation method ਇੱਕ ਸਮਾਨ ਸਿਧਾਂਤ ਹੈ ਜੋ ਨਿਮਨਲਿਖਿਤ ਹੈ :

1. Infectious disease ਤੋਂ ਪੀੜਿਤ ਰੋਗੀਆ ਨੂੰ ਅਲੱਗ ਰੱਖਣਾ ਚਾਹੀਦਾ ਹੈ।
2. Patient ਦਾ room ਖੁੱਲਾ ਤੇ ਹਵਾਦਾਰ ਹੋਣਾ ਚਾਹੀਦਾ ਹੈ।
3. Patient ਦੀ care ਕਰਨ ਲਈ ਕੇਵਲ ਇੱਕ ਜਾਂ ਦੋ person ਦਾ ਪ੍ਰਵੇਸ਼ ਹੋਣਾ ਚਾਹੀਦਾ ਹੈ।
4. Patient ਦੀ care ਕਰਨ ਵਾਲੇ person ਨੂੰ gown, gloves and mask ਦਾ use ਕਰਨਾ ਚਾਹੀਦਾ ਹੈ।
5. Patient ਦੇ use ਕੀਤੀਆ ਵਸਤੂਆਂ ਨੂੰ disinfect ਕਰਨਾ ਚਾਹੀਦਾ ਹੈ।
6. Patient ਦੀ care ਕਰਨ ਤੋਂ ਪਹਿਲਾਂ ਤੇ ਬਾਅਦ ਵਿੱਚ antiseptic lotion ਨਾਲ ਹੱਥ ਧੋਣੇ ਚਾਹੀਦੇ ਹਨ।
7. Patient ਦੇ ਮਲ-ਮੂਤਰ, ਗੰਦੀਆ ਚਾਦਰਾਂ ਤੇ ਕੱਪੜੇ ਤੇ ਅਨੇਕਾਂ ਹੋਰ ਵਸਤੂਆਂ ਦਾ ਸਾਵਧਾਨੀ ਪੂਰਵਕ ਨਿਪਟਾਰਾ ਕਰਨਾ ਚਾਹੀਦਾ ਹੈ।

8. Isolation ਦਾ time ਅਲੱਗ-ਅਲੱਗ ਰੋਗਾਂ ਵਿੱਚ ਅਲੱਗ ਹੁੰਦਾ ਹੈ।
9. Isolation ਦਾ aim community ਵਿੱਚ disease ਨੂੰ ਫੈਲਣ ਤੋਂ ਰੋਕਣਾ ਹੈ।

Standard Safety Measures or Universal Precaution

Notification

1. Infection ਵਾਲੇ patient ਦਾ ਪਤਾ ਲੱਗਦੇ ਹੀ health worker ਨੂੰ ਸੂਚਨਾ ਦੇਣਾ।
2. ਇਹ ਸੂਚਨਾ ਪ੍ਰਾਥਮਿਕ ਸਵਾਸਥ ਕੇਂਦਰ ਦੇ health worker ਜਾਂ ਨਗਰਪਾਲਿਕਾ ਨੂੰ ਜਾਂ ਨਿਗਮ ਦੇ ਸਵਾਸਥ ਅਧਿ-ਕਾਰੀ ਨੂੰ ਦੇਣੀ ਚਾਹੀਦੀ ਹੈ।
3. ਬਿਮਾਰੀ ਦੇ ਫੈਲਾਅ ਨੂੰ ਰੋਕਣ ਦੀ ਕਾਰਵਾਈ ਲਈ ਅਧਿਕਾਰੀ ਪੂਰੀ ਕੋਸ਼ਿਸ਼ ਕਰਦੇ ਹਨ।

Isolation

1. ਇਹ ਇੱਕ ਆਮ ਸਿਧਾਂਤ ਹੈ ਕਿ communicable disease ਤੋਂ ਪੀੜਿਤ ਵਿਅਕਤੀ ਨੂੰ ਅਲੱਗ ਕਰਨਾ।
2. Hospital ਅਤੇ ਘਰ ਵਿੱਚ ਵੀ ਮਰੀਜ਼ ਨੂੰ ਅਲੱਗ ਰੱਖਣਾ ਚਾਹੀਦਾ ਹੈ।
3. Community ਵਿੱਚ ਬੀਮਾਰੀ ਫੈਲਣ ਤੋਂ ਰੋਕਣਾ।
4. Isolation ਦਾ time ਵੱਖ-2 ਬੀਮਾਰੀ ਵਿੱਚ ਅਲੱਗ-ਅਲੱਗ ਹੁੰਦਾ ਹੈ।

Quaratine

1. ਇਸਦਾ ਅਰਥ ਹੈ ਕਿਸੇ infectious disease ਦੇ ਸੰਪਰਕ ਵਿੱਚ ਆਏ person ਨੂੰ disease ਦੇ ਸ਼ੁਰੂ ਹੋਣ ਤੋਂ sign/ symptom ਆਉਣ ਤੱਕ ਦੇ ਲੰਬੇ ਟਾਈਮ ਤੱਕ ਅਲੱਗ ਰੱਖਣਾ।
2. ਕੋਰਿਆਟਾਈ ਦਾ ਉਦੇਸ ਹੈ ਜੋ ਅਜੇ ਤੱਕ ਪਤਾ ਨਹੀਂ ਚਲਿਆਂ ਉਨ੍ਹਾਂ ਨਾਲ ਸੰਪਰਕ ਨੂੰ ਰੋਕਣਾ, ਇਸਦਾ time period ਚੇਚਕ ਲਈ 14 ਦਿਨ ਤੇ ਹੈਜੇ ਲਈ 5 ਦਿਨ ਹੈ।

Survey

1. ਇਹ ਬੀਮਾਰੀ ਨੂੰ ਰੋਕਣ ਦੀ ਨਵੀਂ ਧਾਰਨਾ ਹੈ।
2. ਮਰੀਜ ਦੀ ਤੁਰੰਤ ਦੇਖਭਾਲ ਹੁੰਦੀ ਹੈ ਤਾਕਿ infection ਦੇ ਕਾਰਨ ਦਾ ਪਤਾ ਲਗਾਇਆ ਜਾ ਸਕੇ।
3. ਬਿਮਾਰੀ ਨੂੰ ਰੋਕਣ ਦਾ ਉਪਾਅ ਜਿੰਨ੍ਹਾ ਜਲਦੀ ਹੋ ਸਕੇ।

Disinfect

Patient ਦੇ ਦੁਆਰਾ use ਕੀਤੀਆ ਗਈਆ ਵਸਤੂਆਂ ਨੂੰ disinfect ਕਰਨਾ।

Immunization

1. Infectious disease ਦਾ immunization ਕਰਨਾ ਚਾਹੀਦਾ ਹੈ, ਉਹਨਾਂ ਦੀ booster dose ਦੇਣੀ ਚਾਹੀਦੀ ਹੈ।
2. Treatment infection ਨੂੰ ਰੋਕਣ ਲਈ ਤਾਕਤ ਦਿੰਦੀ ਹੈ।

Health education

1. Community ਵਿੱਚ communicable disease ਨੂੰ ਰੋਕਣ ਲਈ ਲੋਕਾਂ ਨੂੰ ਜਾਣਕਾਰੀ ਦੇਣਾ।
2. ਉਹਨਾਂ ਨੂੰ communicable disease ਦੀ ਰੋਕਥਾਮ ਬਾਰੇ ਦੱਸਣਾ।
3. ਲੋਕਾਂ ਨੂੰ immunization ਪ੍ਰਤੀ ਜਾਗਰੂਕ ਕਰਨਾ।

4. Education ਤੇ communication ਦੁਆਰਾ community ਵਿੱਚ communicable disease ਬਾਰੇ ਲੋਕਾਂ ਨੂੰ ਜਾਗਰੂਕ ਕਰਨਾ ਤੇ ਰੋਕਥਾਮ ਬਾਰੇ ਦੱਸਣਾ।

Health Education and Message of Communicable Disease

ਲੋਕਾਂ ਨੂੰ ਸਿਹਤ ਸੰਬੰਧੀ education ਦੇਣਾ ਬਹੁਤ ਜਰੂਰੀ ਹੈ। Health education ਦੁਆਰਾ ਲੋਕਾਂ ਨੂੰ ਉਹਨਾਂ ਦੀ ਸਿਹਤ ਸੰਬੰਧੀ ਜਾਣਕਾਰੀ ਦੇਣਾ ਬਹੁਤ ਜਰੂਰੀ ਹੈ।

Communication ਵਿੱਚ health education ਇਸ disease ਬਾਰੇ ਦੇਣਾ ਬਹੁਤ ਜਰੂਰੀ ਹੈ ਕਿਉਂਕਿ ਇਹ ਬਹੁਤ ਜਲਦੀ ਫੈਲਦੀ ਹੈ :

1. ਲੋਕਾਂ ਨੂੰ communicable disease ਦੇ ਵਿਰੁੱਧ immunization ਬਾਰੇ ਦੱਸਣਾ।
2. Community ਵਿੱਚ communicable disease ਅਤੇ ਉਸਦੇ prevention ਲਈ pictures ਤੇ ਪਾਰਦਰਸ਼ਨੀ ਦੁਆਰਾ education ਦੇਣਾ।
3. Disease ਵਾਲੇ patient ਨੂੰ isolate ਕਰਨਾ ਚਾਹੀਦਾ ਹੈ।
4. Health worker ਦੁਆਰਾ community ਦੇ ਲੋਕਾਂ ਨੂੰ health education ਦੇਣਾ।
5. Radio, TV ਤੇ ਲੋਕਾਂ ਨੂੰ disease ਦੀ ਰੋਕਥਾਮ ਬਾਰੇ ਜਰੂਰੀ ਜਾਣਕਾਰੀ ਦੇਣਾ।
6. ਲੋਕਾਂ ਨੂੰ ਸਾਫ-ਸੁਥਰੇ ਵਾਤਾਵਰਨ ਬਾਰੇ ਜਾਣਕਾਰੀ ਦੇਣਾ।
7. Food hygiene ਬਾਰੇ ਸਮਝਾਉਣਾ।
8. ਲੋਕਾਂ ਨੂੰ disinfection ਤੇ isolation ਦੀ ਮਹੱਤਤਾ ਬਾਰੇ ਦੱਸਣਾ।
9. Communicable disease ਬਾਰੇ patient ਦੇ contact ਵਿੱਚ ਨਹੀਂ ਆਉਣਾ ਚਾਹੀਦਾ। ਉਹਨਾਂ ਦੀ care ਕਰਦੇ ਸਮੇਂ gown, gloves ਤੇ mask ਦਾ use ਕਰਨਾ ਚਾਹੀਦਾ ਹੈ।
10. Patient ਦੀ care ਕਰਨ ਤੋਂ ਪਹਿਲਾਂ ਤੇ ਬਾਅਦ ਵਿੱਚ ਹੱਥਾਂ ਨੂੰ ਧੋਣਾ ਚਾਹੀਦਾ ਹੈ।
11. Patient ਦੇ ਦੁਆਰਾ use ਕੀਤੇ ਗਏ articles ਨੂੰ disinfect ਕਰਨਾ ਚਾਹੀਦਾ ਹੈ। Patient ਦੇ urine ਤੇ stool ਨੂੰ ਚੰਗੀ ਤਰ੍ਹਾਂ dispose ਕਰਨਾ ਚਾਹੀਦਾ ਹੈ।
12. ਲੋਕਾਂ ਨੂੰ sanitary latrine ਬਾਰੇ ਦੱਸਣਾ ਚਾਹੀਦਾ ਹੈ।

Role and Responsibility of ANM

1. ਲੋਕਾਂ ਨੂੰ communicable disease ਦੇ ਵਿਰੁੱਧ immunization ਦੇ ਬਾਰੇ ਦੱਸਣਾ।
2. ਅੱਲਗ ਰੱਖਣ ਦੇ ਤਰੀਕੇ ਦਾ use ਕਰਨਾ।
3. Gown, gloves, mask ਦਾ use ਕਰਨਾ।
4. Patient ਦੇ articles ਨੂੰ disinfect ਕਰਨਾ।
5. Patient ਦਾ room ਖੁੱਲ੍ਹਾ ਤੇ ਹਵਾਦਾਰ ਹੋਣਾ ਚਾਹੀਦਾ ਹੈ।
6. Patient ਨੂੰ personal hygiene ਦੇ ਬਾਰੇ ਦੱਸਣਾ।
7. Patient ਦੇ vital sign check ਕਰਾਂਗੇ ਤੇ record ਰੱਖਾਂਗੇ।
8. Communicable disease ਦੇ ਫੈਲਣ ਦੇ ਕਾਰਨ ਤੇ ਉਹਨਾਂ ਦੀ ਰੋਕਥਾਮ ਬਾਰੇ ਦੱਸਣਾ।
9. Communicable disease ਦੇ ਪੈਦਾ ਹੋਣ ਦੇ ਕਾਰਨ ਦੱਸਣਾ।
10. Communicable disease ਦੀ ਰੋਕਥਾਮ ਬਾਰੇ ਦੱਸਣਾ।

CHAPTER 5

ਮਹਾਮਾਰੀ ਪ੍ਰਬੰਧਨ (Epidemic Management)

Definition: ਕੋਈ disease patient ਦੀ normal ਸੰਖਿਆ ਦੇ ਬਜਾਏ ਜੇਕਰ ਜਿਆਦਾ ਸੰਖਿਆ ਵਿੱਚ ਵਿਅਕਤੀਆ ਨੂੰ ਪ੍ਰਭਾਵਿਤ ਕਰਦੀ ਹੈ, ਜਿਸਨੂੰ epidemic ਕਹਿੰਦੇ ਹਨ। ਜਿਵੇਂ : Cholera, jaundice.

Cause

1. Eyes infection
2. Diarrhoea
3. Jaundice
4. Severe infection: Cholera, malaria, plague, polio and chickenpox.

Epidemic Enquiry in A Community and Epidemic Mapping

Health worker ਨੂੰ epidemic ਦੀ condition ਵਿੱਚ ਨਿਮਨਲਿਖਤ inquiries ਕੀਤੀ ਜਾਂਦੀ ਹੈ।

Community ਵਿੱਚ special disease ਦੇ symptom ਇੱਕ ਸਾਥ ਲੋਕਾਂ ਵਿੱਚ ਦਿਖਾਈ ਦੇਣ ਤਾਂ ਉਸਨੂੰ ਲੋਕਾਂ ਤੋਂ inquiry ਕਰਨੀ ਚਾਹੀਦੀ ਹੈ, diarrhoea, jaundice, eye infection, etc. ਇਸ ਤਰ੍ਹਾਂ ਦੀ condition ਦੀ information primary health centre ਤੇ ਤੁਰੰਤ ਦੇਣੀ ਚਾਹੀਦੀ ਹੈ।

ਕੁੱਝ infectious disease ਜਿਵੇਂ cholera, plague malaria ਤੇ jaundice ਦੇ symptom ਨੂੰ ਪਹਿਚਾਨਣਾ ਤੇ ਲੋਕਾਂ ਤੋਂ ਪਤਾ ਕਰਨਾ ਕਿ ਇਹ condition ਕਦੋਂ ਤੋਂ ਹੈ। ਉਹਨਾਂ ਦੇ sign/symptom ਕੀ-ਕੀ ਹਨ, ਅਤੇ ਘਰ ਵਿੱਚ ਕਿੰਨੇ ਲੋਕਾਂ ਦੀ ਇਸ ਤਰ੍ਹਾਂ ਦੀ condition ਹੈ, ਅੰਤ ਵਿੱਚ ਇਹਨਾਂ ਸਾਰਿਆਂ ਦੀ information doctor ਨੂੰ PHC ਵਿੱਚ ਦੇਣੀ ਚਾਹੀਦੀ ਹੈ।

ਇਹਨਾਂ disease ਦੇ ਬਾਰੇ ਪਤਾ ਲੱਗਦੇ ਹੀ, community ਦੇ ਲੋਕਾਂ ਨੂੰ village health care guide ਦੇ ਦੁਆਰਾ ਇਹਨਾਂ disease ਦੀ prevention ਦੇ ਉਪਾਅ ਬਾਰੇ ਦੱਸਣਾ ਚਾਹੀਦਾ ਹੈ, ਤਾਕਿ epidemic ਦੇ ਫੈਲਾਅ ਨੂੰ control ਕੀਤਾ ਜਾ ਸਕੇ। ਲੋਕਾਂ ਨੂੰ ਬੀਮਾਰੀ ਨਾਲ related ਚਿੱਤਰ ਬਣਾ ਕੇ ਪੁੱਛਣਾ ਚਾਹੀਦਾ ਹੈ, ਕਿ ਉਸ ਪ੍ਰਕਾਰ ਕੋਈ ਰੋਗੀ ਹੈ।

Part C: Community Health Problems

CHAPTER 6

ਪਿੰਡ ਦੇ ਬੀਮਾਰ ਵਿਅਕਤੀ ਦੀ ਦੇਖਭਾਲ (Care of Sick in the Community)

HEALTH ASSESSMENT

History taking: Health assessment ਲਈ ਸਭ ਤੋਂ ਪਹਿਲਾਂ patient ਦੀ history ਲਈ ਜਾਂਦੀ ਹੈ। Patient ਦੇ background ਦੇ ਬਾਰੇ ਪੁੱਛਿਆ ਜਾਂਦਾ ਹੈ। ਇਹ history patient ਦੇ relatives ਤੋਂ ਲਈ ਜਾਂਦੀ ਹੈ। History ਨਾਲ patient ਦੇ mentally, physically status ਦੇ ਬਾਰੇ ਪਤਾ ਲਗਾਇਆ ਜਾਂਦਾ ਹੈ।

Method of History Taking

1. Patient ਨੂੰ comfortable position ਵਿੱਚ ਲਿਟਾਉਣਾ ਚਾਹੀਦਾ ਹੈ।
2. Patient ਦੀ personal history ਲੈਣੀ ਚਾਹੀਦੀ ਹੈ।
3. Disease ਦੇ sign/symptom ਨੂੰ ਦੇਖਣਾ ਚਾਹੀਦਾ ਹੈ।
4. Patient ਦੀ past history ਲੈਣੀ ਚਾਹੀਦੀ ਹੈ।
5. Family history ਲੈਣੀ ਚਾਹੀਦੀ ਹੈ।
6. Patient ਦਾ registration ਕਰਨਾ ਚਾਹੀਦਾ ਹੈ, ਜਿਸਦੇ ਅੰਦਰ patient ਦਾ name, address, age, sex, date, condition ਦੇ ਬਾਰੇ ਜਾਣਕਾਰੀ ਲੈਣੀ ਚਾਹੀਦੀ ਹੈ।

Physical Examination

1. **Height:** Physical examination ਵਿੱਚ patient ਦੀ height ਨੂੰ ਮਾਪਣਾ ਜਰੂਰੀ ਹੈ।
2. **Weight:** ਜੋ patient ਖੜੇ ਹੋ ਸਕਦੇ ਹਨ, ਉਹਨਾਂ ਦਾ weight ਲਿਆ ਜਾਂਦਾ ਹੈ। Weight ਦੇ according patient ਦੀ condition ਦਾ ਪਤਾ ਲਗਾਇਆ ਜਾਂਦਾ ਹੈ।

Recognition of Abnormal

1. **Abnormal temperature:** Subnormal 95°F
2. **Pyrexia:** 99°F ਤੋਂ ਜਿਆਦਾ
3. **Low pyrexia:** 99° to 101°F
4. **Moderate pyrexia:** 101° to 103°F
5. **Hyper pyrexia:** 105°F

Abnormal Pulse/Respiration

1. Apnoea ਸਾਹ ਬੰਦ ਹੋਣਾ
2. Bradycardia [Pulse ਬੰਦ ਹੋਣਾ]
3. Tachycardia
4. High cough

Abnormal BP

1. Hypotension
2. Hypertension

Management of Sick

1. Patient ਨੂੰ ਜਿਆਦਾ ਤੋਂ ਜਿਆਦਾ ਬਿਸਤਰ ਤੇ ਆਰਾਮ ਕਰਵਾਉਣਾ ਚਾਹੀਦਾ ਹੈ।
2. Patient ਦਾ bed comfortable ਹੋਣਾ ਚਾਹੀਦਾ ਹੈ।
3. Patient ਨੂੰ ਗਰਮੀ ਤੇ ਸਰਦੀ ਤੋਂ ਬਚਾਉਣਾ ਚਾਹੀਦਾ ਹੈ।
4. Patient ਨੂੰ ਜਿਆਦਾ ਤੋਂ ਜਿਆਦਾ liquid ਪਦਾਰਥ ਦੇਣੇ ਚਾਹੀਦੇ ਹਨ ਤਾਂ ਕਿ infection ਨੂੰ ਅੱਗੇ ਵੱਧਣ ਤੋਂ ਰੋਕਿਆ ਜਾ ਸਕੇ।
5. Patient ਨੂੰ ਜਿਆਦਾ ਤੋਂ ਜਿਆਦਾ water ਪੀਣਾ ਚਾਹੀਦਾ ਹੈ ਤੇ ਇੱਕ ਦਿਨ ਵਿੱਚ 2 ਲੀਟਰ ਤੋਂ ਜਿਆਦਾ ਪਾਣੀ ਪੀਣਾ ਚਾਹੀਦਾ ਹੈ।
6. ਪਾਣੀ ਉਬਲਿਆ ਹੋਇਆ ਹੋਣਾ ਚਾਹੀਦਾ ਹੈ।
7. Patient ਨੂੰ ਜਿਆਦਾ spicy diet ਨਹੀਂ ਲੈਣੀ ਚਾਹੀਦੀ।
8. Patient ਨੂੰ ਹਲਕੀ diet ਲੈਣੀ ਚਾਹੀਦੀ ਹੈ। ਜਿਵੇਂ : ਦਲੀਆ, ਦਹੀਂ, ਫਲ।
9. Patient ਨੂੰ personal hygiene maintain ਰੱਖਣ ਲਈ ਸਲਾਹ ਦੇਣੀ ਚਾਹੀਦੀ ਹੈ।
10. ਖਾਣਾ ਖਾਣ ਤੋਂ ਪਹਿਲਾਂ ਤੇ ਬਾਅਦ ਵਿੱਚ ਚੰਗੀ ਤਰ੍ਹਾਂ handwashing ਕਰਨੀ ਚਾਹੀਦੀ ਹੈ।
11. Patient ਦੇ vital sign check ਕਰਨੇ ਚਾਹੀਦੇ ਹਨ। ਜੇਕਰ ਕੋਈ abnormality ਹੈ ਤਾਂ doctor ਨੂੰ ਦਿਖਾਉਣਾ ਚਾਹੀਦਾ ਹੈ।
12. ਜੇਕਰ patient ਦਾ treatment ਚਲ ਰਿਹਾ ਹੈ ਤਾਂ ਉਸਨੂੰ time to time medicine ਦੇਣੀ ਚਾਹੀਦੀ ਹੈ।
13. Health worker ਨੂੰ patient ਦੀ care ਕਰਨ ਦੇ ਬਾਅਦ handwashing ਚੰਗੀ ਤਰ੍ਹਾਂ ਕਰਨੀ ਚਾਹੀਦੀ ਹੈ।
14. Patient ਦੇ infection ਨੂੰ ਰੋਕਣਾ ਚਾਹੀਦਾ ਹੈ।
15. Patient ਦੇ ਖਾਣੇ ਦੇ ਬਰਤਨ, towel, soap ਅੱਲਗ ਹੋਣੇ ਚਾਹੀਦੇ।
16. Patient ਦੇ ਦੁਆਰਾ use ਕੀਤੇ ਗਏ articles ਨੂੰ disinfect ਕਰਨਾ ਚਾਹੀਦਾ ਹੈ।
17. Patient ਦੀ tension ਤੇ ਡਰ ਨੂੰ ਗੱਲਾਂ ਦੇ ਦੁਆਰਾ ਦੂਰ ਕਰਨਾ ਚਾਹੀਦਾ ਹੈ।
18. Patient ਦੀ ਸਮੱਸਿਆ ਨੂੰ ਧਿਆਨ ਲਾਲ ਸੁਣਨਾ ਚਾਹੀਦਾ ਹੈ। ਉਸਦਾ ਹੱਲ ਕਰਨਾ ਚਾਹੀਦਾ ਹੈ।
19. Patient ਦੀ ਪਸੰਦ ਤੇ ਨਾ ਪਸੰਦ ਦਾ ਧਿਆਨ ਰੱਖਣਾ ਚਾਹੀਦਾ ਹੈ।

CHAPTER 7

ਜੈਵੀ ਨਿਸ਼ਾਨ (Vital Sign)

Vital sign health ਦੇ basic component ਹਨ। Body temperature, pulse, respiration ਤੇ BP ਨੂੰ vital sign ਕਹਿੰਦੇ ਹਨ। Vital sign ਨੂੰ cardinal sign ਵੀ ਕਿਹਾ ਜਾਂਦਾ ਹੈ। ਕਿਉਂਕਿ :

1. ਇਹ ਸਾਰੇ findings vital organ ਦੇ ਦੁਆਰਾ maintain ਹੁੰਦੀ ਹੈ ਜੇਕਰ body function ਵਿੱਚ ਥੋੜ੍ਹਾ ਜਿਹਾ change ਆਉਂਦਾ ਹੈ ਤਾਂ vital sign change ਹੋ ਜਾਂਦੇ ਹਨ।
2. Vital sign ਦੇ ਦੁਆਰਾ patient ਦੀ condition ਵਿੱਚ improvement ਜਾਂ regression ਨੂੰ ਇਹਨਾਂ ਦੁਆਰਾ ਦੇਖਿਆ ਜਾ ਸਕਦਾ ਹੈ।
3. ਇਹਨਾਂ sign ਦੇ ਨਾਲ special information ਦਾ ਪਤਾ ਲਗਾਇਆ ਜਾ ਸਕਦਾ ਹੈ, ਤੇ disease ਨੂੰ diagnose ਕਰਕੇ ਜਲਦੀ ਤੋਂ ਜਲਦੀ treatment, medication, nursing care ਸ਼ੁਰੂ ਕੀਤੀ ਜਾ ਸਕਦੀ ਹੈ।
4. ਇਸ sign ਵਿੱਚ ਬਹੁਤ ਜਿਆਦਾ variation ਜਾਂ ਆਕਸੀਜਨ ਦੀ ਕਮੀ, electerolyte balance ਨੂੰ ਦੱਸਦਾ ਹੈ।
5. Patient ਦੇ emotion ਵੀ ਇਸ sign ਵਿੱਚ change ਲਿਆਉਂਦੇ ਹਨ।
6. Normal body temperature - 98.6°F ਤੇ 37.6°C
   Normal pulse rate - 70-80/mint. (60-80)
   Normal respiration - 16/mint.
   Normal BP - 120-80/mm of Hg.
   Normal body temperature - 98.6°F ਤੇ 37.6°C

BODY TEMPERATURE

Body ਵਿੱਚ heat produce ਹੋਣ ਤੇ loss ਹੋਣ ਦਾ balance body temperature ਕਹਿਲਾਉਂਦਾ ਹੈ।

ਇਹ degree of heat ਹੈ ਜੋ body ਦੇ ਦੁਆਰਾ maintain ਕੀਤੀ ਜਾਂਦੀ ਹੈ, body temperature ਨੂੰ mechanism ਦੇ ਦੁਆਰਾ maintain ਕੀਤਾ ਜਾਂਦਾ ਹੈ ਜੋ ਇਸ ਪ੍ਰਕਾਰ ਹੈ :

1. **Thermogenesis:** ਇਹ ਇੱਕ chemical regulation ਹੈ ਜੋ heat produce ਹੋਣ ਦੇ ਦੁਆਰਾ ਹੁੰਦੀ ਹੈ।
2. **Thermolysis:** ਇਹ ਇੱਕ ਸਰੀਰਕ regulation ਹੈ ਜੋ heat loss ਹੋਣ ਦੇ ਕਾਰਨ ਹੁੰਦਾ ਹੈ। Body temperature hypothalamus ਦੇ ਕਾਰਨ control ਹੁੰਦਾ ਹੈ। ਜੋ brain ਵਿੱਚ present ਹੈ।

Ways of heat producing of body [body ਵਿੱਚ ਕਿਹੜੇ ਤਰੀਕਿਆਂ ਨਾਲ ਗਰਮੀ ਪੈਦਾ ਹੁੰਦੀ ਹੈ]

Oxidation of Food: Metabolism ਦੇ ਦੌਰਾਨ protein, fat, ਕਾਰਬੋਹਾਈਡ੍ਰੇਟ ਦੀ energy ਪੈਦਾ ਕਰਨ ਨਿੱਚ help ਕਰਦੇ ਹਨ। 1 gm carbohydrate 4 calorie heat ਪੈਦਾ ਕਰਦਾ ਹੈ।

1 gm protein - 4 calori heat provide ਕਰਦਾ ਹੈ।

1 gm fat - 9 calori heat provide ਕਰਦਾ ਹੈ।

ਇਹ metabolism ਦੇ ਦੌਰਾਨ ਹੁੰਦਾ ਹੈ।

Specific Dynamic Action of Food

1. ਖਾਣਾ ਖਾਣ ਦੇ ਬਾਅਦ ਆਪਣੀ body ਵਿੱਚ heat energy ਦੇ ਰੂਪ ਵਿੱਚ ਜਿਆਦਾ ਉਤਪੰਨ ਹੋਣ ਲੱਗਦੀ ਹੈ। ਕਿਉਂਕਿ ਖਾਣਾ ਖਾਣ ਤੋਂ ਬਾਅਦ body ਦੀ BMR [Basal metabolic rate] ਵਧ ਜਾਂਦੀ ਹੈ ਇਸਨੂੰ specific dynamic action of food ਬੋਲਦੇ ਹਨ। ਇਹ nutrients ਦੇ according ਅਲੱਗ-ਅਲੱਗ ਹੁੰਦੇ ਹਨ।
2. Specific dynamic action of fat = 4%

   Specific dynamic action of carbohydrate - 5-6%

   Specific dynamic action of protein - 30%
3. Excercise:
   (a) ਆਪਣੀ body ਵਿੱਚ exercise ਦੇ ਦੌਰਾਨ ਜਿੰਨੀ ਰਫਤਾਰ ਵਿੱਚ heat ਬਾਹਰ ਨਿਕਲਦੀ ਹੈ ਉਸਤੋਂ ਕਈ ਗੁਣਾ ਜਿਆਦਾ heat produce ਹੁੰਦੀ ਹੈ।

   (b) Exercise ਦੇ ਦੌਰਾਨ glycogen ਜੋ ਸਰੀਰ ਵਿੱਚ ਸਟੋਰ ਹੁੰਦੇ ਹਨ ਉਹ glucose ਜਾਂ ਸ਼ੁਗਰ ਦੇ ਰੂਪ ਵਿੱਚ ਟੁੱਟਦੇ ਰਹਿੰਦੇ ਹਨ। ਤੇ energy ਪੈਦਾ ਕਰਦੇ ਹਨ।

   (c) Exercise ਦੇ ਦੌਰਾਨ blood supply ਵਧ ਜਾਂਦੀ ਹੈ ਤੇ ਜਿਸ ਦੇ ਕਾਰਨ patient hot [ਗਰਮੀ] ਮਹਿਸੂਸ ਕਰਦਾ ਹੈ।
4. **Harmonal effect:** Thyroid gland adrenal gland ਦੀ activity ਵਧਣ ਦੇ ਕਾਰਨ ਸਾਡੇ ਸਰੀਰ ਵਿੱਚ heat ਪੈਦਾ ਹੋ ਜਾਂਦੀ ਹੈ ਜਦੋਂ progesterone blood ਵਿੱਚ release ਹੁੰਦੇ ਹਨ ਤਾਂ ਇਹ oxidation process ਨੂੰ ਵਧਾ ਦਿੰਦੇ ਜਿਸ ਕਾਰਨ body ਵਿੱਚ ਜਿਆਦਾ heat produce ਹੁੰਦੀ ਹੈ।
5. **String emotion:** Anxiety [ਚਿੰਤਾ], excitement [ਉਤੇਜਿਤ ਹੋਣਾ], nervous ਹੋਣਾ ਆਦਿ autonomic nervous system ਨੂੰ ਉਤੇਜਿਤ ਕਰਦੇ ਹਨ। ਜਿਸ ਦੇ ਕਾਰਨ ਸਾਰੇ organs ਦੀਆਂ ਗਤੀਵਿਧੀਆਂ ਵਧ ਜਾਂਦੀਆ ਹਨ ਤੇ heat ਪੈਦਾ ਹੁੰਦੀ ਹੈ।
6. **Change in environment:** ਬਹੁਤ ਜਿਆਦਾ ਕਮਰੇ ਦਾ ਤਾਪਮਾਨ body temperature ਨੂੰ ਵਧਾ ਦਿੰਦਾ ਹੈ ਤੇ ਸਾਰੇ heat regulating mechanism upset ਕਰ ਦਿੰਦਾ ਹੈ ਜਿਸ ਕਾਰਨ body temperature increase ਹੋ ਜਾਂਦਾ ਹੈ।
7. **Disease condition:** ਜਦੋਂ bacteria body ਵਿੱਚ enter ਹੋ ਜਾਂਦੇ ਹਨ ਤਾਂ ਉਸ ਨਾਲ person ਨੂੰ infection ਹੋ ਜਾਂਦਾ ਹੈ ਇਹ ਇੱਕ ਬੀਮਾਰੀ ਨਹੀਂ ਹੈ। ਇਹ ਇੱਕ bacteria ਦੇ against protective action ਹੈ। Temperature ਦੀ degree infection ਦੀ severity ਤੇ ਨਿਰਭਰ ਕਰਦੀ ਹੈ।

Ways of lossing heat by body {ਕਿਹੜੇ ਤਰੀਕਿਆ ਨਾਲ ਹੀਟ ਘੱਟ ਹੁੰਦੀ ਹੈ]

Through the skin: Skin heat ਨੂੰ regulate ਕਰਨ ਦਾ important organ ਹੈ ਜੋ ਕਿ hypothalamus ਦੇ ਦੁਆਰਾ control ਹੁੰਦਾ ਹੈ ਜਦੋਂ body temperature ਵਧਦਾ ਹੈ ਤਾਂ warm blood hypothalamus ਦੇ through flow ਕਰਦਾ ਹੈ।

Hypothalamus ਜੋ ਕਿ heat variation ਦੇ ਦੁਆਰਾ ਬਹੁਤ ਜਿਆਦਾ sensitive ਹੈ ਜੋ ਕਿ impulse ਭੇਜਦਾ ਹੈ ਜਿਸਦੇ ਕਾਰਨ vasodilation ਦੇ vessels ਵਿੱਚ ਜਿਆਦਾ blood ਆਉਂਦਾ ਹੈ ਤੇ skin ਦੇ ਦੁਆਰਾ body ਵਿਚੋਂ heat conduction, convection, radiation and evaporation ਦੇ ਦੁਆਰਾ lost ਹੋ ਜਾਂਦੀ ਹੈ।

1. **Conduction:** ਇਸ ਵਿੱਚ heat ਗਰਮ ਹਿੱਸੇ ਤੋਂ ਠੰਡੇ ਹਿੱਸੇ ਵਿੱਚ ਚਲੀ ਜਾਂਦੀ ਹੈ ਜਿਵੇਂ air cloth ਦੇ ਦੁਆਰਾ ਬਹੁਤ ਘੱਟ ਮਾਤਰਾ ਵਿੱਚ conduction ਦੇ ਦੁਆਰਾ heat loss ਹੁੰਦੀ ਹੈ।
2. **Convection:** ਇਸ ਵਿੱਚ heat air ਜਾਂ liquid ਦੇ less ਦੁਆਰਾ ਹੁੰਦੀ ਹੈ। ਇਹ air movement ਤੇ environment ਦੇ temperature ਤੇ ਨਿਰਭਰ ਕਰਦੀ ਹੈ।
3. **Radiation:** ਇਸ ਵਿੱਚ heat ਇੱਕ surface ਤੋਂ ਦੂਸਰੀ surface ਦੇ ਬਿਨ੍ਹਾਂ ਸੰਪਰਕ ਵਿੱਚ ਆਏ transfer ਹੋ ਜਾਂਦੀ ਹੈ।

   Radiation rays ਬਿਨ੍ਹਾਂ change ਕੀਤੇ ਵਿਚਲੇ ਸਥਾਨ ਦੇ ਵਿਚਕਾਰੋ ਹੋ ਕੇ ਗੁਜਰ ਜਾਂਦੀ ਹੈ। 60% body heat radiation ਦੇ ਦੁਆਰਾ loss ਹੁੰਦੀ ਹੈ।
4. **Evaporation:** ਇਸ process ਦੇ ਦੁਆਰਾ ਕੋਈ ਵੀ ਪਦਾਰਥ liquid ਪਦਾਰਥ ਵਿੱਚ change ਹੋ ਜਾਂਦਾ ਹੈ ਤੇ ਜਿਸ ਦੇ ਦੁਆਰਾ heat loss ਹੋ ਜਾਂਦੀ ਹੈ। ਜਿਵੇਂ : ਪਸੀਨਾ, ਜਦੋਂ body temperature ਵਧ ਜਾਂਦਾ ਹੈ ਤਾਂ ਪਸੀਨਾ active ਹੋ ਜਾਂਦਾ ਹੈ ਜਾਂ sweat gland increase ਹੁੰਦਾ ਹੈ ਜਿਸ ਦੇ ਦੁਆਰਾ heat loss ਹੋ ਜਾਂਦੀ ਹੈ।
5. **Through the lungs:** Respiration ਦੇ ਦੁਆਰਾ ਜਾਂ ਸਾਹ ਦੁਆਰਾ ਅੰਦਰ ਲਈ ਗਈ air ਦਾ temperature ਵਾਤਾਵਰਨ ਦੇ temperature ਦੇ ਬਰਾਬਰ ਹੁੰਦਾ ਹੈ ਤੇ ਸਰੀਰ ਵਿੱਚ ਪ੍ਰਵੇਸ਼ ਕਰਨ ਦੇ ਬਾਅਦ air lungs ਤੱਕ ਚੱਲੀ ਜਾਂਦੀ ਹੈ ਤੇ lungs tissue ਦੇ ਦੁਆਰਾ heat ਪੈਦਾ ਹੋਣ ਦੇ ਕਾਰਨ ਇਹ ਹਵਾ ਗਰਮ ਹੋ ਜਾਂਦੀ ਹੈ ਜਦ ਸਾਹ ਬਾਹਰ ਕੱਢਦੇ ਹਾਂ। ਤਾਂ ਇਹ ਗਰਮ ਹਵਾ ਬਾਹਰ ਨਿਕਲ ਜਾਂਦੀ ਹੈ ਅਸੀਂ 300 ml water lungs ਦੇ ਦੁਆਰਾ ਵਾਸਪੀਕਰਨ ਕੇ ਦੁਆਰਾ ਬਾਹਰ ਕੱਢਦੇ ਹਾਂ।
6. **Through the kidney:** Kidney ਦੇ ਦੁਆਰਾ urine produce ਹੁੰਦਾ ਹੈ ਜੋ ਕਿ ਆਪਣੀ body ਤੋਂ heat ਲੈ ਕੇ ਗਰਮ ਹੋ ਜਾਂਦਾ ਹੈ ਤੇ ਜਦੋਂ ਅਸੀਂ urine pass ਕਰਦੇ ਹਾਂ ਤਾਂ ਉਸੇ ਤਰ੍ਹਾਂ ਹੀ heat body ਤੋਂ loss ਹੋ ਜਾਂਦੀ ਹੈ।
7. **Through the bowles:** Intestine faeces body ਤੋਂ heat ਨੂੰ ਸੋਖ ਲੈਂਦੇ ਹਨ ਤੇ ਜਦੋਂ person deficate ਕਰਦਾ ਹੈ ਤਾਂ body ਤੋਂ heat loss ਹੋ ਜਾਂਦੀ ਹੈ।
8. **Normal variations in the body temperature:** ਇੱਕ healthy person ਵਿੱਚ body ਦਾ temperature 97°-99° ਤੱਕ vary ਕਰਦਾ ਰਹਿੰਦਾ ਹੈ।

ਹੇਠਾਂ ਲਿਖੇ ਕਾਰਨਾਂ ਨਾਲ ਆਪਣੀ body temperature ਵਿੱਚ normal variation ਆਉਂਦਾ ਹੈ।

1. **Time of day:** Morning time ਵਿੱਚ body temperature evening ਦੀ ਤੁਲਨਾ ਵਿੱਚ ਘੱਟ ਹੁੰਦਾ ਹੈ।
2. **Time of month:** Mensturation ਦੇ ਦੌਰਾਨ temperature ਵਿੱਚ ਅਚਾਨਕ ਗਿਰਾਵਟ ਆ ਜਾਂਦੀ ਹੈ ਤੇ temperature [normal] maximum ਹੋ ਜਾਂਦਾ ਹੈ।

3. **Age of the person:** Young peoples ਦਾ temperature old peoples ਦੀ ਤੁਲਨਾ ਵਿੱਚ ਜਿਆਦਾ ਹੁੰਦਾ ਹੈ।
4. **Part of body:** ਆਪਣੀ body ਦੇ ਕੁੱਝ parts ਦਾ temperature ਅਲੱਗ ਹੁੰਦਾ ਹੈ ਜਿਵੇਂ : Rectum ਤੋਂ temperature ਲੈਂਦੇ ਹਾਂ ਤਾਂ ਇਹ oral temperature ਤੋਂ ਜਿਆਦਾ ਹੁੰਦਾ ਹੈ। ਜੇਕਰ axilla ਤੋਂ temperature ਲੈਂਦਾ ਹਾਂ ਤਾਂ ਇਹ oral ਤੋਂ ਇੱਕ degree ਘੱਟ ਹੁੰਦਾ ਹੈ।

   Oral temperature - 98.6°F
   Rectum - 99.6°F
   Axilla - 97.6°F
5. **Emotions:** Strong emotion ਦੇ ਕਾਰਨ temperature ਵਿੱਚ ਉਤੱਰਾਵ-ਚੜਾਵ ਆਉਂਦਾ ਰਹਿੰਦਾ ਹੈ ਜਿਵੇਂ : ਚਿੰਤਾ phobia [ਡਰ]
6. **Exercise:** Exercise ਦੇ ਕਾਰਨ body temperature ਵਧ ਜਾਂਦਾ ਹੈ ਜਦੋਂ ਕਿ rest and sleep ਦੇ ਕਾਰਨ body temperature ਘੱਟ ਹੋ ਜਾਂਦਾ ਹੈ।
7. **Fasting:** Fasting ਵਿੱਚ ਜੋ person ਰਹਿੰਦੇ ਹਨ ਉਹਨਾਂ ਦਾ body temperature ਘੱਟ ਹੁੰਦਾ ਹੈ।
8. **Environment factor:** Hot and cold environment ਅਤੇ hot and cold bath ਆਦਿ body temperature ਨੂੰ ਪ੍ਰਭਾਵਿਤ ਕਰਦੇ ਹਨ।

THERMOMETER

Thermometer: Body ਦੇ temperature ਨੂੰ ਮਾਪਣ ਲਈ ਜੋ ਚੀਜ use ਕੀਤੀ ਜਾਂਦੀ ਹੈ ਉਸਨੂੰ thermometer ਕਹਿੰਦੇ ਹਨ।

Types of thermometer

Clinical Thermometer

ਇਹ ਇੱਕ ਇਸ ਤਰ੍ਹਾਂ ਦਾ instrument ਹੈ ਜੋ design ਕੀਤਾ ਜਾਂਦਾ ਹੈ ਜੋ ਕਿ fahrenheit ਤੇ celsius ਦੋਨਾਂ ਵਿੱਚ ਉਪਲੱਬਧ ਹੈ। Thermometer ਦੇ ਦੋ part ਹੁੰਦੇ ਹਨ। (a) bulb (b) stem

Bulb part ਵਿੱਚ mercury ਹੁੰਦੀ ਹੈ ਅਤੇ stem part ਵਿੱਚ mercury ਉੱਪਰ ਨੂੰ ਹੁੰਦੀ ਹੈ। Stem ਦੇ ਉੱਪਰ 95°F ਜਾਂ 35°C ਤੋਂ start ਹੋ ਕੇ 110°F ਤੇ 43.3°C ਤੱਕ scale ਬਣਿਆ ਹੁੰਦਾ ਹੈ। ਇਹ ਗੋਲਾਕਾਰ ਤਹਿ ਹੁੰਦੀ ਹੈ ਤੇ ਇਸਦਾ ਪਿਛੇ ਵਾਲਾ ਭਾਗ (ਪਲੇਨ) ਹੁੰਦਾ ਹੈ ਤੇ ਇਸਦੇ ਉੱਪਰ ਇੱਕ ਤੇਜ਼ ਉਭਾਰ ਹੁੰਦਾ ਹੈ। Bulb ਅਲੱਗ-ਅਲੱਗ type ਦੇ ਹੁੰਦੇ ਹਨ।

Mercury ਦੇ ਨੇੜੇ ਜਿੰਨੀ ਕੱਚ ਦੀ ਤਹਿ ਹੁੰਦੀ ਹੈ ਉੱਨੀ ਹੀ ਜਲਦੀ ਨਾਲ mercury ਗਰਮ ਹੋ ਕੇ temperature ਦੱਸਦੀ ਹੈ।

ਮੂੰਹ ਵਿੱਚ use ਹੋਣ ਵਾਲੇ thermometer ਦਾ bulb ਲੰਬਾ ਤੇ ਸਲੰਡਰੀਕਲ size ਦਾ ਹੁੰਦਾ ਹੈ ਜਦੋਂ ਕਿ rectal thermometer ਦਾ bulb ਛੋਟਾ ਹੁੰਦਾ ਹੈ ਤੇ ਪਲੇਨ ਹੁੰਦਾ ਹੈ।

Rectal thermometer ਦਾ bulb coloured ਵੀ ਹੁੰਦਾ ਹੈ।

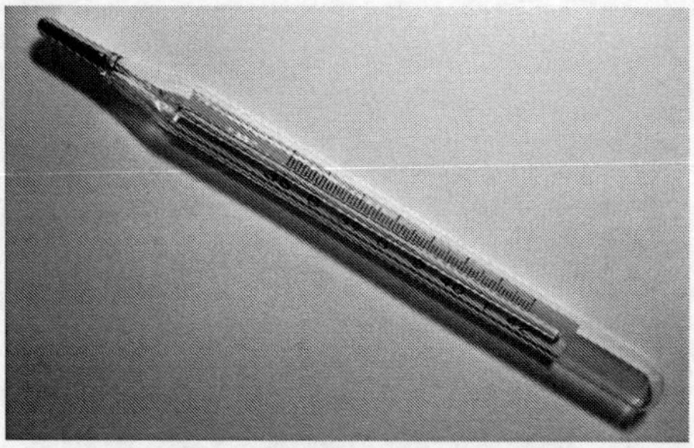

Fig. 7.1: Clinical thermometer

Mercury

Mercury: ਇਹ silver colour ਦੀ ਹੁੰਦੀ ਹੈ। HG ਇੱਕ liquid ਤੇ metal ਹੈ ਇਹ thermometer ਵਿੱਚ use ਕੀਤੀ ਜਾਂਦੀ ਹੈ। ਇਹ temperature ਦੇ ਦੁਆਰਾ ਸੰਵੇਦਨਸ਼ੀਲ ਹੁੰਦੀ ਹੈ। ਜੇਕਰ temperature ਵਿੱਚ variation ਹੁੰਦਾ ਹੈ ਤਾਂ ਉਹ ਜਲਦੀ ਤੋਂ ਜਲਦੀ ਤੇ stem ਦੀ ਤਰਫ ਵੱਧਦੀ ਹੈ। Mercury ਦਾ expansion [ਚੜਾਅ] ਇੱਕ ਸਮਾਨ ਹੁੰਦਾ ਹੈ ਤੇ ਇਸਨੂੰ ਆਸਾਨੀ ਨਾਲ ਦੇਖਿਆ ਜਾ ਸਕਦਾ ਹੈ।

Care of thermometer

1. Thermometer ਨੂੰ ਸਾਵਧਾਨੀ ਪੂਰਵਕ ਉੱਪਰ ਦੀ ਤਰਫੋਂ ਪਕੜਨਾ ਚਾਹੀਦਾ ਕਦੇ ਵੀ bulb ਦੀ ਤਰਫੋਂ ਨਹੀਂ ਪਕੜਨਾ ਚਾਹੀਦਾ।
2. Mercury ਨੂੰ ਹੇਠਾਂ ਲਿਆਉਣ ਦੇ ਲਈ thermometer ਨੂੰ wrist ਦੀ quite movement ਦੇ ਨਾਲ shake ਕਰਨਾ ਚਾਹੀਦਾ ਹੈ।
3. Thermometer ਨੂੰ ਧਿਆਨ ਨਾਲ shake ਕਰਨਾ ਚਾਹੀਦਾ ਹੈ ਅਤੇ ਹੋ ਸਕੇ ਤਾਂ ਖੁੱਲ੍ਹੀ ਜਗ੍ਹਾ ਵਿੱਚ ਜਾ ਕੇ shake ਕਰਨਾ ਚਾਹੀਦਾ ਹੈ।
4. Thermometer ਨੂੰ ਕਦੇ ਵੀ hot water ਵਿੱਚ wash ਹਨੀਂ ਕਰਨਾ ਚਾਹੀਦਾ। ਕਿਉਂਕਿ mercury stem ਦੇ level ਦੇ ਉੱਪਰ ਜਾ ਸਕਦੀ ਹੈ ਤੇ ਥਰਮਾਮੀਟਰ ਟੁੱਟ ਸਕਦਾ ਹੈ।
5. Thermometer ਨੂੰ ਕਦੇ ਵੀ disinfactant solution ਵਿੱਚ store ਨਹੀਂ ਕਰਨਾ ਚਾਹੀਦਾ ਉਸੇ ਸਾਫ ਪਾਣੀ ਨਾਲ ਸਾਫ ਕਰਕੇ ਤੇ dry ਕਰਕੇ container ਵਿੱਚ ਰੱਖਣਾ ਚਾਹੀਦਾ ਹੈ। ਜਿਸ ਨਾਲ bulb ਦੇ ਹੇਠਾਂ cotton ਲੱਗੀ ਹੋਵੇ।
6. Thermometer ਨੂੰ ਕਦੇ ਵੀ ਉਸ ਮਰੀਜ ਦੇ ਮੂੰਹ ਵਿੱਚ ਨਹੀਂ ਰੱਖਣਾ ਚਾਹੀਦਾ ਜੋ ਆਪ ਦੀ ਗੱਲ ਨਹੀਂ ਸਮਝ ਸਕਦਾ ਜਿਵੇਂ : ਛੋਟੇ ਬੱਚੇ, old person, unconsicous person ਕਿਉਂਕਿ ਇਹਨਾਂ ਦੇ ਦੁਆਰਾ ਮੂੰਹ ਵਿੱਚ thermometer ਟੁੱਟਣ ਦਾ ਡਰ ਰਹਿੰਦਾ ਹੈ।

Disinfection

ਇਹ ਇੱਕ ਇਸ ਤਰ੍ਹਾਂ ਦਾ agent ਹੈ ਜੋ pathogenic organism ਨੂੰ kill ਕਰਦੇ ਹਨ।

S. No.	Name of disinfant	Strength	Time	Water
1.	Dettol	1:40	5 mint.	95 ml
2.	Savlon	1:20	5 mint.	95 ml
3.	Lysol	1:40	3 mint.	95 ml
4.	Fairgenol	1:40	5 mint.	95 ml

1. $C = (F - 32) \times \frac{5}{9}$

$C = (100 - 32) \times \frac{5}{9}$

$68 \times \frac{5}{9} = \frac{340}{9} = 37.7°F$

2. $F = \left(C \times \frac{9}{5}\right) + 32$

$F = \left(37.7 \times \frac{9}{5}\right) + 32$

$F = 7.54 \times 9 + 32$

$67.86 + 32 = 99.86°F$

Electronic Thermometer

ਇਹ ਇੱਕ power batree ਨਾਲ ਜੁੜਿਆ ਹੁੰਦਾ ਹੈ ਜਿਸ ਵਿੱਚ ਇੱਕ display unit ਹੁੰਦੀ ਹੈ। ਜੋ ਇੱਕ ਤਾਰ ਨਾਲ ਜੁੜੀ ਹੁੰਦੀ ਹੈ। ਇਸਦਾ sensitive prob ਹੁੰਦਾ ਹੈ। ਇਹ ਇੱਕ ਪਲਾਸਇਕ ਦੇ cover ਵਿੱਚ ਰਹਿੰਦਾ ਹੈ ਜੋ infection ਨੂੰ ਰੋਕਦਾ ਹੈ। Oral and rectum temperature ਲਈ ਇਹ ਅਲੱਗ-ਅਲੱਗ use ਕੀਤੇ ਜਾਂਦੇ ਹਨ।

Use ਕਰਨ ਦੇ ਕੁੱਝ ਸੈਕਿੰਡ ਵਿੱਚ ਹੀ ਅਸੀ temperature ਪੜ੍ਹ ਸਕਦੇ ਹਨ [Thermometer] temperature fahrenheit (F) and celsius ਵਿੱਚ ਹੁੰਦਾ ਹੈ।

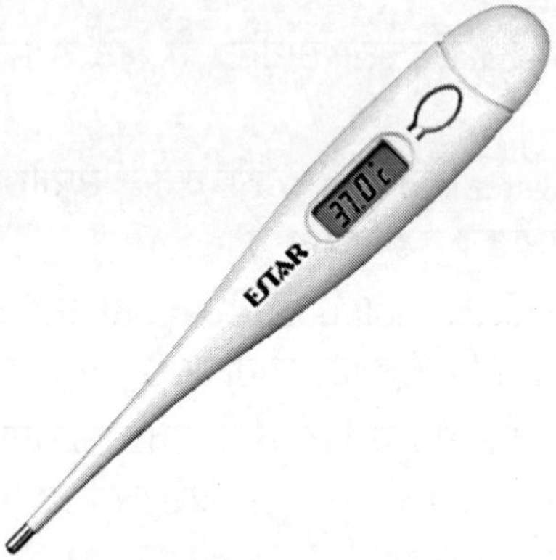

Fig. 7.2: Electronic thermometer

Disposal Thermometer

ਇਹ ਇੱਕ ਵਾਰ ਹੀ use ਹੋਣ ਵਾਲਾ thermometer ਹੈ, ਇਸਨੂੰ use ਕਰਨ ਦੇ ਬਾਅਦ ਸੁੱਟ ਦਿੱਤਾ ਜਾਂਦਾ ਹੈ। ਇਹ ਪਲਾਸਟਿਕ ਦੀ ਇੱਕ strip ਹੁੰਦੀ ਹੈ ਜੋ chemical paper ਦੀ ਬਣੀ ਹੁੰਦੀ ਹੈ। ਇਹ ਕੇਵਲ ਬੱਚਿਆ ਦੇ ਵਿੱਚ oral and axilla temperature ਨੂੰ check ਕਰਨ ਲਈ use ਕੀਤਾ ਜਾਂਦਾ ਹੈ। ਇਸ ਵਿੱਚ 45 second ਵਿੱਚ temperature ਨੂੰ check ਕਰ ਸਕਦੇ ਹਾਂ।

Tempanic Membrane Thermometer

ਇਹ ਹੱਥ ਵਿੱਚ ਪਕੜਣ ਵਾਲਾ auto scale ਦੀ ਤਰ੍ਹਾਂ ਹੁੰਦਾ ਹੈ ਤੇ ਇਹ ਬੈਟਰੀ ਦੀ ਤਰ੍ਹਾਂ ਚੱਲਦਾ ਹੈ। ਇਸ ਵਿੱਚ disposable scaputum ਹੁੰਦਾ ਹੈ। ਇਸ ਵਿੱਚ ਇੱਕ senser prob ਹੁੰਦਾ ਹੈ। ਜਿਸ ਨਾਲ scaputum ਨੂੰ ਕੰਨ ਵਿੱਚ ਲਗਾ ਦਿੰਦੇ ਹਨ ਅਤੇ 1-2 second ਵਿੱਚ temperature ਆ ਜਾਂਦਾ ਹੈ। ਇਹ ਤਰੀਕਾ ਜਿਆਦਾਤਰ 2 ਮਹੀਨੇ ਦੇ ਬੱਚੇ ਦੇ ਲਈ use ਕੀਤਾ ਜਾਂਦਾ ਹੈ ਜਿਸ person ਨੂੰ ear ਵਿੱਚ discharge ਹੋਇਆ ਹੋਵੇ। ਉਸ person ਦਾ temperature ਇਸ ਤਰ੍ਹਾਂ ਨਹੀਂ ਲਿਆ ਜਾਂਦਾ।

Ottorrhea ਕੰਨ ਦਾ ਵਗਣਾ

Taking temperature by mouth

Advantages	Disadvantages
1. ਜੀਭ ਦੇ ਹੇਠਾਂ ਚੰਗੀ blood supply ਹੁੰਦੀ ਹੈ ਇਸ ਲਈ ਜਿਆਦਾ ਤੋਂ ਜਿਆਦਾ ਸਹੀ body temperature note ਕੀਤਾ ਜਾ ਸਕਦਾ ਹੈ। 2. ਇਸ thermometer ਦਾ air ਦੇ contect ਵਿੱਚ ਆਉਣ ਦਾ chances ਘੱਟ ਹੁੰਦਾ ਹੈ। 3. Thermometer ਨੂੰ ਜੀਭ ਦੇ ਨੀਚੇ ਆਸਾਨੀ ਨਾਲ ਰੱਖਿਆ ਜਾ ਸਕਦਾ ਹੈ। ਇਸ ਲਈ ਡਿੰਗਣ ਦੇ ਕਾਰਨ ਬਹੁਤ ਘੱਟ chances ਹੁੰਦੇ ਹਨ। 4. ਮੂੰਹ ਦੇ ਦੁਆਰਾ thermometer ਲੈਣ ਦੇ ਲਈ privacy ਦੀ ਜਰੂਰਤ ਨਹੀਂ ਹੁੰਦੀ।	1. ਇਸ ਵਿੱਚ nurse ਨਹੀਂ ਜਾਣਦੀ ਕਿ thermometer ਦਾ bulb surface ਨੂੰ touch ਕਰ ਰਿਹਾ ਹੈ ਜਾਂ ਨਹੀਂ ਜੇਕਰ thermometer air cavity ਵਿੱਚ ਹੈ ਤਾਂ thermometer pulse reading ਦੇ ਸਕਦਾ ਹੈ। 2 ਬੇਹੋਸ person ਜਾਂ ਬੱਚੇ thermometer ਨੂੰ bite ਵੀ ਕਰ ਸਕਦੇ ਹਨ ਜਿਸ ਨਾਲ thermometer ਦੇ ਟੁੱਟਣ ਦਾ chances ਰਹਿੰਦਾ ਹੈ। 3. ਜੇਕਰ thermometer ਨੂੰ ਚੰਗੀ ਤਰ੍ਹਾਂ disinfect ਨਹੀਂ ਕੀਤਾ ਗਿਆ ਹੋਵੇ ਤਾਂ infection ਦੇ chances ਜਿਆਦਾ ਹੁੰਦੇ ਹਨ। 4. ਜੇਕਰ thermometer ਦੇ ਉਪਰੋਂ disinfactant ਨੂੰ ਚੰਗੀ ਤਰ੍ਹਾਂ remove ਨਾ ਕੀਤਾ ਜਾਵੇ ਤਾਂ bad taste ਹੁੰਦਾ ਹੈ।

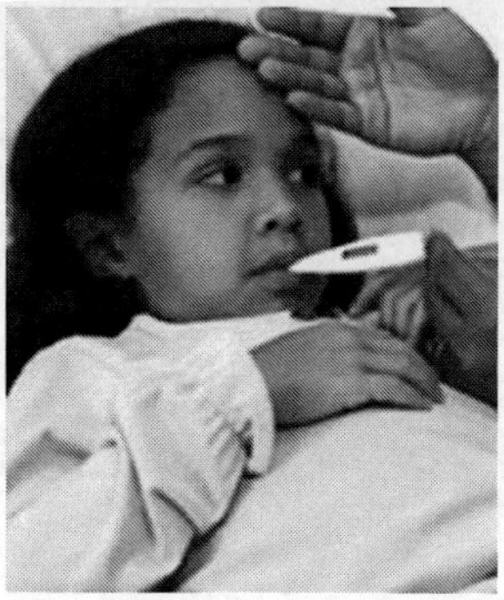

Fig. 7.3: Temperature taking by mouth

Contraindication

[ਇਸ condition ਇੱਚ ਮੂੰਹ ਵਿਚੋਂ ਥਰਮਾਮੀਟਰ ਨਹੀਂ ਲਗਾ ਸਕਦੇ] ਨਿਮਨਲਿਖਿਤ person ਦੇ ਮੂੰਹ ਦੁਆਰਾ temperature ਨਹੀਂ ਲੈ ਸਕਦੇ।

1. ਜੋ person ਮੂੰਹ ਦੁਆਰਾ ਸਾਹ ਲੈਂਦਾ ਹੈ [mouth breath]
2. ਜਿਸ person ਨੂੰ convulsion ਆਉਂਦੇ ਹਨ।
3. ਉਹ person ਜਿਸ ਦੇ ਮੂੰਹ ਦੀ ਕੋਈ injury, inflamation ਜਾਂ ਕੋਈ surgery ਹੋਈ ਹੈ ਤਾਂ ਉਹਨਾਂ patients ਦੇ ਮੂੰਹ ਦੇ ਦੁਆਰਾ temperature ਨਹੀਂ ਲੈਂਦੇ।

4. Mentaly ill person ਜਾਂ unconscious person ਦੇ ਮੂੰਹ ਦੁਆਰਾ temperature ਨਹੀਂ ਲੈ ਸਕਦੇ।
5. ਉਹ person ਜਿਨ੍ਹਾਂ ਨੂੰ ਵਾਰ-ਵਾਰ cough ਦੀ problem ਹੁੰਦੀ ਹੈ। ਉਸ ਦੇ ਵੀ ਮੂੰਹ ਦੁਆਰਾ temperature ਨਹੀਂ ਲੈਂਦੇ।
6. Old person ਜਾਂ 6 years ਦੇ ਬੱਚੇ ਦੇ ਮੂੰਹ ਦੁਆਰਾ ਵੀ temperature ਨਹੀਂ ਲੈਂਦੇ।
7. ਉਹ person ਜੋ ਬਹੁਤ ਜਿਆਦਾ weak ਹੁੰਦੇ ਹਨ ਜੋ ਜੀਭ ਦੇ ਹੇਠਾਂ thermometer ਨਹੀਂ ਰੱਖ ਸਕਦੇ ਉਹਨਾਂ ਦੇ ਮੂੰਹ ਦੁਆਰਾ temperature ਨਹੀਂ ਲਿਆ ਜਾਂਦਾ।

Temperature by Axilla

Advantages	Disadvantages
1. Axilla ਦੇ ਦੁਆਰਾ temperature ਲੈਣ ਨਾਲ patient ਬੇਅਰਾਮ ਮਹਿਸੂਸ ਕਰਦਾ ਹੈ। 2. ਬੱਚੇ ਅਤੇ ਦੂਸਰੇ patient ਜੋ ਮੂੰਹ ਵਿੱਚ thermometer ਲਗ-ਾਉਣ ਦੇ ਯੋਗ ਨਹੀਂ ਹੁੰਦੇ ਉਹਨਾਂ ਦੇ ਲਈ ਇਹ method use ਕੀਤਾ ਜਾ ਸਕਦਾ ਹੈ। 3. ਇਸ ਵਿੱਚ hot ਜਾਂ cold drink ਜੋ ਕਿ ਮੂੰਹ ਦੁਆਰਾ ਲਏ ਜਾਂਦੇ ਹਨ temperature ਦੀ reading ਨੂੰ ਪ੍ਰਭਾਵਿਤ ਨਹੀਂ ਕਰਦੇ। 4. ਇਸ method ਵਿੱਚ thermometer ਦੇ bite ਹੋਣ ਦਾ ਕੋਈ ਡਰ ਨਹੀਂ ਹੁੰਦਾ ਅਤੇ patient ਨੂੰ disinfactant ਦਾ ਬੁਰਾ taste ਵੀ ਨਹੀਂ ਲੱਗਦਾ।	1. Axilla ਵਿੱਚ ਸਭ ਤੋਂ ਜਿਆਦਾ ਪਸੀਨਾ ਆਉਂਦਾ ਹੈ ਉਥੇ ਨਮੀ ਹੋਣ ਦੇ ਕਾਰਨ ਗਲਤ reading ਵੀ ਆ ਸਕਦੀ ਹੈ। 2. ਜੇਕਰ thermometer ਸਹੀ ਜਗ੍ਹਾ ਤੇ ਨਹੀਂ ਲੱਗੇਗਾ ਜਾਂ ਬਲਬ axilla ਤੋਂ ਪਿੱਛੇ ਰਹਿ ਜਾਵੇਗਾ ਤੇ ਕੱਪੜੇ ਜਾਂ ਹਵਾ ਦੇ ਸੰਪਰਕ ਵਿੱਚ ਰਹੇਗਾ ਤਾਂ ਇਹ ਗਲਤ reading ਦੇ ਸਕਦਾ ਹੈ। 3. ਉਪਰ ਦਿੱਤੇ ਕਾਰਨਾਂ ਦੇ ਬਾਵਜੂਦ ਵੀ Axillary method reliable [ਵਿਸਵਾਸਯੋਗ] ਨਹੀਂ ਹੈ।

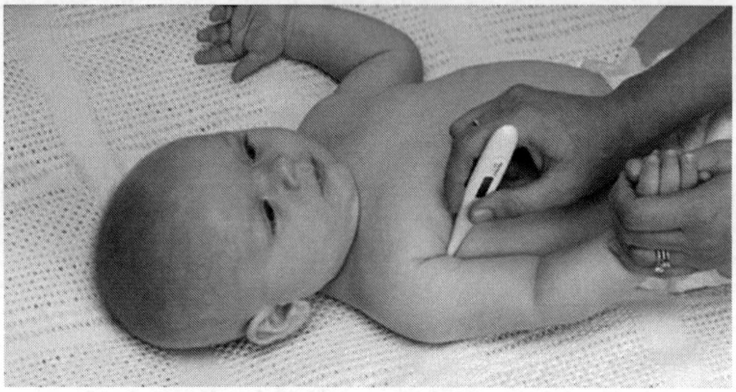

Fig. 7.4: Temperature by axilla

Temperature by Rectum

Advantages	Disadvantages
1. Rectum method ਉਦੋਂ use ਕੀਤਾ ਜਾਂਦਾ ਹੈ ਜਦੋਂ oral meth-od ਤੋਂ contraindication ਹੁੰਦਾ ਹੈ। 2. Rectum method ਸਭ ਤੋਂ ਜਿਆਦਾ reliable ਹੈ। ਜਿੱਥੇ blood supply ਬਹੁਤ ਜਿਆਦਾ ਹੁੰਦੀ ਹੈ ਅਤੇ ਇਹ ਬਾਹਰੀ ਹਵਾ ਤੋਂ ਪ੍ਰਭਾਵਿਤ ਨਹੀਂ ਹੁੰਦਾ। ਜੇਕਰ thermometer ਸਹੀ position ਵਿੱਚ ਲਗਾਵਾਂਗੇ ਤਾਂ ਇਹ body tissues ਦੇ ਦੁਆਰਾ ਚੰਗੀ ਤਰ੍ਹਾਂ ਘਿਰ ਜਾਵੇਗਾ ਅਤੇ ਸਾਨੂੰ ਸਹੀ reading ਮਿਲੇਗੀ।	1. Patient ਨੂੰ privacy ਦੀ ਜਰੂਰਤ ਹੁੰਦੀ ਹੈ। 2. ਇਸ ਵਿੱਚ bulb ਨੂੰ lubricate ਕਰਨ ਦੀ ਜਰੂਰਤ ਹੁੰਦੀ ਹੈ। 3. ਇਸ ਵਿੱਚ nurse ਦੇ ਹੱਥ ਗੰਦੇ ਹੋਣ ਦੇ chances ਹੁੰਦੇ ਹਨ। 4. ਜੇਕਰ rectum feacal meter ਨਾਲ ਭਰਿਆ ਹੋਵੇਗਾ ਤਾਂ ਸਾਨੂੰ ਗਲਤ reading ਮਿਲ ਸਕਦੀ ਹੈ।

Contraindication

ਨਿਮਨਲਿਖਿਤ ਹਲਾਤਾਂ ਵਿੱਚ patient ਤੋਂ rectum ਦੇ ਦੁਆਰਾ temperature ਨਹੀਂ ਲੈਣਾ ਚਾਹੀਦਾ।

1. ਉਹ person ਜਿਸਦੀ rectum ਦੀ ਕੋਈ surgery ਜਾਂ inflamation ਹੋਵੇ।
2. ਉਹ patient ਜਿਸਨੂੰ diarrhoea ਹੋਵੇ।
3. ਜਦੋਂ rectum faecal matter ਨਾਲ ਭਰਿਆ ਹੋਵੇ।
4. ਜਦੋਂ ਕੋਈ patient treatment ਲੈਂਦੇ ਰਹੇ ਹੋਣ ਜਿਵੇਂ : Bowel wash, enema.

Fever (Pyrexia)

99°F ਨਾਲ body temperature ਦਾ ਜਿਆਦਾ ਹੋਣਾ pyrexia ਕਹਿਲਾਉਂਦਾ ਹੈ ਇਸਦੇ ਕਈ ਕਾਰਨ ਹੋ ਸਕਦੇ ਹਨ। ਜਿਵੇਂ : Infection, disease of nervous system, blood cancer, etc. fever ਵਿੱਚ ਸਾਰੇ body system ਪ੍ਰਭਾਵਿਤ ਹੁੰਦੇ ਹਨ। ਤੇ ਇਹ disease ਦੇ (ਦੁਆਰਾ) ਅਨੁਸਾਰ ਅਲੱਗ-ਅਲੱਗ system ਤੇ ਪ੍ਰਭਾਵ ਪਾਉਂਦੇ ਹਨ।

RESPIRATORY SYSTEM

1. Shallow and rapid breathing [ਗਹਿਰਾ ਤੇ ਤੇਜ ਸਾਹ]
2. Circulatory system: Increase pulse rate and palpitation [heart rate ਵਧਣਾ]

Elimentary system

1. Dry month [ਮੂੰਹ ਦਾ ਸੁੱਕਣਾ]
2. Coated tongue [ਜੀਭ ਦਾ ਸਖਤ ਹੋਣਾ]
3. Anorexia [ਭੁੱਖ ਨਾ ਲੱਗਣਾ]
4. Nausea [ਜੀਅ ਘਬਰਾਉਣਾ]
5. Vomiting [ਉਲਟੀ ਆਉਣਾ]
6. Diarrhoea [ਦਸਤ ਲੱਗਣਾ]
7. Constipation [ਕਬਜ਼ ਹੋਣਾ]

URINARY SYSTEM

1. Decrease urinary output
2. High coloured urine
3. Burning micturation [urine pass ਕਰਦੇ ਸਮੇਂ ਜਲਣ ਮਹਿਸੂਸ ਹੋਣਾ]

NERVOUS SYSTEM [Related to brain]

1. Headache
2. Restlessness [ਥਕਾਵਟ ਹੋਣਾ]
3. Insomnia [Lack of sleep] {ਨੀਂਦ ਨਾ ਆਉਣਾ}

MUSCULOSKELETON SYSTEM [Related to muscle]

1. Fatique

2. Body pain
3. Joint

INTEGUMENTORY SYSTEM [Related to skin]

1. Heavy sweating [ਜਿਆਦਾ ਪਸੀਨਾ ਆਉਣਾ]
2. Hot flushes [ਗਰਮੀ ਮਹਿਸੂਸ ਹੋਣਾ]
3. Shivering [ਕੰਬਣਾ]

Types of Fever

1. **Onset or invasion fever:** ਇਹ ਇੱਕ ਇਸ ਤਰ੍ਹਾਂ ਦਾ period ਹੁੰਦਾ ਹੈ ਜਿਸ ਵਿੱਚ body temperature ਵਧਦਾ ਰਹਿੰਦਾ ਹੈ ਤੇ ਇਹ ਅਚਾਨਕ ਜਾਂ ਹੌਲੀ-ਹੌਲੀ process ਹੁੰਦੀ ਹੈ।
2. **Fastigium or stadium:** ਇਹ ਇੱਕ ਇਸ ਤਰ੍ਹਾਂ ਦਾ period ਹੈ ਜਿਸ ਵਿੱਚ body temperature maximum level ਤੱਕ ਪਹੁੰਚ ਜਾਂਦਾ ਹੈ ਤੇ ਇਹ high level ਤੇ constant ਰਹਿੰਦਾ ਹੈ।
3. **Defervescence or decline stage:** ਇਹ ਇੱਕ ਇਸ ਤਰ੍ਹਾਂ ਦਾ period ਹੈ ਜਿਸ ਵਿੱਚ temperature high ਤੋਂ normal temperature ਤੱਕ ਆ ਜਾਂਦਾ ਹੈ। ਇਹ process ਅਚਾਨਕ ਜਾਂ ਹੌਲੀ-ਹੌਲੀ ਹੋ ਸਕਦੀ ਹੈ।
4. **Crisis:** Crisis ਵਿੱਚ ਬਹੁਤ ਜਿਆਦਾ high temperature ਤੋਂ normal temperature ਅਚਾਨਕ ਆ ਜਾਂਦਾ ਹੈ ਜਾਂ rectum ਹੋ ਜਾਂਦਾ ਹੈ ਇਹ ਕੁੱਝ ਘੰਟਿਆ ਜਾ ਦਿਨਾਂ ਵਿੱਚ ਹੋ ਜਾਂਦਾ ਹੈ।
5. **True crisis:** ਇਸ ਵਿੱਚ temperature ਕੁੱਝ ਹੀ ਘੰਟਿਆ ਵਿੱਚ high ਤੋਂ normal ਹੋ ਜਾਂਦਾ ਹੈ ਪਰ ਇਸਦੇ ਨਾਲ patient ਦੀ condition ਵਿੱਚ ਸੁਧਾਰ ਦਿਖਾਈ ਦਿੰਦਾ ਹੈ।
6. **False crisis:** ਇਸ ਵਿੱਚ ਵੀ temperature high ਤੋਂ normal ਅਚਾਨਕ ਹੋ ਜਾਂਦਾ ਹੈ ਪਰੰਤੂ patient ਦੀ condition ਵਿੱਚ ਸੁਧਾਰ ਨਹੀਂ ਆਉਂਦਾ। ਇਹ ਇੱਕ danger sign ਮੰਨਿਆ ਜਾਂਦਾ ਹੈ।
7. **Lysis:** Lysis ਵਿੱਚ temperature zigzag manner ਵਿੱਚ ਦੋ ਜਾਂ ਤਿੰਨ ਦਿਨਾਂ ਵਿੱਚ ਜਾਂ ਹਫਤਿਆ ਵਿੱਚ normal ਤੱਕ ਪਹੁੰਚ ਜਾਂਦਾ ਹੈ।
8. **Constant or continuous fever:** ਇਸ ਵਿੱਚ morning ਜਾਂ evening ਦੇ temperature ਵਿੱਚ 2°ਤੋਂ ਜਿਆਦਾ variation ਨਹੀਂ ਆਉਂਦਾ। ਅਤੇ ਇਹ ਕਈ ਦਿਨਾਂ ਤੇ ਹਫਤਿਆ ਤੱਕ normal ਨਹੀਂ ਹੁੰਦਾ।
9. **Remittend fever:** ਇਸ fever ਵਿੱਚ morning ਜਾਂ evening ਦੇ temperature ਵਿੱਚ 2°ਤੋਂ ਜਿਆਦਾ ਅੰਤਰ ਹੁੰਦਾ ਹੈ ਅਤੇ ਇਹ normal ਤੱਕ ਨਹੀਂ ਪਹੁੰਚ ਪਾਉਂਦਾ।
10. **Intermittant fever (Quotidian):** ਇਸ ਵਿੱਚ temperature normal or subnormal ਤੋਂ high temperature ਤੱਕ ਪਹੁੰਚਦਾ ਹੈ ਤੇ ਫਿਰ regular interval ਤੱਕ ਆਉਂਦਾ ਇਹ interval ਭਝ ਘੰਟਿਆ ਤੋਂ ਤਿੰਨ ਦਿਨ ਦਾ ਹੋ ਸਕਦਾ ਹੈ। ਜਿਆਦਾਤਰ temperature morning ਦੀ ਤੁਲਨਾ ਵਿੱਚ evening ਨੂੰ ਜਿਆਦਾ ਹੁੰਦਾ ਹੈ।
11. **Inverse fever:** ਇਸ type ਵਿੱਚ temperature morning time ਵਿੱਚ high record ਕੀਤਾ ਜਾਂਦਾ ਹੈ ਜਦੋਂ ਕਿ evening ਵਿੱਚ temperature ਘੱਟ ਹੁੰਦਾ ਹੈ।
12. **Hectic an swinging fever:** ਜਦੋਂ high ਤੇ low point ਵਿੱਚ ਜਿਆਦਾ difference ਹੋਵੇ ਤਾਂ ਉਸ ਨੂੰ hectic an swinging fever ਕਹਿੰਦੇ ਹਨ।
13. **Relapsing fever:** ਇਹ ਇੱਕ ਇਸ ਤਰ੍ਹਾਂ ਦਾ fever ਹੈ ਜਿਸ ਵਿੱਚ ਛੋਟੇ-ਛੋਟੇ F. period ਹੁੰਦੇ ਹਨ ਇਹ ਇੱਕ ਜਾਂ ਇਸਤੋਂ ਜਿਆਦਾ ਦਿਨ ਵਿੱਚ normal ਆ ਜਾਂਦਾ ਹੈ।

14. **Irregular fever:** ਜਦੋਂ fever ਪੂਰੀ ਤਰ੍ਹਾਂ ਨਾਲ irregular ਹੋਵੇ ਤਾਂ ਉਸਨੂੰ ਕਿਸੇ ਵੀ category ਵਿੱਚ classified ਨਾ ਕੀਤਾ ਜਾ ਸਕੇ ਉਸਨੂੰ irregular fever ਕਹਿੰਦੇ ਹਨ।
15. **Rigor fever:** ਇਹ ਇੱਕ severe attack ਹੈ ਜਿਸ ਵਿੱਚ body temperature ਬਹੁਤ ਜਿਆਦਾ ਜਲਦੀ high level ਤੱਕ ਪਹੁੰਚ ਜਾਂਦਾ ਹੈ ਇਹ malaria ਵਿੱਚ ਦੇਖਿਆ ਜਾ ਸਕਦਾ ਹੈ। ਇਸ ਵਿੱਚ patient shivering feel ਕਰਦਾ ਹੈ।
16. **Low pyrexia:** ਇਸ ਵਿੱਚ temperature 99°F ਤੋਂ 100°F ਤੋਂ ਹੇਠਾਂ ਨਹੀਂ ਆਉਂਦਾ।
17. **Moderated pyrexia:** ਇਸ ਵਿੱਚ temperature 100°F ਤੋਂ 103°F ਤੇ ਵਿਚਕਾਰ ਰਹਿੰਦਾ ਹੈ।
18. **High pyrexia:** ਇਸ ਵਿੱਚ temperature 103°F ਤੋਂ 105°F ਦੇ ਵਿਚਕਾਰ ਰਹਿੰਦਾ ਹੈ।
19. **Hyper pyrexia:** ਇਸ ਵਿੱਚ temperature 105°F ਤੋਂ ਵੀ ਜਿਆਦਾ ਵੱਧ ਜਾਂਦਾ ਹੈ।
20. **Subnormal:** ਜਦੋਂ body temperature normal ਤੋਂ ਥੱਲੇ ਆ ਜਾਵੇ ਤਾਂ ਉਸਨੂੰ subnormal temperature ਕਹਿੰਦੇ ਹਨ। ਇਸ ਵਿੱਚ temperature 95-98°F ਤੱਕ ਰਹਿੰਦਾ ਹੈ।
21. **Hyperthermia:** ਜਦੋਂ body temperature 105°F ਤੋਂ ਜਿਆਦਾ ਰਹਿੰਦਾ ਹੈ ਤਾਂ ਉਸਨੂੰ hyperthermia ਕਹਿੰਦੇ ਹਨ।
22. **Hypothermia:** ਜਦੋਂ temperature 95°F ਤੋਂ ਹੇਠਾਂ ਹੋਵੇ ਉਸਨੂੰ hypothermia ਕਹਿੰਦੇ ਹਨ।

Nursing Care

Regulation of Body Temperature

ਜਦੋਂ fever ਵਾਲੀ patient ਦੀ care ਕਰਦੇ ਹਾਂ ਤਾਂ ਆਪਣਾ ਧਿਆਨ patient ਦੇ ਵਧੇ ਹੋਏ temperature ਨੂੰ ਘੱਟ ਕਰਨ ਲਈ ਲਗਾਉਂਦੇ ਹਨ। ਜੇਕਰ patient ਦਾ temperature moderate elevate ਹੈ ਤਾਂ ਬਹੁਤ ਸਾਰੇ ਤਰੀਕੇ temperature ਨੂੰ ਘੱਟ ਕਰਨ ਲਈ ਸ਼ੁਰੂ ਕੀਤੇ ਜਾਂਦੇ ਹਨ। ਜਿਵੇਂ :

1. Room ventilated ਹੋਣੇ ਚਾਹੀਦਾ ਹਨ।
2. Blanket and ਜਿਆਦਾ ਕੱਪੜਿਆ ਨੂੰ ਉਥੋਂ ਹਟਾ ਲੈਣਾ ਚਾਹੀਦਾ ਹੈ ਪਰੰਤੂ patient ਨੂੰ ਹਵਾ ਤੋਂ ਬਚਾਉਣਾ ਚਾਹੀਦਾ ਹੈ।
3. Patient ਦੀ body ਨੂੰ ਠੰਡਾ ਕਰਨ ਲਈ ਕਈ ਤਰੀਕੇ ਵਰਤੇ ਜਾਂਦੇ ਹਨ ਜਿਵੇਂ :
   (a) Patient ਨੂੰ ਠੰਡੀ ਹਵਾ ਦੇ ਸੰਪਰਕ ਵਿੱਚ ਕੀਤਾ ਜਾਂਦਾ ਹੈ।
   (b) Patient ਨੂੰ cold drink ਦਿੱਤੀ ਜਾਂਦੀ ਹੈ।
   (c) Patient ਤੇ cold compress and ice-packs use ਕੀਤੇ ਜਾਂਦੇ ਹਨ।
   (d) Cold sponging (drow shoat body ਨੂੰ ਠੰਡਾ ਕਰਨ ਲਈ use ਕੀਤੀ ਜਾਂਦੀ ਹੈ)।
   (e) Cold bath
   (f) Hypothermic blanket and matteress use ਕੀਤੇ ਜਾਂਦੇ ਹਨ।

ਜਦੋਂ ਅਸੀਂ patient ਦੀ care ਕਰ ਰਹੇ ਹੁੰਦੇ ਹਾਂ ਤਾਂ ਸਾਨੂੰ ਇਸ ਗੱਲ ਦਾ ਧਿਆਨ ਰੱਖਣਾ ਚਾਹੀਦਾ ਹੈ ਕਿ ਸਾਨੂੰ patient ਨੂੰ ਠੰਡਾ ਹੀ ਨਹੀਂ ਕਰਨਾ ਸਗੋਂ shivering ਨੂੰ ਵੀ prevent ਕਰਨਾ ਹੈ।

Meeting the Nutritional Need

Fever ਦੇ ਦੌਰਾਨ patient ਦੀ cellular metabolism increase ਹੋ ਜਾਂਦੀ ਹੈ। ਜਦੋਂ degree centigrate temperature ਵਧਦਾ ਹੈ ਤਾਂ body tissue ਦੀ 13% oxygen ਵਧ ਜਾਂਦੀ ਹੈ। 7% oxygen concentration ਵਧ ਜਾਂਦੀ ਹੈ। Fever ਵਿੱਚ patient ਨੂੰ high calori diet ਦਿੱਤੀ ਜਾਂਦੀ ਹੈ ਕਿਉਂਕਿ fever ਜਦੋਂ ਤੱਕ ਪਾਚਣ process slow ਤੇ ਠੀਕ ਹੁੰਦੀ ਹੈ ਉਦੋਂ ਤੱਕ diet soft and easy digest ਕਰਨ ਵਾਲੀ ਹੋਲੀ ਚਾਹੀਦੀ ਹੈ। ਜਿਆਦਾਤਰ patient fluid diet ਤੇ ਜਿਆਦਾ ਨਿਰਭਰ ਕਰਦੇ ਹਨ।

ਜੇਕਰ fluid contraindicated ਨਹੀਂ ਹੈ ਤਾਂ patient ਨੂੰ 24 ਘੰਟੇ ਵਿੱਚ 3000 ml fluid ਦੇਣਾ ਚਾਹੀਦਾ ਹੈ ਜਿਸ ਨਾਲ dehydration ਨੂੰ prevent ਕੀਤਾ ਜਾ ਸਕੇ ਅਤੇ waste product ਦੇ elimination ਨੂੰ ਵਧਾਇਆ ਜਾ ਸਕੇ। Fever ਵਾਲਾ patient ਬਹੁਤ ਜਿਆਦਾ ਮਾਤਰਾ ਵਿੱਚ fluid, ਪਸੀਨੇ ਦੇ ਦੁਆਰਾ loss ਕਰ ਦਿੰਦੇ ਹਨ। ਜੇਕਰ patient ਨੂੰ vomiting ਜਾਂ nausea ਹੈ ਤੇ ਉਸਨੂੰ IV fluid ਲਗਾਉਣਾ ਚਾਹੀਦਾ ਹੈ। ਜੇਕਰ patient ਨੂੰ burning micturation ਹੋਵੇ ਤਾਂ ਜਿਆਦਾ ਤੋਂ ਜਿਆਦਾ ਪਾਣੀ ਪੀਣ ਲਈ ਉਤਸਾਹਿਤ ਕਰਨਾ ਚਾਹੀਦਾ ਹੈ। Fever ਵਾਲੇ patient ਦਾ intasw and output chart maintain ਕਰਨਾ ਚਾਹੀਦਾ ਹੈ।

Providing Rest and Sleep

Fever ਵਾਲੇ patient ਨੂੰ complete bedrest ਲਈ ਕਹਿਣਾ ਚਾਹੀਦਾ ਹੈ। ਸਾਡੀ ਅਤੇ ਚੁਪਚਾਪ ਚਮਕੀਲੀ ਲਾਈਟ ਦੇ ਬਿਨਾ help ਕਰਨੀ ਚਾਹੀਦੀ ਹੈ। Patient ਦੇ cloth light smooth, loose ਹੋਣੇ ਚਾਹੀਦੇ ਹਨ। ਇਸ ਤਰ੍ਹਾਂ ਦੀ condition ਵਿੱਚ cotton ਦੇ garment ਠੀਕ ਰਹਿੰਦੇ ਹਨ ਕਿਉਂਕਿ ਇਹ ਪਸੀਨੇ ਨੂੰ ਸਖਿ ਲੈਂਦੇ ਹਨ ਤੇ evaporation ਵਿੱਚ help ਕਰਦੇ ਹਨ।

Maintain Personal Hygiene: Fever ਵਾਲੇ patient ਦੀ mouth care ਬਹੁਤ ਜਰੂਰੀ ਹੈ। ਨਹੀਂ ਤਾਂ ਜੇਕਰ lips ਫਟ ਜਾਂਦੇ ਹਨ। ਜਿਵੇਂ : Parotitis sords and crusts ਜਿੰਨਾਂ patient ਨੂੰ ਕਈ ਦਿਨਾਂ ਤੋਂ fever ਹੁੰਦਾ ਹੈ। ਉਹਨਾਂ ਦੀ ਬਾਰ-ਬਾਰ care ਕਰਨੀ ਚਾਹੀਦੀ ਹੈ। ਤੇ ਲਗਾਤਾਰ 4 ਘੰਟੇ ਬਾਅਦ fever ਵਾਲੇ patient ਦੀ care ਕਰਨੀ ਚਾਹੀਦੀ ਹੈ ਤੇ lip ਤੇ ਕੋਈ ਵੀ lip guard apply ਕਰਨੀ ਚਾਹੀਦੀ ਹੈ। ਤਾਂ ਕਿ dry lip ਤੇ ਫੱਟਣ ਤੋਂ ਰੋਕਿਆ ਜਾ ਸਕੇ।

Skin and pressure point care: Point ਦੀ care ਕਰਨਾ ਬਹੁਤ ਜਰੂਰੀ ਹੈ ਕਿਉਂਕਿ ਲਗਾਤਾਰ ਲੇਟਣ ਨਾਲ bedsore ਦੇ chances ਜਿਆਦਾ ਰਹਿੰਦੇ ਹਨ patient ਨੂੰ daily sponge bath ਦੇਣਾ ਚਾਹੀਦਾ ਹੈ। ਜੇਕਰ patient ਨੂੰ ਬਹੁਤ ਜਿਆਦਾ sweating ਹੋ ਰਹੀ ਹੈ ਤਾਂ ਉਸਨੂੰ ਜਲਦੀ sponging bath ਦੇਣਾ ਚਾਹੀਦਾ ਹੈ। ਹਰ 4 ਘੰਟੇ ਦੇ ਬਾਅਦ care ਕਰਨੀ ਚਾਹੀਦੀ ਹੈ ਤੇ back care ਕਰਨੀ ਚਾਹੀਦੀ ਜੇਕਰ temperature high ਹੈ ਤਾਂ cold sponging ਕਰਨੀ ਚਾਹੀਦੀ ਹੈ।

Safety factor: Fever ਵਾਲੇ patient ਨੂੰ ਕਦੇ ਵੀ ਇਕੱਠਾ ਨਹੀਂ ਛੱਡਣਾ ਚਾਹੀਦਾ ਕਿਉਂਕਿ ਉਸਨੂੰ rigor ਅਤੇ convulsions ਕਿਸੀ ਵੀ ਵਕਤ ਹੋ ਸਕਦੇ ਹਨ। ਇਸ ਲਈ nurse ਨੂੰ ਸਾਰੇ articles ਤਿਆਰ ਰੱਖਣੇ ਚਾਹੀਦੇ ਹਨ। Patient ਦੇ bed ਦੇ ਨਾਲ side rails ਦਾ use ਕਰਨਾ ਚਾਹੀਦਾ ਹੈ। ਤਾਂ ਕਿ patient ਨੂੰ ਡਿੱਗਣ ਤੋਂ ਬਚਾਇਆ ਜਾ ਸਕੇ। ਜੇਕਰ patient ਨੂੰ ਲੰਬੇ ਸਮੇਂ ਤੱਕ 103°F [temperature] fever ਰਹਿੰਦਾ ਹੈ ਤਾਂ ਉਸਦੇ brain ਦੇ cell damage ਹੋਣ ਦਾ ਖਤਰਾ ਰਹਿੰਦਾ ਹੈ। ਜੇਕਰ cold application ਦੇ ਦੁਆਰਾ temperature ਘੱਟ ਨਹੀਂ ਹੋ ਰਿਹਾ ਤਾਂ doctor ਦੀ advice ਨਾਲ ਦੇਣੀ ਚਾਹੀਦੀ ਹੈ। ਅਚਾਨਕ cool surface ਹੋਣ ਤੇ ਦੌਰਾਨ nurse ਨੂੰ patient ਦੀ skin ਦਾ colour change ਹੋਣਾ, ਤੇ lesion ਨੂੰ ਚੰਗੀ ਤਰ੍ਹਾਂ ਦੇਖਣਾ ਚਾਹੀਦਾ ਹੈ। ਜੇਕਰ ਕੋਈ ਵੀ area effected ਹੋਵੇ ਤਾਂ ਉਸ ਤੇ cream ਲਗਾਉਣੀ ਚਾਹੀਦੀ ਤੇ ਉਸਨੂੰ treat ਕਰਨਾ ਚਾਹੀਦਾ ਹੈ।

Observation of the Patient: Fever ਵਾਲੇ patient ਨੂੰ ਲਗਾਤਾਰ observe ਕਰਨਾ ਚਾਹੀਦਾ ਹੈ। Patient ਦੇ vital sign check ਕਰਨੇ ਚਾਹੀਦੇ ਹਨ। ਜਿਸ ਨਾਲ patient ਦੀ condition ਵਿੱਚ ਆ ਰਹੇ ਸੁਧਾਰ ਜਾਂ ਕਮੀ ਦਾ

ਪਤਾ ਲਗਾਇਆ ਜਾ ਸਕੇ। Patient ਦੀ condition ਨੂੰ record report ਕਰਨਾ ਚਾਹੀਦਾ ਹੈ। ਜਦੋਂ patient ਨੂੰ cold sponging ਕੀਤੀ ਹੋਵੇ ਤਾਂ rectum ਤੋਂ temperature ਦਾ ਪਤਾ ਲਗਾਉਣਾ ਚਾਹੀਦਾ ਹੈ ਤੇ urinary output ਨੂੰ ਮਾਪਣਾ ਚਾਹੀਦਾ ਹੈ।

Cold of Rigor

Rigor ਨੂੰ ਤਿੰਨ stages ਵਿੱਚ device ਕੀਤਾ ਗਿਆ ਹੈ।

First stage: First stage ਨੂੰ cold stage ਕਹਿੰਦੇ ਹਨ। ਇਸ ਵਿੱਚ ਮਰੀਜ ਨੂੰ shivering ਬਹੁਤ ਜਿਆਦਾ ਹੁੰਦੀ ਹੈ ਜੋ control ਵਿੱਚ ਨਹੀਂ ਹੁੰਦੀ। Patient ਦੀ pulse weak and rapid ਹੁੰਦੀ ਹੈ। Patient ਦਾ temperature 103°F ਹੁੰਦਾ ਹੈ। ਜਾਂ ਇਸ ਤੋਂ ਉੱਪਰ ਹੁੰਦਾ ਹੈ। ਇਸ stage ਵਿੱਚ patient ਨੂੰ blanket and hot water bottle ਦੇਣੀ ਚਾਹੀਦੀ ਹੈ। ਪੀਣ ਲਈ patient ਨੂੰ hot drink ਦੇਣੀ ਚਾਹੀਦੀ ਹੈ patient ਨੂੰ ਡਿੱਗਣ ਤੋਂ ਬਚਾਉਣਾ ਚਾਹੀਦਾ ਹੈ।

Second stage: ਇਸਨੂੰ hot stage ਕਹਿੰਦੇ ਹਨ। Patient ਦੀ skin hot and dry ਹੋ ਜਾਂਦੀ ਹੈ ਤੇ patient ਨੂੰ ਬਹੁਤ ਜਿਆਦਾ ਪਿਆਸ ਲੱਗਦੀ ਹੈ। ਇਸ ਵਿੱਚ shivering ਬੰਦ ਹੋ ਜਾਂਦੀ ਹੈ ਤੇ patient restless feel ਕਰਦਾ ਹੈ। Temprature ਲਗਾਤਾਰ ਵਧਦਾ ਰਹਿੰਦਾ ਹੈ। 2nd stage ਦੇ ਦੌਰਾਨ blanket ਤੇ hot water bottles ਨੂੰ ਹਟਾ ਦੇਣਾ ਚਾਹੀਦਾ ਹੈ। Patient ਨੂੰ ਪਤਲੀ linen ਨਾਲ cover ਕਰਨਾ ਚਾਹੀਦਾ ਹੈ ਤੇ ਪੀਣ ਲਈ cold drinks ਦੇਣੇ ਚਾਹੀਦੇ ਹਨ। Patient ਦੇ head ਦੇ ਉੱਪਰ cold compress ਦੇਣਾ ਚਾਹੀਦਾ ਹੈ। ਜਾਂ apply ਕਰਨੀ ਚਾਹੀਦੀ ਹੈ। ਤਾਂ ਕਿ headache ਨੂੰ ਰੋਕਿਆ ਜਾ ਸਕੇ। Temperature ਨੂੰ ਹਰ 10-15 mint. ਦੇ ਬਾਅਦ record ਕਰਨਾ ਚਾਹੀਦਾ ਹੈ। Pulse ਤੇ respiration ਨੂੰ ਧਿਆਨ ਨਾਲ check ਕਰਨਾ ਚਾਹੀਦਾ ਹੈ। ਜੇਕਰ temperature 105°F ਤੋਂ ਵੱਧ ਰਿਹਾ ਹੈ ਤਾਂ cold sponging ਕਰਨੀ ਚਾਹੀਦੀ ਹੈ ਤੇ sweating ਦੇ sign check ਕਰਨੇ ਚਾਹੀਦੇ ਹਨ।

Third stage: 3rd stage ਨੂੰ sweating stage ਵੀ ਕਿਹਾ ਜਾਂਦਾ ਹੈ ਇਸ ਵਿੱਚ patient ਨੂੰ ਬਹੁਤ ਜਿਆਦਾ ਪਸੀਨਾ ਆਉਂਦਾ ਹੈ ਤੇ temperature ਹੇਠਾਂ ਆ ਜਾਂਦਾ ਹੈ ਜਾਂ ਘੱਟ ਹੋ ਜਾਂਦਾ ਹੈ। Pulse improve ਹੋ ਜਾਂਦੀ ਹੈ। Patient ਥੋੜਾ ਜਿਹਾ rest feel ਕਰਦਾ ਹੈ। ਜੇਕਰ ਮਰੀਜ਼ ਦੀ care ਨਾ ਕੀਤੀ ਜਾਵੇ ਤਾਂ patient shock ਵਿੱਚ ਜਾ ਸਕਦਾ ਹੈ।

Third stage ਦੇ ਦੌਰਾਨ patient ਦੇ ਕੱਪੜੇ change ਕਰ ਦੇਣੇ ਚਾਹੀਦੇ ਹਨ ਕਿਉਂਕਿ sweating ਜਾਂ cold application ਦੇ ਦੁਆਰਾ ਗਿੱਲੇ ਹੋ ਜਾਂਦੇ ਹਨ। Patient ਨੂੰ ਜਲਦੀ spong bath ਦੇ ਕੇ body ਨੂੰ dry ਕਰਨਾ ਚਾਹੀਦਾ ਹੈ। Patient ਨੂੰ clean cloth ਪਾਕੇ ਹਲਕੇ cotton ਦੇ blanket ਨਾਲ cover ਕਰ ਦੇਣਾ ਚਾਹੀਦਾ ਹੈ। Patient ਦੀ ਥਕਾਵਟ ਦੂਰ ਕਰਨ ਲਈ patient ਨੂੰ comfortable position ਦੇਣੀ ਚਾਹੀਦੀ ਹੈ। ਤੇ ਸੌਣ ਲਈ ਕਹਿਣਾ ਚਾਹੀਦਾ ਹੈ। Patient ਦੀ observation ਜਰੂਰੀ ਹੈ ਹਰ 15 ਮਿੰਟ ਬਾਅਦ patient ਨੂੰ ਬਿਨ੍ਹਾ disturb ਕੀਤੇ check ਕਰਨਾ ਚਾਹੀਦਾ ਹੈ ਜੇਕਰ temperature ਘੱਟ ਹੋ ਗਿਆ ਹੈ ਪਰ pulse ਘੱਟ ਨਹੀਂ ਹੋਈ ਉਸਨੂੰ false crisis ਕਹਿੰਦੇ ਹਨ।

PULSE

Pulse: ਜਦੋਂ blood artery ਵਿੱਚੋਂ ਗੁਜਰਦਾ ਹੈ ਤਾਂ artery ਦਾ ਆਪਣੇ ਆਪ ਉੱਪਰ ਨੀਚੇ ਹੋਣ ਨੂੰ pulse ਕਹਿੰਦੇ ਹਨ। ਇਹ life ventricle ਦੇ contraction ਕਰਨ ਨਾਲ ਉੱਪਰ ਹੁੰਦਾ ਹੈ। Pulse ਨੂੰ finger tips ਦੇ ਨਾਲ fill ਕਰ ਸਕਦੇ ਹਾਂ। ਜਿਥੇ artery bone ਨੂੰ cross ਕਰ ਰਹੀ ਹੋਵੇ ਅਤੇ skin ਦੀ ਸਤ੍ਹਾ ਦੇ ਲਾਈਕ ਹੋਵੇ। ਜਦੋਂ left ventricle contract ਕਰਦਾ ਹੈ ਤਾਂ ਇਹ ਤਾਕਤ ਦੇ ਨਾਲ 70 ml blood arota and artery ਵਿੱਚ ਪਹੁੰਚਾ ਦੇਦਾ ਹੈ। Artery ਦੀ walls elastic ਦੀ ਤਰ੍ਹਾਂ ਹੁੰਦੀ ਹੈ ਜਦੋਂ ਜਿਆਦਾ blood ਆਉਂਦਾ ਹੈ ਤਾਂ ਇਹ ਖੁੱਲ੍ਹ ਜਾਂਦੀ ਹੈ।

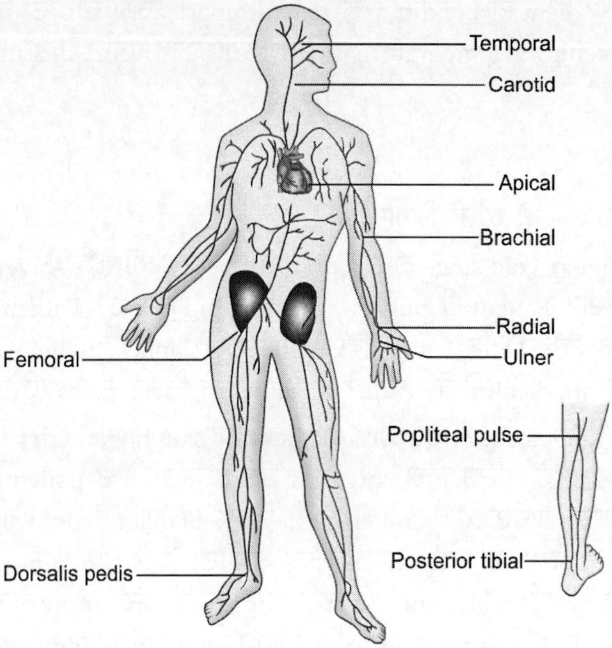

Fig. 7.5: Site of taking pulse

The Pulse may Felt at

1. Radial artery [ਗੁੱਟ ਤੋਂ]
2. Temporal artery [temporal bone ਤੋਂ] [ਦਿਮਾਗ ਦੀ ਦਾੜੀ ਤੋਂ]
3. Carotid artery [ਗਰਦਨ ਦੇ ਕੋਲ]
4. Brachial artery [BP ਲੈਣ ਵਾਲੀ elbow ਦੇ just ਉੱਪਰ]
5. Femoral artery
6. Poplitial artery [ਗੋਡੇ ਦੇ ਪਿਛੇ]
7. Dorsalis pedis artery [ਪੈਰ ਦੇ ਉੱਪਰ]
8. Posterior tibial artery [ਗਿੱਦੇ ਦੇ ਪਿੱਛੇ]
9. Apical pulse [Heart ਨਾਲ ਲੈਦੇ ਹਾਂ]

Characteristics of Pulse

Pulse check ਕਰਨ ਤੋਂ ਪਹਿਲਾਂ nurse ਨੂੰ pulse ਦੇ normal ਵਿਸੇਸਤਾਵਾਂ ਜਿਵੇਂ : Rate, rythm, volume, tension ਦੇ ਬਾਰੇ ਪਤਾ ਹੋਣਾ ਚਾਹੀਦਾ ਹੈ।

1. **Rate:** ਇੱਕ ਮਿੰਟ ਵਿੱਚ ਜਿੰਨੀ ਵਾਰ pulse beat ਕਰਦੀ ਹੈ ਉਸਨੂੰ rate ਕਹਿੰਦੇ ਹਨ। Adults ਵਿੱਚ 60-100 beat/mint. pulse normal ਹੈ। 100 beat/mint. ਦੇ ਉੱਪਰ ਹੋ ਜਾਣਾ tachycardia ਕਹਿੰਦੇ ਹਨ। Pulse rate 60/mint. ਦੇ ਹੇਠਾਂ ਹੋ ਜਾਣਾ bradycardia ਕਹਿੰਦੇ ਹਨ pulse rate ਨੂੰ ਨਿਮਨਲਿਖਿਤ factor ਪ੍ਰਭਾਵਿਤ ਕਹਿੰਦੇ ਹਨ।

2. **Age:** Young peoples ਵਿੱਚ pulse rate ਤੇਜ਼ ਹੁੰਦਾ ਹੈ ਤੇ old age ਵਿੱਚ pulse rate ਘੱਟ ਹੁੰਦਾ ਹੈ।

   Before birth - 140 - 150/mint. (FHS fetal)

At birth (newborn)	–	130-150/mint.
First year	–	115-130/mint.
2nd year	–	100-115/mint.
3rd year	–	90-100/mint.
4-8 year	–	86-90/mint.
8-15	–	80-86/mint.
Adult	–	70-80/mint.
Old age	–	60-70/mint.

3. **Sex:** Female ਵਿੱਚ ਥੋੜੀ ਜਿਹੀ male ਦੀ ਤੁਲਨਾ ਵਿੱਚ pulse rate ਜਿਆਦਾ ਹੁੰਦੀ ਹੈ।
4. **Physique:** Short person ਵਿੱਚ tall and heavy person ਦੀ ਤੁਲਨਾ ਵਿੱਚ pulse rate ਜਿਆਦਾ ਹੁੰਦੀ ਹੈ।
5. **Exercise:** Exercise ਕਰਨ ਨਾਲ pulse rate ਜਿਆਦਾ ਹੋ ਜਾਂਦੀ ਹੈ।
6. **Food:** In digestion ਦੇ ਕਾਰਨ pulse rate ਕੁੱਝ ਘੰਟਿਆ ਦੇ ਲਈ ਥੋੜੀ ਜਿਹੀ ਵਧ ਜਾਂਦੀ ਹੈ।
7. **Posture:** ਜਦੋਂ person standing position ਵਿੱਚ ਹੁੰਦਾ ਹੈ ਤਾਂ ਉਸਦੀ pulse rate sitting position ਦੀ ਤੁਲਨਾ ਵਿੱਚ ਜਿਆਦਾ ਹੁੰਦੀ ਹੈ।
8. **Emotions:** Mental and emotional disturbance ਦੇ ਕਾਰਨ pulse rate ਵਧ ਜਾਂਦੀ ਹੈ।
9. **Application of heat:** Heat apply ਕਰਨ ਨਾਲ ਵੀ pulse rate ਵਧ ਜਾਂਦੀ ਹੈ।
10. **Pain:** Severe pain ਦੇ ਕਾਰਨ ਵੀ pulse rate ਵਧ ਜਾਂਦੀ ਹੈ।
11. **Increase body temperature:** ਜਦੋਂ body temperature increase ਹੁੰਦੀ ਹੈ ਤਾਂ pulse rate ਵਧ ਜਾਂਦੀ ਹੈ।

Disease condition: Disease condition blood loss shock ਵਿੱਚ pulse rate increase ਹੁੰਦੀ ਹੈ। Heart disease ਵਿੱਚ pulse rate rapid and shallow condition ਦੇ according ਹੁੰਦੀ ਹੈ। Typhoid fever ਵਿੱਚ pulse rate ਘੱਟ ਹੁੰਦੀ ਹੈ।

Drug: Atropine ਆਦਿ ਨਾਲ pulse rate increase ਹੁੰਦੀ ਹੈ ਜਦੋਂ ਕਿ drug ਦੇਣ ਤੇ pulse rate ਘੱਟ ਹੋ ਜਾਂਦੀ ਹੈ।

Cold application: ਇਸ ਨਾਲ pulse rate ਘੱਟ ਹੁੰਦੀ ਹੈ ਅਤੇ hypothemia ਵਿੱਚ ਵੀ pulse rate ਘੱਟ ਹੁੰਦੀ ਹੈ।

RYTHM

Rythm beates ਦੀ ਨਿਯਮਤਾ ਨੂੰ ਕਹਿੰਦੇ ਹਨ। Normally heart beat ਇੱਕ ਨਿਸ਼ਚਿਤ time ਅੰਤਰਾਲ ਵਿੱਚ ਹੁੰਦੀ ਹੈ ਜਦੋਂ ਇਸ beats ਦੇ ਵਿਚਕਾਰ ਸਮਾਂ ਅੰਤਰਾਲ ਅਲੱਗ-ਅਲੱਗ ਹੋਵੇ ਤਾਂ ਉਸਨੂੰ irregular ਕਹਿੰਦੇ ਹਨ। ਜਦੋਂ beats ਵਿੱਚ irregular ਹੋਵੇ ਤਾਂ pulse ਨੂੰ 1 mint. ਤੱਕ ਗਿਣਨਾ ਚਾਹੀਦਾ ਹੈ। Irregular pulse rythm heart disease ਵਿੱਚ ਦੇਖੀ ਜਾ ਸਕਦੀ ਹੈ। ਜੋ ਨਿਮਨਲਿਖਿਤ ਹੈ।

1. **Arrhythmias:** ਇਹ ਇੱਕ technical sound variation ਨੂੰ indicate ਕਰਦੀ ਹੈ।
2. **Intermittent pulse:** ਇਸ ਵਿੱਚ ਇੱਕ ਨਿਸਚਿਤ ਅੰਤਰਾਲ ਦੇ ਬਾਅਦ first beat miss ਹੁੰਦੀ ਹੈ। ਅਜਿਹੀ pulse ਵਿੱਚ apical and radial pulse ਦੋਵੇਂ ਅਲੱਗ ਹੁੰਦੀ ਇਸਨੂੰ deficit pulse ਵੀ ਕਿਹਾ ਜਾਂਦਾ ਹੈ।

3. **Extrasistoll:** ਜਦੋਂ cardial contraction premeturaly ਹੋ ਜਾਵੇ ਤਾਂ ਇਸਨੂੰ extrasistoll ਕਹਿੰਦੇ ਹਨ।
4. **Atrial fibrilliation:** Atrial ਦੀ rapid contraction ਹੋਣਾ ਜਿਸਦੇ ਕਾਰਨ vantrical ਦੀ rythum and force ਦੋਵੇ ਅਨਿਯਿਮਿਤ ਹੋ ਜਾਂਦੇ ਹਨ ਜਿਸਨੂੰ atrial fibrilliation ਕਹਿੰਦੇ ਹਨ।
5. **Ventricular fibrilliation:** Ventricals ਦੀ rapid contraction ਹੋਣਾ ventricular fibrillic action ਕਹਿੰਦੇ ਹਨ ਇਹ fetal ਹੁੰਦਾ ਹੈ।
6. **Sinus arrhythmias:** ਇਹ ਇੱਕ ਅਜਿਹੀ condition ਹੈ ਇਸ ਵਿੱਚ inspiration ਦੇ ਦੌਰਾਨ pulse rapid ਤੇਜ਼ ਹੋ ਜਾਂਦੀ ਹੈ। Expiration ਦੇ ਦੌਰਾਨ pulse rate ਘੱਟ ਹੋ ਜਾਂਦੀ ਹੈ।
7. **Dicrotic pulse:** ਇਸ ਵਿੱਚ double beat ਦੀ feeling ਹੁੰਦੀ ਹੈ। ਜਿਸ ਵਿੱਚ ਇੱਕ heart beat ਦੋ arterial pulsation ਹੁੰਦੀ ਹੈ।

VOLUME

Volume: Artery ਦਾ ਪੂਰਾ ਭਰਿਆ ਹੋਇਆ volume ਕਹਿਲਾਉਂਦਾ ਹੈ। Volume artery ਵਿੱਚ blood ਦੀ amount ਤੇ expand ਹੁੰਦਾ ਹੈ। ਜੇਕਰ artery ਵਿੱਚ normal volume of blood ਜਾਵੇ ਤਾਂ ਉਸਨੂੰ full or large volume ਹੋਵੇਗਾ। ਜੇਕਰ artory ਦਾ blood ਘੱਟ ਹੈ ਤਾਂ pulse weak, feeble ਜਿਹੀ ਹੋਵੇਗੀ।

Abnormality of Pulse

1. **Water hammer pulse or collapsing or carrigan's pulse:** ਇਹ pulse full volume ਵਾਲੀ pulse ਹੁੰਦੀ ਹੈ ਜਿਸਦਾ ਤੇਜੀ ਨਾਲ collapse ਹੋ ਜਾਂਦਾ ਹੈ। ਇਹ aortic regurgitation [back flow] ਵਿੱਚ ਹੁੰਦੀ ਹੈ। ਜਦੋਂ ventrical ਤੋ blood artery ਵਿੱਚ force ਕੀਤਾ ਜਾਂਦਾ ਹੈ ਤਾਂ regurgitation ਦੇ ਕਾਰਨ blood ventrical ਵਿੱਚ ਵਾਪਿਸ ਆ ਜਾਂਦਾ ਹੈ ਇਹ aorta ਬੰਦ ਨਾ ਹੋਣ ਦੇ ਕਾਰਨ ਹੁੰਦੀ ਹੈ।
2. **Bounding pulse:** ਇਹ pulse large or full ਹੋਣ ਦੇ ਨਾਲ-ਨਾਲ ਤੇਜ਼ ਹੋਣੀ ਤਾਂ ਉਸਨੂੰ bounding pulse ਕਹਿੰਦੇ ਹਨ। ਇਹ exercise, ਚਿੰਤਾ, insomnia, heart block ਆਦਿ ਵਿੱਚ ਦੇਖੀ ਜਾ ਸਕਦੀ ਹੈ।
3. **Pulses alternans:** ਇਸ ਵਿੱਚ rythm regular ਹੁੰਦੀ ਹੈ ਪਰ volume Alternative strong and weak ਹੁੰਦਾ ਹੈ, ਇਹ left ventricular failer heart block ਵਿੱਚ ਵੇਖਿਆ ਜਾਂਦਾ ਹੈ।
4. **Bigeminal pulse:** ਇਸ ਵਿੱਚ rythm irregular ਹੁੰਦਾ ਹੈ। ਦੂਸਰੀ beat ਹਰ ਇੱਕ beat ਤੋਂ ਪਹਿਲਾਂ ਆ ਜਾਂਦੀ ਹੈ। ਇਹ ventricle ਦੇ ਪ੍ਰਾਪਤ ਨਾ ਹੋਣ ਦੇ ਕਾਰਨ ਹੁੰਦਾ ਹੈ, ਇਹ pulse ਬਹੁਤ ਜਿਆਦਾ weak ਹੁੰਦੀ ਹੈ, ਇਸਨੂੰ M.I. ਵਿੱਚ ਦੇਖਿਆ ਜਾਂਦਾ ਹੈ।
5. **Weak/wiry** [ਬਾਰੀਕ]/**Threay Pulse:** ਇਹ pulse ਬਹੁਤ weak ਹੁੰਦੀ ਹੈ ਜਿਵੇਂ : Wiry ਜਾਂ thread ਦੀ ਤਰ੍ਹਾਂ fell ਕੀਤੀ ਜਾਂਦੀ ਹੈ। ਇਹ diarrhoea or vomiting ਵਿੱਚ ਦੇਖੀ ਜਾ ਸਕਦੀ ਹੈ।
6. **Paradoxical pulse:** ਇਸ ਵਿੱਚ ਜਦੋਂ patient ਸਾਹ ਲੈਂਦਾ ਹੈ ਤਾਂ pulse weak ਹੁੰਦੀ ਹੈ ਕਿਉਂਕਿ contraction ਦੇ ਦੌਰਾਨ heart ਦੀ left side ਵਿੱਚ blood ਘੱਟ ਜਾਂਦਾ ਹੈ, ਇਹ heart ਨੂੰ damage ਕਰਨ ਦੇ ਸੰਕੇਤ ਕਰਦੀ ਹੈ।
7. **Tension:** ਦਬਾਏ ਜਾਣ ਦੀ ਸਮਤਾ ਨੂੰ tension ਕਹਿੰਦੇ ਹਨ। ਜਦੋਂ artery ਨੂੰ ਦਬਾਉਣਾ ਕਠਿਨ ਹੋਵੇ ਤਾਂ ਉਸਨੂੰ high tension ਕਹਿੰਦੇ ਹਨ। ਅਤੇ pulse ਨੂੰ ਦਬਾਉਣਾ ਆਸਾਨ ਹੋਵੇ ਤਾਂ ਉਸਨੂੰ low tension ਕਹਿੰਦੇ ਹਨ।

Method of Taking Pulse

1. **Palpation:** ਹੱਥ ਜਾਂ finger ਦੇ ਨਾਲ touch ਕਰਨ ਨਾਲ।
2. **Auscultation:** ਕਿਸੇ stethoscope ਦੇ ਦੁਆਰਾ apical pulse ਨੂੰ ਸੁਣਿਆ ਜਾ ਸਕਦਾ ਹੈ।

Observation ਦਾ ਚਾਰ method ਹੁੰਦੇ ਹਨ :

1. Inspection - ਦੇਖਣ ਨਾਲ
2. Palpation - Touch ਕਰਕੇ
3. Auscultation - ਸੁਣ ਕੇ
4. Percussion

RESPIRATION

ਸਾਹ ਲੈਣ ਦੀ ਕਿਰਿਆ ਨੂੰ respiration ਕਹਿੰਦੇ ਹਨ। ਇਸ ਵਿੱਚ inspiration, expiration ਅਤੇ pause ਹੁੰਦਾ ਹੈ। Inspiration ਦੇ ਦੌਰਾਨ ਅਸੀਂ O_2 ਅੰਦਰ ਲੈ ਜਾਂਦੇ ਹਾਂ ਤੇ।

Expiration ਦੇ ਦੌਰਾਨ CO_2 ਨੂੰ ਬਾਹਰ ਨਿਕਾਲਦੇ ਹਾਂ।

Expiration and inspiration ਦੇ ਵਿਚਕਾਰਲੇ ਸਮੇਂ ਨੂੰ pause ਕਹਿੰਦੇ ਹਨ।

ਸਾਹ ਅੰਦਰ ਲੈਣ ਤੇ ਬਾਹਰ ਕੱਟਣ ਦੇ ਵਿੱਚ ਸਮੇਂ ਨੂੰ pause ਕਹਿੰਦੇ ਹਨ। Respiration ਅੰਦਰੂਨੀ ਤੇ ਬਾਹਰੀ ਦੋ ਤਰ੍ਹਾਂ ਦੀ ਹੁੰਦੀ ਹੈ :

ਅੰਦਰੂਨੀ respiration ਵਿੱਚ gases ਦਾ exchange blood tissue ਤੇ cells ਦੇ ਵਿੱਚ ਹੁੰਦਾ ਹੈ, ਇਸਨੂੰ tissue respiration ਵੀ ਕਹਿੰਦੇ ਹਨ।

ਬਾਹਰੀ respiration ਵਿੱਚ ਗੈਸਾਂ ਦਾ exchange blood ਤੇ lungs ਵਿੱਚ ਹੁੰਦਾ ਹੈ। ਇਸਨੂੰ pulmonary respiration ਵੀ ਕਿਹਾ ਜਾਂਦਾ ਹੈ। Respiration, respiratory centre ਰਾਹੀਂ control ਕੀਤਾ ਜਾਂਦਾ ਹੈ। ਜੋ ਕਿ brain ਦੇ medula oblongata ਦੇ ਨਾਮ ਨਾਲ ਜਾਣਿਆ ਜਾਂਦਾ ਹੈ।

CHARACTERISTICS OF RESPIRATION

Respiration ਦੇ ਹੇਠਾ ਲਿਖੇ characteristics ਹੁੰਦੇ ਹਨ, ਜਿਵੇਂ : Rate, rythm, depth/ਸਮਾਨ ਰੂਪ ਨਾਲ ਸਾਹ ਲੈਣ ਦੀ ਕਿਰਿਆ ਜੋ ਆਪਣੇ-ਆਪ ਨਿਯਮਿਤ ਇੱਕ ਸਮਾਨ ਤੇ ਸੋਰ ਰਹਿਤ ਹੁੰਦੀ ਹੈ ਉਸਨੂੰ eupnoea ਕਹਿੰਦੇ ਹਨ।

A. **Rate:** ਇੱਕ ਮਿੰਟ ਵਿੱਚ ਜਿੰਨੀ ਵਾਰ respiration ਕੀਤੀ ਜਾਵੇ ਉਸਨੂੰ rate ਕਿਹਾ ਜਾਂਦਾ ਹੈ। ਇੱਕ adult person ਵਿੱਚ 16-20/mint. Respiration normal ਹੁੰਦੀ ਹੈ। ਇਸਨੂੰ ਹੇਠ ਲਿਖੇ factor ਪ੍ਰਭਾਵਿਤ ਕਰਦੇ ਹਨ :

   1. Age:
      At birth - 30-40/b. mint.
      1 year - 26-30/b. mint.
      2 year - 20-26/b. mint.
      Adolescence - 20/mint.
      Adult - 16-20/b. mint.
      Old age - 10-24/b. mint.

2. **Sex:** Female ਵਿੱਚ male ਦੀ ਤੁਲਨਾ ਵਿੱਚ respiration ਹਲਕੀ ਜਿਹੀ ਤੇਜ਼ ਹੁੰਦੀ ਹੈ।
3. **Emotions:** ਅਚਾਨਕ ਤਨਾਅ ਭਾਰੀ condition ਵਿੱਚ ਜਿਵੇਂ : Fear, anxiety ਆਦਿ ਵਿੱਚ respiratory rate ਪ੍ਰਭਾਵਿਤ ਹੁੰਦੀ ਹੈ।

4. **Change in atmosphere pressure:** ਪਹਾੜੀ area ਵਿੱਚ ਜਿਆਦਾ ਉੱਪਰ ਜਾਣ ਤੇ oxygen ਦੀ ਕਮੀ ਹੋ ਜਾਂਦੀ ਹੈ। ਇਸ ਲਈ blood ਰਾਹੀ body ਨੂੰ ਪੂਰੀ oxygen ਨਹੀਂ ਮਿਲ ਪਾਉਂਦੀ ਤੇ tissue oxygen ਦੀ ਮੰਗ ਵੱਧਣ ਤੇ respiratory rate ਵੱਧ ਜਾਂਦੀ ਹੈ।
5. **Exercise:** Exercise ਦੇ ਦੌਰਾਨ respiration ਦੀ rate depth [ਗਹਿਰਾਈ] ਵੱਧ ਜਾਂਦੀ ਹੈ।

Food: ਖਾਣਾ ਖਾਣ ਦੌਰਾਨ ਜਾਂ ਉਸਦੀ metabolism ਦੌਰਾਨ oxygen ਦੀ ਮੰਗ ਵੱਧ ਜਾਂਦੀ ਹੈ, ਜਿਸਦੇ ਦੌਰਾਨ respiratory rate ਵੱਧ ਜਾਂਦਾ ਹੈ।

Change in external temprature: ਜਦੋਂ person ਠੰਡ ਦੇ ਜਿਆਦਾ contact ਵਿੱਚ ਰਹਿੰਦਾ ਹੈ ਤਾਂ oxygen ਦੀ ਮੰਗ ਵੱਧ ਜਾਂਦੀ ਹੈ ਤੇ person deep breath ਕਰਨ ਲੱਗ ਜਾਂਦਾ ਹੈ। ਜੇਕਰ patient ਨੂੰ fever ਹੋਵੇ ਤਾਂ ਉਸ ਨਾਲ ਵੀ breath ਵੱਧ ਜਾਂਦੀ ਹੈ।

ਜਿਆਦਾਤਰ disease ਦੇ ਕਾਰਨ respiration rate ਵੱਧ ਜਾਂਦਾ ਹੈ। ਪਰ ਕੁੱਝ disease ਵਿੱਚ respiratory rate ਘੱਟ ਹੋ ਜਾਂਦਾ ਹੈ ਜਿਵੇਂ brain tumor ਆਦਿ।

Drug: ਕੁੱਝ drugs ਜਿਵੇਂ atropine ਆਦਿ respiratory ਨੂੰ ਉਤੇਜਿਤ ਕਰਦੀ ਹੈ ਤੇ ਕੁੱਝ sedative respiratory centre depress ਕਰਦੀ ਹੈ।

B. **Depth**

Normal person ਪ੍ਰਤੀ ਇੱਕ ਵਾਰ respiration ਦੇ ਦੌਰਾਨ 500 CC air ਅੰਦਰ ਲੈ ਕੇ ਜਾਂਦਾ ਹੈ। ਜੇਕਰ ਇਹ ਵੱਧ ਜਾਵੇ ਤਾਂ ਉਸਨੂੰ deep respiration ਕਹਿੰਦੇ ਹਨ। ਤੇ ਜੇਕਰ lungs ਦੇ ਅੰਦਰ ਬਾਹਰ ਆਉਣ ਵਾਲੀ air ਇਸ ਤੋਂ ਘੱਟ ਹੋ ਜਾਵੇ ਤਾਂ ਉਸਨੂੰ shallow respiration ਕਹਿੰਦੇ ਹਨ।

ਕੋਈ ਵੀ disease ਜੋ lungs ਦੀ vital capicity ਘੱਟ ਕਰ ਦੇਵੇ blood ਦੇ gas ਦੇ ਬਦਲਾਵ ਵਿੱਚ ਜੇ body ਨੂੰ oxygen ਦੀ ਮੰਗ ਵੱਧਦੀ ਹੈ ਤਾਂ ਇਸਦੇ ਕਾਰਨ hyperpnoea (Deep breathing) Polypnoea [Rapid breating] and dypnoea (Dificulty in breathing) ਆਦਿ ਹੁੰਦੇ ਹਨ। ਜਦੋਂ ਇੱਕ ਵਿਅਕਤੀ ਨੂੰ dypnoea ਹੁੰਦਾ ਹੈ ਤਾਂ ਉਸਨੂੰ sitting position ਵਿੱਚ ਆਰਾਮ ਮਿਲਦਾ ਹੈ ਕਿਉਂਕਿ sitting position ਵਿੱਚ abdomen ਤੇ diaphragm ਹੇਠਾਂ ਵੱਲ ਹੋ ਜਾਂਦੇ ਹਨ। ਜਿਸਦੇ ਕਾਰਨ chest cavity ਦਾ diameter ਵੱਧ ਜਾਂਦਾ ਹੈ। ਜਿਸਦੇ ਕਾਰਨ lungs movement ਹੁੰਦੀ ਹੈ।

Normal Respiration

Rythm: Normal respiration ਵਿੱਚ rythm normal and regular ਹੁੰਦੀ ਹੈ। ਬਹੁਤ ਜਿਆਦਾ ill person ਜੋ death ਦੇ ਨਜਦੀਕ ਹੁੰਦੇ ਹਨ ਉਹਨਾਂ ਵਿੱਚ irregular rythm ਪਾਈ ਜਾਂਦੀ ਹੈ।

Abnormal Respiration

- **Tachypnoea:** ਇਸ ਵਿੱਚ respiration rate 24/mint. ਤੋਂ ਜਿਆਦਾ ਹੁੰਦੀ ਹੈ।
- **Bradypnoea:** ਇਸ ਵਿੱਚ respiration rate 10/mint. ਤੋਂ ਘੱਟ ਹੁੰਦੀ ਹੈ।
- **Apnoea:** ਸਾਹ ਬਿਲਕੁਲ ਬੰਦ ਹੋ ਜਾਂਦਾ ਹੈ।
- **Hyperpnoea:** ਇਸ ਵਿੱਚ respiration ਦੀ depth [ਗਹਿਗਲੇ] increase ਹੋਵੇਗੀ।
- **Orthopnoea:** ਇਸ ਵਿੱਚ patient ਸਿਰਫ ਸਿੱਧੇ ਬੈਠ ਕੇ ਜਾਂ ਖੜੇ ਹੋ ਕੇ ਹੀ ਸਾਹ ਲੈ ਸਕਦਾ ਹੈ।
- **Dyspnoea:** Dificulty in breathing [ਸਾਹ ਲੈਣ ਵਿੱਚ problem ਹੋਣਾ]।

- **Cyanosis:** Tissue ਵਿੱਚ O_2 ਦੀ ਕਮੀ ਹੋਣ ਕਾਰਨ skin ਤੇ mucus membrane ਦਾ blue ਹੋ ਜਾਣਾ। Cyanosis ਕਹਾਉਂਦਾ ਹੈ।
- **Anoxia or hyponia:** Tissue ਵਿੱਚ O_2 ਦੀ ਕਮੀ ਹੋਣਾ anoxia ਜਾਂ hyponia ਕਹਾਉਂਦਾ ਹੈ।

Anoxaemia or Hypoxaemia

Blood stream ਜਾਂ blood ਵਿੱਚ O_2 ਦੀ ਕਮੀ ਹੋਣਾ।

- **Asphyxia:** ਇਸ ਵਿੱਚ patient ਨੂੰ suffocation ਹੁੰਦੀ ਹੈ। ਇਹ condition ਉਦੋਂ develop ਹੁੰਦੀ ਹੈ ਜਦੋਂ ਲਗਾਤਾਰ O_2 supply ਵਿੱਚ ਕੋਈ ਰੁਕਾਵਟ ਆ ਰਹੀ ਹੋਵੇ।
- **Sterorous respiration:** ਇਸਨੂੰ noisy breathing ਵੀ ਕਿਹਾ ਜਾਂਦਾ ਹੈ। ਇਸ ਵਿੱਚ snoring sound ਦੀ ਅਵਾਜ਼ ਆਉਂਦੀ ਹੈ। ਜਦੋਂ person ਸਾਹ ਲੈਂਦਾ ਹੈ ਤਾਂ air secretion ਨਾਲ pass ਹੁੰਦੀ ਹੈ ਜੋ ਕਿ acute alcoholism ਵਿੱਚ ਪਾਇਆ ਜਾਂਦਾ ਹੈ।
- **Stridor:** ਇਸ ਵਿੱਚ upper airway ਵਿੱਚ ਰੁਕਾਵਟ ਹੋਣ ਕਾਰਨ hard [ਕਠੋਰ] vibrating sound ਪੈਦਾ ਹੁੰਦੇ ਹਨ। ਉਸਨੂੰ stridor ਕਹਿੰਦੇ ਹਨ।
- **Rale ਜਾਂ Rahl:** ਨਿਮੋਨੀਆਂ ਜਾਂ bronchitis ਦੇ ਕਾਰਨ ਜਦ ਹਵਾ lungs ਵਿਚੋਂ pass ਹੁੰਦੀ ਹੈ ਤਾਂ whisteling sound ਹੁੰਦੀ ਹੈ। ਇਸ ਵਿੱਚ rate abnormal ਹੁੰਦਾ ਹੈ।
- **Wheeze:** ਅਸਥਮਾ ਵਾਲੇ patient ਵਿੱਚ bronche ਵਿੱਚ ਥੋੜੀ ਬਹੁਤ problem ਹੋਣ ਕਾਰਨ high piched musical whistling sound ਸੁਣਾਈ ਦਿੰਦੀ ਹੈ।
- **Sigh:** ਇਹ ਇੱਕ deep inspiration ਦੇ ਬਾਅਦ ਇੱਕ ਲੰਬੀ expiration ਕਰਦੀ ਹੈ। ਇਹ ਜਿਆਦਾਤਰ emotional tension ਵਿੱਚ ਦੇਖਿਆ ਜਾਂਦਾ ਹੈ।
- **Air hunger:** ਇਹ ਇੱਕ dyspnoea ਦੀ problem ਹੈ ਜਿਸ ਵਿੱਚ deep sign respiration ਹੁੰਦੀ ਹੈ।

Cheyne-stokes Repiration

ਇਸ ਵਿੱਚ respiration chains ਜਾਂ series ਵਿੱਚ ਹੁੰਦਾ ਹੈ ਅਤੇ ਹਰੇਕ respiration deep ਜਾਂ ਜਿਆਦਾ deep ਹੁੰਦਾ ਜਾਂਦਾ ਹੈ। ਜਦ pause ਹੁੰਦਾ ਹੈ ਤਾਂ ਇਹ cycle ਦੁਬਾਰਾ repeat ਹੁੰਦਾ ਹੈ। ਇਸ ਵਿੱਚ respiration ਦੀ rate, depth increase ਹੁੰਦੀ ਹੈ ਤੇ apnoea ਹੁੰਦਾ ਹੈ।

Nursing Care in Breathing Dificulty

Daily care ਵਿੱਚ ਕਈ patient ਅਜਿਹੇ ਹੁੰਦੇ ਹਨ ਜਿੰਨਾ ਨੂੰ ਕਈ ਕਾਰਨਾਂ ਕਾਰਨ breathing broblem ਆਉਂਦੀ ਹੈ। ਇਸ ਵਿੱਚ dyspnoea ਨੂੰ check ਕਰਨਾ ਚਾਹੀਦਾ ਹੈ ਤੇ ਉਸ ਤੋਂ ਬਾਅਦ diagnose ਬਣਾਉਣਾ ਚਾਹੀਦਾ ਹੈ। ਫਿਰ nursing care ਕਰਨੀ ਚਾਹੀਦੀ ਹੈ।

1. **Psychological support:** Dyspnoea ਵਾਲੇ patient ਨੂੰ ਬਹੁਤ ਜਿਆਦਾ ਚਿੰਤਾ ਹੁੰਦੀ ਹੈ। ਇਸ ਲਈ ਉਸਨੂੰ ਬਹੁਤ ਹੌਸਲਾ ਦੇਣਾ ਦੀ ਜਰੂਰਤ ਹੁੰਦੀ ਹੈ। ਇਸ ਲਈ care ਕਰਦੇ ਸਮੇਂ patient ਦੇ ਨਾਲ ਖੜੀ ਹੁੰਦੀ ਹੈ ਤੇ ਉਸਨੂੰ ਹੌਂਸਲਾ ਦਿੰਦੀ ਹੈ।
2. **Ventilation of the room:** ਜਿਸ room ਵਿੱਚ patient ਹੈ ਉਹ ventilated ਹੋਣਾ ਚਾਹੀਦਾ ਹੈ। Patient ਨੂੰ ਸਾਹ ਲੈਣ ਲਈ fresh air ਮਿਲਣੀ ਚਾਹੀਦੀ ਹੈ ਅਤੇ ਉਸਦੇ ਆਲੇ-ਦੁਆਲੇ ਭੀੜ ਨਹੀਂ ਹੋਣੀ ਚਾਹੀਦੀ।
3. **Ventilation of lungs:** ਜੇਕਰ respiratory system fail ਹੋ ਗਿਆ ਹੈ ਤਾਂ artificial respiration ਸ਼ੁਰੂ ਕਰਨੀ ਚਾਹੀਦੀ ਹੈ।

4. **Positioning of the patient:** Dyspnoea ਵਾਲੇ patient ਲਈ proper up-right sitting position ਸਭ ਤੋਂ ਸਹੀ ਹੈ। ਇਸ position backrest ਤੇ extra pillow ਲਗਾ ਕੇ ਦਿੱਤੀ ਜਾਂਦੀ ਹੈ। ਇਸ position ਵਿੱਚ diaphgram ਹੇਠਾਂ ਦੀ ਤਰਫ ਹੋ ਜਾਂਦਾ ਹੈ। ਅਤੇ chest vertical diameter ਵੱਧ ਜਾਂਦਾ ਹੈ।
5. **O_2 in inhalation:** ਜੇਕਰ patient cyanosed ਹੈ ਤਾਂ ਇਸਦਾ ਮਤਲਬ ਉਸ ਵਿੱਚ O_2 ਦੀ ਕਮੀ ਹੈ। ਇਸ ਲਈ patient ਨੂੰ ਜਲਦੀ ਤੋਂ ਜਲਦੀ O_2 ਦੇਣੀ ਚਾਹੀਦੀ ਹੈ।
6. **Clearance of the air passage:** ਜੇਕਰ air passage ਵਿੱਚ secretion ਦੇ ਕਾਰਨ ਕੋਈ ਰੁਕਾਵਟ ਹੈ ਤਾਂ ਉਸਨੂੰ ਚੰਗੇ ਢੰਗ ਨਾਲ clear ਕਰਨਾ ਚਾਹੀਦਾ ਹੈ।

Breathing and coughing exercise: Patient ਨੂੰ ਖਾਂਸੀ ਕਰਕੇ sputum ਬਾਹਰ ਕੱਢਣ ਲਈ ਕਹਿਣਾ ਚਾਹੀਦਾ ਹੈ ਤੇ ਗਹਿਰਾ ਸਾਹ ਲੈਣ ਲਈ ਕਹਿਣਾ ਚਾਹੀਦਾ ਹੈ। ਜੇਕਰ lungs ਜਾਂ bronchiols ਵਿੱਚ secreetion ਹੋਵੇ ਤਾਂ postral drains ਨਾਲ secretion ਨੂੰ ਬਾਹਰ ਕੱਢਣਾ ਚਾਹੀਦਾ ਹੈ।

Steam Inhalation: Steam inhalation ਨਾਲ mucus smooth ਹੁੰਦਾ ਹੈ ਤੇ sputum ਦੇ ਨਾਲ ਬਾਹਰ ਨਿਕਲਦਾ ਹੈ।

Nutrition: Dyspnoea ਵਾਲੇ patient ਨੂੰ small and frequent [ਥੋੜੀ ਤੇ ਵਾਰ-ਵਾਰ] ਮਾਤਰਾ ਵਿੱਚ diet ਦੇਣੀ ਚਾਹੀਦੀ ਹੈ। ਜੇਕਰ patient ਜਿਆਦਾ ਖਾਣਾ ਖਾਂਦਾ ਹੈ ਤਾਂ ਉਸਦਾ dyspnoea ਵੱਧ ਜਾਂਦਾ ਹੈ।

General Insturctions of Taking Regarding Pulse [Pulse ਲੈਣ ਤੋਂ ਪਹਿਲਾਂ ਕਿਹੜੀਆਂ ਗੱਲਾਂ ਦਾ ਧਿਆਨ ਰੱਖਣਾ ਚਾਹੀਦਾ ਹੈ] :

1. Exercise ਦੇ ਤੁਰੰਤ ਬਾਅਦ pulse ਨਹੀਂ ਲੈਣੀ ਚਾਹੀਦੀ। Patient ਨੂੰ comfortable position ਦੇਣੀ ਚਾਹੀਦੀ ਹੈ ਤੇ ਉਸਦੇ ਹੱਥ well-supported ਹੋਣੇ ਚਾਹੀਦੇ ਹਨ। ਇਸ position ਵਿੱਚ patient ਦੀ pulse check ਕਰਦੇ ਹਾਂ।
2. ਜੇਕਰ patient ਜਿਆਦਾ nervous [ਸਹਿਮਿਆ] ਹੋਵੇ।
3. Artery ਉੱਪਰ ਕਦੇ ਵੀ ਜਿਆਦਾ pressure ਨਹੀਂ ਪਾਉਣਾ ਚਾਹੀਦਾ।
4. Pulse ਲੈਂਦੇ ਸਮੇਂ ਹਮੇਸਾ ਪਹਿਲੀਆਂ ਤਿੰਨ finger tips ਦਾ use ਕਰਨਾ ਚਾਹੀਦਾ ਹੈ।
5. Pulse check ਕਰਦੇ ਸਮੇਂ thumb ਦਾ ਇਸਤੇਮਾਲ ਨਹੀਂ ਕਰਨਾ ਚਾਹੀਦਾ।
6. Pulse check ਕਰਨ ਲਈ proper side close ਕਰਨੀ ਚਾਹੀਦੀ ਹੈ।
7. ਸਮਝ ਨਾ ਹੋਣ ਤੇ ਆਪਣੇ ਤੋਂ ਜਿਆਦਾ experience ਵਾਲੇ ਵਿਅਕਤੀ ਤੋਂ pulse check ਕਰਵਾ ਲੈਣੀ ਚਾਹੀਦੀ ਹੈ।
8. Pulse ਦੀ ਗਿਣਤੀ ਪੂਰੇ ਇੱਕ ਮਿੰਟ ਤੱਕ ਕਰੋ।
9. ਜੇਕਰ ਕਿਸੇ ਦੀ heart ਜਾਂ exerimities ਜਾਂ vascular surgery ਹੋਈ ਹੋਵੇ ਤਾਂ pedal pulse check ਕਰਾਂਗੇ।
10. ਨਵੇਂ admit ਹੋਏ patient ਦੀ pulse ਦੋਨਾਂ ਹੱਥਾਂ ਦੀ radial artery ਤੋਂ ਲੈਣੀ ਚਾਹੀਦੀ ਹੈ।
11. Pulse ਦਾ rate, rythm, volume, tension note ਕਰੋ।
12. Pulse ਲੈਣ ਤੋਂ ਬਾਅਦ ਉਸਨੂੰ record ਕਰੋ।

REGRADING RESPIRATION

1. ਕਦੇ ਵੀ patient ਨੂੰ ਇਹ ਮਹਿਸੂਸ ਨਾ ਹੋਣ ਦਿਓ ਕਿ ਅਸੀਂ ਉਸਦੀ respiration check ਕਰ ਰਹੇ ਹਾਂ।
2. Respiration check ਕਰਨ ਲਈ, pulse ਲੈਣ ਤੋਂ ਪਹਿਲਾਂ patient ਦੇ ਹੱਥ chest ਉੱਪਰ ਰੱਖਵਾਉਣੇ ਚਾਹੀਦੇ ਹਨ।

3. Pulse ਲੈਣ ਤੋਂ ਬਾਅਦ patient ਦੇ ਹੱਥ ਉਸੇ position ਵਿੱਚ ਰਹਿਣ ਦਿਓ ਤੇ respiration note ਕਰੋ।
4. Inspiration ਨੂੰ note ਕਰੋ। ਅਤੇ respiration ਦੀ characteristics note ਕਰੋ।
5. ਜਦੋਂ patient tension ਵਿੱਚ ਹੋਵੇ ਤਾਂ ਕਦੇ ਵੀ respiration count ਨਾ ਕਰੋ।

BP [BLOOD PRESSURE]

Definition: ਜਦੋਂ blood vessels ਵਿਚੋਂ ਗੁਜ਼ਰਦਾ ਹੈ ਤਾਂ blood ਦਾ force blood vessels ਦੀ ਦੀਵਾਰ ਤੇ ਪੈਂਦਾ ਹੈ ਤਾਂ ਉਸਨੂੰ BP ਕਹਿੰਦੇ ਹਨ। Systolic pressure ਇੱਕ ਅਜਿਹੀ condition ਹੈ ਜਿਸ ਵਿੱਚ BP high ਹੁੰਦਾ ਹੈ ਤੇ diasystol ਵਿੱਚ BP low ਹੁੰਦਾ ਹੈ। ਇਸਦੀ normal value 120/80 mm of hg ਹੁੰਦੀ ਹੈ।

Hypertension ਅਸਮਾਨ ਰੂਪ ਵਿੱਚ high blood pressure ਦੀ ਅਵਸਥਾ ਹੈ ਅਤੇ hypotension ਅਸਮਾਨ ਰੂਪ ਵਿੱਚ low blood ਦੀ ਅਵਸਥਾ ਹੈ।

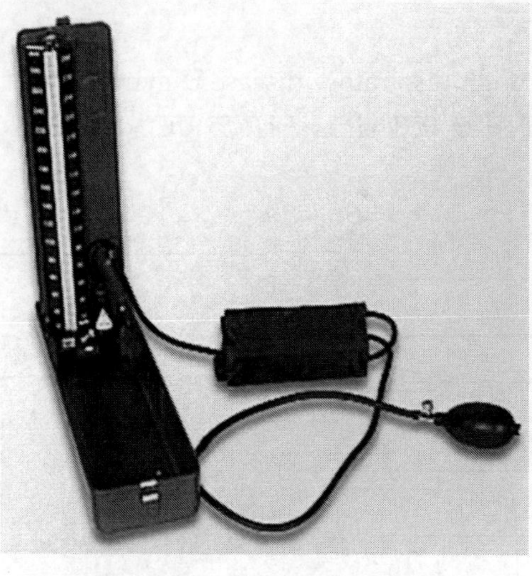

Fig. 7.6: BP Instrument

BP ਨੂੰ ਪਰਿਵਰਤਿਤ ਕਰਨ ਵਾਲੇ ਕਾਰਣ

1. **Age:** ਬੱਚਿਆਂ ਵਿੱਚ adult ਦੀ ਤੁਲਨਾ ਵਿੱਚ BP ਘੱਟ ਹੁੰਦਾ ਹੈ। 50 ਸਾਲਾਂ ਤੱਕ ਇਹ ਹੌਲੀ-ਹੌਲੀ ਵਧਦਾ ਹੈ।
2. **Sex:** Puberty ਤੱਕ boys ਤੇ girls ਦੇ BP ਵਿੱਚ ਕੋਈ ਅੰਤਰ ਨਹੀਂ ਹੁੰਦਾ। ਇਸ ਤੋਂ ਬਾਅਦ female ਵਿੱਚ male ਦੀ ਤੁਲਨਾ ਵਿੱਚ BP ਘੱਟ ਹੁੰਦਾ ਹੈ। Menses ਬੰਦ ਹੋਣ ਤੋਂ ਬਾਦ female ਵਿੱਚ BP male ਦੀ ਤੁਲਨਾ ਵਿੱਚ ਵੱਧ ਹੁੰਦਾ ਹੈ।

Body Fluid: Over weight ਵਾਲੇ person ਵਿੱਚ BP high ਹੁੰਦਾ ਹੈ, ਜਦਕਿ ਘੱਟ weight ਵਾਲੇ person ਦਾ BP ਘੱਟ ਹੁੰਦਾ ਹੈ।

Race: ਨਿਗਰੋਜ਼ ਵਿੱਚ ਦੂਜੇ races ਦੀ ਤੁਲਨਾ ਵਿੱਚ BP high ਹੁੰਦਾ ਹੈ ਸਾਰੇ person ਵਿੱਚ BP early morning ਵਿੱਚ BP ਘੱਟ ਹੁੰਦਾ ਹੈ ਤੇ ਸਾਮ ਨੂੰ ਸਿਖਰ ਤੇ ਪਹੁੰਚ ਜਾਂਦਾ ਹੈ, ਅਤੇ ਉਸ ਤੋਂ ਬਾਅਦ, ਫਿਰ ਘੱਟ ਹੋਣਾ ਸ਼ੁਰੂ ਹੋ ਜਾਂਦਾ ਹੈ।

Exercise: Exercise ਨਾਲ BP ਵਧਦਾ ਹੈ।

Emotions: Fear ਅਤੇ ਜਿਆਦਾ excitement ਵਾਲੀ condition ਵਿੱਚ BP ਵਧਦਾ ਹੈ, ਪਰ ਕੁੱਝ ਲੋਕਾਂ ਵਿੱਚ ਤਨਾਅ ਦੀ condition ਵਿੱਚ BP ਵਧਦਾ ਹੈ।

Pain: Sever pain ਕਾਰਨ BP ਵੱਧਦਾ ਹੈ।

Posture: Lying down position ਵਿੱਚ BP ਘੱਟ ਹੋ ਜਾਂਦਾ ਹੈ।

Disease Condition: Kidney ਤੇ heart ਦੀ disease ਕਾਰਨ BP ਵੱਧ ਜਾਂਦਾ ਹੈ।

Drugs: ਕੁੱਝ ਖਾਸ drugs ਵੀ ਸਾਡੇ BP ਨੂੰ ਘੱਟ ਕਰਨ ਦਾ ਕਾਰਨ ਬਣਦੀਆਂ ਹਨ।

Haemorrhage: Haemorrhage ਦੇ ਕਾਰਨ blood volume ਘੱਟ ਹੋ ਜਾਂਦਾ ਹੈ, ਜਿਸਦੇ ਕਾਰਨ BP low ਹੁੰਦਾ ਹੈ।

Increase Intracranial fluid: Intracranial pressure ਵੱਧਣ ਕਾਰਨ BP ਵੱਧ ਜਾਂਦਾ ਹੈ।

RESPIRATORY PROBLEMS

Cold and cough: Cold and cough respiratory disease ਦੇ symptom ਹੈ। ਇਸ ਵਿੱਚ ਜਿਆਦਾਤਰ ਗਲੇ ਤੇ ਨੱਕ ਦਾ infection ਪਾਇਆ ਜਾਂਦਾ ਹੈ ਤੇ ਇਹ virus ਦੇ ਕਾਰਨ ਹੁੰਦਾ ਹੈ।

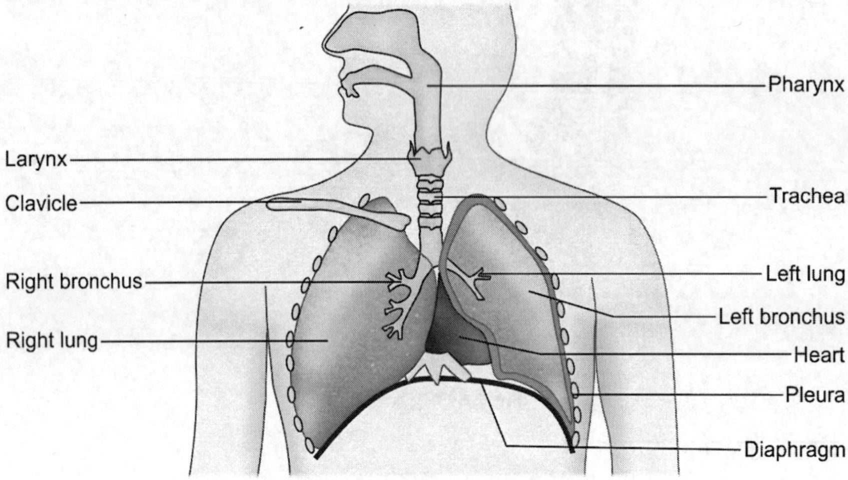

Fig. 7.7: Respiratory organ

Sign/Symptom

1. Dryness
2. Dry throat
3. Sore throat
4. Sneezing high
5. Block nose
6. Running nose
7. Headache

8. Fever
9. Pain in joint
10. Mild diarrhoea
11. Pneumonia

Treatment/Care

1. Patient ਨੂੰ rest and warm provide ਕਰਨੀ ਚਾਹੀਦੀ ਹੈ।
2. Patient ਨੂੰ lemon juice ਤੇ orange juice ਹਲਕੀ ਮਾਤਰਾ ਵਿੱਚ ਲੈਣ ਦੀ ਸਲਾਹ ਦੇਣੀ ਚਾਹੀਦੀ ਹੈ।
3. Asprin tablets ਦੇਣੀ ਚਾਹੀਦੀ ਹੈ।
4. ਬੰਦ ਨੱਕ ਦੇ ਲਈ steam inhalation ਦੇਣਾ।
5. Cough ਨੂੰ ਘੱਟ ਕਰਨ ਲਈ cough syrup ਜਾਂ expectorant ਦੇਵਾਂਗੇ।
6. ਜੇਕਰ patient smoking ਕਰ ਰਿਹਾ ਹੈ ਤਾਂ ਉਸਨੂੰ ਮਨਾ ਕਰਨਾ ਚਾਹੀਦਾ ਹੈ।
7. ਜੇਕਰ cough ਜਿਆਦਾ ਹੋ ਜਾਵੇ ਤਾਂ tuberculosis ਦੇ ਹੋਣ ਦੇ chances ਹੁੰਦੇ ਹਨ, ਇਸ ਲਈ patient ਨੂੰ hospital refer ਕਰਨਾ ਚਾਹੀਦਾ ਹੈ।

ARI [Acute Respiratory Infection]

Definition: ਇਹ ਇੱਕ infectious disease ਹੈ। ਜਿਸਦੇ ਵਿੱਚ respirator tract ਦਾ infection ਹੁੰਦਾ ਹੈ। [from nose to alveoli] ਇਹ infection ਦੋ type ਨਾਲ ਹੁੰਦਾ ਹੈ :

1. AURI = Acute upper respiratory infection
2. ALRI = Acute lower respiratory infection

   ਇਸ infection ਤੋਂ common cold pharyngitis [ਸੰਘ ਦੀ infection laryngitis, otitis media ਆਦਿ ਦਾ infection ਹੋ ਜਾਂਦਾ ਹੈ।

Causative agent: ਇਹ disease micro bacterial agent ਦੇ ਦੁਆਰਾ ਹੁੰਦੀ ਹੈ ਤੇ ਇਸ ਵਿੱਚ bacteria ਤੇ virus ਦੋਨੋ ਸਾਮਿਲ ਹੁੰਦੇ ਹਨ। Bacteria ਬਹੁਤ ਘੱਟ ਲੋਕਾਂ ਦੇ ਅੰਦਰ infection ਕਰਦਾ ਹੈ ਜਦਕਿ virus ਜਿਆਦਾ ਹਾਨੀਕਾਰਕ ਹੁੰਦਾ ਹੈ।

Host factor: Upper respiratory tract ਨਾਲ ਸੰਬੰਧਿਤ infection ਜਿਵੇਂ : Common cold pharyngitis adult ਦੀ ਤੁਲਨਾ ਵਿੱਚ ਬੱਚਿਆ ਵਿੱਚ ਜਿਆਦਾ ਪਾਇਆ ਜਾਂਦਾ ਹੈ, ਜਦਕਿ Otitis media infant ਤੋਂ ਲੈ ਕੇ 5 ਸਾਲ ਦੇ ਬੱਚੇ ਵਿੱਚ ਜਿਆਦਾ ਪਾਇਆ ਜਾਂਦਾ ਹੈ।

Mode of Transmission

ਇਹ disease air borne ਦੇ ਦੁਆਰਾ ਹੁੰਦੀ ਹੈ, ਕਿਉਂਕਿ virus respiratory tract ਤੋਂ human body ਦੇ ਅੰਦਰ ਚਲੇ ਜਾਂਦੇ ਹਨ। ਅਤੇ ਇੱਕ person ਤੋਂ ਦੂਜੇ person ਤੱਕ direct contact ਦੇ ਕਾਰਨ ਹੁੰਦੀ ਹੈ।

Sign/Symptom

1. Running the nose
2. Cold
3. Sore throat
4. Deficult breathing

5. Ear problem [ਜਿਵੇਂ otitis media]
6. Fever
7. Pneumonia
8. Death

Control of ARI

ARI ਨੂੰ control ਕਰਨ ਲਈ ਨਿਮਨ care ਕੀਤੀ ਜਾਂਦੀ ਹੈ :

1. **Clinical assessment:** ਇਸ ਦੇ ਅਨੁਸਾਰ ਬੱਚਿਆ ਵਿੱਚ disease ਦੀ condition ਦਾ ਪਤਾ ਲਗਾਉਣਾ ਤੇ mother ਤੋਂ information ਲੈਣਾ ਆਦਿ ਜਾਂਚ ਪੜਤਾਲ ਕੀਤੀ ਜਾਂਦੀ ਹੈ। ਇਸ ਦੇ ਇਲਾਵਾ specially ਬੱਚੇ ਦੇ ਅੰਦਰ ਹੋਣ ਵਾਲੇ infection ਤੇ sign/symptom ਤੇ ਨਿਰਭਰ ਕਰਦਾ ਹੈ।
2. **Physical examination:** ਬੱਚੇ ਦੀ breathing ਨੂੰ 1 mint. ਦੇ ਅਨੁਸਾਰ acount ਕੀਤਾ ਜਾਂਦਾ ਹੈ। ਇਹ breathing age ਦੇ ਅਨੁਸਾਰ note ਕੀਤੀ ਜਾਂਦੀ ਹੈ, ਜਿਸਨੂੰ respiratory rate ਵੀ ਕਹਿੰਦੇ ਹਨ ਜੇਕਰ 2 ਮਹੀਨੇ ਦੇ ਘੱਟ ਉਮਰ ਵਾਲੇ ਬੱਚੇ ਵਿੱਚ respiratory rate 60 breath/mint. ਜਾਂ ਉਸ ਤੋਂ ਜਿਆਦਾ ਹੋਏ ਤਾਂ ਉਸਨੂੰ ਗੰਭੀਰ ਮੰਨਿਆ ਜਾਂਦਾ ਹੈ। 5 ਸਾਲ ਦੇ ਬੱਚਿਆਂ ਵਿੱਚ 40 breath mint./ਹੋਵੇ ਤਾਂ ਉਸਨੂੰ ਗੰਭੀਰ ਮੰਨਿਆ ਜਾਂਦਾ ਹੈ।
3. ਬੱਚੇ ਦੀ chest ਨੂੰ check ਕਰਾਂਗੇ ਤੇ ਜਿੰਨ੍ਹਾ ਹੋ ਸਕੇ ਉਸਨੂੰ chest ਦੇ ਦੁਆਰਾ ਹੀ ਸਾਹ ਲੈਣ ਦੀ advise ਦੇਣੀ ਚਾਹੀਦੀ ਹੈ।
4. ਜੇਕਰ ਬੱਚੇ ਦੀ condition ਜਿਆਦਾ serious ਹੋਵੇ ਤਾਂ steroid ਦੇਣੇ ਚਾਹੀਦੇ ਹਨ ਤਾਂਕਿ ਸਾਹ ਲੈਣ ਵਿੱਚ ਆਸਾਨੀ ਹੋ ਸਕੇ। ਇਹ ਉਦੋਂ ਦਿੱਤੇ ਜਾਂਦੇ ਹਨ ਜਦੋਂ larynex ਤੇ trachea ਦਾ ਰਸਤਾ ਘੱਟ ਹੋਵੇ ਤਾਂ lungs ਵਿੱਚ ਪੂਰੀ air ਨਾ ਜਾ ਰਹੀ ਹੋਵੇ, ਇਸ condition ਨੂੰ ਬਹੁਤ ਗੰਭੀਰ croup ਕਹਿੰਦੇ ਹਨ।
5. Patient ਦੀ wheeshing condition ਨੂੰ check ਕਰਨਾ ਚਾਹੀਦਾ ਹੈ।
6. Patient ਦਾ sleeping pattern check ਕਰਨਾ ਚਾਹੀਦਾ ਹੈ।
7. Patient ਦਾ fever check ਕਰਨਾ ਚਾਹੀਦਾ ਹੈ।
8. Severe malnutrition ਨੂੰ check ਕਰਨਾ ਚਾਹੀਦਾ ਹੈ।
9. ਜੇਕਰ patient ਦੀ diet ਚੰਗੀ ਨਾ ਹੋਵੇ ਤਾਂ ਉਸਨੂੰ diet ਦੇ ਬਾਰੇ ਦੱਸਣਾ ਚਾਹੀਦਾ ਹੈ।
10. Patient ਦੀ cyanosis condition ਨੂੰ check ਕਰਨਾ ਚਾਹੀਦਾ ਹੈ।

Asphyxia [ਸਾਹ ਨਾ ਆਉਣਾ]

Definition: ਜਦੋਂ air lungs ਵਿੱਚ ਨਹੀਂ ਪਹੁੰਚਦੀ ਅਤੇ ਆਕਸੀਜਨ brain ਨੂੰ ਨਹੀਂ ਮਿਲਦੀ ਤਾਂ ਕਿ ਇੱਕ severe condition ਹੋ ਜਾਂਦੀ ਹੈ, ਜਿਸਨੂੰ asphyxia ਕਹਿੰਦੇ ਹਨ।

Cause of Asphyxia

1. Obstruction in airway:
   (a) Due to food particals
   (b) Drowning
   (c) Smoke
   (d) Unconscious
   (e) Hanging [ਫਾਂਸੀ ਦੇਣਾ]

2. Breathing ਦਾ system ਪ੍ਰਭਾਵਿਤ ਹੋਣ ਦੇ ਕਾਰਨ :
   (a) ਕਿਸੇ ਉੱਚੀ ਜਗ੍ਹਾ ਤੋਂ ਕੁੱਦਣਾ
   (b) ਛਾਤੀ ਤੇ ਭਾਰ ਪੈਣਾ [Chest pressure]
3. Respiratory ਦਾ nervous system ਪ੍ਰਭਾਵਿਤ ਹੋਵਾ
   (a) Electrical shock
   (b) Poisoning

Sign/Symptom

Tachycardia [Heart rate increase ਹੋਣਾ] 100/mint. ਤੋਂ ਵੱਧ ਜਾਣਾ।

TREATMENT AND CARE OF ASPHYXIA

1. ਵਿਅਕਤੀ ਨੇ ਜੇਕਰ ਫਾਂਸੀ ਲਗਾ ਲਈ ਹੈ ਤਾਂ ਪੁਲਿਸ ਦਾ ਇੰਤਜਾਰ ਕੀਤੇ ਬਿਨਾਂ ਉਸਦੀ life ਨੂੰ ਬਚਾਉਣਾ ਚਾਹੀਦਾ ਹੈ।
2. ਗਰਦਨ ਤੋਂ ਰੱਸੀ ਨੂੰ ਕੱਟ ਕੇ ਅਲੱਗ ਕਰਨਾ ਚਾਹੀਦਾ ਹੈ।
3. ਜੇਕਰ ਵਿਅਕਤੀ ਲਟਕਿਆ ਹੋਇਆ ਹੈ ਤਾਂ ਰੱਸੀ ਢਿਲੀ ਕਰਕੇ ਸਰੀਰ ਨੂੰ ਸਹਾਰਾ ਦੇ ਕੇ ਹੇਠਾਂ ਲੇਟਾਉਣਾ ਚਾਹੀਦਾ ਹੈ।
4. ਵਿਅਕਤੀ ਨੂੰ artificial respiration ਦੇਣਾ।

***Tonsilitis** [ਗਲੇ ਦੀ inflamation]*

Definition: Tonsil ਦੀ inflamation ਨੂੰ tonsilitis ਕਿਹਾ ਜਾਂਦਾ ਹੈ। ਇਹ bacterial infection ਦੇ ਕਾਰਨ ਹੁੰਦਾ ਹੈ।

Sing/Symptom

1. Tonsil ਵਿੱਚ swelling
2. Red tonsil
3. Fever
4. Pain in throat
5. Difficulty in digestion
6. Vomiting
7. Pus formation
8. Lymph gland ਦੀ swelling

Treatment

1. Pain ਨੂੰ ਰੋਕਣ ਲਈ painkiller ਦੇਵਾਂਗੇ।
2. Bacterial infection ਨੂੰ ਰੋਕਣ ਲਈ penicillin ਦਾ injection ਲਗਾਉਣਾ ਚਾਹੀਦਾ ਹੈ।
3. ਗਰਮ ਪਾਣੀ ਕਰਕੇ ਨਮਕ ਦੇ ਗਰਾਰੇ ਕਰਨੇ ਚਾਹੀਦੇ ਹਨ।
4. Patient ਨੂੰ ਹਲਕੀ diet ਦੇਵਾਂਗੇ।
5. Patient ਨੂੰ personal hygiene ਦਾ ਧਿਆਨ ਰੱਖਣਾ ਚਾਹੀਦਾ ਹੈ।

Asthma

Definition: ਇਹ ਉਹ condition ਹੁੰਦੀ ਹੈ, ਜਿਸ ਵਿੱਚ bronchial smooth muscle ਵਿੱਚ swelling ਆ ਜਾਂਦੀ ਹੈ। ਜਿਸ ਦੇ ਕਾਰਨ ਸਾਹ ਨਲੀ ਸੁੰਗੜ ਜਾਂਦੀ ਹੈ ਤੇ ਸਾਹ ਲੈਣ ਵਿੱਚ ਪ੍ਰੇਸ਼ਾਨੀ ਆਉਂਦੀ ਹੈ, ਇਹ asthma allergy ਦੇ ਕਾਰਨ ਵੀ ਹੋ ਸਕਦਾ ਹੈ, ਜਿਵੇਂ ਕਿਸੇ ਪ੍ਰਕਾਰ ਦੇ ਖਾਣੇ ਤੋਂ, ਦਵਾਈਆਂ ਤੋਂ, ਜਾਨਵਰਾਂ ਦੇ ਖੰਭਾਂ ਤੋਂ, ਤੇ ਬਾਰਿਸ਼ ਦੇ ਮੌਸਮ ਤੋਂ।

Sign/Symptom

1. Chest pain
2. Dysponea
3. ਸਾਹ ਲੈਣ ਵਾਲੀ ਨਲੀ ਦਾ ਸੁੰਗੜਨਾ
4. ਸਾਹ ਲੈਣ ਵਿੱਚ ਆਵਾਜ ਆਉਣਾ।

Treatment

1. Patient ਨੂੰ oxygen ਦੇਣੀ ਚਾਹੀਦੀ ਹੈ।
2. ਜੇਕਰ patient ਨੂੰ ਧੂੜ-ਮਿੱਟੀ ਤੋਂ allergy ਹੈ ਤਾਂ ਉਸਨੂੰ ਅਲੱਗ ਰੱਖਣਾ ਚਾਹੀਦਾ ਹੈ।
   - Bronchodialator-Deriphyline
   - Antihistamine-cetrizine
3. ਸਰਦੀ ਦੇ ਦਿਨਾਂ ਵਿੱਚ ਨੱਕ ਤੇ ਮੂੰਹ ਨੂੰ ਢੱਕ ਕੇ ਰੱਖਣਾ ਚਾਹੀਦਾ ਹੈ।
4. Patient ਨੂੰ corticosteroid medicine ਦੇਣੀ ਚਾਹੀਦੀ ਹੈ।
5. Patient ਨੂੰ betablockers medicine ਦੇਣੀ ਚਾਹੀਦੀ ਹੈ ਜਿਵੇਂ : Propandol ਤੇ metaprolol.

Bronchitis

Definition: ਇਸ disease ਵਿੱਚ bronchi ਦਾ infection ਹੋ ਜਾਂਦਾ ਹੈ। ਸਾਹਨਲੀ ਵਿੱਚ ਸੁਜਨ ਹੋ ਜਾਂਦੀ ਹੈ। ਇਸ condition ਵਿੱਚ respiration ਤੇਜ਼ ਹੋ ਜਾਂਦੀ ਹੈ।

Sign/Symptoms

1. Fever
2. Cough
3. ਸਾਹ ਨਲੀ ਦਾ ਸੁੰਗੜਨਾ
4. ਸਾਹ ਦੇ ਨਾਲ ਆਵਾਜ ਆਉਣਾ।

Treatment

1. Fever ਘੱਟ ਕਰਨ ਲਈ PCM ਦੇਣੀ ਚਾਹੀਦੀ ਹੈ।
2. Cough ਨੂੰ ਰੋਕਣ ਲਈ cough syrup ਦੇਣੀ ਚਾਹੀਦੀ ਹੈ।
3. ਜਿਆਦਾ ਤੋਂ ਜਿਆਦਾ liquid diet ਦੇਣੀ ਚਾਹੀਦੀ ਹੈ।
4. ਜੇਕਰ patient ਦੀ condition ਜਿਆਦਾ ਗੰਭੀਰ ਹੋਵੇ ਤਾਂ ਉਸਨੂੰ refer ਕਰ ਦੇਣਾ ਚਾਹੀਦਾ ਹੈ।

Pneumonia

Definition: Pneumonia lungs ਦਾ infection ਹੈ। ਇਹ ਇੱਕ disease ਹੈ। ਇਸ ਵਿੱਚ lungs ਦੀ alevali infected fluid ਨਾਲ ਭਰੀ ਹੁੰਦੀ ਹੈ। ਇਹ ਜਿਆਦਾਤਰ ਬੱਚਿਆਂ ਵਿੱਚ ਹੁੰਦਾ ਹੈ ਤੇ ਇਹ pneumonia ਦੇ ਕਾਰਨ ਹੁੰਦਾ ਹੈ।

Cause of Pneumonia

1. Virus and bacteria ਦਾ infection
2. Chronic illness
3. Lungs cancer
4. Asthma
5. Poor oral hygiene
6. Chronic cold and cough
7. TB
8. AIDS

Sign/Symptom

1. Fever
2. Yellow sputum
3. Red face
4. Severe cough
5. Sneezing
6. Chest pain
7. Dyspnoea
8. Rapid pulse-respiration
9. Cracked lips [ਫਟੇ lips]

Treatment/Investigation

1. Sputum examination
2. Chest X-ray
3. Blood examination

Nursing care/Treatment

1. Patient ਨੂੰ complete bedrest ਦੇਣਾ ਚਾਹੀਦਾ ਹੈ।
2. Patient ਨੂੰ well-ventilator room ਦੇਣਾ ਚਾਹੀਦਾ ਹੈ।
3. Patient ਨੂੰ ਜਰੂਰਤ ਦੇ ਅਨੁਸਾਰ cardiac table provide ਕਰਨਾ ਚਾਹੀਦਾ ਹੈ।
4. Patient ਨੂੰ sputum ਕਰਨ ਲਈ sputum mug ਦੇਣਾ ਚਾਹੀਦਾ ਹੈ। ਤੇ ਇਹ ਮੱਗ ਸਾਫ-ਸੁਥਰਾ ਹੋਣਾ ਚਾਹੀਦਾ ਹੈ।
5. Patient ਦੀ oral hygiene ਦਿਨ ਵਿੱਚ 4 ਚਾਰ ਕਰਨੀ ਚਾਹੀਦੀ ਹੈ।

6. Patient ਨੂੰ ਜਿਆਦਾ ਤੋਂ ਜਿਆਦਾ liquid diet ਦੇਣੀ ਚਾਹੀਦੀ ਹੈ। ਅਤੇ ਇਹ diet high calorie ਹੋਣੀ ਚਾਹੀਦੀ ਹੈ।
7. Patient ਦੇ vital sign ਸਮੇਂ-ਸਮੇਂ ਤੇ check ਕਰਨੇ ਚਾਹੀਦੇ ਹਨ।
8. Patient ਨੂੰ dehydration ਤੋਂ ਬਚਾਉਣ ਲਈ IV fluid ਦੇਣਾ ਚਾਹੀਦਾ ਹੈ।
9. Patient ਨੂੰ smoking ਕਰਨ ਤੋਂ avoid ਕਰਨਾ ਚਾਹੀਦਾ ਹੈ।
10. Patient ਨੂੰ infection ਤੋਂ ਬਚਾਉਣ ਲਈ antibiotic ਦੇ penicilling ਦੇਣੀ ਚਾਹੀਦੀ ਹੈ।
11. Patient ਨੂੰ psycological support ਦੇਣੀ ਚਾਹੀਦੀ ਹੈ।
12. ਜੇਕਰ patient ਦੀ ਹਾਲਤ ਜਿਆਦਾ ਗੰਭੀਰ ਹੋਵੇ ਤਾਂ doctor ਦੇ order ਦੇ ਅਨੁਸਾਰ steam inhalation ਦੇਣੀ ਚਾਹੀਦੀ ਹੈ।

Tuberculosis (TB)

Definition: ਇਹ ਇੱਕ ਖਤਰਨਾਕ infectious disease ਹੈ ਜੋ ਕਿ mycobacterium tubercle bacilli bacteria ਦੇ ਦੁਆਰਾ ਹੁੰਦੀ ਹੈ। ਇਹ disease ਸਭ ਤੋਂ ਪਹਿਲਾਂ lungs ਤੇ effect ਪਾਉਂਦੀ ਹੈ। ਜਿਸਨੂੰ pulmonary tuberculosis ਵੀ ਕਹਿੰਦੇ ਹਨ। ਇਸਦੇ ਇਲਾਵਾ ਇਹ ਆਂਤੜੀਆ, bone, joints, skin ਤੇ tissues ਆਦਿ ਤੇ ਬੁਰਾ ਪ੍ਰਭਾਵ ਪਾਉਂਦੀ ਹੈ।

ਇਹ disease ਪਸ਼ੂਆ ਵਿੱਚ ਵੀ ਪਾਈ ਜਾਂਦੀ ਹੈ ਜਿਸਨੂੰ bovine tuberculosis ਵੀ ਕਹਿੰਦੇ ਹਨ।

Causative Agent

1. Mycobacterium tubercle bacilli
2. **Source of infection:** Tuberculosis ਦੇ ਦੋ source ਹੁੰਦੇ ਹਨ।

- Human source ਵਿੱਚ ਜਿਆਦਾਤਰ TB ਦਾ bacterial sputum ਵਿੱਚ ਪਾਈ ਜਾਂਦੀ ਹੈ।
- Bovine source ਵਿੱਚ milk product ਵਿੱਚ ਪਾਇਆ ਜਾਂਦਾ ਹੈ।
- ਇਹ disease ਕਿਸੇ ਵੀ age ਵਿੱਚ ਹੋ ਸਕਦੀ ਹੈ, ਜਿਆਦਾਤਰ old age ਵਿੱਚ ਇਸ problems ਦੇ ਜਿਆਦਾ chances ਹੁੰਦੇ ਹਨ, ਕਿਉਂਕਿ young age ਵਿੱਚ ਘੱਟ ਜਾਂਦੀ ਹੈ।

Sex

ਇਹ disease ਜਿਆਦਾਤਰ female ਦੀ ਬਜਾਏ male ਦੇ ਅੰਦਰ ਜਿਆਦਾ ਪਾਈ ਜਾਂਦੀ ਹੈ।

Social factor

ਇਹ disease ਜਿਆਦਾਤਰ ਉਹਨਾਂ ਲੋਕਾਂ ਵਿੱਚ ਹੁੰਦੀ ਹੈ ਜੋ malnutrition ਹੁੰਦੇ ਹਨ।

ਇਸ ਤੋਂ ਇਲਾਵਾਂ overcrowded area ਵਿੱਚ ਜਿਆਦਾ ਪਾਈ ਜਾਂਦੀ ਹੈ। ਜਾਂ ਜਿੰਨਾਂ ਦੀ personal hygiene poor ਹੁੰਦੀ ਹੈ, ਉਹਨਾਂ ਵਿੱਚ ਇਹ ਜਿਆਦਾਤਰ ਪਾਈ ਜਾਂਦੀ ਹੈ।

Mode of Transmission

ਇਹ disease ਇੱਕ ਵਿਅਕਤੀ ਤੋਂ ਦੂਜੇ ਵਿਅਕਤੀ ਵਿੱਚ droplets infection ਦੇ ਦੁਆਰਾ ਹੁੰਦੀ ਹੈ, ਜਿਵੇਂ : Coughing, sneezing, talking ਜਦਕਿ pulmonary TB dust particles ਦੇ ਕਣਾਂ ਦੇ ਸਰੀਰ ਦੇ ਅੰਦਰ ਜਾਣ ਨਾਲ ਹੁੰਦੀ ਹੈ।

Incubation period

ਇਸ disease ਦਾ infection host parasite ਤੇ ਨਿਰਭਰ ਕਰਦਾ ਹੈ ਤੇ ਇਹ ਕੁੱਝ ਹਫਤਿਆ ਜਾਂ ਦਿਨਾਂ ਵਿੱਚ ਹੋ ਸਕਦਾ ਹੈ।

Sign/Symptoms

1. Choronic cough
2. Continue slow fever
3. Chest pain
4. Loss of weight
5. Haemoptysis (blood in the sputum)

Tuberculosis Test

ਇਸ test ਨੂੰ mantoux test ਵੀ ਕਹਿੰਦੇ ਹਨ। ਇਹ test 1907 ਵਿੱਚ ਵਿਕਸਿਤ ਕੀਤਾ ਗਿਆ। ਇਸ test ਦੇ ਦੁਆਰਾ ਇਹ ਪਤਾ ਲਗਾਇਆ ਗਿਆ ਕਿ ਕੌਣ ਲੋਕ tubercle-bacili ਦੇ ਦੁਆਰਾ infected ਹੈ ਜਾਂ ਨਹੀਂ।

ਇਹ test intradermally ਕੀਤਾ ਜਾਂਦਾ ਹੈ। ਜਿਸ ਵਿੱਚ ਇੱਕ Unit PPD (Purified protein derivative) ਦਾ tuberculin syring ਵਿੱਚ ਕੀਤਾ ਜਾਂਦਾ ਹੈ। ਜੋ ਕਿ forearm ਤੇ ਲਗਾਇਆ ਜਾਂਦਾ ਹੈ। ਇਸ ਦਾ ਪਰਿਣਾਮ injection ਲਗਾਉਣ ਦੇ ਤੀਸਰੇ ਦਿਨ ਬਾਅਦ ਪ੍ਰਾਪਤ ਕੀਤਾ ਜਾ ਸਕਦਾ ਹੈ।

ਇਸ test ਨੂੰ check ਕਰਨ ਲਈ ਗੋਲ ਘੇਰਾ ਬਣਾ ਲਿਆ ਜਾਂਦਾ ਹੈ, ਜੋ ਕਿ 10 mm diameter ਹੁੰਦਾ ਹੈ। ਇਹ ਟੀਕਾ ਲਗਾਉਣ ਵਾਲੀ ਜਗ੍ਹਾ ਤੇ ਬਣਾਇਆ ਜਾਂਦਾ ਹੈ। ਜੇਕਰ ਉਸ ਜਗ੍ਹਾ ਤੇ ਸੁਜਨ ਆਉਂਦੀ ਹੈ ਤਾਂ ਉਸ test ਨੂੰ positive ਮੰਨਿਆ ਜਾਂਦਾ ਹੈ। ਪਰ ਜੇਕਰ ਇਹ 5 mm ਤੋਂ ਘੱਟ ਹੁੰਦਾ ਹੈ ਤਾਂ ਇਹ negative ਮੰਨਿਆ ਜਾਂਦਾ ਹੈ। ਤੇ redness ਤੇ ਕੋਈ ਵਿਚਾਰ ਨਹੀਂ ਕੀਤਾ ਜਾਂਦਾ। ਜੇਕਰ 6 ਤੋਂ 9 mm ਦੇ ਵਿਚਕਾਰ ਹੁੰਦਾ ਹੈ ਤਾਂ ਉਸਨੂੰ doubtful ਮੰਨਿਆਂ ਜਾਂਦਾ ਹੈ। ਇਹ test positive ਹੁੰਦਾ ਹੈ।

Control of TB

TB ਨੂੰ control ਕਰਨ ਲਈ ਸਿਧਾਂਤਾਂ ਦਾ ਇਸਤੇਮਾਲ ਕੀਤਾ ਜਾਂਦਾ ਹੈ :

1. ਰੋਗੀ ਦਾ ਜਲਦੀ ਪਤਾ ਲਗਾਉਣਾ
2. Chemotherapy (Use the medicine)
3. BCG vaccine (Bacille calmette-guerin)
4. Health education

Patient ਦਾ ਪਤਾ ਲਗਾਉਣਾ :

1. Patient ਦੀ TB ਨੂੰ control ਕਰਨ ਲਈ ਸਭ ਤੋਂ ਪਹਿਲਾਂ case ਦਾ ਪਤਾ ਲਗਾਇਆ ਜਾਂਦਾ ਹੈ ਅਤੇ ਇਸ case ਦਾ ਪਤਾ ਲਗਾਉਣ ਲਈ WHO ਨੇ ਇੱਕ sputum test ਤਿਆਰ ਕੀਤਾ ਤਾਂ ਕਿ tuberculosis ਦਾ ਪਤਾ ਲਗਾਇਆ ਜਾ ਸਕੇ।
2. **Sputum test:** Sputum test ਦੇ ਦੁਆਰਾ tuberculosis ਦੇ case ਨੂੰ ਜਲਦੀ ਨਾਲ findout ਕੀਤਾ ਜਾਂਦਾ ਹੈ। ਇਸ ਲਈ ਇਹ ਸਭ ਤੋਂ important method ਹੈ। ਜਿਸਦੇ ਨਿਮਨ sign/symptom ਹਨ :

   (a) Regular cough

(b) Regular fever

(c) Chest pain

(d) Sputum ਵਿੱਚ blood ਆਉਣਾ।

National TB Control Programme

National TB control programme ਦੇਸ਼ ਦੇ ਸਾਰੇ medical ਸੰਸਥਾ ਤੇ TB ਦੇ patient ਦਾ ਪਤਾ ਲਗਾਉਣ ਲਈ ਸ਼ੁਰੂ ਕੀਤਾ ਗਿਆ। ਜੇਕਰ ਕੋਈ ਵੀ TB case ਹੋਵੇ ਤਾਂ ਉਸ patient ਨੂੰ free treatment ਦਿੱਤਾ ਗਿਆ। ਇਸ ਦੇ ਇਲਾਵਾ health worker ਨੂੰ ਘਰ-ਘਰ ਜਾ ਕੇ visit ਕਰਨ ਦਾ ਆਦੇਸ ਦਿੱਤਾ ਗਿਆ। ਤਾਂਕਿ sputum test ਦੇ ਦੁਆਰਾ TB ਦੇ patient ਦਾ ਪਤਾ ਲਗਾਇਆ ਜਾ ਸਕੇ ਇਸ ਪ੍ਰਕਾਰ ਭਾਰਤ ਸਰਕਾਰ ਨੇ TB ਨੂੰ control ਕਰਨ ਲਈ ਚੰਗੇ ਕਦਮ ਉਠਾਏ ਤੇ ਲੋਕਾਂ ਨੂੰ ਹਰ ਤਰ੍ਹਾਂ ਦੀ ਸੁਵਿਧਾ ਉਪਲੱਬਧ ਕਰਵਾਈ ਗਈ।

Chemotherapy

ਇਸਦਾ main purpose TB ਦੇ bacteria ਤੋਂ ਮੁਕਤੀ ਪਾਉਣਾ ਹੈ। ਇਸਦੇ ਸਮੇਂ chemotherapy ਵਿੱਚ ਕਾਫੀ medicine ਦਾ use ਕੀਤਾ ਜਾਂਦਾ ਹੈ।

1. Rifampicine (ਰੀਫੇਮਪੀਸੀਨ)
2. Isoniazide (ਆਈਸਿਜੀਨਾਮਾਇਡਿ)
3. Streptomycine (ਸਟਰੇਪਟੋਮਾਈਸਿਨ)
4. Pyrazinamide (ਪਾਇਰਜ਼ੀਨਮਾਈਡ)
5. Ethambutol (ਅਥਾਮਬੁਟੋਲ)

ਇਹ medicine ਪਹਿਲਾਂ 18 month ਤੱਕ ਦਿੱਤੀ ਜਾਂਦੀ ਸੀ। ਪਰ ਹੁਣ ਇਹ 6-8 month ਕਰ ਦਿੱਤਾ ਗਿਆ ਹੈ।

BCG: ਇਹ live vaccine ਹੈ। ਇਹ freeze ਵਿੱਚ ਰੱਖ ਕੇ use ਕੀਤੀ ਜਾਂਦੀ ਹੈ। ਇਸਦੀ dose 0.05 ml ਹੁੰਦੀ ਹੈ ਜੋ ਕਿ TB syringe ਦੇ ਦੁਆਰਾ intradermally ਦਿੱਤੀ ਜਾਂਦੀ ਹੈ। ਇਹ injection deltoid muscles ਵਿੱਚ ਲਗਾਇਆ ਜਾਂਦਾ ਹੈ।

BCG ਦਾ injection ਜਨਮ ਦੇ ਤੁਰੰਤ ਬਾਅਦ ਲਗਾਇਆ ਜਾਂਦਾ ਹੈ। ਇਸ ਦੇ ਬਾਅਦ 6 ਹਫਤੇ ਦੀ age ਵਿੱਚ DPT ਤੇ polio ਦੇ ਨਾਲ 2nd dose ਵੀ ਦਿੱਤੀ ਜਾਂਦੀ ਹੈ। ਜਿਸ person ਦੀ age 20 year ਹੈ, ਉਸਨੂੰ TB ਦੇ test ਦੀ ਜਰੂਰਤ ਨਹੀਂ ਹੁੰਦੀ ਅਤੇ 20 year ਦੀ age ਦੇ ਬਾਅਦ BCG injection TB negative ਵਾਲਿਆਂ ਨੂੰ ਦਿੱਤੀ ਜਾਂਦੀ ਹੈ। ਇਹ dose 80% ਸੁਰੱਖਿਆ provide ਕਰਦੀ ਹੈ। ਜਿਸਦੀ immunity 15 year ਤੱਕ ਰਹਿੰਦੀ ਹੈ।

Health Education

Anti tuberculosis program ਬਿਨਾਂ health education ਦੇ ਸਫਲ ਨਹੀਂ ਹੋ ਸਕਦਾ। ਇਸ ਲਈ TB ਦੇ ਬਾਰੇ ਲੋਕਾਂ ਨੂੰ educate ਕਰਨਾ ਜਰੂਰੀ ਹੈ। Education ਦੇ ਮਾਧਿਅਮ ਤੋਂ ਲੋਕਾਂ ਦੇ treatment ਦੇ ਬਾਰੇ ਵਿੱਚ ਤੇ sputum ਨੂੰ ਸਹੀ ਤਰੀਕੇ ਨਾਲ disposal ਦੇ ਬਾਰੇ ਦੱਸਣਾ ਚਾਹੀਦਾ ਹੈ।

1. ਉਹਨਾਂ ਏਜੰਸੀਆ ਨਾਲ ਸਹਿਯੋਗ ਬਣਾਉਣਾ ਚਾਹੀਦਾ ਹੈ ਜੋ ਇਹਨਾਂ ਪ੍ਰੋਗਰਾਮ ਨੂੰ ਚਲਾ ਰਹ ਹਨ।
2. Patient ਨੂੰ personal hygiene ਬਾਰੇ ਦੱਸਣਾ।

3. Patient ਨੂੰ nutrition diet ਬਾਰੇ ਦੱਸਣਾ।
4. Patient ਨੂੰ TB ਦਾ regular treatment ਲੈਣਾ ਚਾਹੀਦਾ ਹੈ ਜਦੋਂ ਤੱਕ ਬਿਮਾਰੀ ਠੀਕ ਨਾ ਹੋ ਜਾਵੇ।
5. ਲੋਕਾਂ ਨੂੰ BCG vaccine ਬਾਰੇ ਦੱਸਣਾ।
6. ਲੋਕਾਂ ਨੂੰ safe excreta disposal ਦੇ ਬਾਰੇ ਦੱਸਣਾ।
7. ਲੋਕਾਂ ਨੂੰ safe water use ਕਰਨ ਬਾਰੇ ਦੱਸਣਾ।
8. TB ਦੇ patient ਨੂੰ isolate ਕਰਨਾ ਚਾਹੀਦਾ ਹੈ ਤੇ ਉਸ ਦੁਆਰਾ use ਕੀਤੇ articles ਨੂੰ disinfect ਕਰਨਾ ਚਾਹੀਦਾ ਹੈ।
9. Patient ਨੂੰ psychological support ਦੇਣੀ ਚਾਹੀਦੀ ਹੈ।

DOTS

Direct observe treatment short course WHO ਨੇ ਬਾਰੇ ਦੱਸਿਆ ਜਿਸਦੇ ਦੌਰਾਨ TB ਦੀ drug ਦਾ use direct supervision ਵਿੱਚ ਕੀਤਾ ਜਾਂਦਾ ਇਸਦੇ 3 components ਹਨ ਜੋ ਨਿਮਨਲਿਖਿਤ ਹੈ :

1. Medical treatment
2. Supervision
3. Motivation

ਇਹਨਾਂ ਤਿੰਨਾਂ components ਨੂੰ follow ਕਰਨ ਲਈ health worker ਦਾ ਸਹਾਰਾ ਲਿਆ ਗਿਆ ਜਿਵੇਂ : Teacher, Dai Anganwadi worker, Social worker, etc. ਇਹਨਾਂ ਸਾਰੇ ਲੋਕਾਂ ਦੇ ਦੁਆਰਾ DOTS ਦਾ treatment ਕੀਤਾ ਜਾਂਦਾ ਹੈ ਤੇ ਇਹਨਾਂ ਨੂੰ DOTS agent ਵੀ ਕਿਹਾ ਜਾਂਦਾ ਹੈ। ਇਹਨਾਂ ਸਾਰੇ workers ਨੂੰ ₹150 respect ਦੇ ਤੌਰ ਤੇ ਦਿੰਦੇ ਹਨ।

Common Sign/Symptom of Respiratory System

1. Cold
2. Fever
3. Cough
4. Vomitting
5. Chest pain
6. Rapid pulse and respiration
7. Dyspnoea
8. Wheezing sound
9. Sneezing

Role and Responsibility of Health Works in Care of Patient with Respiratory Problem

1. Patient ਨੂੰ psychological support ਦੇਣੀ ਚਾਹੀਦੀ ਹੈ।
2. Patient ਨੂੰ ਜਿਆਦਾਤਰ liquid diet ਲੈਣ ਦੀ ਸਲਾਹ ਦੇਣੀ ਚਾਹੀਦੀ ਹੈ।
3. Patient ਨੂੰ ਗਰਮਾਹਟ ਤੇ ਆਰਾਮਦਾਇਕ ਰੱਖਣਾ ਚਾਹੀਦਾ ਹੈ।
4. ਜੇਕਰ breastfeeding ਬੱਚੇ ਨੂੰ ਸਾਹ ਦੀ problem ਹੈ ਤਾਂ ਉਸਨੂੰ regular breastfeeding ਦੇਣੀ ਚਾਹੀਦੀ ਹੈ।

5. Patient ਨੂੰ ਸਹੀ diet ਲੈਣ ਦੀ ਸਲਾਹ ਦੇਣੀ ਚਾਹੀਦੀ ਹੈ। ਜਿਵੇਂ : High vitamin, high protein ਇਸਦੇ ਇਲਾਵਾ patient ਨੂੰ ਹਰੀਆਂ ਸਬਜੀਆਂ ਖਾਈਆ ਚਾਹੀਦੀਆਂ ਹਨ।
6. Patient ਤੇ patient ਦੇ family member ਨੂੰ food hygiene ਦੇ ਬਾਰੇ educate ਕਰਨਾ ਚਾਹੀਦਾ ਹੈ ਕਿ ਖਾਣਾ ਖਾਣ ਦੇ ਪਹਿਲਾਂ ਤੇ ਬਾਅਦ ਚੰਗੀ ਤਰ੍ਹਾਂ ਹੱਥਾਂ ਨੂੰ ਧੋਣਾ ਚਾਹੀਦਾ ਹੈ ਅਤੇ ਢੱਕਿਆ ਹੋਇਆ ਖਾਣਾ ਖਾਣਾ ਚਾਹੀਦਾ ਹੈ।
7. ਜੇਕਰ patient ਨੂੰ ਸਾਹ ਲੈਣ ਵਿੱਚ problem ਹੋਵੇ ਤਾਂ ਉਸਨੂੰ doctor ਦੇ order ਦੇ according oxygen ਦੇਣੀ ਚਾਹੀਦੀ ਹੈ।
8. ਜੇਕਰ patient ਦੀ condition ਜਿਆਦਾ ਗੰਭੀਰ ਹੋਵੇ ਤਾਂ ਉਸਨੂੰ bronchodilator ਜਾਂ beta-blockers ਦੇਣੀ ਚਾਹੀਦੀ ਹੈ। ਜਿਵੇਂ : Propanolol ਤੇ metaprolol, etc.
9. ਜੇਕਰ patient ਦਾ ਨੱਕ ਬੰਦ ਹੋ ਜਾਵੇ ਤਾਂ ਨੱਕ ਵਿੱਚ nasal drops ਪਾਉਣੀ ਚਾਹੀਦੀ ਹੈ।
10. Cough ਹੋਣ ਤੇ cough syrup ਦਾ use ਕਰਨਾ ਚਾਹੀਦਾ ਹੈ।
11. ਜੇਕਰ ਗਲੇ ਦਾ infection ਹੋਵੇ ਤਾਂ luke water ਨਾਲ ਗਰਾਰੇ ਕਰਨੇ ਚਾਹੀਦੇ ਹਨ।
12. Patient ਨੂੰ ਘੱਟ fever ਕਰਨ ਲਈ PCM ਦੇਣੀ ਚਾਹੀਦੀ ਹੈ।
13. ਜੇਕਰ patient ਨੂੰ severe cold ਹੋਵੇ ਤਾਂ desprin ਦੇਣੀ ਚਾਹੀਦੀ ਹੈ।

ਘਰੇਲੂ ਨੁਕਸੇ (Home Remedies)

1. Cough, cold ਹੋਣ ਤੇ ਤੁਲਸੀ, ਕਾਲੀ ਮਿਰਚ ਤੇ ਅਦਰਕ ਦੀ ਚਾਹ ਬਿਨਾ ਦੁੱਧ ਦੇ ਪੀਣੀ ਚਾਹੀਦੀ ਹੈ।
2. ਅਜਵਾਇਨ ਨੂੰ ਗਰਮ ਕਰਕੇ ਸੁੰਘਣ ਨਾਲ ਆਰਾਮ ਮਿਲਦਾ ਹੈ।
3. ਗਰਮ ਪਾਣੀ ਵਿੱਚ ਨਮਕ ਪਾ ਕੇ ਗਰਾਰੇ ਕਰਨ ਨਾਲ ਆਰਾਮ ਮਿਲਦਾ ਹੈ।
4. ਅਦਰਕ ਨੂੰ ਗਰਮ ਕਰਕੇ ਉਸ ਵਿੱਚ ਨਮਕ ਪਾ ਕੇ ਮੂੰਹ ਵਿੱਚ ਉਸਦੇ ਨਾਲ sore throat ਨਹੀਂ ਹੁੰਦਾ।

CHAPTER 8

ਦਰਦ ਅਤੇ ਤਕਲੀਫਾ (Aches and Pain)

TOOTHACHE

ਦੰਦਾਂ ਵਿੱਚ ਦਰਦ ਹੋਣਾ toothache ਕਹਿਲਾਉਦਾ ਹੈ, ਇਹ ਕਿਸੇ ਵੀ infection ਦੀ ਵਜ੍ਹਾ ਨਾਲ ਹੋ ਸਕਦਾ ਹੈ, ਜਿਸ ਵਿੱਚ ਦੰਦਾਂ ਅੰਦਰ ਬਹੁਤ ਦਰਦ ਹੁੰਦਾ ਹੈ ਤੇ pus ਵੀ ਪੈ ਜਾਂਦੀ ਹੈ।

Cause of Toothache

1. ਦੰਦਾਂ ਵਿੱਚ ਕੀੜਾ ਲੱਗਣਾ
2. Gums ਇਹ swelling ਆਉਣਾ (Gingivitis)
3. ਮਿੱਠੀਆ ਚੀਜਾਂ ਦਾ ਜਿਆਦਾ use ਕਰਨਾ।
4. Poor hygiene

Nursing Management

1. ਦੰਦਾਂ ਨੂੰ ਦਿਨ ਵਿੱਚ ਘੱਟ ਤੋਂ ਘੱਟ ਦੋ ਬਾਰ ਜਰੂਰ ਸਾਫ ਕਰਨਾ ਚਾਹੀਦਾ ਹੈ।
2. ਖਾਣਾ ਖਾਣ ਦੇ ਬਾਅਦ ਹਮੇਸ਼ਾ ਕੁਰਲੀ ਕਰਨੀ ਚਾਹੀਦੀ ਹੈ। ਤਾਂਕਿ ਮੂੰਹ ਚੰਗੀ ਤਰ੍ਹਾਂ ਸਾਫ ਹੋ ਸਕੇ।
3. Toothbrush soft ਤੇ bristles smooth ਹੋਣੇ ਚਾਹੀਦੇ ਹਨ ਤਾਕਿ mouth ਵਿੱਚ ਕਿਸੇ ਪ੍ਰਕਾਰ ਦੀ injury ਨਾ ਹੋ ਸਕੇ।
4. Toothbrush ਹਰ ਮਹੀਨੇ ਬਾਅਦ change ਕਰਨਾ ਚਾਹੀਦਾ ਹੈ। ਜੇਕਰ brush hard ਹੋ ਜਾਵੇ ਤਾਂ ਉਸ change ਕਰਨਾ ਚਾਹੀਦਾ ਹੈ।
5. Doctor ਤੋਂ ਸਲਾਹ ਲੈਕੇ ਹੀ toothpaste use ਕਰਨੀ ਚਾਹੀਦੀ ਹੈ।
6. ਦੰਦਾਂ ਦੀ ਸਫਾਈ ਲਈ fluoride ਵਾਲੀ paste use ਕਰਨੀ ਚਾਹੀਦੀ ਹੈ।
7. ਸਾਲ ਵਿੱਚ ਦੋ ਵਾਰ ਦੰਦਾਂ ਦਾ check-up ਕਰਵਾਉਣਾ ਚਾਹੀਦਾ ਹੈ।
8. Diet ਵਿੱਚ ਜਿਆਦਾ fruit ਤੇ ਸਲਾਦ ਦਾ use ਕਰਨਾ ਚਾਹੀਦਾ ਹੈ। ਜੋ ਕਿ ਦੰਦਾਂ ਨੂੰ ਮਜਬੂਤ ਰੱਖਦੇ ਹਨ। ਕਿਉਂਕਿ ਵਾਰ-ਵਾਰ ਖਾਣ ਨਾਲ ਦੰਦਾਂ ਦੀ exercise ਜਿਆਦਾ ਹੁੰਦੀ ਹੈ।

9. ਕਿਸੇ ਵੀ hard ਚੀਜ਼ ਨੂੰ ਦੰਦਾਂ ਨਾਲ ਨਹੀ ਤੋੜਨਾ ਚਾਹੀਦਾ ਕਿਉਂਕਿ ਦੰਦ ਜਿਆਦਾ crack ਹੁੰਦੇ ਹਨ।
10. ਦੰਦਾਂ ਨੂੰ infection ਤੋਂ ਬਚਾਉਣ ਲਈ time to time ਦੰਦਾਂ ਦੀ ਸਫਾਈ ਕਰਨੀ ਚਾਹੀਦੀ ਹੈ।

EAR-ACHE

ਕੰਨ ਦਾ ਦਰਦ ਕਿਸੇ ਵੀ infection ਦੇ ਕਾਰਨ ਹੋ ਸਕਦਾ ਹੈ, ਜਿਸ ਦੇ ਕਾਰਨ ਕੰਨ ਵਿਚੋਂ discharge ਹੁੰਦਾ ਹੈ ਜਾਂ ਉਸ ਵਿੱਚ pus ਪੈ ਜਾਂਦੀ ਹੈ।

Cause

1. Ear infection
2. Due to dust particles
3. Due to any insects
4. Ear injury
5. Cerumen (ਕੰਨ ਵਿੱਚ ਮੇਲ)
6. ਕੰਨ ਵਿੱਚ ਤੀਖੀ ਚੀਜ਼ ਮਾਰਨਾ

Nursing Management

1. ਕੰਨ ਦੀ regular ਦੇਖਭਾਲ ਕਰਨੀ ਚਾਹੀਦੀ ਹੈ।
2. ਜੇਕਰ ਕੰਨ ਵਿੱਚ ਮੇਲ ਜੰਮ੍ਹੀ ਹੋਵੇ ਤਾਂ ਉਸਨੂੰ ear buds use ਕਰਨੇ ਚਾਹੀਦੇ ਹਨ।
3. ਕੰਨ ਦੀ ਸਫਾਈ ਕਿਸੇ pencil ਨਾਲ ਨਹੀਂ ਕਰਨਾ ਚਾਹੀਦੀ।
4. ਜੇਕਰ middle ear ਵਿੱਚ infection ਹੋਵੇ ਜਾਂ ਹੋਣ ਦੇ chances ਹੋਣ ਤਾਂ ਉਸ ਤੋਂ ਪਹਿਲਾਂ ਤੱਕ ਤੇ ਗਲੇ ਦਾ treatment ਕਰਵਾਉਣਾ ਚਾਹੀਦਾ ਹੈ।
5. ਜਿਆਦਾ ਸ਼ੋਰ ਵਾਲੇ area ਨੂੰ avoid ਕਰਨਾ ਚਾਹੀਦਾ ਹੈ।
6. ਜੇਕਰ ਕੰਨ ਵਿੱਚ ਬਹੁਤ ਜਿਆਦਾ ਦਰਦ ਹੈ ਤਾਂ doctor ਤੋਂ ਸਲਾਹ ਲੈਣੀ ਚਾਹੀਦੀ ਹੈ।
7. Ear infection ਦੇ ਦੌਰਾਨ ਕਿਸੇ ਵੀ ਚੀਜ਼ ਨੂੰ ਕੰਨ ਵਿੱਚ ਨਹੀਂ ਪਾਉਣਾ ਚਾਹੀਦਾ ਜਦੋਂ ਤੱਕ doctor ਤੋਂ ਸਲਾਹ ਨਾ ਲਈ ਹੋਵੇ।

Abdominal Pain

Abdominal pain ਦਾ ਮਤਲਬ ਹੈ ਪੇਟ ਵਿੱਚ ਦਰਦ ਹੋਣਾ ਇਹ ਕਿਸੇ ਵੀ ਕਾਰਨ ਹੋ ਸਕਦਾ ਹੈ :

1. ਜਿਆਦਾ ਖਾਣਾ ਖਾਣ ਦੇ ਕਾਰਨ
2. ਗੈਸ ਦੇ ਕਾਰਨ
3. ਜਿਆਦਾ ਮਸਾਲੇਦਾਰ ਭੋਜਨ ਖਾਣਾ
4. Fatty diet ਲੈਣ ਕਾਰਨ
5. Constipation ਦੇ ਕਾਰਨ

Nursing Management

1. Patient ਨੂੰ fruit habits ਦੇ ਬਾਰੇ ਦੱਸਣਾ ਚਾਹੀਦਾ ਹੈ ਕਿ ਪੱਕਿਆ ਹੋਇਆ ਖਾਣਾ ਸਾਫ-ਸਫਾਈ ਨਾਲ ਪੱਕਿਆ ਹੋਣਾ ਚਾਹੀਦਾ ਹੈ ਤੇ ਖਾਣੇ ਨੂੰ ਹਮੇਸ਼ਾ ਢੱਕ ਕੇ ਪਕਾਉਣਾ ਚਾਹੀਦਾ ਹੈ।
2. ਕਦੇ ਵੀ ਅੱਧਾ ਪੱਕਿਆ ਹੋਇਆ ਖਾਣਾ ਨਹੀਂ ਖਾਣਾ ਚਾਹੀਦਾ।
3. Patient ਨੂੰ ਜਿਆਦਾ ਮਸਾਲੇਦਾਰ ਤੇ high fat diet ਤੋਂ ਮਨ੍ਹਾ ਕਰਨਾ ਚਾਹੀਦਾ ਹੈ।
4. ਜੇਕਰ ਗਰਮੀ ਹੋਵੇ ਤਾਂ patient ਨੂੰ lemon juice ਪੀਣ ਦੀ ਸਲਾਹ ਦੇਣੀ ਚਾਹੀਦੀ ਹੈ।
5. ਖਾਣ ਤੋਂ ਬਾਅਦ ਥੋੜੇ ਸਮੇਂ ਲਈ walking ਕਰਨੀ ਚਾਹੀਦੀ ਹੈ।
6. ਜੇਕਰ abdominal pain ਹੋਵੇ ਤਾਂ painkiller ਲੈਣੀ ਚਾਹੀਦੀ ਹੈ। ਜਿਆਦਾ ਗੰਭੀਰ ਹਾਲਤ ਹੋਣ ਤੇ doctor ਦੇ ਕੋਲ ਜਾਣਾ ਚਾਹੀਦਾ ਹੈ।
7. ਜੇਕਰ constipation ਹੋਵੇ ਤਾਂ ਉਸਨੂੰ treatment ਕਰਨਾ ਚਾਹੀਦਾ ਹੈ।

HEADACHE

ਸਿਰ ਵਿੱਚ ਦਰਦ ਹੋਣਾ headache ਕਹਿਲਾਉਂਦਾ ਹੈ।

Cause

1. Common cold
2. Sinusitis (block nose)
3. Tension
4. Menstrual problem
5. Constipation
6. Abdominal distension (ਪੇਟ ਦਾ ਅਫਾਰਾ)
7. Indigestion
8. Physical (Pressure) Burden
9. Anxiety

Management

1. ਸਿਰ ਦਰਦ ਹੋਣ ਤੇ aspirin tablets ਲੈਣੀ ਚਾਹੀਦੀ ਹੈ।
2. Headache ਦੇ sign/symptom ਨੂੰ check ਕਰਕੇ treatment ਕਰਨਾ ਚਾਹੀਦਾ ਹੈ।
3. Patient ਦਾ environment ਸਾਂਤ ਹੋਣਾ ਚਾਹੀਦਾ ਹੈ।
4. Headache ਦੇ ਦੌਰਾਨ patient ਨੂੰ ਪੀਣ ਲਈ ਗਰਮ ਪਦਾਰਥ ਪੀਣ ਲਈ ਦੇਣੇ ਚਾਹੀਦੇ ਹਨ ਤਾਕਿ headache ਰੁੱਕ ਸਕੇ।
5. Headache ਦੇ ਲਈ aqua pressure use ਕਰਨਾ ਚਾਹੀਦਾ ਹੈ।
6. ਜਿਆਦਾ pain ਹੋਵੇ ਤਾਂ doctor ਦੇ ਕੋਲ ਜਾਣਾ ਚਾਹੀਦਾ ਹੈ।

BACKACHE

Backache ਦਾ ਮਤਲਬ ਹੈ ਪਿੱਠ ਵਿੱਚ ਦਰਦ ਹੋਣਾ, ਇਸ ਦੇ ਕਈ ਕਾਰਨ ਹੋ ਸਕਦੇ ਹਨ :

1. Sex
2. Occupation
3. General history
4. Age ਦੇ ਬਾਰੇ note ਕੀਤਾ ਜਾਂਦਾ ਹੈ, ਇਸ ਲਈ person ਦੀ history ਲੈਣੀ ਚਾਹੀਦੀ ਹੈ ਤਾਂ side, type ਤੇ cause ਦਾ ਪਤਾ ਲਗਾਇਆ ਜਾ ਸਕੇ।
5. Injury
6. Menstrual problem
7. Pregnancy
8. Old age

Cause

1. Genital area (Reproductive system)
2. Heart disease
3. Hernia
4. GIT disease
5. TB
6. Anxiety
7. Posture in balance

Sign/Symptoms

1. Back ਦੇ lower part ਵਿੱਚ pain ਹੋਣਾ
2. Weakness
3. ਹੇਠਾਂ ਦੀ ਤਰਫ ਚੁਕਦੇ ਹੋਏ ਗੰਭੀਰ pain ਹੋਣਾ

Management

1. Patient ਨੂੰ psychological support ਦੇਣੀ ਚਾਹੀਦੀ ਹੈ।
2. ਭਾਰੀ ਚੀਜਾਂ ਨੂੰ ਉਠਾਉਣ ਤੋਂ ਮਨ੍ਹਾਂ ਕਰਨਾ ਚਾਹੀਦਾ ਹੈ।
3. ਸਹੀ posture ਦੇ ਬਾਰੇ ਦੱਸਣਾ ਚਾਹੀਦਾ ਹੈ।
4. ਜਿਆਦਾ pain ਹੋਵੇ ਤਾਂ painkiller ਦੇਣੀ ਚਾਹੀਦੀ ਹੈ।
5. Light exercise ਕਰਨ ਦੀ ਸਲਾਹ ਦੇਣੀ ਚਾਹੀਦੀ ਹੈ।
6. Weight maintain ਰੱਖਣ ਲਈ ਸਲਾਹ ਦੇਣੀ ਚਾਹੀਦੀ ਹੈ।
7. Vital sign check ਕਰਨੇ ਚਾਹੀਦੇ ਹਨ।

Joints Pain

Joints pain ਜੋੜਾਂ ਦਾ ਦਰਦ ਹੁੰਦਾ ਹੈ, ਜਿਸਦੇ ਕਈ ਕਾਰਨ ਹੁੰਦੇ ਹਨ :

1. ਮੋਟਾਪੇ ਦੇ ਕਾਰਨ
2. ਗਠੀਆਂ ਦੇ ਕਾਰਨ
3. ਜੋੜਾਂ ਵਿੱਚ swelling ਦੇ ਕਾਰਨ
4. Injury

Sign/Symptoms

1. Pain
2. Swelling
3. ਚੱਲਣ ਵਿੱਚ ਜਾਂ ਕੰਮ ਕਰਨ ਵਿੱਚ ਮੁਸ਼ਕਿਲ।

Management

1. *Comfortable*
   (a) Patient ਨੂੰ ਜਿਆਦਾ hardwork ਨਹੀਂ ਕਰਨਾ ਚਾਹੀਦਾ।
   (b) Joints pain ਦੇ ਕਾਰਨ fever ਹੋ ਜਾਂਦਾ ਹੈ ਤਾਂ ਪਹਿਲਾ fever ਦਾ treatment ਕਰਨਾ ਚਾਹੀਦਾ ਹੈ।
   (c) Patient ਨੂੰ ਜਿਆਦਾ ਤੋਂ ਜਿਆਦਾ bedrest ਕਰਨਾ ਚਾਹੀਦਾ ਹੈ।
2. *Hot Application*
   Joint pain ਨੂੰ ਘੱਟ ਕਰਨ ਲਈ ਗਰਮ ਪਾਣੀ ਨਾਲ ਸੇਕ ਦਿੱਤਾ ਜਾਂਦਾ ਹੈ ਜਿਸ ਨਾਲ ਦਰਦ ਘੱਟ ਹੁੰਦਾ ਹੈ ਤੇ patient ਨੂੰ ਆਰਾਮ ਮਿਲਦਾ ਹੈ।
3. *Medicine*
   (a) Patient ਨੂੰ pain relive ਕਰਨ ਲਈ aspirin ਦੇਣੀ ਚਾਹੀਦੀ ਹੈ।
   (b) ਜੇਕਰ pain ਜਿਆਦਾ ਹੋਵੇ ਤਾਂ ਦਿਨ ਵਿੱਚ ਤਿੰਨ ਵਾਰ painkiller ਲੈਣੀ ਚਾਹੀਦੀ ਹੈ।
   (c) Medicine ਲੈਣ ਤੋਂ ਪਹਿਲਾਂ ਦੁੱਧ ਆਦਿ ਲੈਣਾ ਚਾਹੀਦਾ ਹੈ। ਖਾਲੀ ਪੇਟ ਕੋਈ ਵੀ medicine ਨਹੀਂ ਲੈਣੀ ਚਾਹੀਦੀ।
4. *Exercise*
   Patient ਨੂੰ ਉਸਦੀ condition ਦੇ according adequate exercise ਕਰਾਉਣੀ ਚਾਹੀਦੀ ਹੈ।

CHAPTER 9

ਪਾਚਨ ਤੰਤਰ ਦੀਆਂ ਤਕਲੀਫਾ (Digestive Problems)

INDIGESTION

ਇਹ condition ਜਿਆਦਾ ਖਾਣਾ ਖਾਣ ਨਾਲ ਹੁੰਦਾ ਹੈ। ਇਸਦੇ ਇਲਾਵਾ ਜਿਆਦਾ ਤਲੇ ਜਾਂ ਜਿਆਦਾ ਮਸਾਲੇਦਾਰ ਭੋਜਨ ਲੈਣ ਨਾਲ indigestion ਹੋ ਜਾਂਦਾ ਹੈ। ਇਸ ਲਈ ਖਾਣਾ ਥੋੜ੍ਹੀ ਭੁੱਖ ਰੱਖ ਕੇ ਖਾਣਾ ਚਾਹੀਦਾ ਹੈ।

Treatment

1. Patient ਨੂੰ carminative mixture ਦੇਣਾ ਚਾਹੀਦਾ ਹੈ।
2. Milk of magnesia ਦੇਣਾ ਚਾਹੀਦਾ ਹੈ।
3. Spicy food ਲੈਣ ਤੋਂ ਮਨ੍ਹਾ ਕਰਨਾ ਚਾਹੀਦਾ ਹੈ।
4. Patient ਨੂੰ liquid food ਦੇਣੇ ਚਾਹੀਦੇ ਹਨ।
5. Patient ਨੂੰ ਜਿਆਦਾ ਫਲ ਤੇ ਸਲਾਦ ਲੈਣਾ ਚਾਹੀਦਾ ਹੈ।

Vomitting

Gastric material ਦਾ oesophagus ਤੋਂ mouth ਦੇ ਦੁਆਰਾ ਬਾਹਰ ਆਉਣਾ vomitting ਕਹਿਲਾਉਂਦਾ ਹੈ।

Cause

1. Allergy
2. ਜਿਆਦਾ fatty diet ਲੈਣਾ
3. ਜਿਆਦਾ acid food ਲੈਣ ਕਾਰਨ
4. Contaminated food and water

Other causes

1. Food poisoning
2. IO (Intestinal obstruction)
3. Gastric irritation

Treatment

1. Vomitting ਹੋਣ ਤੇ patient ਨੂੰ ਥੋੜਾ fever ਤੇ dehydration ਹੁੰਦਾ ਹੈ।
2. Patient ਨੂੰ ORS ਦਾ ਘੋਲ ਦੇਣਾ ਚਾਹੀਦਾ ਹੈ।
3. ਜੇਕਰ patient ਨੂੰ infection ਹੋਵੇ ਤਾਂ infection ਨੂੰ ਰੋਕਣ ਲਈ antibiotic ਦੇਣੀ ਚਾਹੀਦੀ ਹੈ।
4. Patient ਨੂੰ vomiting ਰੋਕਣ ਲਈ anti-emetic drug ਦੇਣੀ ਚਾਹੀਦੀ ਹੈ।
5. ਜੇਕਰ patient ਦੀ condition ਜਿਆਦਾ ਗੰਭੀਰ ਹੋਵੇ ਤਾਂ ਉਸਨੂੰ Nasogastric tube ਦੇਣੀ ਚਾਹੀਦੀ ਹੈ।
6. Patient ਦਾ electrolight balance maintain ਰੱਖਣਾ ਚਾਹੀਦਾ ਹੈ।
7. ਜੇਕਰ ਕਿਸੇ ਛੋਟੇ ਬੱਚੇ ਨੂੰ regular vomitting ਹੋ ਰਹੀ ਹੋਵੇ ਤਾਂ ਉਸਨੂੰ regular breastfeeding ਦੇਣੀ ਚਾਹੀਦੀ ਹੈ।
8. ਜੇਕਰ ਕਿਸੇ patient ਨੂੰ vomitting ਵਿੱਚ blood ਆ ਰਿਹਾ ਹੋਵੇ ਤਾਂ ਉਸਨੂੰ hospital refer ਕਰਨਾ ਚਾਹੀਦਾ ਹੈ।

Distension

Definition: Distension ਦਾ ਅਰਥ ਹੁੰਦਾ ਹੈ, ਪੇਟ ਵਿੱਚ ਗੈਸ ਜਾਂ ਹਵਾ ਦਾ ਭਰ ਜਾਣਾ (ਅਫਾਰਾ ਹੋ ਜਾਣਾ) ਜਿਸ ਨਾਲ ਵਿਅਕਤੀ ਨੂੰ ਪ੍ਰੇਸ਼ਾਨੀ ਆਉਂਦੀ ਹੈ ਤੇ ਉਸਦਾ ਪੇਟ ਫੁਲ ਜਾਂਦਾ ਹੈ। ਤੇ ਉਹ ਬੈਠ ਨਹੀਂ ਸਕਦਾ, ਇਹ ਸਥਿਤੀ ਗੈਸ ਪੈਦਾ ਕਰਨ ਵਾਲੇ ਭੋਜਨ ਤੋਂ ਹੁੰਦੀ ਹੈ। ਜਿਵੇਂ : ਛੋਲਿਆਂ ਦੀ ਦਾਲ, ਹਰ-ਹਰ ਦੀ ਦਾਲ, ਫੁੱਲ-ਗੋਭੀ, ਗਵਾਰੇ ਦੀਆਂ ਫਲੀਆਂ, ਦੁੱਧ ਦੇ ਕਾਰਨ, distension ਦੀ problem ਹੋ ਜਾਂਦੀ ਹੈ।

ਜੋ ਔਰਤ ਖਾਣਾ ਪਕਾਉਂਦੇ ਸਮੇਂ ਅਦਰਕ, ਹਿੰਗ ਤੇ ਲਸਣ ਦੀ ਵਰਤੋਂ ਕਰਦੀ ਹੈ, ਉਸ ਖਾਣੇ ਨਾਲ distention ਨਹੀਂ ਹੁੰਦੀ ਜਿਹਨਾਂ ਲੋਕਾਂ ਨੂੰ ਇਹ problem ਹੋਵੇ ਉਹਨਾਂ ਲੋਕਾਂ ਨੂੰ ਜੂਰਨ, ਹਿੰਗ ਦੀ ਗੋਲੀ, ਹਾਜਮੋਲਾ ਲੈਣਾ ਚਾਹੀਦਾ ਹੈ ਜਿਸ ਨਾਲ distention ਨੂੰ ਦੂਰ ਕੀਤਾ ਜਾ ਸਕੇ।

Constipation

ਇਸ ਦਾ ਅਰਥ ਹੈ ਕਬਜ਼ ਜਿਸ ਵਿਅਕਤੀ ਨੂੰ stool pass ਕਰਨ ਵਿੱਚ problem ਹੁੰਦੀ ਹੈ, ਕਿਉਂਕਿ constipation ਵਾਲੇ person ਦਾ stool body ਵਿੱਚ ਕਾਫੀ ਸਮੇਂ ਤੱਕ ਰਹਿਣ ਨਾਲ hard ਹੋ ਜਾਂਦਾ ਹੈ ਜਿਸ ਨਾਲ stool pass ਕਰਦੇ ਸਮੇਂ person ਨੂੰ pain ਹੁੰਦਾ ਹੈ, ਇਸ ਲਈ anal and rectum area ਦੀ muscles ਵਿੱਚ ਸੂਜਨ ਆ ਜਾਂਦੀ ਹੈ ਅਤੇ ਵਿਅਕਤੀ ਦੀ daily stool pass ਕਰਨ ਦੀ ਆਦਤ ਬਦਲ ਜਾਂਦੀ ਹੈ ਤੇ ਕਈ ਦਿਨਾਂ ਬਾਅਦ ਉਹ stool pass ਕਰਦਾ ਹੈ, ਇਸ condition ਨੂੰ constipation ਕਹਿੰਦੇ ਹਨ।

Cause

1. ਸਮੇਂ ਸਿਰ ਭੋਜਨ ਨਾ ਕਰਨਾ
2. Liquid ਦਾ ਘੱਟ use ਕਰਨਾ
3. ਘੱਟ ਰੇਸੇਦਾਰ diet ਲੈਣਾ (Fibrous diet)
4. ਗੁੱਸਾ ਆਉਣਾ
5. Rectum surgery
6. Malnutrition

7. ਆਂਤੜੀਆਂ ਵਿੱਚ ਰੁਕਾਵਟ (Intestinal obstruction)
8. ਤਲੀਆਂ ਚੀਜ਼ਾਂ ਦਾ use ਕਰਨਾ
9. ਚਾਹ ਤੇ ਕੌਫੀ ਦੀ ਜਿਆਦਾ ਵਰਤੋ ਕਰਨਾ।

Sign/Symptoms

1. ਸਮੇਂ ਸਿਰ ਭੋਜਨ ਨਾ ਕਰਨਾ
2. Liquid ਦਾ ਘੱਟ use ਕਰਨਾ
3. ਘੱਟ ਰੇਸੇਦਾਰ diet ਲੈਣਾ (Fibrous diet)
4. ਗੁੱਸਾ ਆਉਣਾ
5. Rectum surgery
6. Malnutrition
7. Intestine (ਆਂਤੜੀਆਂ ਵਿੱਚ ਰੁਕਾਵਟ)
8. ਤਲੀਆਂ ਚੀਜ਼ਾਂ ਦਾ use ਕਰਨਾ
9. ਚਾਹ ਤੇ ਕੌਫੀ ਦੀ ਜਿਆਦਾ ਵਰਤੋ ਕਰਨਾ।

Sign/Symptoms

1. Headache
2. ਭੁੱਖ ਨਾ ਲੱਗਣਾ (Anorexia)

Management

Health teaching: ਜੋ ਵਿਅਕਤੀ constipation ਤੋਂ ਪਿੜੀਤ ਹਨ ਉਹਨਾਂ ਨੂੰ ਰੋਜ਼ਾਨਾ ਸੈਰ ਕਰਨ ਦੀ ਸਲਾਹ ਦੇਣੀ ਚਾਹੀਦੀ ਹੈ ਤੇ daily stool pass ਕਰਨ ਦੀ ਆਦਤ ਪਾਉਣੀ ਚਾਹੀਦੀ ਹੈ ਤਾਂ ਕਿ constipation ਦੀ problem ਨੂੰ ਦੂਰ ਕੀਤਾ ਜਾ ਸਕੇ।

Diet

ਵਿਅਕਤੀ ਨੂੰ diet ਵਿੱਚ ਹਰੀਆ ਪੱਤੇਦਾਰ ਸਬਜੀਆ ਤੇ ਸਲਾਦ ਜਰੂਰ ਖਾਣਾ ਚਾਹੀਦਾ ਹੈ, ਵਿਅਕਤੀ ਨੂੰ ਭੋਜਨ ਚੰਗੀ ਤਰ੍ਹਾਂ ਕਰਨਾ ਚਾਹੀਦਾ ਹੈ। ਭੋਜਨ ਵਿੱਚ

Follow good habits

1. Person ਨੂੰ daily exercise ਕਰਨੀ ਚਾਹੀਦੀ ਹੈ।
2. ਜਿੰਨ੍ਹਾ ਹੋ ਸਕੇ physical work ਕਰਨਾ ਚਾਹੀਦਾ ਹੈ।
3. ਜਿਆਦਾ ਲੰਮੇ ਸਮੇਂ ਤੱਕ ਬੈਠਣਾ ਨਹੀਂ ਚਾਹੀਦਾ।

Relaxation

Constipation ਵਾਲੇ person ਨੂੰ mentally ਰੂਪ ਵਿੱਚ healthy ਹੋਣਾ ਚਾਹੀਦਾ ਹੈ, ਉਸਨੂੰ ਕਿਸੇ ਵੀ ਤਰ੍ਹਾਂ ਦੀ ਕੋਈ ਪ੍ਰੇਸ਼ਾਨੀ ਨਹੀਂ ਹੋਣੀ ਚਾਹੀਦੀ ਹੈ।

Medicine

ਜੇਕਰ ਵਿਅਕਤੀ ਨੂੰ ਕਿਸੇ ਉਪਾਅ ਜਾਂ ਘਰੇਲੂ ਉਪਾਅ ਨਾਲ ਕਬਜ਼ ਦੀ ਸਮੱਸਿਆ ਠੀਕ ਨਾ ਹੋਵੇ ਤਾਂ ਉਸਨੂੰ ਦੂਰ ਕਰਨ ਲਈ laxative drug ਦਾ use ਕਰਨਾ ਚਾਹੀਦਾ ਹੈ। ਜੋ ਕਿ ਵਿਅਕਤੀ ਦੇ ਅੰਦਰ ਜੰਮ੍ਹੇ stool ਨੂੰ soft ਕਰਕੇ ਬਾਹਰ ਕੱਢਦੇ ਹਨ ਤੇ ਇਸ ਦੇ ਇਲਾਵਾ anaemia ਵੀ ਕਿਹਾ ਜਾਂਦਾ ਹੈ।

Haemorrhoids and Piles

ਇਹ ਇੱਕ ਇਸ ਤਰ੍ਹਾਂ ਦੀ condition ਹੈ ਜਿਸ ਵਿੱਚ anus ਦੇ ਆਸ-ਪਾਸ ਖਾਰਿਸ਼ ਹੁੰਦੀ ਹੈ ਜਿਸ ਵਿੱਚ rectal vein (Haemorrhoids vein) ਦਾ dilation (ਫੁਲ) ਹੋ ਜਾਂਦੀ ਹੈ। ਇਸ ਨੂੰ haemorrhoids ਜਾਂ piles ਕਹਿੰਦੇ ਹਨ।

Cause

1. Constipation
2. ਜਿਆਦਾ ਲੰਮੇ ਸਮੇਂ ਤੱਕ ਖੜਦਾ ਜਾਂ ਬੈਠਣਾ
3. Liquid diet ਘੱਟ ਲੈਣਾ
4. Tension
5. Spicy food

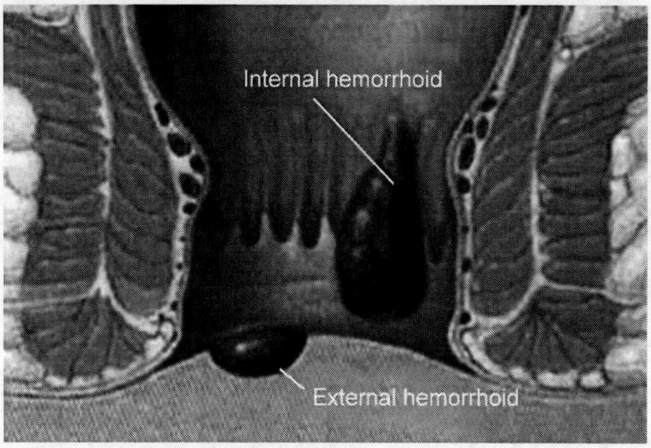

Fig. 9.1: Pile's

Sign/Symptoms

1. Constipation
2. Anal bleeding
3. Anus ਵਿੱਚ pain ਹੋਣਾ
4. Anus ਵਿੱਚ bleeding
5. Anus ਵਿੱਚ ਜਲਣ ਹੋਣਾ
6. Stool pass ਕਰਨ ਦੇ ਦੌਰਾਨ pain ਹੋਣਾ
7. Stool pass ਕਰਨ ਦੇ ਦੌਰਾਨ bleeding ਆਉਣਾ
8. Itching

DIAGNOSE

Proctoscopy (Anus ਦਾ examination ਕਰਨਾ)

Nursing Management/Responsibility

1. Patient ਨੂੰ psychological support ਦੇਣੀ ਚਾਹੀਦੀ ਹੈ।
2. ਜਿਆਦਾ lequid diet ਲੈਣ ਦੀ ਸਲਾਹ ਦੇਣੀ ਚਾਹੀਦੀ ਹੈ।
3. Patient ਨੂੰ ਜਿਆਦਾ diet ਦੇਣੀ ਚਾਹੀਦੀ ਹੈ।
4. Constipation ਨੂੰ ਦੂਰ ਕਰਨ ਲਈ laxative medicine ਦਾ use ਕਰਨਾ ਚਾਹੀਦਾ ਹੈ।
5. Patient ਨੂੰ infection ਤੋਂ ਬਚਾਉਣ ਲਈ sitz bath ਦੇਵਾਂਗੇ ਗਰਮ ਪਾਣੀ ਵਿੱਚ potassium ਪਾ ਕੇ ਉਸ ਵਿੱਚ patient ਨੂੰ ਬੈਠਾਇਆ ਜਾਂਦਾ ਹੈ। ਉਸਨੂੰ sitz bath ਕਹਿੰਦੇ ਹਨ।
6. Patient ਨੂੰ oil enema ਦੇਵਾਂਗੇ ਤਾਕਿ stool pass ਕਰਨ ਵਿੱਚ problem ਨਾ ਹੋਵੇ।
7. ਜੇਕਰ surgery ਕੀਤੀ ਗਈ ਹੋਵੇ ਤਾਂ patient ਨੂੰ special care ਦੇਣੀ ਚਾਹੀਦੀ ਹੈ।
8. Patient ਨੂੰ complete bedrest ਦੇਣਾ ਚਾਹੀਦਾ ਹੈ।
9. Time to time patient ਦੇ vital sign check ਕਰਾਂਗੇ।
10. Personal hygiene maintain ਰੱਖਣੀ ਚਾਹੀਦੀ ਹੈ।
11. ਜੇਕਰ patient ਨੂੰ bleeding ਹੋ ਰਹੀ ਹੋਵੇ ਤਾਂ cold compress ਦੇਣੀ ਚਾਹੀਦੀ ਹੈ।
12. Severe infection ਤੋਂ ਬਚਾਉਣ ਲਈ antibiotic ਦਾ use ਕਰਨਾ ਚਾਹੀਦਾ ਹੈ।
13. ਜੇਕਰ ਜਿਆਦਾ bleeding ਹੈ ਤਾਂ doctor ਤੋਂ ਸਲਾਹ ਲੈਣੀ ਚਾਹੀਦੀ ਹੈ।

HERNIA

ਇਹ ਉਹ condition ਹੈ ਜਿਸ ਵਿੱਚ abdominal cavity ਦੀ wall ਦੇ ਦੁਆਰਾ ਕਿਸੇ organ tissue ਜਾਂ structure ਦਾ ਬਾਹਰ ਆਉਣਾ, hernia ਕਹਿਲਾਉਂਦਾ ਹੈ।

Cause

1. ਜਨਮ ਤੋਂ ਹੀ abdominal wall ਦਾ weak ਹੋਣਾਂ
2. Obesity ਦੇ ਕਾਰਨ
3. Pregnancy ਦੇ ਕਾਰਨ
4. ਜਿਆਦਾ ਖਾਣਾ ਖਾਣ ਤੇ ਪੇਟ ਦਾ pressure ਵਧਣ ਕਾਰਨ
5. ਭਾਰੀ ਵਜਨ ਦੇ ਕਾਰਨ
6. Constipation

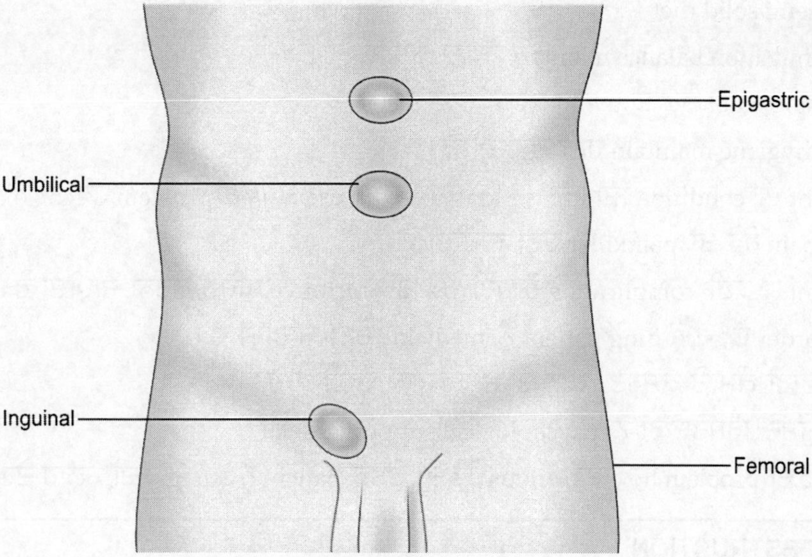

Fig. 9.2: Hernia

Sign/Symptoms

1. Fever
2. Vomiting
3. Pain
4. Irritation

Types of Hernia

Hernia ਚਾਰ ਪ੍ਰਕਾਰ ਦਾ ਹੁੰਦਾ ਹੈ।

1. Inguinal
2. Umbilical - ਧੁੰਨੀ ਦੇ ਕੋਲੋਂ
3. Femoral - ਪੱਟਾ, ਲੱਤਾਂ ਦੇ ਕੋਲ
4. Incisions - Operation ਵਾਲੀ ਜਗ੍ਹਾ ਤੋਂ

Diagnose

1. Abdominal X-ray
2. Ultrasound
3. Complete blood test

Management

1. Patient ਨੂੰ ਸਹੀ position ਦੇਣੀ ਚਾਹੀਦੀ।
2. Patient ਨੂੰ IV fluid ਦੇਣਾ ਚਾਹੀਦਾ ਹੈ।

3. Patient ਨੂੰ semi solid diet
4. Patient ਦਾ nutrition balance maintain ਰੱਖਣਾ ਚਾਹੀਦਾ ਹੈ।
5. Patient ਨੂੰ spicy diet ਲੈਣ ਤੋਂ avoid ਕਰਨਾ ਚਾਹੀਦਾ ਹੈ।
6. Patient ਦੀ hygiene maintain ਹੋਣੀ ਚਾਹੀਦੀ ਹੈ।
7. ਜੇਕਰ patient ਦੀ condition ਜਿਆਦਾ serious ਹੋਵੇ ਤੇ ਸਾਹ ਲੈਣ ਵਿੱਚ problem ਹੋਵੇ ਤਾਂ oxygen.
8. Patient ਨੂੰ pain ਹੋਵੇ ਤਾਂ painkiller ਦੇਣੀ ਚਾਹੀਦੀ ਹੈ।
9. ਜੇਕਰ patient ਨੂੰ ਕੋਈ complication ਹੋ ਰਹੀ ਹੋਵੇ ਤਾਂ doctor ਨੂੰ ਸੂਚਿਤ ਕਰਨਾ ਚਾਹੀਦਾ ਹੈ।
10. Doctor ਦੇ order ਦੇ according patient ਨੂੰ medicine ਦੇਣੀ ਚਾਹੀਦੀ ਹੈ।
11. Patient ਨੂੰ ਭਾਰੀ ਕੰਮ ਤੇ ਕਸਰਤ ਕਰਨ ਤੋਂ ਮਨ੍ਹਾ ਕਰਨਾ ਚਾਹੀਦਾ ਹੈ।
12. Patient ਤੇ ਉਸਦੇ ਰਿਸਤੇਦਾਰਾਂ ਨੂੰ psychological support ਦੇਵਾਂਗੇ।

ਜੇਕਰ hernia ਦੀ problem ਜਿਆਦਾ serious ਹੋਵੇ ਤਾਂ ਉਸਨੂੰ patient ਨੂੰ surgery ਦੀ ਸਲਾਹ ਦੇਣੀ ਚਾਹੀਦੀ ਹੈ।

INTESTINAL OBSTRUCTION

Definition: Intestinal tract ਦੇ ਦੁਆਰਾ intestinal contents ਦੇ normal follow ਦੇ ਵਿੱਚ ਰੁਕਾਵਟ ਆਉਣਾ intestinal obstruction ਕਹਿਲਾਉਂਦਾ ਹੈ।

Cause

1. Hernia
2. Tumour
3. Foreign body ਦਾ present ਹੋਣਾ
4. Interpolated

Sign/Symptoms

1. Fever
2. Vomiting
3. Abdominal distension
4. Severe abdominal pain
5. Tenderness
6. Blood in stool

Diagnose

1. X-ray
2. Ultrasound
3. Sigmoidoscopy

Management

1. Patient ਨੂੰ psychological support ਦੇਣੀ ਚਾਹੀਦੀ ਹੈ।
2. Patient ਦੇ vital sign check ਕਰਨੇ ਚਾਹੀਦੇ ਹਨ।
3. ਜੇਕਰ surgery ਕੀਤੀ ਹੋਵੇ ਤਾਂ patient ਨੂੰ complete bedrest ਦੇਣੀ ਚਾਹੀਦੀ ਹੈ।
4. Electrolyte balance ਨੂੰ maintain ਕਰਨਾ ਚਾਹੀਦਾ ਹੈ।
5. Patient ਨੂੰ IV fluid ਦੇਣਾ ਚਾਹੀਦਾ ਹੈ। ਜਰੂਰਤ ਪੈਣ ਤੇ patient ਨੂੰ potassium ਜਿਆਦਾ ਮਾਤਰਾ ਵਿੱਚ ਦੇਣੀ ਚਾਹੀਦੀ ਹੈ।
6. Patient ਨੂੰ infection ਤੋਂ ਬਚਾਉਣ ਲਈ antibiotic ਦੇਣੀ ਚਾਹੀਦੀ।
7. ਜੇਕਰ patient ਨੂੰ pain ਹੋ ਰਹੀ ਹੋਵੇ ਤਾਂ painkiller ਦੇਣੀ ਚਾਹੀਦੀ ਹੈ।
8. Doctor ਦੇ order ਦੇ ਅਨੁਸਾਰ ਨੀਂਦ ਦੀ ਦਵਾਈ ਦੇਣੀ ਚਾਹੀਦੀ ਹੈ। ਤਾਕਿ patient ਆਪਣੀ ਨੀਂਦ ਨੂੰ ਪੂਰਾ ਕਰ ਸਕੇ।
9. Patient ਦਾ intake ਤੇ output chart maintain ਰੱਖਾਂਗੇ।
10. Abdominal distension ਘੱਟ ਕਰਨ ਲਈ fowler position ਦਵਾਂਗੇ।
11. Daily patient ਦੀ abdominal girth check ਕਰਾਂਗੇ।

ਪੇਟ ਦੇ ਜਖਮ

ਇਹ ਉਹ condition ਹੈ ਜਿਸ ਵਿੱਚ stomach ਤੇ intestine ਦੀ mucosa ਤੇ ulceration ਹੋਣਾ peptic ulcer ਕਹਿਲਾਉਂਦਾ ਹੈ।

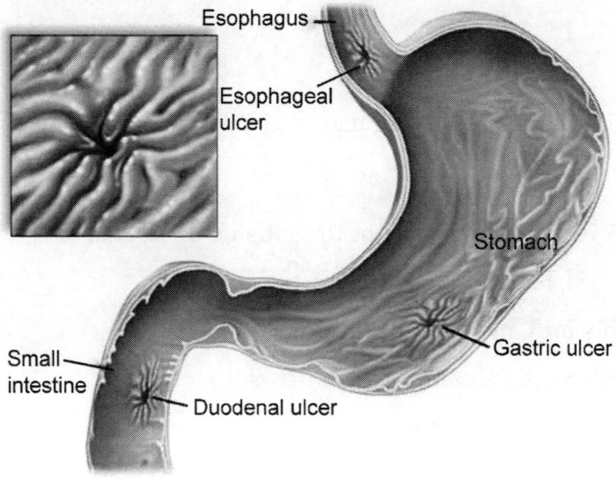

Fig. 9.3: Peptic ulcer

Cause

1. Irregular food habits
2. ਜਿਆਦਾ ਖਾਣਾ ਖਾਣ ਨਾਲ

3. ਬਿਨ੍ਹਾਂ ਚਬਾਏ ਜਿਆਦਾ ਭੋਜਨ ਲੈਣਾ
4. Spicy food ਲੈਣਾ
5. Hot food ਲੈਣਾ
6. ਚਾਹ, ਕੌਫੀ ਜਾਂ ਸ਼ਰਾਬ ਦਾ use
7. ਜਿਆਦਾ smoking ਦਾ use ਕਰਨ ਦੇ ਕਾਰਨ
8. ਜਿਆਦਾ ਤੰਬਾਕੂ ਦਾ use ਕਰਨ ਦੇ ਕਾਰਨ।

Sign/Symptoms

1. Abdominal pain
2. Nausea
3. Vomiting
4. Constipation
5. Heart burn
6. Anorexia
7. ਮੂੰਹ ਵਿੱਚੋਂ ਪਾਣੀ ਆਉਣਾ (Water brash)
8. Loss of weight
9. Tenderness
10. Melaena (Blood in stool)

Diagnose

1. Stool examination
2. HB test
3. Barium meal
4. FTM test (Fractional test meal) (Gastric acid ਨੂੰ check ਕਰਨ ਲਈ use ਕੀਤਾ ਜਾਂਦਾ ਹੈ)।

Treatment

1. Acidity ਨੂੰ ਘੱਟ ਕਰਨ ਲਈ patient ਨੂੰ aciloc or gelusil ਦੇਣੀ ਚਾਹੀਦੀ ਹੈ।
2. Ulcer ਨੂੰ ਠੀਕ ਕਰਨ ਲਈ belladonna tablets ਦੇਣੀ ਚਾਹੀਦੀ ਹੈ।
3. Vomiting ਨੂੰ ਘੱਟ ਕਰਨ ਲਈ metochlopramide ਦੇਣੀ ਚਾਹੀਦੀ ਹੈ।
4. ਨੀਂਦ ਦੇ ਲਈ alprazolam, diazepam ਦੇਣੀ ਚਾਹੀਦੀ ਹੈ।

Nursing Care

1. Patient ਨੂੰ psychological support ਦੇਣੀ ਚਾਹੀਦੀ ਹੈ।
2. Patient ਨੂੰ ulcer ਦੀ condition ਦੇ ਬਾਰੇ ਦੱਸਾਂਗੇ।
3. Ulcer ਨੂੰ ਕਿਸ ਤਰ੍ਹਾਂ ਘੱਟ ਕੀਤਾ ਜਾਂਦਾ ਹੈ। Patient ਨੂੰ ਜਾਣਕਾਰੀ ਦੇਵਾਂਗੇ।
4. Patient ਨੂੰ physical, mental rest ਦੇਵਾਂਗੇ ਤਾਕਿ ਉਹ ਆਪਣੀ disease ਨੂੰ ਲੈ ਕੇ ਜਿਆਦਾ ਚਿੰਤਤ ਨਾ ਹੋਵੇ।

5. Patient ਨੂੰ smoking or drinking ਕਰਨ ਤੋਂ avoid ਕਰਾਂਗੇ।
6. Patient ਨੂੰ ਦੁੱਧ ਪੀਣ ਦੀ ਸਲਾਹ ਦੇਵਾਂਗੇ। ਅਤੇ ਇਹ ਦੁੱਧ ਠੰਡਾ ਹੋਣਾ ਚਾਹੀਦਾ ਹੈ ਤਾਕਿ gastric acid ਨੂੰ ਘੱਟ ਕੀਤਾ ਜਾ ਸਕੇ।
7. ਜਿਆਦਾ ਭੋਜਨ ਖਾਣ ਤੋਂ ਮਨ੍ਹਾ ਕਰਾਂਗੇ।
8. ਖਾਣਾ ਦਿਨ ਵਿੱਚ ਸਿਰਫ ਦੋ ਵਾਰ ਖਾਣ ਦੀ ਸਲਾਹ ਦੇਵਾਂਗੇ।
9. Patient ਨੂੰ hot, spicy ਤੇ oily food ਲੈਣ ਤੋਂ ਮਨ੍ਹਾ ਕਰਾਂਗੇ।
10. High protein ਤੇ vitamin ਵਾਲੀ diet ਲੈਣ ਦੀ ਸਲਾਹ ਦੇਵਾਂਗੇ।
11. Patient ਨੂੰ ਜਿਆਦਾ ਤੋਂ ਜਿਆਦਾ fruit juice ਪੀਣ ਦੀ ਸਲਾਹ ਦੇਵਾਂਗੇ ਤੇ ਇਹ juice vitamin C ਯੁਕਤ ਹੋਣਾ ਚਾਹੀਦਾ ਹੈ।
12. Patient ਨੂੰ daily stool pass ਕਰਨ ਦੀ habit ਦੇ ਬਾਰੇ ਦੱਸਾਂਗੇ ਜੇਕਰ ਥੋੜ੍ਹੀ problem ਹੋਵੇ ਤਾਂ laxative ਲੈਣ ਦੀ ਸਲਾਹ ਦੇਵਾਂਗੇ।
13. ਜੇਕਰ patient ਨੂੰ internal bleeding ਹੋਵੇ ਤਾਂ ਉਸਨੂੰ vomiting ਤੇ melaena ਦੁਆਰਾ ਬਾਹਰ ਕੱਢਾਂਗੇ।
14. ਇਸ ਤਰ੍ਹਾਂ ਦੀਆਂ ਦਵਾਈਆਂ ਜੋ ਪੇਟ ਦੇ ਜਖਮ ਦਾ ਕਾਰਨ ਬਣਦੀਆ ਹਨ, ਉਹ ਲੈਣ ਤੋਂ ਮਨ੍ਹਾ ਕਰਾਂਗੇ।
15. Patient ਨੂੰ daily nursing care ਦੇਵਾਂਗੇ ਜਿਵੇਂ :
    (a) Bed clean ਹੋਣਾ ਚਾਹੀਦਾ ਹੈ।
    (b) Oral hygiene maintain ਕਰਾਂਗੇ
    (c) Vital sign check ਕਰਾਂਗੇ।
    (d) ਉੱਪਰ ਦਿੱਤੇ ਗਈ diet ਨੂੰ follow ਕਰਾਂਗੇ।
    (e) ਸੌਣ ਦੇ ਤਰੀਕੇ ਨੂੰ maintain ਕਰਾਂਗੇ।

Role of ANM for the Patient of Digestive Problem

1. Health worker ਨੂੰ community ਦੇ ਲੋਕਾਂ ਨੂੰ digestive system ਨਾਲ related problems ਦੇ ਬਾਰੇ ਦੱਸਣਾ ਚਾਹੀਦਾ ਹੈ।
2. ਲੋਕਾਂ ਨੂੰ ਜਿਆਦਾ ਤੋਂ ਜਿਆਦਾ liquid diet ਲੈਣ ਦੀ ਸਲਾਹ ਦੇਣੀ ਚਾਹੀਦੀ ਹੈ।
3. ਭੋਜਨ ਚੰਗੀ ਤਰ੍ਹਾਂ ਪੱਕਿਆ ਹੋਇਆ ਹੋਣਾ ਚਾਹੀਦਾ ਹੈ ਤੇ uncooked diet ਨਹੀਂ ਲੈਣੀ ਚਾਹੀਦੀ ਕਿਉਂਕਿ ਉਹ ਕਈ ਬੀਮਾਰੀਆਂ ਦਾ ਕਾਰਨ ਬਣਦਾ ਹੈ।
4. ਲੋਕਾਂ ਨੂੰ daily menu plan ਦੇ ਬਾਰੇ ਦੱਸਣਾ ਚਾਹੀਦਾ ਹੈ।
5. ਲੋਕਾਂ ਨੂੰ personal hygiene ਬਾਰੇ ਦੱਸਣਾ ਚਾਹੀਦਾ ਹੈ ਕਿ ਉਹ ਆਪਣੇ ਸਰੀਰ ਦੀ ਸਾਫ-ਸਫਾਈ ਰੱਖਣ।
6. ਲੋਕਾਂ ਨੂੰ tension ਤੋਂ ਦੂਰ ਰਹਿਣ ਦੀ ਸਲਾਹ ਦੇਣੀ ਚਾਹੀਦੀ ਤੇ ਉਹਨਾਂ ਨੂੰ ਦੱਸਣਾ ਚਾਹੀਦਾ ਕਿ ਜਿਨ੍ਹਾਂ ਹੋ ਸਕੇ ਆਪਣੇ ਮਨ ਨੂੰ ਬਦਲ ਕੇ ਕਿਸੇ ਹੋਰ ਤਰਫ ਧਿਆਨ ਲਗਾਉਣਾ ਚਾਹੀਦਾ ਹੈ।
7. ਲੋਕਾਂ ਨੂੰ exercise ਤੇ morning walk ਦੇ ਬਾਰੇ ਸਲਾਹ ਦੇਣੀ ਚਾਹੀਦੀ ਹੈ ਤਾਕਿ ਉਹ physically ਤੌਰ ਤੇ ਠੀਕ ਰਹਿ ਸਕਣ।
8. ਜੇਕਰ problem ਜਿਆਦਾ ਹੋਵੇ ਤਾਂ doctor ਦੀ ਸਲਾਹ ਲੈਣੀ ਚਾਹੀਦੀ ਹੈ।

ਘਰੇਲੂ ਨੁਕਸੇ

1. Ulcer ਤੇ indigestion ਦੇ ਲਈ ਕੱਚਾ ਦੁੱਧ ਪੀਣਾ ਚਾਹੀਦਾ ਹੈ ਤੇ ਇਹ ਦੁੱਧ ਠੰਡਾ ਹੋਣਾ ਚਾਹੀਦਾ ਹੈ।
2. Milk of magnesia ਦੇਣਾ ਚਾਹੀਦਾ ਹੈ।
3. ਸ਼ਰਾਬ, ਕੌਫੀ, ਚਾਹ ਤੇ ਮਿਰਚ-ਮਸਾਲੇ ਦਾ use ਨਹੀਂ ਕਰਨਾ ਚਾਹੀਦਾ ਹੈ।
4. Constipation ਨੂੰ ਠੀਕ ਕਰਨ ਲਈ ਹਰੀਆਂ ਸਬਜੀਆਂ ਤੇ liquid diet ਲੈਣੀ ਚਾਹੀਦੀ ਹੈ ਤੇ exercise ਕਰਨੀ ਚਾਹੀਦੀ ਹੈ।
5. ਬਵਾਸੀਰ ਤੋਂ ਛੁਟਕਾਰਾ ਪਾਉਣ ਲਈ ਹਲਕੇ ਗਰਮ ਪਾਣੀ ਨੂੰ ਟਬ ਵਿੱਚ ਲੈ ਕੇ ਉਸਨੂੰ ਪਾ ਕੇ ਉਸ ਵਿੱਚ ਅੱਧੇ ਘੰਟੇ ਤੱਕ patient ਨੂੰ ਬੈਠਣ ਲਈ ਕਰੋ ਤੇ।
6. ਬਵਾਸੀਰ ਨੂੰ ਠੀਕ ਕਰਨ ਲਈ ਨਾਗ-ਫਲੀ ਦੇ ਰਸ ਨੂੰ ਲਗਾਉਣਾ ਚਾਹੀਦਾ ਹੈ।

CHAPTER 10

ਮੂਤਰ ਸੰਬੰਧੀ ਸਮੱਸਿਆਵਾਂ (Urinary Problems)

ORGAN OF URINARY SYSTEM

1. Kidney
2. Bladder
3. Urethra

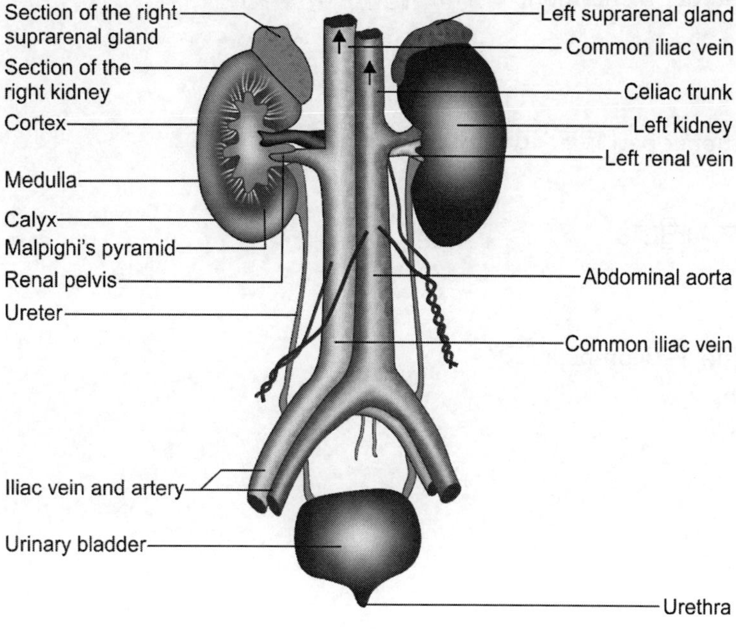

Fig. 10.1: Urinary system

Composition of Urine

1. Water → 96%
2. Urea → 2%

3. (a) Uric acid
   (b) Creatinine
   (c) Amonia
   (d) Potassium
   (e) Chloride
   (f) Phosphate
   (g) Sulphate
   (h) Oxalate
   (i) Sodium

ਗੁਰਦੇ ਦੀ ਪੱਥਰੀ

Definition: ਇਹ ਉਹ condition ਜਿਸ ਵਿੱਚ kidney ਦੇ ਅੰਦਰ stone ਦਾ development ਹੁੰਦਾ ਹੈ।
ਇਹ stone renal pelvic ureters ਤੇ bladder ਕਿਤੇ ਵੀ ਹੋ ਸਕਦੀ ਹੈ।

Cause

1. Renal infection
2. Endocrine disorder ਜਾਂ hormone ਦਾ ਸਹੀ ਸੰਤੁਲਨ ਨਾ ਹੋਣਾ।
3. Tuberculosis

Sign/Symptoms

1. Abdomen ਦੇ upper part ਵਿੱਚ ਬਹੁਤ ਜਿਆਦਾ pain ਹੁੰਦਾ ਹੈ।
2. Vomiting
3. ਜਿਆਦਾ ਪਸੀਨਾ ਆਉਣਾ
4. Nausea
5. Diarrhoea
6. Urine pass ਕਰਨ ਵਿੱਚ problem ਹੋਣਾ
7. Loss of weight
8. Blood in urine
9. Swelling

Diagnose

1. Urinalysis crystal (Urine examination)
2. X-ray of kidney ureters and bladder

Treatment

	Stages	Treatment
1.	Renal Pelvis	Antispasmodic injection
2.	Urethra stone	Hydration therapy
3.	Removal of stone	Provide pain killer, provide antibiotic therapy

Nursing Care

1. Patient ਨੂੰ complete bedrest ਦੇਣੀ ਚਾਹੀਦੀ ਹੈ।
2. Patient ਨੂੰ ਜਿਆਦਾ ਤੋਂ ਜਿਆਦਾ liquid diet ਤੇ high protein ਵਾਲੀ diet ਦੇਣੀ ਚਾਹੀਦੀ ਹੈ ਤਾਕਿ urine output increase ਹੋ ਸਕੇ।
3. ਹਰ ਚਾਰ ਘੰਟੇ ਦੇ ਬਾਅਦ patient ਦੇ vital sign check ਕਰਨੇ ਚਾਹੀਦੇ ਹਨ।
4. ਜੇਕਰ patient ਨੂੰ fever ਹੋਵੇ ਤਾਂ ਉਸਨੂੰ hydrotherapy (water) ਦੇਣੀ ਚਾਹੀਦੀ ਹੈ।
5. Patient ਦੀ oral hygiene ਨੂੰ maintain ਰੱਖਣਾ ਚਾਹੀਦਾ ਹੈ।
6. ਜੇ patient ਨੂੰ ਜਿਆਦਾ ਸਮੇਂ ਤੱਕ ਲੇਟੇ ਰਹਿੰਦੇ ਹਨ ਉਹਨਾਂ ਦੇ pressure point check ਕਰਨੇ ਚਾਹੀਦੇ ਹਨ। ਤਾਂ ਕਿ ਉਹਨਾਂ ਨੂੰ bedsore ਤੋਂ ਬਚਾਇਆ ਜਾ ਸਕੇ।
7. ਜੇਕਰ patient ਦੀ condition ਜਿਆਦਾ severe ਹੋਵੇ ਤਾਂ doctor ਦੇ order ਦੇ according medicine ਦੇਣੀ ਚਾਹੀਦੀ ਹੈ।

Urine ਦਾ ਰੁਕ-ਰੁਕ ਕੇ ਆਣਾ

Definition: ਇਹ ਉਹ condition ਹੈ, ਜਿਸ ਵਿੱਚ patient ਨੂੰ urine pass ਕਰਨ ਵਿੱਚ problem ਹੁੰਦੀ ਹੈ ਚਾਹੇ ਉਸਦਾ bladder full ਹੀ ਰਹਿੰਦਾ ਹੋਵੇ।

Cause

1. Rectum ਦੀ surgery ਦੇ ਕਾਰਨ
2. Spinal cord ਦੀ injury ਦੇ ਕਾਰਨ
3. Urinary infection
4. Pelvic
5. Urethra ਦੀ surgery ਹੋਣਾ
6. Lying down position ਦੇ ਕਾਰਨ।

Sign/Symptoms

1. Bladder ਦਾ ਜਿਆਦਾ ਭਰੇ ਹੋਣ ਕਾਰਨ sever discomfort.
2. Pain in tower abdomen
3. Tenderness of abdomen (ਪੇਟ ਦਾ ਅਕੜਨਾ)

Nursing Care

1. Patient ਨੂੰ psychological support ਦੇਣੀ ਚਾਹੀਦੀ ਹੈ।
2. Patient ਨੂੰ urine pass ਕਰਵਾਉਣ ਲਈ privacy ਦੇਣੀ ਚਾਹੀਦੀ ਹੈ।
3. ਜੋ patient ਤੁਰ ਨਹੀਂ ਸਕਦੇ ਉਹਨਾਂ ਨੂੰ bed ਤੇ ਹੀ bedpan ਜਾਂ urinal ਦੇਣਾ ਚਾਹੀਦਾ ਹੈ।
4. ਜੇਕਰ patient ਨੂੰ severe pain ਹੋ ਰਿਹਾ ਹੋਵੇ ਤਾਂ ਉਸਨੂੰ ਘੱਟ ਕਰਨ ਲਈ hot water bottle ਦਾ use ਕਰਾਂਗੇ।
5. Micturation ਦੀ condition ਨੂੰ ਸਹੀ ਕਰਨ ਲਈ patient ਨੂੰ ਚਲਦੇ ਹੋਏ ਪਾਣੀ ਦੀ ਆਵਾਜ ਸੁਣਾਵਾਂਗੇ।

6. Urinary tract infection ਹੋਵੇ ਤਾਂ doctor ਦੇ order ਦੇ according patient ਨੂੰ antibiotic ਦੇਣੀ ਚਾਹੀਦੀ ਹੈ।
7. ਜੇਕਰ patient ਦੀ condition ਜਿਆਦਾ severe ਹੋਵੇ ਤਾਂ urinary catheter ਲਗਾਉਣਾ ਚਾਹੀਦਾ ਹੈ ਤੇ ਇਹ aseptic ਤਰੀਕੇ ਨਾਲ ਲਗਾਉਣਾ ਚਾਹੀਦਾ ਹੈ।

Edema

Definition: ਇਹ ਇੱਕ ਇਸ ਤਰ੍ਹਾਂ ਦੀ condition ਹੈ, ਜਿਸ ਵਿੱਚ retention of fluid ਦੇ ਕਾਰਨ body ਦੇ ਲਈ parts ਵਿੱਚ swelling ਹੋ ਜਾਂਦੀ ਹੈ ਜਿਵੇ : Face, ankle.

Cause

1. Body ਦੇ parts ਵਿੱਚ fluid ਦਾ ਇਕੱਠਾ ਹੋਣਾ।
2. Lungs ਵਿੱਚ fluid ਇਕੱਠਾ ਹੋਣਾ।
3. Kidney disorder

Sign/Symptoms

1. Body weight ਦਾ ਵਧਣਾ
2. Regular micturition
3. Swelling
4. Anaemia
5. Swelling of the pregnancy

Diagnose

1. Ultrasonography
2. CT scan (Computer tomography)
3. MRI - Magnetic resonance imagine
4. ECG - Electrocardiography

Complication

1. Kidney disorder
2. Heart disorder

Treatment

1. ਸਭ ਤੋਂ ਪਹਿਲਾਂ patient ਨੂੰ ਹੌਸਲਾ ਦੇਣਾ ਚਾਹੀਦਾ ਹੈ।
2. Patient ਦੇ body part ਵਿੱਚ ਹੋਣ ਵਾਲੇ oedema ਦੇ ਕਾਰਨ ਦਾ ਪਤਾ ਲਗਾਉਣਾ ਚਾਹੀਦਾ ਹੈ।
3. ਜੇਕਰ patient ਸਹੀ ਤਰੀਕੇ ਨਾਲ urine ਨਹੀਂ pass ਕਰ ਰਿਹਾ ਹੋਵੇ ਤਾਂ ਉਸਨੂੰ diuretics ਦੇਣੀ ਚਾਹੀਦੀ ਹੈ।
4. Patient ਦਾ intake ਤੇ output chart maintain ਰੱਖਣਾ ਚਾਹੀਦਾ ਹੈ।
5. Patient ਦੇ vital sign time to time check ਕਰਨੇ ਚਾਹੀਦੇ ਹਨ।
6. Patient ਨੂੰ salt free diet ਦੇਣੀ ਚਾਹੀਦੀ ਹੈ।
7. Patient ਨੂੰ ਚੰਗੇ ਵਾਤਾਵਰਨ ਵਿੱਚ ਰੱਖਣਾ ਚਾਹੀਦਾ ਹੈ।

8. Patient ਨੂੰ anaemia ਤੋਂ ਬਚਾਉਣ ਲਈ folic acid tablets ਦੇਣੀ ਚਾਹੀਦੀ ਹੈ।
9. Patient ਨੂੰ ਜਿਆਦਾ ਤੋਂ ਜਿਆਦਾ ਹਰੇ ਪੱਤੇਦਾਰ ਸਬਜੀਆਂ ਖਾਣ ਦੀ ਸਲਾਹ ਦੇਣੀ ਚਾਹੀਦੀ ਹੈ।
10. ਜੇਕਰ patient ਦੀ body ਤੇ ਜਿਆਦਾ swelling ਹੋਵੇ ਤਾਂ doctor ਨੂੰ ਦੱਸਣਾ ਚਾਹੀਦਾ ਹੈ।

Role of Health Worker for the Patient of Urinary Problem

1. Female health worker ਨੂੰ urinary problem ਨਾਲ related ਪੂਰੀ ਜਾਣਕਾਰੀ ਹੋਣੀ ਚਾਹੀਦੀ ਹੈ ਤਾਂ ਕਿ ਉਹ community ਦੇ ਲੋਕਾਂ ਨੂੰ ਦੱਸ ਸਕੇ।
2. Female health worker ਨੂੰ urinary problem ਦੇ sign/symptoms ਦੇ ਬਾਰੇ ਜਾਣਕਾਰੀ ਹੋਣੀ ਚਾਹੀਦੀ ਹੈ।
3. ਲੋਕਾਂ ਨੂੰ diet ਦੇ ਬਾਰੇ ਦੱਸਣਾ ਚਾਹੀਦਾ ਹੈ ਤੇ diet ਵਿੱਚ ਜਿਆਦਾ ਤੋਂ ਜਿਆਦਾ liquid ਪਦਾਰਥ ਲੈਣੇ ਚਾਹੀਦੇ ਹਨ ਜਿਸ ਨਾਲ urine ਦੀ output ਨੂੰ ਵਧਾਇਆ ਜਾ ਸਕੇ।
4. ਜੇਕਰ patient ਨੂੰ pain ਹੋ ਰਹੀ ਹੋਵੇ ਤਾਂ painkiller ਦੇਣੀ ਚਾਹੀਦੀ ਹੈ।
5. ਜੇਕਰ patient ਦੀ condition severe ਹੋਵੇ ਤਾਂ ਉਸਨੂੰ complete bedrest ਦੇਣਾ ਚਾਹੀਦਾ ਹੈ ਤੇ doctor ਦੇ ਕੋਲ refer ਕਰਨਾ ਚਾਹੀਦਾ ਹੈ।

Home Care Remedies

1. Patient ਨੂੰ ਜਿਆਦਾ ਮਾਤਰਾ ਵਿੱਚ ਪਾਣੀ ਪੀਣ ਦੀ ਸਲਾਹ ਦੇਣੀ ਚਾਹੀਦੀ ਹੈ।
2. ਜੇਕਰ patient ਨੂੰ urine pass ਕਰਨ ਵਿੱਚ problem ਹੋਵੇ ਤਾਂ ਗਰਮ ਪਾਣੀ ਦੇ ਟੱਬ ਵਿੱਚ ਬੈਠਾਉਣਾ ਚਾਹੀਦਾ ਹੈ।
3. ਜੇਕਰ ਜਿਆਦਾ fever ਹੋਵੇ ਤਾਂ cold compression ਕਰਨਾ ਚਾਹੀਦਾ ਹੈ।

Nephrotic Syndrome

Definition: ਇਹ ਉਹ condition ਹੈ, ਜਿਸ ਵਿੱਚ proteinuria, hypoproteinaemia ਤੇ blood pressure ਦੀ problem ਹੋ ਜਾਂਦੀ ਹੈ।

Causes

1. Bacterial infection
2. Malaria
3. Hepatitis B
4. Measles
5. Diabetes-mellitus
6. Syphilis
7. Leukemia (Related to blood) WBC ਵੱਧ ਜਾਂਦੇ ਹਨ
8. Age children and adults
9. Sex - females ਵਿੱਚ ਘੱਟ ਤੇ male ਵਿੱਚ ਜਿਆਦਾ।

Sign/Symptoms

1. General oedema

2. Lungs ਵਿੱਚ ਪਾਣੀ ਭਰਨਾ
3. Anorexia
4. Fatigue
5. Infection
6. Hypertension

Diagnose

- Complete urine test
- Urine acid, serum protein
- Serum creatinine, urinalysis, renal biopsy.

Treatment

1. Infection ਨੂੰ ਰੋਕਣ ਲਈ antibiotic ਦੇਵਾਂਗੇ।
2. Oedema ਨੂੰ ਘੱਟ ਕਰਨ ਲਈ frusemide ਦੇਵਾਂਗੇ।
3. Protein urea ਨੂੰ control ਕਰਨ ਲਈ cyclophosphamide ਦੇਵਾਂਗੇ।
4. Prednisolone 60 mg/day orally

Nursing Care

1. Patient ਨੂੰ complete bedrest ਦੇਣਾ ਚਾਹੀਦਾ ਹੈ।
2. ਘੱਟ protein ਵਾਲੀ diet ਦੇਣੀ ਚਾਹੀਦੀ ਹੈ।
3. Diet salt free ਹੋਣੀ ਚਾਹੀਦੀ ਹੈ।
4. Urine output ਵਧਾਉਣ ਲਈ patient ਨੂੰ ਜਿਆਦਾ ਤੋਂ ਜਿਆਦਾ liquid diet ਦੇਣੀ ਚਾਹੀਦੀ ਹੈ।

Nephritis

ਇਹ ਉਹ condition ਹੈ, ਜਿਸ ਵਿੱਚ kidney ਦਾ inflammation ਹੋ ਜਾਂਦਾ ਹੈ, ਇਹ ਦੋ ਪ੍ਰਕਾਰ ਨਾਲ ਹੁੰਦਾ ਹੈ। Acute nephritis ਤੇ chronic nephritis.

A. Acute Nephritis

Cause

1. Streptococcal infection (ਇਹ ਗਲੇ ਦਾ inertia)
2. Incidence (Male ਤੇ female ਦੋਵਾਂ ਵਿੱਚ ਪਾਇਆ ਜਾਂਦਾ ਹੈ) Age- children and adult.

Sign/Symptoms

1. Sore throat about 10 days
2. Fever
3. Tachycardia (100º/B ਤੋਂ heart rate ਦਾ ਵੱਧ ਜਾਣਾ)
4. Headache

5. Kidney ਦੀ side ਤੇ pain ਹੋਣਾ
6. Vomiting
7. Hypertension (140/90 ਤੋਂ ਜਿਆਦਾ PB ਵੱਧ ਜਾਣਾ)
8. Swelling (Face, eye, ankle ਦੇ ਉਪਰ ਖਾਸ ਤੌਰ ਤੇ morning ਵਿੱਚ oedema ਜਿਆਦਾ ਹੁੰਦਾ ਹੈ।
9. Pleural effusion (Lung ਵਿੱਚ ਪਾਣੀ ਭਰਨਾ)
10. Oliguria (ਘੱਟ urine ਆਉਣਾ)
11. Polyuria (Urine ਦਾ ਜਿਆਦਾ ਆਉਣਾ)
12. Anuria (Urine ਦਾ ਬੰਦ ਹੋ ਜਾਣਾ)
13. Haematuria (Blood in the urine)
14. Protein urea (Urine ਵਿੱਚ protein ਦੀ ਮਾਤਰਾ ਵੱਧ ਜਾਣਾ।

Treatment

1. Pencillin bacteria ਦੇ infection ਨੂੰ ਘੱਟ ਕਰਨ ਲਈ ਦਿੱਤੀ ਜਾਂਦੀ ਹੈ। ਜੇਕਰ pencillin ਤੋਂ allergy ਹੋਵੇ ਤਾਂ erythromycin ਦੇਣੀ ਚਾਹੀਦੀ ਹੈ।
2. Crystalline

Nursing Care

1. Patient ਨੂੰ complete bedrest ਦੇਣਾ ਚਾਹੀਦਾ ਹੈ। ਅਤੇ ਉਹ bed ਮੌਸਮ ਦੇ ਅਨੁਸਾਰ ਹੋਣਾ ਚਾਹੀਦਾ ਹੈ।
2. Patient ਨੂੰ blanket ਤੇ hot water bottle ਦੇਣੀ ਚਾਹੀਦੀ ਹੈ।
3. Patient ਨੂੰ ਗਰਮ ਕੱਪੜੇ ਪਹਿਣਨੇ ਚਾਹੀਦੇ ਹਨ ਤਾਕਿ ਜਿਆਦਾ ਤੋਂ ਜਿਆਦਾ ਪਸੀਨਾ ਆ ਸਕੇ। ਜਿਸ ਨਾਲ kidney ਨੂੰ ਘੱਟ ਕੰਮ ਕਰਨਾ ਪਵੇ।
4. Patient ਨੂੰ low protein ਤੇ ਬਿਨਾ salt ਦੇ diet ਦੇਣੀ ਚਾਹੀਦੀ ਹੈ।
5. Patient ਨੂੰ liquid diet ਦੇਣੀ ਚਾਹੀਦੀ ਹੈ। ਤਾਕਿ urine output ਨੂੰ ਵਧਾਇਆ ਜਾ ਸਕੇ। ਜਿਵੇਂ : Lemon juice, carrot juice, tea.
6. Patient ਦਾ input ਤੇ output chart maintain ਕਰਨਾ ਚਾਹੀਦਾ ਹੈ।
7. Patient ਦਾ urine albumin test ਕੀਤਾ ਜਾਣਾ ਚਾਹੀਦਾ ਹੈ। ਇਹ test ਦਿਨ ਵਿੱਚ ਦੋ ਵਾਰ ਹੋਣਾ ਚਾਹੀਦਾ ਹੈ।
8. Patient ਦਾ daily weight check ਕਰਨਾ ਚਾਹੀਦਾ ਹੈ ਤੇ oedema ਦੀ condition ਨੂੰ check ਕਰਨਾ ਚਾਹੀਦਾ ਹੈ।
9. Patient ਦੇ vital sign ਦਿਨ ਵਿੱਚ ਦੋ ਵਾਰ check ਕਰਨੇ ਚਾਹੀਦੇ ਹਨ।
10. Patient ਦੀ daily sponging ਕਰਨੀ ਚਾਹੀਦੀ ਹੈ।
11. Patient ਨੂੰ bedsore ਤੋਂ ਬਚਾਉਣ ਲਈ patient ਦੇ pressure point ਤੇ back ਦੀ care ਕਰਨੀ ਚਾਹੀਦੀ ਹੈ।

B. Chronic Nephritis

ਇਹ ਉਹ condition ਹੈ, ਜਿਸ ਵਿੱਚ kidney ਦੀ chronic inflammation ਹੁੰਦੀ ਹੈ।

Cause

1. ਵਾਰ-ਵਾਰ acute nephritis ਹੋਣਾ
2. Diabetes mellitus
3. Any drug

Sign/Symptoms

ਇਹਨਾਂ ਨੂੰ ਤਿੰਨ ਭਾਗਾਂ ਵਿੱਚ ਵੰਡਿਆ ਗਿਆ ਹੈ :

1. Latent phase:
   (a) Tiredness (ਥੱਕਿਆ ਹੋਇਆ ਮਹਿਸੂਸ ਹੋਣਾ)
   (b) Anaemia
   (c) Hypertension
2. Stage of oedema:
   (a) Mostly oedema ਜਿਆਦਾ face ਤੇ hands and foots ਵਿੱਚ ਪਾਇਆ ਜਾਂਦਾ ਹੈ।
   (b) Anaemia
   (c) Lungs ਵਿੱਚ ਪਾਣੀ ਭਰਨਾ
   (d) Hyperproteinemia
3. Stage of Renal failure:
   (a) Weakness
   (b) Vertigo ਚੱਕਰ ਆਉਣਾ
   (c) Blood urea ਦਾ ਵੱਧ ਜਾਣਾ।

Treatment of Latent Phase

1. Patient ਨੂੰ ਜਿਆਦਾ ਕੰਮ ਕਰਨ ਤੋਂ ਮਨ੍ਹਾ ਕਰਨਾ ਚਾਹੀਦਾ ਹੈ।
2. Patient ਨੂੰ ਘੱਟ protein ਵਾਲੀ diet ਦੇਣੀ ਚਾਹੀਦੀ ਹੈ।
3. Patient ਨੂੰ ਜਿਆਦਾ nutrition ਵਾਲੀ diet ਦੇਣੀ ਚਾਹੀਦੀ ਹੈ।
4. ਇਸ ਦੇ ਇਲਾਵਾ food ਵਿੱਚ vegetable ਜਿਆਦਾ ਮਾਤਰਾ ਵਿੱਚ ਹੋਣੇ ਚਾਹੀਦੇ ਹਨ।

Treatment of State of Oedema

1. Patient ਨੂੰ complete bedrest ਦੇਣੀ ਚਾਹੀਦੀ ਹੈ।
2. Salt free diet ਦੇਣੀ ਚਾਹੀਦੀ ਹੈ।
3. Protein ਜਿਆਦਾ ਮਾਤਰਾ ਵਿੱਚ ਨਾ ਦੇ ਕੇ ਪ੍ਰਾਪਤ ਮਾਤਰਾ ਵਿੱਚ ਦੇਣੀ ਚਾਹੀਦੀ ਹੈ।
4. Patient ਨੂੰ ਜਿਆਦਾ ਪਾਣੀ ਪੀਣ ਤੋਂ avoid ਕਰਨਾ ਚਾਹੀਦਾ ਹੈ।
5. Patient ਨੂੰ ਇਸ ਤਰ੍ਹਾਂ ਦੇ liquid ਪਦਾਰਥ ਦੇਣੇ ਚਾਹੀਦੇ ਹਨ ਜੋ urine ਦੇ output ਨੂੰ ਵਧਾ ਸਕੇ।
6. Oedema ਨੂੰ ਘੱਟ ਕਰਨ ਲਈ diuretics ਦੇਣੀ ਚਾਹੀਦੀ ਹੈ। Lasix - 40 mg/day - orally (Fresh mind)
7. Patient ਦੇ electrolyte balance ਨੂੰ maintain ਰੱਖਣਾ ਚਾਹੀਦਾ ਹੈ।

Stage of Renal Failure

1. Patient ਨੂੰ complete bedrest ਦੇਣਾ ਚਾਹੀਦਾ ਹੈ।
2. ਘੱਟ protein ਵਾਲੀ diet ਦੇਣੀ ਚਾਹੀਦੀ ਹੈ।
3. BP ਨੂੰ ਘੱਟ ਕਰਨ ਵਾਲੀ medicine methyldopa ਦੇਣੀ ਚਾਹੀਦੀ ਹੈ।
4. Patient ਨੂੰ infection ਤੋਂ ਬਚਾ ਕੇ ਰੱਖਣਾ ਚਾਹੀਦਾ ਹੈ।
5. Anaemia ਦੀ condition ਵਿੱਚ blood transfusion ਕਰਨਾ ਚਾਹੀਦਾ ਹੈ।
6. ਜੇਕਰ patient ਦੀ condition ਜਿਆਦਾ ਗੰਭੀਰ ਹੋਵੇ ਤਾਂ dialysis ਕਰਵਾਉਣਾ ਚਾਹੀਦਾ ਹੈ। (ਗੁਰਦੇ ਸਾਫ ਕਰਵਾਉਣਾ)

Nursing Care

1. ਜੇਕਰ patient ਨੂੰ breast problem ਹੋਵੇ ਤਾ ਉਸਨੂੰ CPR (Cardio pulmonary resuscitation) ਦੇਣਾ ਚਾਹੀਦਾ ਹੈ। ਇਸ ਵਿੱਚ ambubag ਦੇ ਦੁਆਰਾ।
2. Suction ਦੇ ਦੁਆਰਾ patient ਦਾ airway clean ਕਰਨਾ ਚਾਹੀਦਾ ਹੈ।
3. ਜੇਕਰ patient ਦੀ condition serious ਹੋਵੇ ਤਾਂ ਉਸ patient ਨੂੰ ਹਮੇਸ਼ਾ bed side ralling ਵਾਲੇ bed ਤੇ ਲੇਟ-ਾਉਣਾ ਚਾਹੀਦਾ ਹੈ ਤਾਕਿ patient ਨੂੰ ਕਿਸੇ ਪ੍ਰਕਾਰ ਦੀ injury ਨਾ ਹੋਵੇ।
4. Patient ਨੂੰ ਹਮੇਸਾ ਸਾਫ ਤੇ ਗਰਮ bed provide ਕਰਨੇ ਚਾਹੀਦੇ ਹਨ।
5. Patient ਨੂੰ ਹਮੇਸ਼ਾ prone-position ਦੇਣੀ ਚਾਹੀਦੀ ਹੈ। ਅਤੇ head ਨੂੰ ਇੱਕ ਤਰਫ ਸੋੜ ਦੇਣਾ ਚਾਹੀਦਾ ਹੈ।
6. ਜੇਕਰ patient ਨੂੰ keto acidosis ਹੋਵੇ ਤਾਂ sodium by carbon ਦਾ injection ਦੇਣਾ ਚਾਹੀਦਾ ਹੈ।
7. Patient ਦਾ urine output ਦੇ ਦੌਰਾਨ albumin level check ਕਰਦੇ ਰਹਿਣਾ ਚਾਹੀਦਾ ਹੈ।
8. Infection ਨੂੰ ਘੱਟ ਕਰਨ ਲਈ antibiotic ਦੇਣੀ ਚਾਹੀਦੀ ਹੈ।
9. Patient ਦੇ input ਤੇ output chart ਨੂੰ maintain ਕਰਨਾ ਚਾਹੀਦਾ ਹੈ।
10. Patient ਦੇ vital sign check ਕਰਨੇ ਚਾਹੀਦੇ ਹਨ।
11. ਜੇਕਰ patient ਨੂੰ ਜਿਆਦਾ vomiting ਹੋ ਰਹੀ ਹੋਵੇ ਤਾਂ stomach clean ਕਰਨਾ ਚਾਹੀਦਾ ਹੈ।
12. Patient ਦੀ ਹਰ ਦੋ ਘੰਟੇ ਦੇ ਬਾਅਦ position change ਕਰਨੀ ਚਾਹੀਦੀ ਹੈ ਤਾਕਿ patient ਨੂੰ bedsore ਤੋਂ ਬਚਾਇਆ ਜਾ ਸਕੇ।
13. Patient ਦੀ back ਤੇ pressure point ਦੀ ਹਰ 4 ਘੰਟੇ ਬਾਅਦ care ਕਰਨੀ ਚਾਹੀਦੀ ਹੈ।
14. Patient ਨੂੰ daily sponging ਕਰਨੀ ਚਾਹੀਦੀ ਹੈ।
15. Patient ਦਾ daily bed ਬਣਾਉਣਾ ਚਾਹੀਦਾ ਹੈ।
16. Back ਨੂੰ spirit ਨਾਲ ਸਾਫ ਕਰਨਾ ਚਾਹੀਦਾ ਹੈ ਤੇ powder ਲਗਾਉਣਾ ਚਾਹੀਦਾ ਹੈ।
17. Patient ਨੂੰ doctor ਦੇ according injection ਤੇ medicine regular ਦੇਣੇ ਚਾਹੀਦੇ ਹਨ।
18. Patient ਨੂੰ diet therapy ਬਾਰੇ educate ਕਰਨਾ ਚਾਹੀਦਾ ਹੈ।
19. Patient ਦੀ bowel movement ਨੂੰ observe ਕਰਨਾ ਚਾਹੀਦਾ ਹੈ।

20. Patient ਦੇ sleeping pattern ਨੂੰ note ਕਰਨਾ ਚਾਹੀਦਾ ਹੈ।
21. Patient ਦੀ nail care ਕਰਨੀ ਚਾਹੀਦੀ ਹੈ।
22. Patient ਨੂੰ ਹਫਤੇ ਵਿੱਚ ਇੱਕ ਵਾਰ hair wash ਕਰਨੀ ਚਾਹੀਦੀ ਹੈ।

Dialysis

ਇਹ ਦੋ ਪ੍ਰਕਾਰ ਦਾ ਹੁੰਦਾ ਹੈ।

A. Haemodialysis

ਜਦੋਂ patient ਦੇ ਗੁਰਦੇ ਕੰਮ ਕਰਨਾ ਬੰਦ ਕਰ ਦਿੰਦੇ ਹਨ ਤਾਂ ਉਸ time haemodialysis ਕੀਤਾ ਜਾਂਦਾ ਹੈ।

Kidney ਦਾ main ਕੰਮ – waste product ਨੂੰ ਬਾਹਰ ਕੱਢਣਾ ਕਿਉਂਕਿ kidney ਵਿੱਚ water, salt, urea, uric-acid ਤੇ toxoid substance body ਵਿੱਚ ਜਮ੍ਹਾ ਹੋ ਜਾਂਦੇ ਹਨ।

Dialysis ਕਰਨ ਤੋਂ ਪਹਿਲਾਂ ਨਿਮਨ ਗੱਲਾਂ ਨੂੰ ਧਿਆਨ ਵਿੱਚ ਰੱਖਣਾ ਚਾਹੀਦਾ ਹੈ :

1. Vital sign check
2. Weight record
3. Patient ਨੂੰ procedure explain ਕਰਨਾ ਚਾਹੀਦਾ ਹੈ।
4. Patient ਨੂੰ dialysis ਕਰਨ ਤੋਂ ਪਹਿਲਾਂ heparin ਦੇਣੀ ਚਾਹੀਦੀ ਹੈ। Blood ਨੂੰ ਪਤਲਾ ਕਰਦੀ ਹੈ, ਜੰਮਣ ਤੋਂ ਰੋਕਦੀ ਹੈ। ਇਹ solution ਹੁੰਦਾ ਹੈ।

Procedure

1. ਸਭ ਤੋਂ ਪਹਿਲਾਂ ਪਲਾਸਟਿਕ cannula ਨੂੰ brachial artery ਵਿੱਚ insert ਕੀਤਾ ਜਾਂਦਾ ਹੈ। ਅਤੇ ਦੂਸਰੇ ਪਾਸਿਆ ਉਸਨੂੰ haemodialysis machine ਨਾਲ ਜੋੜਿਆ ਜਾਂਦਾ ਹੈ। ਅਤੇ ਉਸ cannula ਦੇ ਰਸਤੇ blood ਆਉਂਣਾ ਹੈ ਤੇ ਉਹ ਮਸ਼ੀਨ blood ਨੂੰ ਸਾਫ ਕਰਨ ਦਾ ਕੰਮ ਕਰਦੀ ਹੈ।
2. ਮਸ਼ੀਨ ਦੇ ਦੁਆਰਾ blood ਨੂੰ ਪਲਾਸਟਿਕ cannula ਦੇ ਦੁਆਰਾ vain ਵਿੱਚ ਭੇਜਿਆ ਜਾਂਦਾ ਹੈ।
3. Patient ਦੇ vital parameter time to time check ਕਰਦੇ ਹਾਂ। ਜੇਕਰ ਇਹ parameter abnormal ਹੋਵੇ ਤਾਂ patient restlessness feel ਕਰਦਾ ਹੈ।
4. Procedure ਦੇ ਦੌਰਾਨ liquid ਵੀ ਦਿੱਤਾ ਜਾ ਸਕਦਾ ਹੈ।
5. ਜੇਕਰ ਜਰੂਰਤ ਹੋਵੇ ਤਾਂ patient ਨੂੰ urinal ਤੇ bedpan ਵੀ ਦਿੱਤਾ ਜਾ ਸਕਦਾ ਹੈ।
6. Patient ਦੀ oral hygiene maintain ਹੋਣੀ ਚਾਹੀਦੀ ਹੈ।
7. Patient ਦੀ position check change ਕੀਤੀ ਜਾਂਦੀ ਹੈ। ਉਸਨੂੰ same ਉਸੀ ਸਥਿਤੀ ਵਿੱਚ ਨਹੀਂ ਰੱਖਿਆ ਜਾ ਸਕਦਾ।
8. Patient ਦੀ bleeding side ਨੂੰ check ਕਰਨਾ ਚਾਹੀਦਾ ਹੈ।

Post Dialysis Nursing Care

1. Cannula ਨੂੰ remove ਕੀਤਾ ਜਾਂਦਾ ਹੈ। ਅਤੇ puncture side ਦੀ dressing ਕੀਤੀ ਜਾਂਦੀ ਹੈ।
2. Vital parameter ਹਰ 6 ਘੰਟੇ ਦੇ ਬਾਅਦ check ਕਰਦੇ ਹਾਂ।
3. Puncture side ਤੋਂ bleeding ਨੂੰ note ਕਰਦੇ ਹਾਂ।

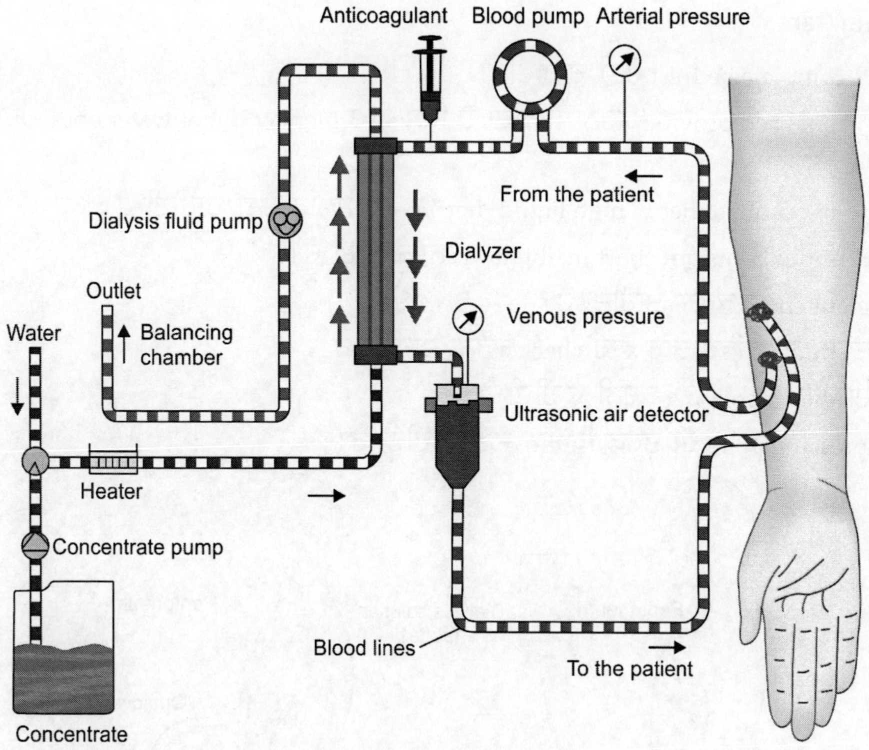

Fig. 10.2: Haemodiaysis

B. Peritoneal Dialysis

ਇਸ ਵਿੱਚ peritoneal ਦੀ layer ਤੇ puncture ਕੀਤਾ ਜਾਂਦਾ ਹੈ।

Pre-dialysis Nursing Care

1. Abdominal skin ਨੂੰ save ਕਰਨਾ ਚਾਹੀਦਾ ਹੈ।
2. Patient ਨੂੰ procedure explain ਕਰਨਾ ਚਾਹੀਦਾ ਹੈ ਤੇ ਉਸਦੇ relatives ਤੋਂ written consent ਲੈਣਾ ਚਾਹੀਦਾ ਹੈ।
3. Patient ਦਾ bladder ਖਾਲੀ ਹੋਣਾ ਚਾਹੀਦਾ ਹੈ।

Procedure

1. ਇੱਕ ਰਬੜ ਟਿਊਬ ਨੂੰ peritoneal cavity ਵਿੱਚ ਛੋਟਾ ਜਿਹਾ ਛੇਕ ਕਰਕੇ ਪਾਇਆ ਜਾਂਦਾ ਹੈ। ਇਹ local anesthesis ਵਿੱਚ ਕੀਤਾ ਜਾਂਦਾ ਹੈ।
2. Peritoneal dialysis set ਨੂੰ ਟਿਊਬ ਨਾਲ ਜੋੜ ਦਿੱਤਾ ਜਾਂਦਾ ਹੈ ਤੇ ਇਹ procedure 10 ਤੋਂ 15 ਮਿੰਟ ਵਿੱਚ ਹੋ ਜਾਂਦਾ ਹੈ। ਜਿਸ ਵਿੱਚ 1 ਤੋਂ 2 lt. fluid ਕੱਢਿਆ ਜਾਂਦਾ ਹੈ।
3. Procedure ਦੇ ਦੌਰਾਨ patient ਦੇ vital sign ਨੂੰ check ਕੀਤਾ ਜਾਂਦਾ ਹੈ।
4. Patient ਦੀ peritoneal cavity ਵਿੱਚ ਭੇਜੀ ਅਤੇ ਕੱਢਿਆ fluid ਮਾਪਿਆ ਜਾਂਦਾ ਹੈ।
5. Patient ਦੇ blood level ਨੂੰ check ਕੀਤਾ ਜਾਂਦਾ ਹੈ।

Daily Nursing Care

1. Patient ਨੂੰ complete bedrest ਦੇਣੀ ਚਾਹੀਦੀ ਹੈ।
2. Patient ਨੂੰ renal bed provide ਕਰਨਾ ਚਾਹੀਦਾ ਹੈ ਜਿਸ ਵਿੱਚ blanket ਤੇ hot water bottles ਦਾ use ਕੀਤਾ ਜਾਂਦਾ ਹੈ।
3. Patient ਨੂੰ low protein diet ਤੇ high liquid diet ਲੈਣ ਦੀ ਸਲਾਹ ਦੇਣੀ ਚਾਹੀਦੀ ਹੈ।
4. Patient ਦਾ input ਤੇ output chart maintain ਕਰਨਾ ਚਾਹੀਦਾ ਹੈ।
5. Daily weight check ਕਰਨਾ ਚਾਹੀਦਾ ਹੈ।
6. Patient ਦਾ BP ਦਿਨ ਵਿੱਚ ਚਾਰ ਵਾਰ check ਕਰਨਾ ਚਾਹੀਦਾ ਹੈ।
7. Patient ਦੀ daily sponging ਕਰਨੀ ਚਾਹੀਦੀ ਹੈ।
8. Back ਤੇ pressure point ਦੀ ਤਰਫ ਧਿਆਨ ਦੇਣਾ ਚਾਹੀਦਾ ਹੈ।

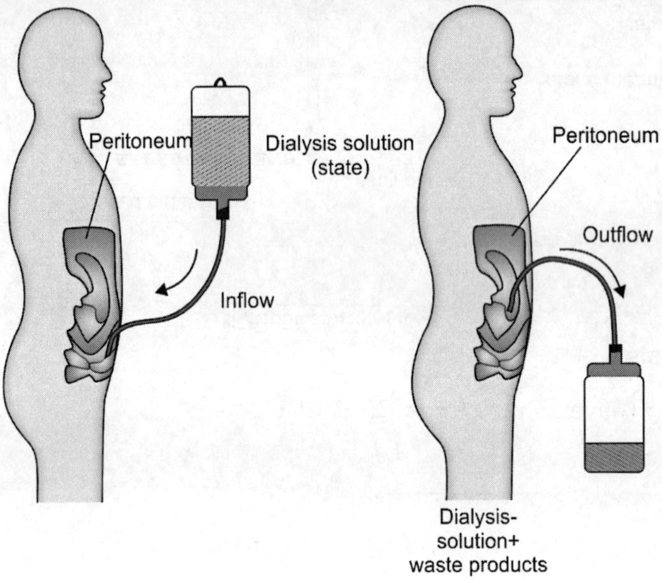

Fig. 10.3: Peritoneal dialysis

CHAPTER 11

ਦਿਲ ਦੇ ਸੰਬੰਧੀ ਸਮੱਸਿਆਵਾਂ (Cardiovascular Problems)

HEART ATTACK

ਇਹ ਉਹ condition ਹੈ, ਜਿਸ ਵਿੱਚ ਸਾਡੇ body ਦੀ tissue ਨੂੰ ਪ੍ਰਾਪਤ oxygen ਨਹੀਂ ਮਿਲਦੀ, ਜਿਸ ਤੋਂ blood supply ਵਿੱਚ ਰੁਕਾਵਟ ਆਉਂਦੀ ਹੈ, ਉਸ ਸਮੇਂ heart ਕੰਮ ਕਰਨਾ ਬੰਦ ਕਰ ਦਿੰਦਾ ਹੈ, ਜਿਸਨੂੰ heart attack ਕਹਿੰਦੇ ਹਨ।

Cause

1. Lack of oxygen
2. Hypertension
3. Old age
4. Pericarditis (Heart ਦੀ ਉਪਰੀ layer ਦੀ infection)

Sign/Symptoms

1. Dyspnoea
2. Chest pain
3. Low pulse rate
4. Cyanosis (skin ਦਾ blue ਹੋਣਾ)

Nursing Care

1. Patient ਨੂੰ complete bedrest ਦੇਣਾ ਚਾਹੀਦਾ ਹੈ। ਇਸਦੇ ਲਈ cardiac table provide ਕਰਨਾ ਚਾਹੀਦਾ ਹੈ।
2. Patient ਨੂੰ O_2 ਲਗਾਉਣੀ ਚਾਹੀਦੀ ਹੈ।
3. Patient ਨੂੰ ਘੱਟ ਨਮਕ ਤੇ ਘੱਟ fat ਵਾਲੀ diet ਦੇਣੀ ਚਾਹੀਦੀ ਹੈ।
4. Patient ਨੂੰ ਜਿਆਦਾ ਭਾਰੀ ਕੰਮ ਤੋਂ ਮਨਾ ਕਰਨਾ ਚਾਹੀਦਾ ਹੈ।
5. Patient ਦੇ vital sign check ਕਰਨੇ ਚਾਹੀਦੇ ਹਨ।
6. Patient ਦਾ serum electrolyte balance maintain ਰੱਖਣਾ ਚਾਹੀਦਾ ਹੈ।
7. Patient ਨੂੰ slow IV 05% ਦੇਣੀ ਚਾਹੀਦੀ ਹੈ।

8. Patient ਨੂੰ mild laxative ਦੇਣੀ ਚਾਹੀਦੀ ਹੈ। ਤਾਕਿ use output ਨੂੰ ਵਧਾਇਆ ਜਾ ਸਕੇ।
9. Patient ਦੇ ਸੌਣ ਦੇ ਤਰੀਕੇ ਨੂੰ note ਕਰਨਾ ਚਾਹੀਦਾ ਹੈ।

Treatment

Heart ਦੇ patient ਨੂੰ ਨਿਮਨਲਿਖਿਤ treatment ਦੇਣਾ ਚਾਹੀਦਾ ਹੈ।
1. Pethidine 100 mg - IM
2. Morphine 15 mg - IM

CHEST PAIN

ਇਹ ਇੱਕ ਇਸ ਤਰ੍ਹਾਂ ਦੀ condition ਹੈ, ਜਿਸ ਵਿੱਚ heart ਵਿੱਚ ਨੁਕਸ ਹੋਣ ਤੇ chest pain ਹੁੰਦਾ ਹੈ। ਜਿਵੇਂ : cornary artery disease, angina pectoris, myocardial infarction, rheumatis heart disease, sore throat infection, heart failure, cyanosis oedema, dyspnoea.

Investigation
1. ECG (electrocardiography)
2. Chest X-ray
3. Blood test

Nursing Care

1. Patient ਨੂੰ ICU ward ਵਿੱਚ ਰੱਖਣਾ ਚਾਹੀਦਾ ਹੈ।
2. Patient ਦਾ ਥੋੜੇ-ਥੋੜੇ ਸਮੇਂ ਬਾਅਦ BP chest ਕਰਨਾ ਚਾਹੀਦਾ ਹੈ।
3. Patient ਦੇ ਕੋਲ O_2 cylinder ਰੱਖਣਾ ਚਾਹੀਦਾ ਹੈ ਤਾਂ ਜਰੂਰਤ ਪੈਣ ਤੇ oxygen ਦਿੱਤੀ ਜਾ ਸਕੇ।
4. Doctor ਦੇ order ਦੇ order ਦੇ according medicine ਦੇਵਾਂਗੇ।
5. Patient ਨੂੰ regular exercise ਕਰਨ ਲਈ ਕਰਾਂਗੇ।
6. Patient ਨੂੰ salt ਤੇ fat free diet ਦੇਵਾਂਗੇ ਤੇ spicy food avoid ਕਰਾਂਗੇ।

Anaemia

Anaemia ਦਾ meaning ਹੈ, females ਵਿੱਚ ਖੂਨ ਦੀ ਕਮੀ ਹੋਣਾ, ਜਦੋਂ females ਵਿੱਚ 10 gm ਤੋਂ ਘੱਟ ਖੂਨ ਹੁੰਦਾ ਹੈ ਤਾਂ ਉਹ anaemia ਕਹਿਲਾਉਂਦਾ ਹੈ। India ਵਿੱਚ women ਵਿੱਚ aneamia ਕਾਫੀ ਮਾਤਰਾ ਵਿੱਚ ਪਾਇਆ ਜਾਂਦਾ ਹੈ, ਜਿਸ ਦਾ ਸੁੱਖ ਕਾਰਨ, pregnancy, delivery ਜਾਂ diet ਵਿੱਚ iron ਦੀ ਕਮੀ ਹੋਣਾ ਹੈ। ਇਸਦੇ ਇਲਾਵਾ women ਵਿੱਚ menses ਦੇ ਦੌਰਾਨ blood ਜਿਆਦਾ loss ਹੋਣਾ ਜਾਂ ਬਾਰ-ਬਾਰ ਦੇਰ abortion ਹੋਣਾ ਮੁੱਖ ਕਾਰਨ ਹਨ। ਅਤੇ ਇਸ blood ਦੀ ਕਮੀ ਪੂਰੀ ਨਾ ਹੋਣ ਤੇ ਸਰੀਰ ਵਿੱਚ iron, folic acid, vitamin B_{12} protein ਤੇ vitamin C ਦੀ ਕਮੀ ਆ ਜਾਂਦੀ ਹੈ। ਜਿਸਦੇ ਕਾਰਨ anaemia ਹੋ ਜਾਂਦਾ ਹੈ, ਇਹਨਾਂ ਸਾਰਿਆਂ ਵਿਚੋਂ iron ਦਾ ਜਿਆਦਾ ਮਹੱਤਵ ਹੁੰਦਾ ਹੈ।

India ਵਿੱਚ anaemia ਇੱਕ ਬਹੁਤ ਹੀ ਗੰਭੀਰ problem ਹੈ। ਜਿਆਦਾਤਰ anaemia pregnancy ਅਤੇ lacteting mother ਅਤੇ growing children ਵਿੱਚ ਹੁੰਦਾ ਹੈ। India ਵਿੱਚ pregnant mother ਵਿੱਚ ਲਗਪਗ 50% aneamia ਪਾਇਆ ਜਾਂਦਾ ਹੈ। ਇਸ male ਦੇ ਮੁਕਾਬਲੇ female ਨੂੰ iron ਦੀ ਜਿਆਦਾ ਜਰੂਰਤ ਹੁੰਦੀ ਹੈ। Menses ਦੇ ਦੌਰਾਨ ਹੋਣ ਵਾਲੀ bleeding daily 1 gm iron loss ਕਰਨੀ ਹੈ।

Cause of Anaemia

Anaemia ਦੇ ਕਈ ਕਾਰਨ ਹਨ ਜਿਨ੍ਹਾਂ ਵਿੱਚ ਕੁੱਝ ਨਿਮਨਲਿਖਿਤ ਹਨ :

1. Malaria ਦੇ ਕਾਰਨ
2. Abortion ਦੇ ਕਾਰਨ
3. ਖਾਣੇ ਵਿੱਚ iron ਦੀ ਕਮੀ ਦੇ ਕਾਰਨ
4. ਜਿਆਦਾ pregnancy ਦੇ ਕਾਰਨ
5. Hookworm ਦੇ ਕਾਰਨ

1. **Malaria ਦੇ ਕਾਰਨ :** Malaria ਵਿੱਚ blood ਦੇ RBC ਬਹੁਤ ਜਿਆਦਾ ਮਾਤਰਾ ਵਿੱਚ ਟੁੱਟ-ਫੁੱਟ ਜਾਂਦੇ ਹਨ। ਜਿਸਦੇ ਕਾਰਨ anaemia ਹੋ ਜਾਂਦਾ ਹੈ।
2. **Due to multiple pregnancy:** ਜੇਕਰ ਕਿਸੇ female ਨੂੰ ਲਗਾਤਾਰ ਬੱਚਾ ਪੈਦਾ ਹੋਣ ਤਾਂ ਉਸਦੇ ਕਾਰਨ ਵੀ anaemia ਹੋ ਸਕਦਾ ਹੈ, ਕਿਉਂਕਿ ਪ੍ਰਤੇਕ delivery ਦੇ ਕਾਰਨ ਸਰੀਰ ਵਿੱਚੋਂ ਕਾਫੀ blood loss ਹੋ ਜਾਂਦਾ ਹੈ ਤੇ ਉਸਦੇ ਇਲਾਵਾ female uterus ਵਿੱਚ ਪਲ ਰਹੇ ਬੱਚੇ ਨੂੰ ਵੀ iron ਦੀ ਜਰੂਰਤ ਹੁੰਦੀ ਹੈ, ਜਿਸ ਨਾਲ ਉਹ ਆਪਣੀ mother ਤੋਂ ਲੈਂਦਾ ਹੈ, ਇਸ ਪ੍ਰਕਾਰ mother ਖੁਦ anaemia ਹੋਵੇਗੀ ਤਾਂ ਉਹ anaemic baby ਨੂੰ birth ਦੇਵੇਗੀ।
3. **Due to hookworm:** Hookworm ਮਿੱਟੀ ਵਿੱਚ ਪਾਏ ਜਾਂਦੇ ਹਨ ਜਦੋਂ ਆਦਮੀ ਨੰਗੇ ਪੈਰ ਚੱਲਦਾ ਹੈ ਤਾਂ hook worm ਦਾ larva ਆਦਮੀ ਦੇ ਸਰੀਰ ਵਿੱਚ ਪੈਰਾਂ ਦੀ skin ਦੇ ਰਾਹੀਂ enter ਕਰਦਾ ਹੈ, ਜੋ ਕਿ small intestine ਵਿੱਚ ਜਾ ਕੇ ਚਿਪਕ ਜਾਂਦੇ ਹਨ ਤੇ ਜੋ ਲਗਾਤਾਰ ਆਦਮੀ ਦਾ blood ਉਸਦੇ ਰਹਿੰਦੇ ਹਨ। ਤੇ ਜੋ anaemia ਦਾ ਕਾਰਨ ਬਣਦੇ ਹਨ।
4. **Due to abortion:** ਜਿਸ female ਦਾ ਇੱਕ ਜਾਂ ਦੋ ਤੋਂ ਅਧਿਕ ਵਾਰ abortion ਹੁੰਦਾ ਹੈ, ਉਹ anaemia ਦਾ ਕਾਰਨ ਬਣਦਾ ਹੈ, ਕਿਉਂਕਿ ਹਰ ਵਾਰ abortion ਕਰਦੇ ਸਮੇਂ ਕਾਫੀ blood loss ਹੋ ਜਾਂਦਾ ਹੈ।

Due to like to iron in India: Blood ਨੂੰ ਬਣਾਉਣ ਲਈ ਸਭ ਤੋਂ ਜਿਆਦਾ iron ਦੀ ਜਰੂਰਤ ਪੈਂਦੀ ਹੈ, ਜੋ person diet ਵਿੱਚ iron ਦੀ ਮਾਤਰਾ ਘੱਟ ਲੈਂਦਾ ਹੈ ਉਸਨੂੰ anaemia ਹੋ ਜਾਂਦਾ ਹੈ।

Sign/Symptoms

1. India ਵਿਚਕਾਰੋ ਕਾਫੀ deeply ਹੋ ਜਾਂਦੇ ਹਨ।
2. HB level ਘੱਟ ਹੋ ਜਾਂਦਾ ਹੈ।
3. Weakness and safocation
4. Tingling sensesion
5. Anorexia
6. Inceased sleep
7. Oedema
8. Heart disease
9. Lake of physical activity

Diagnose

1. **HB test:** HB ਨੂੰ telliquise method ਦੇ ਦੁਆਰਾ test ਕੀਤਾ ਜਾਂਦਾ ਹੈ, ਜਿਸ ਵਿੱਚ blood ਵਿੱਚ HB ਦਾ level ਪਤਾ ਲੱਗਦਾ ਹੈ। Female ਵਿੱਚ normal blood level 11-13 gm/100 ml ਹੁੰਦਾ ਹੈ।

2. **Treatment and prevention of anaemia:** Anaemia ਦੀ prevention ਲਈ ਇਹ ਜਰੂਰੀ ਹੈ ਕਿ ਇਸ ਤਰ੍ਹਾਂ ਦੀ diet ਲਈ ਜਾਣੇ ਜਿਸ ਵਿੱਚ iron ਦੀ ਮਾਤਰਾ ਜਿਆਦਾ ਹੋਵੇ ਜਿਸ ਵਿੱਚ green vegetable, meat, egg.
3. ਜੇਕਰ anaemia ਜਿਆਦਾ ਹੈ ਤਾਂ iron ਤੇ folic acid ਦੀ tablets ਲੈਣੀ ਚਾਹੀਦੀ ਹੈ।
4. Severe anaemia ਹੋਣ ਤੇ pregnant mother ਨੂੰ blood transfusion ਦੀ ਜਰੂਰਤ ਪੈ ਜਾਂਦੇ ਹੈ। ਇਸ ਲਈ pregnancy ਦੇ ਦੌਰਾਨ ਆਪਣਾ blood test ਕਰਵਾਉਂਣਾ ਚਾਹੀਦਾ ਹੈ।

ANAEMIA CENTRAL PROGRAMME

India ਵਿੱਚ anaemia ਇੱਕ ਵੱਡੀ health problem ਇਸ ਲਈ government ਨੇ ਇਸ ਦੀ ਰੋਕਥਾਮ ਲਈ national level ਤੇ ਇੱਕ ਯੋਜਨਾ ਸ਼ੁਰੂ ਕੀਤੀ। ਇਸ ਯੋਜਨਾ ਦੇ ਅਧੀਨ pregnant mother ਤੇ 6 ਸਾਲ ਤੋਂ ਘੱਟ ਉਮਰ ਵਾਲੇ ਬੱਚਿਆ ਨੂੰ iron ਤੇ folic acid ਦੀ tablets free ਦਿੱਤੀ ਜਾਂਦੀ ਹੈ। ਇਹ ਯੋਜਨਾ ਪਿੰਡਾ ਵਿੱਚ PHC ਦੇ ਦੁਆਰਾ ਚਲਾ ਜਾ ਰਹੀ ਹੈ। ਤੇ ਸਹਿਰਾਂ ਵਿੱਚ ਇਹ ਯੋਜਨਾ MCH centre ਦੇ ਦੁਆਰਾ ਚਲਾਈ ਜਾ ਰਹੀ ਹੈ। Pregnant mother ਨੂੰ last 100 days ਵਿੱਚ folic acid ਤੇ iron ਦੀ tablet daily ਦਿੱਤੀ ਜਾਂਦੀ ਹੈ। ਇਹ tablets ਪਹਿਲੀ ਵਾਰ-30 ਦੂਸਰੀ ਵਾਰ 30 tablts, ਤੇ ਤੀਜੀ ਬਾਰ 40 tablets ਦਿੱਤੀ ਜਾਂਦੀ ਇਹ tablets ਖਾਣਾ ਦੇ ਬਾਅਦ ਲੈਣੀ ਚਾਹੀਦੀ ਹੈ, ਕਿ ਇਸ ਨਾਲ body ਵਿੱਚ ਅਵਸ਼ੋਸ਼ਣ ਚੰਗੀ ਤਰ੍ਹਾਂ ਹੋ ਜਾਂਦਾ ਹੈ। ਤੇ tablets ਦੇ ਨਾਲ vitamin C ਲੈਣਾ ਚਾਹੀਦਾ ਹੈ। Lactating mother ਨੂੰ family planning ਅਪਣਾਉਣਾ।

Leukaemia

ਇਹ ਉਹ condition ਹੈ, ਜਿਸ ਵਿੱਚ WBC ਨਸ਼ਟ ਹੋਣਾ ਸ਼ੁਰੂ ਹੋ ਜਾਂਦੇ ਹਨ। ਇਹ ਇੱਕ ਪ੍ਰਕਾਰ ਦਾ WBC ਦਾ cancer ਹੁੰਦਾ ਹੈ।

Sign/Symptoms

ਇਹ ਜਿਆਦਾਤਰ ਬੱਚਿਆਂ ਵਿੱਚ ਪਾਇਆ ਜਾਂਦਾ ਹੈ। ਜਿਸਦੇ ਨਿਮਨਲਿਖਿਤ sign/symptoms ਹਨ :

1. High fever
2. Weakness
3. Anaemia
4. Infection
5. Pneumonia
6. ਮੂੰਹ ਵਿੱਚ ਛਾਲੇ ਹੋਣ
7. Bone ache
8. Spleen ਦਾ ਵੱਡਾ ਹੋਣਾ (Splenomegaly)

Investigation

1. Blood test
2. WBC counting
3. Bone marrow examination.

Nursing Care

1. Patient ਨੂੰ blood transfusion ਦੇਣਾ ਚਾਹੀਦਾ ਹੈ।
2. Infection ਨੂੰ ਰੋਕਣ ਲਈ antibiotic ਦੇਣੀ ਚਾਹੀਦੀ ਹੈ।
3. Patient ਨੂੰ diet ਦੇ ਬਾਰੇ ਦੱਸਣਾ ਚਾਹੀਦਾ ਹੈ।
4. Patient ਨੂੰ ਜਿਆਦਾ iron ਤੇ calcium ਵਾਲੀ diet ਦੇਣੀ ਚਾਹੀਦੀ ਹੈ।
5. Radiotherapy ਦੇਣੀ ਚਾਹੀਦੀ ਹੈ। (ਜਿਸ ਵਿੱਚ cancer cell ਨੂੰ ਨਸ਼ਟ ਕੀਤਾ ਜਾਂਦਾ ਹੈ)

HYPERTENSION

ਜਦੋਂ normal blood pressure 120/80 ਤੇ ਵੱਧ ਕੇ 150/100 mm of hg ਹੋ ਜਾਂਦਾ ਹੈ ਤਾਂ ਉਸ condition ਨੂੰ hypertension ਕਹਿੰਦੇ ਹਨ।

Cause

1. Brain injury ਦੇ ਕਾਰਨ
2. Toxic ਦੇ ਕਾਰਨ
3. Nephrotic syndrome ਦੇ ਕਾਰਨ
4. Smoking
5. Alcoholism
6. Hyperparathyroidism.

Sign/Symptoms

1. ਸਿਰ ਦਾ ਭਾਰੀ ਹੋਣਾ
2. Headache
3. Fainting
4. ਸੁਸਤੀ
5. ਬੇਹੋਸ਼ੀ
6. Blood in nose
7. Chest pain
8. Heavy sweating

Severity of Hypertension

Mild < 100
Moderate 100-120
Severe 120-149
Grass > 149

Investigation

ECG - Electrocardiography.

Treatment

1. ਜੇਕਰ Patient ਨੂੰ mild hypertension ਹੋਵੇ ਤਾਂ hospital ਦੀ ਜਰੂਰਤ ਨਹੀਂ ਹੁੰਦੀ। ਇਸ ਸਮੇਂ patient ਨੂੰ ਦੱਸਣਾ ਜਰੂਰੀ ਨਹੀਂ, ਕਿਉਂਕਿ ਉਸੀ ਸਮੇਂ patient ਨੂੰ ਦੱਸਣ ਨਾਲ ਉਸਨੂੰ ਚਿੰਤਾ ਨਾਲ severe hypertension ਹੋ ਜਾਂਦੀ ਹੈ।
2. ਜਿਸ patient ਨੂੰ moderate hypertension ਹੋਵੇ ਉਸਨੂੰ weight ਘੱਟ ਕਰਨ ਦੀ ਸਲਾਹ ਦੇਣੀ ਚਾਹੀਦੀ ਹੈ। Patient ਨੂੰ fatty diet ਤੇ spicy food ਲੈਣ ਤੋਂ ਮਨ੍ਹਾ ਕਰਨਾ ਚਾਹੀਦਾ ਹੈ।
3. Patient ਨੂੰ salt free diet ਦੇਵਾਂਗੇ।
4. Patient ਨੂੰ smoking, drinking ਤੇ ਤੰਬਾਕੂ ਖਾਣ ਤੋਂ ਮਨ੍ਹਾ ਕਰਨਾ ਚਾਹੀਦਾ ਹੈ।
5. Patient ਨੂੰ ਸਹੀ ਖਾਣਾ ਲੈਣ ਦੀ ਸਲਾਹ ਦੇਣੀ ਚਾਹੀਦੀ ਹੈ।
6. ਜੇਕਰ patient ਨੂੰ constipation ਹੋਵੇ ਤਾਂ ਉਸ ਦੀ ਤਰਫ ਖਾਸ ਧਿਆਨ ਦੇਣਾ ਚਾਹੀਦਾ ਹੈ।
7. ਜੇਕਰ patient ਨੂੰ severe hypertension ਹੋਵੇ ਤਾਂ ਨਿਮਨ care ਦੇਣੀ ਚਾਹੀਦੀ ਹੈ।
   - Patient ਦਾ room ਸ਼ਾਂਤ ਹੋਣਾ ਚਾਹੀਦਾ ਹੈ।
   - Patient ਨੂੰ complete bed rest ਦੇਣੀ ਚਾਹੀਦੀ ਹੈ।
   - Patient ਨੂੰ spang bath ਕਰਨੀ ਚਾਹੀਦੀ ਹੈ।
   - ਜੇਕਰ patient ਚੱਲ ਨਾ ਸਕੇ ਤਾਂ ਉਸਨੂੰ stool pass ਕਰਨ ਲਈ bedpan ਦੇਵਾਂਗੇ।
   - ਹਰ ਚਾਰ ਘੰਟੇ ਦੇ ਬਾਅਦ patient ਦੀ oral hygiene/care ਕਰਨੀ ਚਾਹੀਦੀ ਹੈ।
   - Patient ਦੀ back care ਕਰਨੀ ਚਾਹੀਦੀ ਹੈ। ਅਤੇ pressure point ਨੂੰ check ਕਰਨਾ ਚਾਹੀਦਾ ਹੈ ਤਾਕਿ bedsore ਨਾ ਹੋਵੇ।
8. Patient ਨੂੰ diet ਦੇ ਬਾਰੇ educate ਕਰਨਾ ਚਾਹੀਦਾ ਹੈ।
9. ਪ੍ਰਤੇਕ ਘੰਟੇ ਦੇ ਬਾਅਦ patient ਦੇ vital sign check ਕਰਨੇ ਚਾਹੀਦੇ ਹਨ।
10. Patient ਦਾ sleeping patron maintain ਰੱਖਣਾ ਚਾਹੀਦਾ ਹੈ।
11. Patient ਦੀ bowel movement ਨੂੰ daily check ਕਰਨਾ ਚਾਹੀਦਾ ਹੈ।
12. Patient ਦਾ ਹਰ ਰੋਜ਼ bed ਬਣਾਉਣਾ ਚਾਹੀਦਾ ਹੈ।
13. Doctor ਦੇ order ਦੇ according patient ਨੂੰ diuretics or propanolol medicine ਦੇਣੀ ਚਾਹੀਦੀ ਹੈ।

Care of Cardiac Patient at Home

Heart disease ਨਾਲ related patient ਦੀ care ਨਿਮਨਲਿਖਿਤ ਤਰੀਕੇ ਨਾਲ ਕਰਨੀ ਚਾਹੀਦੀ ਹੈ :

1. Patient ਦਾ room ventilation ਹੋਣਾ ਚਾਹੀਦਾ ਹੈ।
2. Patient ਨੂੰ psychological support ਦੇਣੀ ਚਾਹੀਦੀ ਹੈ।
3. Patient ਦਾ bed comfortable ਹੋਣੀ ਚਾਹੀਦੀ ਹੈ।
4. ਜੇਕਰ patient ਨੂੰ ਸਾਹ ਲੈਣ ਵਿੱਚ problem ਹੋਵੇ ਤਾਂ ਉਸਨੂੰ upright position ਵਿੱਚ ਬੈਠਾਉਣਾ ਚਾਹੀਦਾ ਹੈ।
5. Patient ਨੂੰ deep breathing exercise daily ਕਰਵਾਉਣੀ ਚਾਹੀਦੀ ਹੈ। ਤੇ ਮੂੰਹ ਤੇ tissue paper ਰੱਖ ਕੇ 2-3 ਵਾਰ deep breathing ਲੈ ਕੇ ਖਾਂਸੀ ਕਰਨ ਲਈ ਕਹਿਣਾ ਚਾਹੀਦਾ ਹੈ।

6. Cardiac ਵਾਲੇ patient ਨੂੰ smoking, alcohol ਤੇ ਜਿਆਦਾ fat ਵਾਲੀ diet ਨਹੀਂ ਲੈਣੀ ਚਾਹੀਦੀ।
7. Patient ਨੂੰ daily 1800 ਤੋਂ 2000 k cal protein carbohydrate ਤੇ fat ਲੈਣੀ ਚਾਹੀਦੀ ਹੈ।
8. Diet for patient

Milk and milk products	= 750 ml
Egg	=
ਦਲੀਆ	= 100 gm
Fruit juice	= 200 gm
Soup	= 200 gm
Oil	= 10 gm
Sugar	= 20 gm

9. Cardiac patient ਨੂੰ salt ਵਾਲੀ diet ਨਹੀਂ ਦੇਣੀ ਚਾਹੀਦੀ।
10. ਜੇਕਰ patient ਨੂੰ ਅਚਾਨਕ ਸਾਹ ਲੈਣ ਵਿੱਚ problem ਹੋਵੇ ਤਾਂ ਉਸਨੂੰ mouth to mouth respiration ਦੇਣੀ ਚਾਹੀਦੀ ਹੈ।
11. ਜੇਕਰ patient ਦੀ condition severe ਹੋਵੇ ਤਾਂ Dr ਦੇ ਕੋਲ refer ਕਰਨਾ ਚਾਹੀਦਾ ਹੈ।

Role of ANM in Community in Home Care Remedies

1. Patient ਨੂੰ ਸਹੀ position ਦੇਣੀ ਚਾਹੀਦੀ ਹੈ।
2. Patient ਨੂੰ ਖੁੱਲ੍ਹੇ ਵਾਤਾਵਰਣ ਵਿੱਚ ਰਹਿਣ ਲਈ ਸਲਾਹ ਦੇਣੀ ਚਾਹੀਦੀ ਹੈ।
3. Patient ਨੂੰ rest ਕਰਨ ਲਈ ਕਹਿਣਾ ਚਾਹੀਦਾ ਹੈ।
4. Patient ਨੂੰ ਉਸਦੀ ਬਿਮਾਰੀ ਦੇ ਬਾਰੇ ਚੰਗੀ ਤਰ੍ਹਾਂ explain ਕਰਨਾ ਚਾਹੀਦਾ ਹੈ।
5. Patient ਨੂੰ nutrition diet ਜਿਵੇਂ : High protein ਤੇ low fat ਵਾਲੀ diet ਲੈਣ ਦੀ ਸਲਾਹ ਦੇਣੀ ਚਾਹੀਦੀ ਹੈ।
6. Diet salt free ਹੋਣੀ ਚਾਹੀਦੀ ਹੈ ਜਾਂ ਘੱਟ soft ਵਾਲੀ ਹੋਣੀ ਚਾਹੀਦੀ ਹੈ।
7. Deep breathing exercise ਕਰਨ ਲਈ patient ਨੂੰ ਕਹਿਣਾ ਚਾਹੀਦਾ ਹੈ।
8. Cardiac patient ਦੇ ਕੱਪੜੇ ਜਿਆਦਾ tight ਨਹੀਂ ਹੋਣੇ ਚਾਹੀਦੇ।
9. Patient ਨੂੰ ਆਪਣੀ ਨੀਂਦ ਦਾ ਪੂਰਾ ਧਿਆਨ ਰੱਖਣਾ ਚਾਹੀਦਾ ਹੈ।

CHAPTER 12

ਬਹੁਤ ਤੇਜ ਸਿਰ ਦਰਦ (Migraine)

ਇਹ ਕਦੇ-ਕਦੇ ਤੇ ਬਹੁਤ ਤੇਜ਼ ਹੋਣ ਵਾਲਾ ਸਿਰ ਦਰਦ ਹੈ, ਜਿਸ ਵਿੱਚ ਵਿਅਕਤੀ ਬਹੁਤ ਸਮੇਂ ਲਈ helpless ਹੋ ਜਾਂਦਾ ਹੈ। ਇਸ ਦਾ ਕੋਈ ਵੀ main ਕਾਰਨ ਨਹੀਂ ਹੁੰਦਾ ਹੈ। Migraine ਵਿੱਚ ਹੋਣ ਵਾਲੀ headache simple headache ਤੋਂ ਜਿਆਦਾ severe ਤੇ painful condition ਹੁੰਦੀ ਹੈ।

Cause

1. Brain tumor
2. Meningitis (Inflamation of brain out covering of hair)
3. Excessive cold
4. ਜਿਆਦਾ ਗਰਮੀ ਤੇ ਸਰਦੀ
5. ਲੰਮੇ ਸਮੇਂ ਤੱਕ ਭੁੱਖਾ ਰਹਿਣ ਨਾਲ
6. Emotional upset

Sign/Symptoms

1. Headache ਹੋਣ ਤੋਂ ਪਹਿਲਾਂ ਦੇਖਣ ਵਿੱਚ ਪ੍ਰੇਸ਼ਾਨੀ ਹੋਵੇਗੀ।
2. Nausea and vomitting
3. Thrombosis and severe pain
4. Patient ਜਿਆਦਾ light ਤੇ ਸ਼ੋਰ ਸਹਿਣ ਨਹੀਂ ਕਰਦਾ
5. ਇੱਕ ਤਰਫ ਸਿਰ ਵਿੱਚ ਦਰਦ ਹੋਣਾ
6. Patient ਦਾ ਰੰਗ yellow ਹੋਣਾ
7. Sleep disturb

Treatment

1. ਪਹਿਲਾਂ patient ਨੂੰ analgesic ਦੇਣੀ ਚਾਹੀਦੀ ਹੈ।
2. Patient ਨੂੰ ਆਰਾਮ ਕਰਨ ਲਈ ਕਹਿਣਾ ਚਾਹੀਦਾ ਹੈ।
3. Patient ਨੂੰ vasograin ਦੀ tablets ਦੇਣੀ ਚਾਹੀਦੀ ਹੈ। (ਦਿਨ-3 ਵਾਰ)

HEADACHE

ਇਹ ਇੱਕ common problem ਹੈ, ਜਿਸ ਵਿੱਚ patient ਨੂੰ ਸਿਰ ਵਿੱਚ ਦਰਦ ਹੁੰਦਾ ਹੈ ਤੇ ਬੈਚੇਨੀ ਮਹਿਸੂਸ ਕਰਦਏ ਹੈ। ਇਸ problem ਨੂੰ ਸਮੇਂ ਤੇ treat ਕਰਨਾ ਚਾਹੀਦਾ ਹੈ। ਨਹੀਂ ਤਾਂ ਕਈ ਵਾਰ headache ਬਹੁਤ severe ਹੋ ਜਾਂਦੀ ਹੈ।

Cause

1. Emotional stress
2. Anxiety
3. Tension
4. Lack of sleep
5. Starvation hungery
6. Sinus ਦਾ block ਹੋਣਾ
7. ਬਹੁਤ ਜਿਆਦਾ ਤੇ ਲਗਾਤਾਰ ਜ਼ੁਕਾਮ ਹੋਣਾ
8. Infection of nose and throat
9. Injury of the skill and spinal cord
10. Fever
11. BP ਦਾ ਵਧਣਾ (Hypertension)
12. Brain tumor
13. Meningitis
14. Acidity
15. Constipation
16. Migraine
17. Pneumonia
18. Glaucoma (ਕਾਲਾ ਮੋਤੀਆ)
19. Influenza

Sign/Symptoms

1. Restlessness
2. Disturbed sleep
3. ਕਿਸੇ ਪਾਸੇ ਧਿਆਨ ਨਾ ਲੱਗਣਾ
4. Irritation
5. ਸਿਰ ਦੇ ਕਿਸੇ ਵੀ ਹਿੱਸੇ ਵਿੱਚ ਰੁਕ-ਰੁਕ ਕੇ ਜਾਂ ਲਗਾਤਾਰ ਦਰਦ ਹੋਣਾ।

First Aid/Treatment

1. Patient ਨੂੰ ਆਰਾਮ ਕਰਨ ਲਈ ਕਹਾਂਗੇ।
2. ਸਿਰ ਦਰਦ ਦੇ ਕਾਰਨ ਦਾ ਪਤਾ ਲਗਾਉਣਾ ਚਾਹੀਦਾ ਹੈ ਤੇ ਉਸ ਦੇ according first aid ਦੇਣੀ ਚਾਹੀਦੀ ਹੈ।
3. Patient ਦੇ forehead ਤੇ ਠੰਡੀਆਂ ਪੱਟੀਆਂ ਜਾਂ ਗਰਮ ਪਾਣੀ ਦੀ bottles ਜਾਂ ਗਰਮ ਪਾਣੀ ਨਾਲ ਸੇਕ ਕਰਨਾ ਚਾਹੀਦਾ ਹੈ।

4. Patient ਨੂੰ asprin ਦੀ tablets ਦੇਣੀ ਚਾਹੀਦੀ ਹੈ, ਜੇਕਰ ਉਹ ਪਹਿਲਾਂ ਲੈਂਦਾ ਹੈ ਤਾਂ।
5. Patient ਦੇ ਕੋਲ ਕਿਸੇ ਪ੍ਰਕਾਰ ਦਾ ਸ਼ੋਰ ਨਹੀਂ ਹੋਣਾ ਚਾਹੀਦਾ, ਜੇਕਰ patient ਦੀ ਨੀਂਦ ਪੂਰੀ ਨਾ ਹੋਣੀ ਹੋਣੇ ਤਾਂ ਉਸਨੂੰ ਸੌਣ ਦੇਣਾ ਚਾਹੀਦਾ ਹੈ।
6. Patient ਦੇ ਸਿਰ, ਮੋਦੇ ਤੇ ਸਰੀਰ ਦੀ ਮਾਲਿਸ਼ ਕਰਨੀ ਚਾਹੀਦੀ ਹੈ ਤਾਂ ਉਸਨੂੰ ਆਰਾਮ ਮਿਲ ਸਕੇ।
7. Patient ਨੂੰ ਉਸਦੀ ਪਸੰਦ ਦੇ ਅਨੁਸਾਰ ਖਾਣਾ ਦੇਣਾ ਚਾਹੀਦਾ ਹੈ। ਤਾਂ ਉਸਦਾ ਪੇਟ ਭਰ ਸਕੇ।
8. Patient ਨੂੰ session ਦੇ ਅਨੁਸਾਰ drink ਦੇਣੀ ਚਾਹੀਦੀ ਹੈ। ਜਿਵੇਂ ਚਾਹ ਜਾਂ ਕੌਫੀ ਤੇ lemon ਜਾਂ orange juice
9. ਜੇਕਰ ਸਿਰ ਦਰਦ ਕਿਸੇ ਖਾਸ ਬਿਮਾਰੀ ਦੇ ਕਾਰਨ ਹੋਵੇ ਤਾਂ ਉਸ ਦਾ treat ਕਰਨਾ ਚਾਹੀਦਾ ਹੈ।
10. ਜੇਕਰ ਇਹਨਾਂ ਦੇ ਬਾਵਜੂਦ ਵੀ ਸਿਰ ਠੀਕ ਨਹੀਂ ਹੋਰਿਹਾ ਤਾਂ ਉਸਨੂੰ nousea, vomitting, restlessness ਜਾਂ conscious ਹੋ ਜਾਵੇ ਤਾਂ ਉਸਨੂੰ treatment ਲਈ hospital refer ਕਰਨਾ ਚਾਹੀਦਾ ਹੈ।

CHEMOTHERAPY

Chemotherapy ਇੱਕ chemical agent ਹੈ। ਜੋ cancer cell ਨੂੰ ਨਸ਼ਟ ਕਰਦਾ ਹੈ, ਜਾਂ chemotherapy ਉਹ antineoplastic drug ਹੁੰਦੀ ਹੈ ਜੋ ਕਿ cellular function ਦੀ interfering ਕਰਦੇ tumor cells ਨੂੰ ਨਸ਼ਟ ਕਰਨ ਦੀ ਪ੍ਰਕਿਰਿਆਂ ਨੂੰ ਵਧਾਉਂਦੀ ਹੈ।

Indication

1. To distroy tumor cell
2. Control and care cancer
3. Breast cancer

Precaution

1. ਜੇਕਰ ਇਸਦਾ effect ਨਾ ਹੋਵੇ ਤਾਂ administrated ਨਹੀਂ ਕਰਨਾ ਚਾਹੀਦਾ।
2. ਜੇਕਰ side effect ਜਿਆਦਾ ਹੋਵੇ ਤਾਂ ਬੰਦ ਕਰ ਦੇਣੀ ਚਾਹੀਦੀ ਹੈ।
3. ਕਈ drugs ਤੋਂ toxiocity ਦੇ changes ਹੁੰਦੇ ਹਨ ਇਸ ਲਈ limited dose ਤੇ nursing care ਦੀ ਜਰੂਰਤ ਹੁੰਦੀ ਹੈ।
4. ਇਹ daily IV, S/C ਅਤੇ topically ਵੀ ਦਿੱਤੀ ਜਾ ਸਕਦੀ ਹੈ।

Side Effect

1. Nausea and vomitting
2. Diarrhea and constipation
3. Stomatitis (Inflamation of the mucus membrane of the mouth)
4. Anorexia
5. Hypertension
6. Hypothermia
7. Cardiotoxic
8. Anaemia

9. Renal damage
10. Nerve damage
11. Headache
12. Reproductive cell damage
13. Increas risk of infection
14. Bleeding
15. Injury
16. Skin redness
17. Sedation (ਕਿਸੇ ਨੂੰ ਬੇਹੋਸ ਕਰਨਾ)
18. Diabetes
19. Nephrotoxicity

Health Worker during

1. ਸੁਰੱਖਿਅਤ ਜਗ੍ਹਾ prepare ਕਰਨੀ ਚਾਹੀਦੀ ਹੈ।
2. Gown ਤੇ gloves ਪਹਿਨਣੇ ਚਾਹੀਦੇ ਹਨ।
3. Procedure ਤੋਂ ਪਹਿਲਾਂ ਤੇ ਬਾਅਦ ਵਿੱਚ handwashing ਕਰਨੀ ਚਾਹੀਦੀ ਹੈ।
4. Gloves ਨੂੰ frequently change ਕਰਨਾ ਚਾਹੀਦਾ ਹੈ।
5. Working area ਨੂੰ ਛੱਡ ਕੇ ਬਾਕੀ ਜਗ੍ਹਾ ਨੂੰ ਪਲਾਸਟਿਕ ਪੇਪਰ ਨਾਲ cover ਕਰਨਾ ਚਾਹੀਦਾ ਹੈ।
6. Drug ਦੇਣ ਤੋਂ ਪਹਿਲਾਂ ਤੇ ਬਾਅਦ ਵਿੱਚ handwash ਕਰਨੇ ਚਾਹੀਦੇ ਹਨ।
7. Skin area ਨੂੰ soap and water ਨਾਲ ਸਾਫ ਕਰਨਾ ਚਾਹੀਦਾ ਹੈ।
   - Specific drug e.g. - Antimetabolism
   - Non drug e.g. - Gcisplat.

DYSENTERY

Diarrhoea ਦੇ ਦੌਰਾਨ ਜਦੋਂ stool ਵਿੱਚ mucus ਤੇ blood ਆਉਣ ਲੱਗੇ ਤਾਂ ਉਸਨੂੰ dysentery ਕਹਿੰਦੇ ਹਨ।

Cause

1. Bacterial infected
2. ਖਾਣੇ ਵਿੱਚ ਕੋਈ ਜ਼ਹਿਰੀਲਾ ਪਦਾਰਥ
3. ਸਖਤ food
4. ਅਮੀਬਾ

Sign/Symptoms

1. Diarrhoea
2. Abdominal discomfort

Stool ਵਿੱਚ blood
Dehydration
Slow pulse and respiration

Treatment

1. Vomitting ਲਈ antiemetic ਦੇਵਾਂਗੇ
2. Diarrhoea ਲਈ antidiarrhoeal medicine
3. Fever ਲਈ patient ਨੂੰ antiboitic ਦੇਵਾਂਗੇ ਤਾਂ ਜੋ fever ਘੱਟ ਹੋ ਸਕੇ।
4. ਖਾਣ ਲਈ ਹਲਕਾ ਖਾਣਾ ਦੇਵਾਂਗੇ।
5. ਜੇਕਰ skin ਦੇ ਅੰਦਰ elasticity ਨਸ਼ਟ ਹੋ ਗਈ ਤੇ ਤਾਂ patient ਨੂੰ ORS ਦਾ ਘੋਲ ਦੇਵਾਂਗੇ।
6. ਜਿਆਦਾ severe condition ਹੋਵੇ ਤਾਂ hospital refer ਕਰਾਂਗੇ।

JAUNDICE

Blood ਵਿੱਚ bilirubin ਦੀ ਮਾਤਰਾ ਅਧਿਕ ਹੋਣ ਤੇ skin ਤੇ eyes ਵਿੱਚ yellow discolouration ਹੋ ਜਾਂਦੀ ਹੈ, ਜਿਸਨੂੰ joundice ਕਹਿੰਦੇ ਹਨ।

Types of Jaundice

1. **Intrahepatic:** ਇਹ liver ਦੀ disease ਦੇ ਕਾਰਨ ਹੁੰਦਾ ਹੈ।
2. **Extrahepatic:** ਇਹ bile duct pipe ਵਿੱਚ deffect ਜਾਂ lever and intestine ਦੇ ਵਿਚਕਾਰ bile flow ਦੀ ਰੁਕਾਵਟ ਦੇ ਕਾਰਨ ਹੁੰਦਾ ਹੈ

Cause

1. Bile flow ਵਿੱਚ ਰੁਕਾਵਟ ਆਉਣਾ
2. RBC ਦਾ ਜਿਆਦਾ ਟੁੱਟਣਾ
3. Lever cell ਦੇ ਦੁਆਰਾ bile ਦਾ output ਘੱਟ ਹੋਣਾ
4. Infection
5. Hypothyroidism
6. Bilirubin ਦਾ ਵੱਧਣਾ।

Sign/Symptoms

1. Itching
2. Dark clay stool ਦਾ colour ਹੋਣਾ।
3. Urine ਦਾ colour yellow ਹੋ ਜਾਂਦਾ ਹੈ।
4. Yellow colour of sclera (Conjuctiva)
5. Yellow colour of skin
6. Lethargy

7. Restlessness
8. Anorexic

Diagnose

1. History taking
2. By sign/symptoms and physical examination
3. Blood test (Serum bilirubin)
4. LFT

Management

1. ਕਾਰਨ ਨੂੰ treat ਕਰਾਂਗੇ।
2. ਜ਼ਰੂਰਤ ਪੈਣ ਤੇ patient ਨੂੰ hospital ਵਿੱਚ shift ਕਰਾਂਗੇ।
3. Patient ਨੂੰ IV fluid ਦੇਵਾਂਗੇ।
4. Patient ਨੂੰ fat free diet ਦੇਵਾਂਗੇ।
5. Proper rest and sleep provide ਕਰਾਂਗੇ।

CHAPTER 13

ਪਾਚਣ ਸੰਬੰਧੀ ਬੀਮਾਰੀਆਂ (Metabolic Disease Urine Testing)

URINE TESTING

ਇਹ urine analysis ਦੀ ਕਿਰਿਆ ਹੈ, ਜਿਸ ਵਿੱਚ urine abnormality ਨੂੰ check ਕਰਨ ਲਈ urine analysis ਕੀਤਾ ਜਾਂਦਾ ਹੈ।

Purpose

1. Abnormality ਨੂੰ check ਕਰਨ ਲਈ (To detect any abnormality in urine)
2. ਬਿਮਾਰੀ ਦਾ treatment ਤੇ diagnose ਕਰਨ ਲਈ (To aid diagnose and treatment of disease)

Points to Remember

1. Urine ਦਾ specimen fresh ਲੈਣਾ ਚਾਹੀਦਾ ਹੈ।
2. ਜਿਸ bottle ਵਿੱਚ specimen ਲੈਣਾ ਹੈ ਉਹ clean ਹੋਣੀ ਚਾਹੀਦੀ ਹੈ।
3. Urine test ਕਰਨ ਦੇ ਸਾਰੇ articles clean and meat ਹੋਵੇ ਚਾਹੀਦੇ ਹਨ (Test tube or dropper)
4. Urine test ਕਰਨ ਦੇ ਬਾਅਦ record and report check ਕਰਨੀ ਚਾਹੀਦੀ ਹੈ।

Articles

1. A tray containing
2. Tube with test tube stand
3. Test tube holder
4. Spirit lamp and match box
5. Kidney tray
6. Dropper - 2 (First for urine and 2nd for Benedict solution)
7. Bowel for water

Procedure (Test for Albumin)

1. ਸਭ ਤੋਂ ਪਹਿਲਾਂ test tube ਦਾ 3/4 part urine ਨਾਲ ਭਰਦੇ ਹਨ।

2. Test tube ਨੂੰ holder ਤੇ fix ਕਰਦੇ ਹਨ।
3. Spirit lamp ਨੂੰ ਜਾਨਾ ਕੇ urine ਨੂੰ ਗਰਮ ਕਰਦੇ ਹਨ।
4. ਜੇਕਰ urine ਦਾ ਰੰਗ ਧੁੰਦਲਾ ਜੋ ਜਾਂਦਾ ਹੈ ਤਾਂ ਇਸ ਦਾ ਮਤਲਬ albumin absent ਹੈ।

(Test for sugar in urine)

1. A test tube ਵਿੱਚ 5CC Benedict solution ਪਾਉਂਦੇ ਹਨ।
2. Test tube ਨੂੰ holder ਤੇ fix ਕਰਦੇ ਹਨ।
3. (Boiled) solution ਨੂੰ ਦੋ ਮਿੰਟ ਤੱਕ boil ਕਰਦੇ ਹਨ।
4. Boiled solution ਵਿੱਚ 8 drops urine ਦੀ ਪਾਉਂਦੇ ਹਨ।
5. ਇਸ material ਨੂੰ ਦੁਬਾਰਾ ਤੋਂ ਕੁੱਝ ਸਮੇਂ ਤੱਕ ਉਬਾਲਦੇ ਹਨ ਤੇ ਠੰਡਾ ਹੋਣ ਦਿੰਦੇ ਹਨ।
6. ਠੰਡਾ ਹੋਣ ਦੇ ਬਾਅਦ solution ਦੇ colour ਨੂੰ observe ਕੀਤਾ ਜਾਂਦਾ ਹੈ।
7. ਜੇਕਰ colour Blue ਹੋਵੇ ਤਾਂ – +1 sugar
   Yellow – ++2 sugar
   Orange – +++ 3 sugar
   + + 4 sugar

Administration of Insulin

Insulin ਦਾ use blood sugar ਨੂੰ ਘੱਟ ਕਰਨ ਲਈ ਕੀਤਾ ਜਾਂਦਾ ਹੈ। ਇਹ injection doctor ਦੇ order ਦੇ ਅਨੁਸਾਰ ਦੇਣਾ ਚਾਹੀਦਾ ਹੈ। ਇਕ adult person 40 unit/day ਦੇ ਹਿਸਾਬ ਨਾਲ insulin β cell ਦੇ ਦੁਆਰਾ treat ਕਰਦਾ ਹੈ। Insulin two types ਦਾ ਹੁੰਦਾ ਹੈ।

1. **Soluble:** ਇਹ ਘੁੱਲਣਸ਼ੀਲ ਤਰਲ ਹੁੰਦਾ ਹੈ, ਇਸਦਾ ਅਸਰ 6 ਘੰਟੇ ਤੱਕ ਹੁੰਦਾ ਹੈ ਤੇ ਉਸ ਦੇ ਬਾਅਦ ਦੁਬਾਰਾ ਲਗਾਉਣ ਦੀ ਜਰੂਰਤ ਪੈਂਦੀ ਹੈ।
2. **Depot:** ਇਹ insulin ਦੁੱਧ ਦੀ ਤਰ੍ਹਾਂ ਸਫੈਦ ਹੁੰਦਾ ਹੈ, ਇਸਦਾ ਅਸਰ 10-12 ਘੰਟੇ ਤੱਕ ਹੁੰਦਾ ਹੈ, ਇਹ market ਵਿੱਚ ਕਈ ਪ੍ਰਕਾਰ ਦੇ ਮਿਲਦੇ ਹਨ।
   (a) Globin
   (b) Totemic zinc
   (c) Isopham ਆਈਕੋਟੇਸ
   (d) Insulin zinc suspensions.

DIABETES MELLITUS

Definition: ਇਹ ਇੱਕ endocrine system disorder ਹੈ। ਜਿਸ ਵਿੱਚ ਕਾਰਬੋਹਾਈਡ੍ਰੇਟ ਦੇ metabolism ਵਿੱਚ ਰੁਕਾਵਟ ਹੋ ਜਾਂਦੀ ਹੈ। (Impairment - ਰੁਕਾਵਟ) ਇਸ ਤਰ੍ਹਾਂ ਦਾ hormone imbalance ਦੇ ਕਾਰਨ ਹੁੰਦਾ ਹੈ।

Cause

1. Age: 50-60 years

2. Sex: Male ਵਿੱਚ female ਦੇ ਮੁਕਾਬਲੇ ਜਿਆਦਾ ਹੁੰਦੀ ਹੈ।
3. Family history (familial tendency)
4. Genetic problem
5. Pregnancy
6. **Viral infection:** ਇਸ ਵਿੱਚ isolates (ਆਈਸਲੇਟਸ) of langerhans ਕੋਸ਼ਿਸ਼ਾ damage ਹੋ ਜਾਂਦੀਆਂ ਹਨ ਤੇ ਇਹ condition ਜਿਆਦਾਤਰ ਬੱਚਿਆ ਵਿੱਚ ਪਾਈ ਜਾਂਦੀ ਹੈ।

Sign/Symptom

1. ਬਹੁਤ ਜਿਆਦਾ ਪਿਆਸ ਲੱਗਣਾ (Polydypsia)
2. ਰਾਤ ਨੂੰ urine ਦਾ ਅਧਿਕ ਆਉਣਾ (Polyuria)
3. ਬਹੁਤ ਜਿਆਦਾ ਭੁੱਖ ਲੱਗਣਾ (Polyphagia)
4. Weakness
5. Headache
6. Abdominal pain
7. ਪੁੰਦਲਾ ਦਿਖਾਈ ਦੇਣਾ
8. Dehydration
9. Injury ਨੂੰ ਠੀਕ ਹੋਣ ਵਿੱਚ time ਲੱਗਣਾ
10. Swelling
11. Itching (Specially genital organ female)

Complication

1. Nephropathy (Kidney ਦੀ disease)
2. Neuropathy (Nerve ਦੀ disease)

Diagnose

Urine test

Treatment

1. Ptatient ਨੂੰ insulin injection ਲਗਾਇਆ ਜਾਂਦਾ ਹੈ ਤਾਕਿ glucose level ਨੂੰ maintain ਕੀਤਾ ਜਾ ਸਕੇ।
2. Fluid or electrolyte balance maintain ਕੀਤਾ ਜਾਂਦਾ ਹੈ।
3. Ptatient ਨੂੰ ਹੋਣ ਵਾਲੀ complication ਨੂੰ treat ਕੀਤਾ ਜਾਂਦਾ ਹੈ।
4. Pattient ਨੂੰ doctor ਦੇ order ਦੇ according medicine ਦੇਣੀ ਚਾਹੀਦੀ ਹੈ। For example, sulphonylurea.
5. ਇਹ medicine insulin ਦੇ secretion ਨੂੰ ਵਧਾਉਂਦੀ ਹੈ ਤੇ liver ਦੇ glucose ਨੂੰ blood ਵਿੱਚ ਆਉਣ ਤੋਂ ਰੋਕਦੀ ਹੈ।

Nursing Care

ਸਭ ਤੋਂ ਪਹਿਲਾਂ diabetes milletus ਦੇ patient ਦੀ diet ਨੂੰ ਧਿਆਨ ਵਿੱਚ ਰੱਖਣਾ ਜਰੂਰੀ ਹੁੰਦਾ ਹੈ। ਤੇ ਇਹ diet doctor ਦੀ ਸਲਾਹ ਦੇ ਅਨੁਸਾਰ ਦਿੱਤੀ ਜਾਂਦੀ ਹੈ। ਜਿਵੇਂ :

Carbohydrates: Carbohydrate patient ਨੂੰ sex, age ਤੇ weight ਤੇ work load ਦੇ ਆਧਾਰ ਤੇ ਦਿੱਤਾ ਜਾਂਦਾ ਹੈ।

Carbohydrate	Protein	fat	Vitamin
Normal person	No need	Low	Low soft
35 Kg/w			
Light work	–	–	Green leafy vegetable
Level 30 kg/w			
Hard work level			
40 kg/w			

FOOD COMPOSITION FOR DIABETES PATIENT

High Weight carbohydrate

ਸ਼ਾਕਾਹਾਰੀ	ਮਾਸ਼ਾਹਾਰੀ
220 gm	165 gm
Normal 220 gm	180 gm
100 to 340 gm	290 gm
Calory	
1400 k/cal	1100 k/cal
Normal 1700 k/cal	1700 k/cal
Low height 2400 k/cal	2400 k/cal
Protein	
High weight 65 gm	90 gm
Normal 65 gm	80 gm
Low weight 90 gm	100 gm
Fat	
High weight 30 gm	45 gm
Normal 50 gm	60 gm
Low weight 70 gm	90 gm

DIET FOR DIABETIC PATIENT

In breakfast

1. 100 gm ਦਲੀਆ ਬਿਨਾਂ ਸ਼ੱਕਰ
2. 30 gm ਮੂੰਗੀ ਦੀ ਦਾਲ ਉਬਾਲ ਕੇ

Lunch

1. 60 gm ਅਨਾਜ
2. 15 gm ਦਾਲ
3. ਹਰੀ ਪੱਤੇਦਾਰ ਸਬਜੀਆ
4. ਸਲਾਦ
5. 90 gm ਦਹੀਂ।

Evening (afternoon)

1. 15 ਬਿਸਕੁਟ
2. ਚਾਹ/ਕੌਫੀ ਬਿਨਾਂ ਸੂਗਰ ਕੇ
3. 30 gm ਭੁੰਨੀ ਹੋਈ ਮੂੰਗਫਲੀ

Dinner

1. 30 gm ਚਪਾਤੀ/ਪਰਾਠਾਂ
2. 250 gm ਦੁੱਧ
3. ਅਲੱਗ-ਅਲੱਗ ਸਬਜੀਆ ਇੱਛਾ ਦੇ ਅਨੁਸਾਰ

Note: ਪੂਰੇ ਦਿਨ ਲਈ ਅੱਧਾ ਲੀਟਰ ਦੁੱਧ ਤੇ 40 gm ਘਿਓ ਜਾਂ ਤੇਲ ਦੇਣਾ ਚਾਹੀਦਾ ਹੈ। Diabetes ਵਾਲੇ patient ਨੂੰ ਖਾਣਾ ਦਿੰਦੇ ਸਮੇਂ ਨਿਮਨ ਗੱਲਾਂ ਦਾ ਧਿਆਨ ਰੱਖਣਾ ਚਾਹੀਦਾ ਹੈ।

1. Patient ਦੀ diet ਉਸਦੀ capacity ਦੇ ਅਨੁਸਾਰ ਹੋਣੀ ਚਾਹੀਦੀ ਹੈ।
2. ਭੋਜਨ ਸੰਤੁਲਿਤ ਹੋਣਾ ਚਾਹੀਦਾ ਹੈ।
3. ਅਨਾਜ ਵਿੱਚ ਮੱਕੀ ਨਹੀਂ ਦੇਣੀ ਚਾਹੀਦੀ। Patient ਨੂੰ ਚਨਾ ਤੇ ਕਣਕ ਮਿਲਾ ਕੇ ਬਣੀ ਰੋਟੀ ਦਿਤੀ ਜਾਂਦੀ ਹੈ।
4. ਲਸਣ ਤੇ ਪਿਆਜ ਨਹੀਂ ਦੇਣਾ ਚਾਹੀਦਾ ਕਿਉਂਕਿ ਇਹ blood ਵਿੱਚ glucose ਦੇ level ਨੂੰ ਵਧਾ ਦਿੰਦਾ ਹੈ।
5. ਆਮਲਾ, ਨਿੰਬੂ, ਪਪੀਤਾ, ਨਾਸ਼ਪਤੀ, ਜਾਮਣ, ਅਮਰੂਦ ਆਦਿ ਦੇਣੇ ਚਾਹੀਦੇ ਹਨ।

Other Points

1. ਜੇਕਰ diabetes ਦਾ patient coma ਵਿੱਚ ਚਲਾ ਜਾਂਦਾ ਹੈ। ਤਾਂ ਉਸਦਾ airway maintain ਰੱਖਣਾ ਚਾਹੀਦਾ ਹੈ।
2. Airway suction ਦੇ ਦੁਆਰਾ clear ਕੀਤਾ ਜਾਣਾ ਚਾਹੀਦਾ ਹੈ।
3. Patient ਨੂੰ clean ਤੇ warm bed ਦੇਣਾ ਚਾਹੀਦਾ ਹੈ।
4. Patient ਨੂੰ time to time IV fluid ਦੇਣਾ ਚਾਹੀਦਾ ਹੈ।
5. Normal saline 500 ml ਇੱਕ ਘੰਟੇ ਦੇ ਅੰਤਰਾਲ ਵਿੱਚ ਦੇਣਾ ਚਾਹੀਦਾ ਹੈ।
6. Insulin S/C route ਦੇ ਦੁਆਰਾ 20-40 IU ਦੇਣਾ ਚਾਹੀਦਾ ਹੈ।
7. Infection ਨੂੰ ਰੋਕਣ ਲਈ antibiotic ਦੇਣੀ ਚਾਹੀਦੀ ਹੈ।
8. Patient ਦਾ time to time blood and urine test ਕਰਨਾ ਚਾਹੀਦਾ ਹੈ।
9. Patient ਦਾ input ਤੇ output chart maintain ਕਰਨਾ ਚਾਹੀਦਾ ਹੈ।

10. ਹਰ ਘੰਟੇ ਦੇ ਬਾਅਦ patient ਦੇ vital sign check ਕਰਨੇ ਚਾਹੀਦੇ ਹਨ।
11. ਜੇਕਰ patient ਨੂੰ ਜਿਆਦਾ vomiting ਹੋ ਰਹੀ ਹੋਵੇ ਤਾਂ stomach wash ਕਰਨਾ ਚਾਹੀਦਾ ਹੈ।
12. ਹਰ 2 ਘੰਟੇ ਦੇ ਬਾਅਦ patient ਦੀ position change ਕਰਨੀ ਚਾਹੀਦੀ ਹੈ।
13. ਹਰ ਚਾਰ ਘੰਟੇ ਦੇ ਬਾਅਦ patient ਦੀ back care ਕਰਨੀ ਚਾਹੀਦੀ ਹੈ ਤੇ pressure point ਤੇ ਧਿਆਨ ਦੇਣਾ ਚਾਹੀਦਾ ਹੈ ਤਾਂ patient ਨੂੰ bedsore ਤੋਂ ਬਚਾਇਆ ਜਾ ਸਕੇ।

Skin Care/Foot Care for Diabetes Patient

1. Foot ਨੂੰ daily ਸਾਫ ਤੇ ਗਰਮ ਪਾਈ ਨਾਲ ਧੋਣਾ ਚਾਹੀਦਾ ਹੈ ਤੇ ਚੰਗੀ ਤਰ੍ਹਾਂ dry ਕਰਨਾ ਚਾਹੀਦਾ ਹੈ।
2. Hard parts ਨੂੰ cut ਨਹੀਂ ਕਰਨਾ ਚਾਹੀਦਾ।
3. ਜੇਕਰ ਪੈਰਾਂ ਨੂੰ ਜਿਆਦਾ ਪਸੀਨਾ ਆਂ ਰਿਹਾ ਹੋਵੇ ਤਾਂ powder ਲਗਾਉਣਾ ਚਾਹੀਦਾ ਹੈ।
4. ਆਰਾਮ ਦਾਇਕ ਤੇ ਹਲਕੇ ਜੁੱਤੇ ਪਾਉਣੇ ਚਾਹੀਦੇ ਹਨ।
5. ਜੇਕਰ ਪੈਰ ਜਿਆਦਾ dry ਹੋਣ ਤਾਂ oil ਦੀ massage ਕਰਨੀ ਚਾਹੀਦੀ ਹੈ।
6. Diabetes ਵਾਲੇ patient ਦੀ nail care ਕਰਕੇ ਸਮੇਂ ਇਹ ਧਿਆਨ ਰੱਖਣਾ ਚਾਹੀਦਾ ਹੈ ਕਿ nail ਹਮੇਸ਼ਾ ਸਿੱਧੇ ਕੱਟਣੇ ਚਾਹੀਦੇ ਹਨ। ਤਾਂ injury ਤੋਂ ਬਚਾਇਆ ਜਾ ਸਕੇ।
7. Patient ਨੂੰ ਨੰਗੇ ਪੈਰ ਚੱਲਣ ਤੋਂ ਮਨ੍ਹਾ ਕਰਨਾ ਚਾਹੀਦਾ ਹੈ।
8. ਹਰ ਰੋਜ਼ exercise ਕਰਨੀ ਚਾਹੀਦੀ ਹੈ ਤਾਂ ਜੋ blood circulation ਨੂੰ increase ਕੀਤਾ ਜਾ ਸਕੇ।
9. ਜੇਕਰ body ਤੇ ਕੋਈ injury ਹੋਵੇ ਤਾਂ ਉਸਨੂੰ ਜਲਦੀ ਠੀਕ ਕਰਵਾਉਣਾ ਚਾਹੀਦਾ ਹੈ।

CHAPTER 14

ਮਾਸਪੇਸ਼ੀਆ ਤੇ ਹੱਡੀਆਂ ਦੇ ਸੰਬੰਧਿਤ ਬੀਮਾਰੀਆਂ (Muscular Skeletal System)

ARTHRITIS

It is the inflamation of the joints.

Cause

1. Age: 30-40 years
2. Sex females ਵਿੱਚ ਜਿਆਦਾ ਤੇ male ਵਿੱਚ ਘੱਟ ਹੁੰਦੀ ਹੈ।
3. Low immunity
4. ਜੋੜਾਂ ਦੀ imflammation.

Sign/Symptoms

1. ਚੱਲਣ ਫਿਰਨ ਵਿੱਚ ਕਠਿਨਾਈ
2. Fever
3. Joints ਦਾ red ਹੋਣਾ ਤੇ swelling ਹੋਣਾ
4. Weakness
5. Fatique
6. Deformity
7. Joints ਵਿੱਚ inflammation ਤੇ swelling ਹੋ ਜਾਂਦਾ ਹੈ।

Diagnose

1. X-ray of the joints
2. ESR test (ਅਰਿਥਰੋ ਸੈਂਡੀਮੈਂਟੇਸ਼ਨ rate)

Nursing Care

1. Painful condition ਵਿੱਚ patient ਨੂੰ complete bedrest ਦੇਣੀ ਚਾਹੀਦੀ ਹੈ।
2. Patient ਦਾ room ਖੁੱਲ੍ਹਾ ਤੇ ਹਵਾਦਾਰ ਹੋਣਾ ਚਾਹੀਦਾ ਹੈ।

3. Patient ਨੂੰ ਸਹਾਰਾ ਦੇਣ ਲਈ fracture board ਦੇਣਾ ਚਾਹੀਦਾ ਹੈ।
4. Patient ਦੇ ਲਈ sand bag use ਕਰਨੇ ਚਾਹੀਦੇ ਹਨ। ਤਾਂ ਕਿ ਹੱਥ-ਪੈਰ ਆਸਾਨੀ ਨਾਲ ਹਿਲਾਇਆ ਸਕੇ ਤੇ limbs ਨੂੰ ਸਹਾਰਾ ਦਿੱਤਾ ਜਾ ਸਕੇ।
5. Patient ਦਾ bed clean, dry ਤੇ worm ਹੋਣਾ ਚਾਹੀਦਾ ਹੈ।
6. Patient ਦੀ condition ਨੂੰ check ਕਰਦੇ ਰਹਿਣਾ ਚਾਹੀਦਾ ਹੈ, ਤਾਂ ਕਿ bedsore ਨਾ ਹੋਵੇ।
7. Patient ਦੀ back ਤੇ pressure point ਨੂੰ clean ਤੇ dry ਰੱਖਣਾ ਚਾਹੀਦਾ ਹੈ।
8. Patient ਨੂੰ daily spong bath ਦੇਣਾ ਚਾਹੀਦਾ ਹੈ।
9. Patient ਦੇ ਕੱਪੜੇ daily change ਕਰਨੇ ਚਾਹੀਦੇ ਹਨ।
10. Oral hygiene maintain ਰੱਖਣੀ ਚਾਹੀਦੀ ਹੈ।
11. Fever ਨੂੰ ਘੱਟ ਕਰਨ ਲਈ medicine ਦੇਣੀ ਚਾਹੀਦੀ ਹੈ।
12. Bowel movements ਨੂੰ check ਕਰਨਾ ਚਾਹੀਦਾ ਹੈ।
13. Patient ਦੀ ਹਫਤੇ ਵਿੱਚ ਇੱਕ ਵਾਰ nail care ਕਰਨੀ ਚਾਹੀਦੀ ਹੈ ਤੇ hair wash ਕਰਨੇ ਚਾਹੀਦੇ ਹਨ।
14. ਜੇਕਰ patient ਨੂੰ ਦਰਦ ਹੋ ਰਿਹਾ ਹੋਵੇ ਤਾਂ medicine ਦੇਣੀ ਚਾਹੀਦੀ ਹੈ। ਜਿਵੇਂ : Diclofenac, analgesic.
15. ਜੇਕਰ patient ਨੂੰ ਜਿਆਦਾ pain ਹੋ ਰਹੀ ਹੋਵੇ ਤਾਂ ਉਸਦੀ position change ਕਰਨੀ ਚਾਹੀਦੀ ਹੈ।
16. Patient ਨੂੰ physiotherapy ਦੇਣੀ ਚਾਹੀਦੀ ਹੈ।
17. ਜੇਕਰ deformity ਹੋਵੇ ਤਾਂ surgery ਕਰਚਾਉਣੀ ਚਾਹੀਦੀ ਹੈ।

ਸੋਜ ਆਉਣਾ

Definition: ਇਸ ਵਿੱਚ ligaments ਦੀ tearing ਹੁੰਦੀ ਹੈ। ਅਤੇ ਇਹ fibers ਤੇ connective tissue ਵਿੱਚ ਹੁੰਦਾ ਹੈ ਜਾਂ।

Cause

Sign/Symptoms

1. Pain
2. Oedema
3. Swelling
4. Bruish (injury)

Treatment

Rice: Rest ice compress elevate.

Nursing Care

1. Patient ਨੂੰ complete bedrest ਦੇਣਾ ਚਾਹੀਦਾ ਹੈ।
2. Patient ਵਾਲੀ side ਤੇ cold application ਦੇਣੀ ਚਾਹੀਦੀ ਹੈ।
3. ਜੇਕਰ sprain ਵਾਲੀ side ਤੇ pain ਹੋਵੇ ਤਾਂ compress ਕਰਨਾ ਚਾਹੀਦਾ ਹੈ।

4. Patient ਨੂੰ compress ਜਾਂ relation ਦੇਣ ਲਈ effected part ਨੂੰ elevate ਕਰਨਾ ਚਾਹੀਦਾ ਹੈ।
5. Rice ਨੂੰ 24-28 ਘੰਟਿਆਂ ਲਗਾਤਾਰ ਲਾਗੂ ਕਰਨਾ ਚਾਹੀਦਾ ਹੈ।
6. ਜੇਕਰ patient ਜਿਆਦਾ severe ਹੋਵੇ ਤਾਂ painkiller ਦੇਣੀ ਚਾਹੀਦੀ ਹੈ।
7. Healing ਦੇ 4-6 ਦਿਨ ਬਾਅਦ patient ਨੂੰ ਥੋੜੀ movement ਕਰਨ ਲਈ ਕਹਿਣਾ ਚਾਹੀਦਾ ਹੈ। ਜਿਆਦਾ ਕੰਮ ਕਰਨ ਤੋਂ avoid ਕਰਨਾ ਚਾਹੀਦਾ ਹੈ।

ਦਬਾਅ

ਇਹ ਇੱਕ ਇਸ ਤਰ੍ਹਾਂ ਦੀ condition ਹੈ ਜਿਸ ਵਿੱਚ twist ਤੇ tear of muscles ਹੋ ਜਾਂਦਾ ਹੈ। ਇਹ directly ਜਾਂ indirectly ਤੌਰ ਤੇ ਡਿੱਗਣ ਨਾਲ ਹੁੰਦਾ ਹੈ ਤੇ ਵਿਅਕਤੀ ਨੂੰ ਚੋਟ ਲੱਗ ਜਾਂਦੀ ਹੈ।

Sign/Symptoms

1. Pain
2. Oedema, redness
3. Feeling of tear

Treatment

1. Patient ਨੂੰ complete bedrest ਦੇਣਾ ਚਾਹੀਦਾ ਹੈ।
2. Strain ਵਾਲੀ ਜਗ੍ਹਾ ਤੇ cold application ਦੇਣੀ ਚਾਹੀਦੀ ਹੈ।
3. ਜੇਕਰ strain ਵਾਲੀ ਜਗ੍ਹਾ ਤੇ pain ਹੋਵੇ ਤਾਂ ਉਥੇ compress ਕਰਨਾ ਚਾਹੀਦਾ ਹੈ।
4. Patient ਨੂੰ compress ਲਈ effected part ਨੂੰ ਉੱਪਰ ਉਚਾਉਣਾ ਚਾਹੀਦਾ ਹੈ।
5. Rice 24-48 hrs. ਤੱਕ ਲਗਾਤਾਰ ਲਾਗੂ ਕਰਨਾ ਚਾਹੀਦਾ ਹੈ।
6. Healing ਦੇ ਚਾਰ ਤੋਂ 6 ਦਿਨ ਬਾਅਦ patient ਨੂੰ ਥੋੜੀ ਬਹੁਤ movement ਕਰਨ ਲਈ ਕਰਾਂਗੇ ਤੇ ਭਾਰੀ ਕੰਮ ਤੋਂ ਮਨ੍ਹਾ ਕਰਨਾ ਚਾਹੀਦਾ ਹੈ।
7. Patient ਦੇ ਪ੍ਰਭਾਵਿਤ ਹਿੱਸੇ ਨੂੰ pillow ਜਾਂ splints ਨਾਲ ਸਹਾਰਾ ਦੇਣਾ ਚਾਹੀਦਾ ਹੈ।
8. Patient ਨੂੰ up-right position ਵਿੱਚ ਬੈਠਾਇਆ ਜਾਂਦਾ ਹੈ। ਜੇਕਰ patient ਦੀ ਹਾਲਤ ਜਿਆਦਾ ਗੰਭੀਰ ਹੋਵੇ ਤਾਂ patient ਨੂੰ ਬਸਾਖੀ ਦੇ ਸਹਾਰੇ ਚੱਲਣ ਦੀ ਸਲਾਹ ਦਿੱਤੀ ਜਾਂਦੀ ਹੈ ਤਾਂ ਕਿ patient ਨੂੰ ਚੱਲਣ ਵਿੱਚ ਆਸਾਨੀ ਹੋਵੇ।
9. ਜੇਕਰ patient ਨੂੰ sever pain ਹੋਵੇ ਤਾਂ painkiller ਦੇਣੀ ਚਾਹੀਦੀ ਹੈ।
10. ਜੇਕਰ tendon (ਮਾਸਪੇਸੀਆ ਦਾ ਗੁੱਛਾ) treat ਹੋ ਜਾਵੇ ਤਾਂ ਕਈ ਵਾਰ surgical repair ਦੀ ਜਰੂਰਤ ਹੁੰਦੀ ਹੈ।

PARALYSIS

Paralysis ਇੱਕ ਇਸ ਤਰ੍ਹਾਂ ਦੀ condition ਹੈ ਜਿਸ ਵਿੱਚ body organ ਆਪਣਾ ਕੰਮ ਕਰਨਾ ਬੰਦ ਕਰ ਦਿੰਦੇ ਹਨ ਤੇ sensation ਖਤਮ ਹੋ ਜਾਂਦੀ ਹੈ ਇਹ ਤਿੰਨ ਪ੍ਰਕਾਰ ਦਾ ਹੁੰਦਾ ਹੈ।

1. **Paraplegia:** Paralysis of lower part
2. **Quadriplegia:** Paralysis of the upper part
3. **Hemiplegia:** Paralysis of one side

Cause

1. Supine ਦੀ injury ਹੋਣ ਦੇ ਕਾਰਨ
2. Dislocation (ਆਪਣੀ ਜਗ੍ਹਾ ਤੋਂ organ ਦਾ ਹਿੱਲ ਜਾਣਾ)
3. Fracture
4. Supine ਦੀ TB ਹੋਣਾ।

Sign/Symptoms

- Paraplegia
- Quadriplegia
- Hemiplegia

Management

1. Patient ਨੂੰ complete bedrest ਦੇਣਾ ਚਾਹੀਦਾ ਹੈ।
2. Room ventilation ਹੋਣਾ ਚਾਹੀਦਾ ਹੈ।
3. Room neat and clean ਹੋਣਾ ਚਾਹੀਦਾ ਹੈ।
4. Bed railing ਵਾਲਾ ਹੋਣਾ ਚਾਹੀਦਾ ਹੈ।
5. Bed daily ਬਣਾਉਣਾ ਚਾਹੀਦਾ ਹੈ ਤੇ neat ਤੇ clean ਹੋਣਾ ਚਾਹੀਦਾ ਹੈ।
6. Patient ਦੀ ਹਰ ਦੋ ਘੰਟੇ ਦੇ ਬਾਅਦ position change ਕਰਨੀ ਚਾਹੀਦੀ ਹੈ ਤਾਂ patient ਨੂੰ bedsore ਤੋਂ ਬਚਾਇਆ ਜਾ ਸਕੇ।
7. Patient ਨੂੰ daily sponge bath ਦੇਣਾ ਚਾਹੀਦਾ ਹੈ ਤੇ back ਤੇ pressure point ਨੂੰ time to time spirit ਨਾਲ ਸਾਫ ਕਰਨਾ ਚਾਹੀਦਾ ਹੈ।
8. Vital sign check ਕਰਨੇ ਚਾਹੀਦੇ ਹਨ।
9. Oral hygiene maintain ਰੱਖਣੀ ਚਾਹੀਦੀ ਹੈ।
10. Patient ਦਾ intake ਤੇ output chart maintain ਰੱਖਣਾ ਚਾਹੀਦਾ ਹੈ।
11. Patient ਦੀ daily bowel movement ਨੂੰ check ਕਰਨਾ ਚਾਹੀਦਾ ਹੈ।
12. Patient ਨੂੰ ਹਫਤੇ ਵਿੱਚ ਇੱਕ ਵਾਰ hair wash ਕਰਨੇ ਚਾਹੀਦੇ ਹਨ। ਹਫਤੇ ਵਿੱਚ ਇੱਕ ਵਾਰ nail cut ਕਰਨੇ ਚਾਹੀਦੇ ਹਨ।

CHAPTER 15

ਵਿਕਲਾਂਗਾ ਦੀ ਦੇਖਭਾਲ (Handicap)

ਉਹ ਵਿਅਕਤੀ ਜਿਸ ਦੇ ਸਰੀਰ ਦਾ ਕੋਈ ਵੀ ਅੰਗ ਕੰਮ ਕਰਨਾ ਬੰਦ ਕਰ ਦੇਵੇ, ਉਸਨੂੰ handicap ਕਹਿੰਦੇ ਹਨ ਇਹ ਨਿਮਨਲਿਖਿਤ ਪ੍ਰਕਾਰ ਦੇ ਹੁੰਦੇ ਹਨ :

1. **Locomotor:** ਇਹ problem joint, bone ਤੇ muscles ਵਿੱਚ defect ਹੋਣ ਨਾਲ ਹੁੰਦੀ ਹੈ। ਇਸ ਵਿੱਚ ਵਿਅਕਤੀ handicap ਹੋ ਜਾਂਦਾ ਹੈ।
2. **Speech:** ਇਹ problem ਜਨਮਜਾਤ paralysis of face ਤੇ cleft palate ਦਾ ਕਾਰਨ ਹੋ ਸਕਦੀ ਹੈ।
3. **Sight:** Sight blindness ਹੋ ਜਾਂਦਾ, injury ਲੱਗਣਾ, malnutrition, hypertension, diabetes ਅੱਖਾਂ ਦੀ disease ਹੋਣਾ, ਜਨਮਜਾਤ ਜਾਂ tumour.
4. **Mental:** Physical injury, infection, respiratory problem, any accident, malnutrition prolonged labour, hypothyroidism.

Basic Needs

1. Handicapped person ਨੂੰ family ਨਾਲ ਮਿਲਜੁਲ ਕੇ ਰਹਿਣਾ ਚਾਹੀਦਾ ਹੈ।
2. ਉਸਨੂੰ family ਦੀ support ਮਿਲਣੀ ਚਾਹੀਦੀ ਹੈ।
3. Family ਦੇ ਸਾਰੇ function ਵਿੱਚ ਹਿੱਸਾ ਲੈਣਾ ਚਾਹੀਦਾ ਹੈ। ਜਿਵੇਂ : Marriage, birthday party, etc.
4. ਜੇਕਰ handicapped person ਬਾਹਰ ਜਾਣਾ ਚਾਹੁੰਦਾ ਹੋਵੇ ਤਾਂ ਉਸਨੂੰ ਘੁੱਸਣ ਦਾ ਮੌਕਾ ਦੇਣਾ ਚਾਹੀਦਾ ਹੈ ਤੇ ਉਸਨੂੰ ਸਖਤ ਮਿਰਤ ਵਾਲਾ ਕੰਮ ਨਹੀਂ ਕਰਵਾਉਣਾ।
5. ਜੇਕਰ ਉਹ ਕੰਮ ਕਰ ਰਿਹਾ ਹੋਵੇ ਤਾਂ ਉਸਨੂੰ ਵਿੱਚ ਥੋੜ੍ਹੀ ਦੇਰ ਲਈ ਆਰਾਮ ਦੇਣਾ ਚਾਹੀਦਾ ਹੈ ਉਸ ਤੋਂ ਲਗਾਤਾਰ ਸਰੀਰਕ ਕੰਮ ਨਹੀਂ ਕਰਵਾਉਣਾ ਚਾਹੀਦਾ।

Part D: Primary Medical Care

Unit 16: ਪਹਿਲੀ ਚਿਕਿਤਸਾ ਦੇਖਭਾਲ (Primary Medical Care)
Unit 17: ਦਵਾਈਆਂ ਦਾ ਪ੍ਰਬੰਧਨ (Administration of Drugs)
Unit 18: ਸਾਧਾਰਨ ਬੀਮਾਰੀਆ ਵਿੱਚ ਦਵਾਈਆ ਦਾ ਉਪਯੋਗ (Drugs used in Minor Ailments)
Unit 19: ਸਾਧਾਰਨ ਆਪਾਤਕਾਲ ਦਵਾਈਆਂ (Common Emergency Drugs)

CHAPTER 16

ਪਹਿਲੀ ਚਿਕਿਤਸਾ ਦੇਖਭਾਲ (Primary Medical Care)

TYPES OF DRUGS

Different System/Types of Medicine
A : Ayurveda
Y : Yoga
U : Unani
S : Siddha
H : Homoeopathy

Population: ਜਨਸੰਖਿਆ ਦਾ ਬਹੁਤ ਵੱਡਾ ਹਿੱਸਾ Ayush ਦੇ treatment ਤੇ ਵਿਸ਼ਵਾਸ ਰੱਖਦਾ ਹੈ। ਅਤੇ ਉਸਦੀ health ਦੇ ਲਈ medical care ਵੀ ਲੈਂਦੇ ਹਨ। ਪਿੰਡਾਂ ਵਿੱਚ homoeopathy dispensary ਪਾਈ ਜਾਂਦੀ ਹੈ Indian ਤਰੀਕੇ ਨਾਲ allopathic better health provide ਕੀਤੀ ਜਾਂਦੀ ਹੈ। Ayush ਦੇ department ਦੇ structure ਕੁੱਝ ਇਸ ਪ੍ਰਕਾਰ ਹਨ :

Name of facilities	Hospitals	Dispensary	Beds	Practitioners
A- Ayurveda	2957	14755	43555	420, 203
Y - Yoga	8	65	150	430263
U - Unani	312	961	5023	43,330
S - Siddha	238	354		17,392
H - Homoeopathy	306	7405	13,593	20003

Ayurveda

Ayurveda ਦਾ ਮਤਲਬ ਹੈ science of life ਅਤੇ ਇਹ medicine ਦਾ ਪੁਰਾਣਾ ਤਰੀਕਾ ਹੈ। Ayurveda allopathy medication ਨੂੰ development ਕਰਨ ਵਿੱਚ help ਕਰਦੀ ਹੈ। ਇਸ ਵਿੱਚ patient ਦੀ medication ਦੇ ਨਾਲ-ਨਾਲ ਚੰਗਾ ਖਾਣਾ ਵੀ ਦਿੱਤਾ ਜਾਂਦਾ ਹੈ। Ayurvedic medicine ਸਾਡੀ body ਦਾ balance ਬਣਾਈ ਰੱਖਦੀ ਹੈ। Medicine ਨੂੰ ਤਿਆਰ ਕਰਨ ਲਈ herbals use ਕੀਤਾ ਜਾਂਦਾ ਹੈ। ਇਸ ਵਿੱਚ powder, liquid and tablets ਤਿਆਰ ਕੀਤੇ ਜਾਂਦੇ ਹਨ।

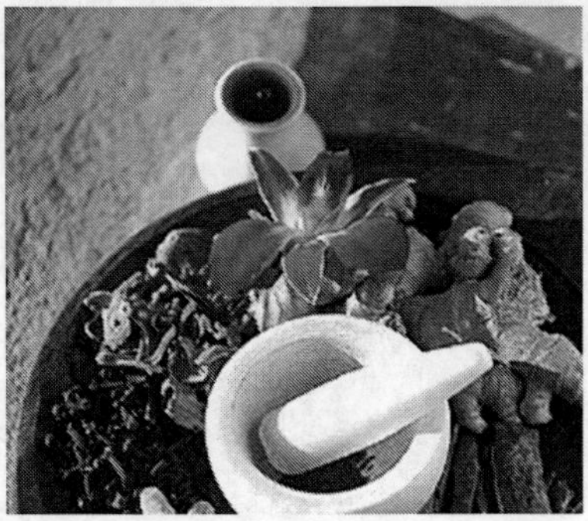

Fig. 16.1: Ayurveda

Yoga

ਇਹ ਸਾਡੀ body or mind ਨੂੰ ਆਰਾਮ ਕਰਨ ਵਿੱਚ help ਕਰਦਾ ਹੈ ਬਹੁਤ ਸਾਰੀਆ ਬਿਮਾਰੀਆਂ ਦੇ ਇਲਾਜ ਲਈ ਇਸਦਾ ਇਸਤੇਮਾਲ ਕੀਤਾ ਜਾਂਦਾ ਹੈ। Medicine tension ਨੂੰ ਦੂਰ ਕਰਨ ਲਈ use ਕੀਤੀਆ ਜਾਂਦੀਆ ਹਨ। ਜੋ ਸਾਡੀ mental health ਉੱਤੇ ਬੁਰਾ ਪ੍ਰਭਾਵ ਪਾਉਂਦੀਆ ਹਨ।

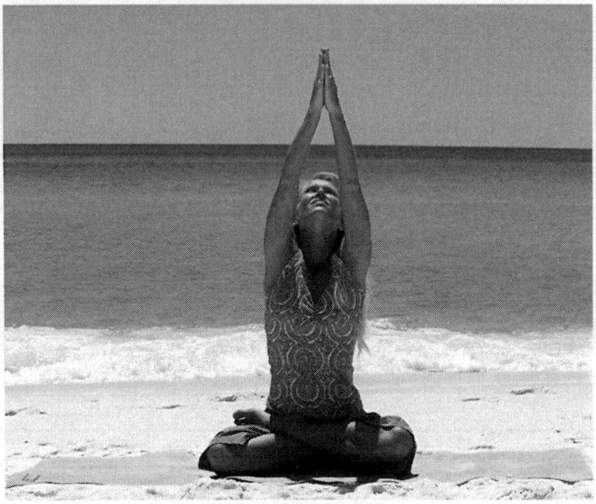

Fig. 16.2: Yoga

Methods of Yoga

Physical posture: ਸਰੀਰਕ ਬਣਾਵਟ health ਨੂੰ maintain ਕਰਨ ਲਈ daily yogic ਵਾਲੇ posture ਵਿੱਚ ਬੈਠਣਾ ਚਾਹੀਦਾ ਹੈ। Heart, lungs, kidney, digestive system etc. ਤੰਦਰੁਸਤ ਰਹਿੰਦੇ ਹਨ।

Breathing posture: ਇਸ ਨੂੰ ਕਰਨ ਲਈ one nostril (ਇੱਕ ਨੱਕ) ਵਿਚੋਂ ਹਵਾ ਨੂੰ ਅੰਦਰ ਲੈ ਕੇ ਜਾਣਾ ਤੇ ਦੂਜੀ nostril ਨਾਲ ਬਾਹਰ ਕੱਢਣਾ ਹੈ। ਇਹ exercise morning time 15 to 20 ਵਾਰ ਕਰਨੀ ਚਾਹੀਦੀ ਹੈ। ਇਹ ਸਾਡੇ mind ਨੂੰ ਕੇਂਦਰਿਤ ਕਰਨ ਵਿੱਚ help ਕਰਦਾ ਹੈ। ਇਹ ਸਾਡੇ mind ਨੂੰ concentrate ਕਰਨ ਲਈ help ਕਰਦੀ ਹੈ।

Unani System

Unani system ਵਿੱਚ therapia used ਕੀਤਾ ਜਾਂਦਾ ਹੈ। ਜੇਕਰ ਕਿਸੇ person ਨੂੰ ਕੋਈ ਤਕਲੀਫ ਹੋਵੇ ਤਾਂ ਉਸਦੇ balance ਨੂੰ four therapy ਦਾ used ਕਰਨਾ ਚਾਹੀਦਾ ਹੈ।

Siddha

Physical, social, mental or spiritual health ਉੱਤੇ ਧਿਆਨ ਦਿੱਤਾ ਜਾਂਦਾ ਹੈ। ਅਤੇ natural things ਦੁਆਰਾ dressing, thinking, breathing, resting, bathing and social activities ਨੂੰ improve ਕੀਤਾ ਜਾਂਦਾ ਹੈ।

Homeopathy

ਇਸ ਵਿੱਚ ਸਸਤੀਆ ਚੀਜ਼ਾਂ ਦਾ ਇਸਤੇਮਾਲ ਕੀਤਾ ਜਾਂਦਾ ਹੈ। ਇਸ ਵਿੱਚ acute and chronic ਦੋਵਾਂ ਤਰ੍ਹਾਂ ਦੀਆਂ diseases ਦਾ ਇਲਾਜ ਕੀਤਾ ਜਾਂਦਾ ਹੈ। Homoeopathic ਦਾ main purpose ill person ਨੂੰ ਠੀਕ ਹਾਲਤ ਵਿੱਚ ਲਿਆਉਣਾ ਹੈ।

Low of Homoeopathy

1. Low of disinfection (ਬਿਮਾਰੀ ਨੂੰ ਦੂਰ ਕਰਨ ਲਈ)
2. Low of minimum (ਥੋੜੀ ਦਵਾਈ ਦੇਣਾ)
3. Low of direction of secure (ਸਹੀ ਦਿਸ਼ਾ ਵਿੱਚ)
4. Low of similar (ਬਰਾਬਰ ਸਮਝਣਾ)

Principles of Homoeopathic

1. Homoeopathy ਵਿੱਚ individual process used ਕੀਤੀ ਜਾਂਦੀ ਹੈ।
2. ਇਸ ਵਿੱਚ treatment ਦਾ purpose ਪੁਰਾਣੀ ਬਿਮਾਰੀ ਨੂੰ ਜੜ੍ਹ ਤੋਂ ਖਤਮ ਕਰਨਾ ਹੁੰਦਾ ਹੈ।
3. ਇੱਕ patient doctor ਨੂੰ ਪੂਰੀ information ਦਿੰਦਾ ਹੈ ਅਤੇ disease ਦਾ ਪਤਾ ਲਗਾ ਕੇ treatment ਇਲਾਜ ਕੀਤਾ ਜਾਂਦਾ ਹੈ।
4. ਇਸ ਵਿੱਚ ਸਸਤੀਆਂ ਚੀਜ਼ਾਂ ਦਾ ਇਸਤੇਮਾਲ ਕੀਤਾ ਜਾਂਦਾ ਹੈ।

Classification of Medicine

Medicine: ਇਹ ਇੱਕ ਪਦਾਰਥ ਹੈ ਜੋ ਕਿ health ਨੂੰ promote ਕਰਦੇ ਅਤੇ disease ਨੂੰ prevent ਕਰਨ ਲਈ secur ਕਰਨ ਲਈ use ਕੀਤੀ ਜਾਂਦੀ ਹੈ।

Name of Drug

1. Trade name
2. Chemical name

Drugs ਨੂੰ ਬਹੁਤ ਸਾਰੇ ਤਰੀਕਿਆਂ ਨਾਲ classified ਕੀਤਾ ਜਾਂਦਾ ਹੈ। ਜਿਵੇਂ ਉਹਨਾਂ ਦੇ action, composition, purpose ਅਤੇ use ਦੇ ਅਨੁਸਾਰ ਬਹੁਤ ਤਰੀਕਿਆ ਵਿੱਚ ਵੰਡਿਆ ਜਾਂਦਾ ਹੈ। Drug action ਦੇ ਅਨੁਸਾਰ ਹੇਠ ਲਿਖੇ ਅਨੁਸਾਰ ਵੰਡਿਆ ਗਿਆ ਹੈ।

1. **Analgesic:** ਇਹ ਉਹ drug ਹੈ ਜੋ ਦਰਦ ਤੋਂ ਮੁਕਤੀ ਪਾਉਣ ਲਈ use ਕੀਤੀ ਜਾਂਦੀ ਹੈ।

2. **Anaesthetics:** ਇਹ drug ਸੰਵੇਦਨਸ਼ੀਲਤਾ ਨੂੰ ਖਤਮ ਕਰ ਦਿੰਦੀ ਹੈ (ਇਹ ਦਵਾਈ ਬੇਹੋਸ਼ ਕਰਨ ਲਈ ਵਰਤੀ ਜਾਂਦੀ ਹੈ।) For example, operation time.
3. **Antipyretic:** ਇਹ fever ਨੂੰ ਘੱਟ ਕਰਨ ਲਈ use ਕੀਤੀ ਜਾਂਦੀ ਹੈ।
4. **Anti-inflammatory:** ਇਹ inflammation ਨੂੰ ਘੱਟ ਕਰਨ ਲਈ use ਕੀਤੀ ਜਾਂਦੀ ਹੈ।
5. **Antihistamines:** ਇਹ ਐਨਰਜ਼ੀ ਨੂੰ ਠੀਕ ਕਰਨ ਲਈ ਇਹ drug use ਕੀਤੀ ਜਾਂਦੀ ਹੈ।
6. **Anticonvulsant:** ਇਹ ਦਵਾਈ convulsant ਤੋਂ ਮੁਕਤੀ ਪਾਉਣ ਲਈ use ਕੀਤੀ ਜਾਂਦੀ ਹੈ।
7. **Antibiotic:** ਇਹ microorganism ਨੂੰ kill ਕਰਨ ਲਈ use ਕੀਤੀ ਜਾਂਦੀ ਹੈ। Living microorganism (ਨੂੰ ਖਤਮ) product ਹੁੰਦੇ ਹਨ। ਜਿਸ ਵਿੱਚ organism ਨੂੰ ਖਤਮ ਕਰਨ ਜਾਂ ਘੱਟ ਕਰਨ ਲਈ ਤਾਕਤ (Power) ਹੁੰਦੀ ਹੈ।
8. **Antidiarrhetics:** ਇਹ agent ਜੋ diarrhoea ਨੂੰ ਠੀਕ ਕਰਨ ਲਈ use ਕੀਤੀ ਜਾਂਦੀ ਹੈ।
9. **Antipyretics:** ਇਹ drug ਜੋ itching (ਖੁਜਲੀ) ਦੇ ਆਰਾਮ ਲਈ use ਕੀਤੀ ਜਾਂਦੀ ਹੈ।
10. **Antiseptics:** ਇਹ ਉਹ ਪਦਾਰਥ ਹੈ ਜੋ bacteria ਦੇ growth ਨੂੰ ਰੋਕਦੇ ਹਨ।
11. **Antiemetics:** Nausea or vomiting ਨੂੰ ਰੋਕਣ ਲਈ ਦਿੱਤੀ ਜਾਂਦੀ ਹੈ।
12. **Antiacids:** ਇਹ acidity ਨੂੰ ਰੋਕਣ ਲਈ use ਕੀਤੀ ਜਾਂਦੀ ਹੈ।
13. **Anticoagulant:** ਇਹ blood protein clotting process ਨੂੰ ਰੋਕਣ ਲਈ use ਕੀਤੀ ਜਾਂਦੀ ਹੈ।
14. **Antitubercular:** ਇਹ tuberculosis (TB) ਨੂੰ ਰੋਕਣ ਜਾਂ ਘੱਟ ਕਰਨ ਲਈ use ਕੀਤੀ ਜਾਂਦੀ ਹੈ।
15. **Coagulant:** ਇਹ drug blood ਨੂੰ clotting ਕਰਨ ਵਿੱਚ help ਕਰਦਾ ਹੈ।
16. **Antifungal:** ਇਹ fungus ਦੀ growths ਨੂੰ ਰੋਕਦੀ ਹੈ।
17. **Antispasmodic:** ਇਹ muscles spasm ਜਾਂ muscles pain ਨੂੰ ਘੱਟ ਕਰਦੀ ਹੈ।
18. **Diuretic:** ਜੋ urine ਦੇ flow ਨੂੰ ਵਧਾਉਂਦੀ ਹੈ।
19. **Detergents:** Cleaning agent ਨੂੰ detergents ਕਹਿੰਦੇ ਹਨ।
20. **Bronchodilator:** ਇਹ bronchodilator bronchiolus muscles ਨੂੰ relax ਕਰਨ ਲਈ use ਕੀਤੀ ਜਾਂਦੀ ਹੈ।
21. **Emollient:** ਇਹ sub stones ਜੋ skin ਨੂੰ smooth (ਨਰਮ) soft (ਮੁਲਾਇਮ) or protect ਕਰਦੀ ਹੈ।
22. **Laxatives:** ਇਹ constipations ਨੂੰ ਠੀਕ ਕਰਨ ਲਈ use ਕੀਤੀ ਜਾਂਦੀ ਹੈ ਜਾਂ ਉਸ ਤੋਂ relief ਕਰਨ ਲਈ use ਕੀਤੀ ਜਾਂਦੀ ਹੈ।
23. **Digestant:** ਇਹ digestion ਨੂੰ promote ਕਰਦੀ ਹੈ।
24. **Hypnotics sedatives:** ਇਹ ਨੀਂਦ (sleep) ਨੂੰ produce ਕਰਦੀ ਹੈ।
25. **Glucocorticoids:** ਇਹ protein ਨੂੰ ਕਾਰਬੋਹਾਈਡ੍ਰੇਟਸ, ਵਿੱਚ ਬਦਲਣ ਲਈ stimulate ਕਰਦਾ ਹੈ।
26. **Minerals:** ਇਹ ਸੋਡੀਅਮ ਅਤੇ ਪੋਟਾਸ਼ੀਅਮ ਨੂੰ regular ਕਰਦੇ ਹਨ।
27. **Muscle relaxant:** ਇਹ muscles ਨੂੰ relax ਕਰਦੇ ਹਨ ਅਤੇ ਉਹਨਾਂ ਦੀ functional activity ਨੂੰ ਘੱਟ ਕਰਦੇ ਹਨ।
28. **Sedatives:** ਇਹ body ਦੀ activity ਨੂੰ ਘੱਟ ਕਰਦੇ ਹਨ।

29. **Stimulant:** ਇਹ functional activity ਨੂੰ increase ਕਰਦੇ ਹਨ।
30. **Meiotic:** ਇਹ eye pupil ਨੂੰ contract ਕਰਦੇ ਹਨ।
31. **Mydriatic:** ਇਹ eye pupil ਨੂੰ dried ਕਰਦੀ ਹੈ।
32. **Scabicides:** ਇਹ scabies ਦੇ treatment ਦੇ ਲਈ use ਕੀਤੀ ਜਾਂਦੀ ਹੈ।
33. **Vasodilators:** ਇਹ blood vessels ਨੂੰ dilate ਕਰਦੀ ਹੈ।
34. **Vasoconstriction:** ਇਹ blood vessels ਨੂੰ constrict ਕਰਦੀ ਹੈ।
35. **Homoeostatic:** ਇਹ agent ਨੂੰ ਜੋ ਕੀ bleeding ਨੂੰ prevent ਕਰਦੇ ਹਨ।

FORMS AND CHARACTERISTICS OF DRUGS

ਦਵਾਈ ਕਿੰਨੇ ਪ੍ਰਕਾਰ ਦੀ ਹੁੰਦੀ ਹੈ। ਦਵਾਈ ਪੰਜ ਪ੍ਰਕਾਰ ਦੀ ਹੁੰਦੀ ਹੈ :

1. Tablets form
2. Liquid form
3. Powder form
4. Spray form
5. Inhaler form

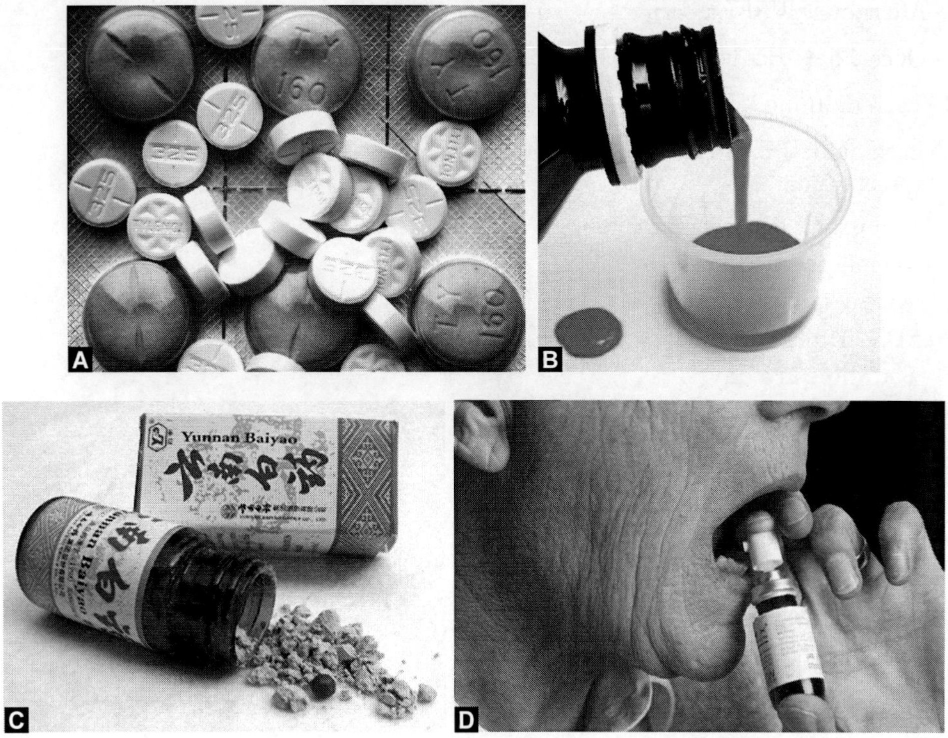

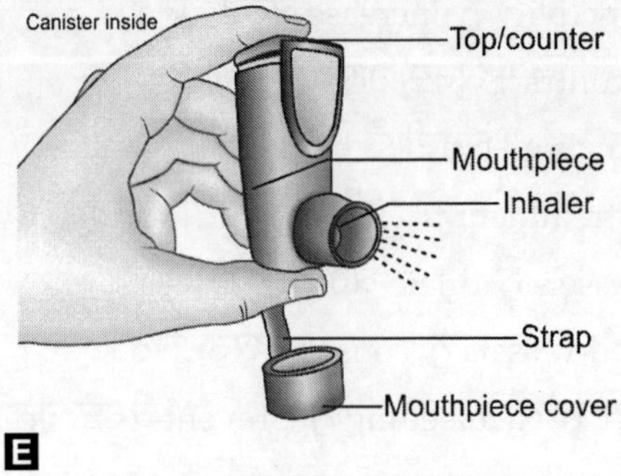

Figs 16.3A to E : Type of drugs

ABBREVIATION USED IN MEDICINE

Regarding time of administrations

1. AC - Before meal ਖਾਣਾ ਖਾਣ ਤੋਂ ਪਹਿਲਾਂ
2. PC - After meal ਖਾਣਾ ਖਾਣ ਤੋਂ ਬਾਅਦ
3. AM - Morning ਸੁਬ੍ਹਾ ਦੇ ਸਮੇਂ
4. PM - Afternoon ਦੁਪਹਿਰ ਦੇ ਸਮੇਂ
5. OD - Once a day ਦਿਨ ਵਿੱਚ 1 ਵਾਰ
6. OM - Each morning ਪ੍ਰਤੇਕ ਸੁਬ੍ਹਾ
7. ON - Each night ਰਾਤ ਨੂੰ ਸੌਣ
8. HS - At bedtime
9. CM - Tomorrow
10. SOS - In emergency
11. BD - Twice a day
12. TID or DS - Three time a day
13. QID - Four time in a day
14. H - An hour.

CHAPTER 17

ਦਵਾਈਆਂ ਦਾ ਪ੍ਰਬੰਧਨ (Administration of Drugs)

POLICY AND REGULATION

1. **While administered drugs:** ਨਰਸ ਨੂੰ ਦਵਾਈ ਦਿੰਦੇ ਸਮੇਂ ਕਿੰਨਾਂ ਗੱਲਾਂ ਦਾ ਧਿਆਨ ਰੱਖਣਾ ਚਾਹੀਦਾ ਹੈ।
2. Written order ਦੇ ਬਿਨਾਂ ਦਿੱਤੀ ਗਈ ਦਵਾਈ ਦੇ ਬਿਨਾਂ nurse responsible ਹੁੰਦੀ ਹੈ। Nurse ਨੂੰ ਹਮੇਸ਼ਾ ਹਰ medicine ਦੀ dose ਦੇ ਬਾਰੇ ਪਤਾ ਹੋਣਾ ਚਾਹੀਦਾ ਹੈ। ਜੇਕਰ medicine ਦੀ dose ਜਿਆਦਾ ਦਿੱਤੀ ਜਾਵੇ ਤਾਂ ਉਸਦੇ ਲਈ nurse ਖੁਦ ਜਿੰਮੇਵਾਰ ਹੁੰਦੀ ਹੈ।
3. Nurse ਨੂੰ narcotic ਦੇ use ਦੇ ਬਾਰੇ ਪਤਾ ਹੋਣਾ ਚਾਹੀਦਾ ਹੈ ਅਤੇ ਉਹ ਹਮੇਸ਼ਾ safe ਜਗ੍ਹਾ ਤੇ ਰੱਖਣੀ ਚਾਹੀਦੀ ਹੈ। ਅਤੇ ਜਦੋਂ ਇਸ patient ਨੂੰ ਦਿੱਤੀ ਜਾਂਦੀ ਹੈ ਤਾਂ patient ਦਾ name, drug dose, date or time note ਕਰਨਾ ਚਾਹੀਦਾ ਹੈ। ਅਤੇ ਇਹ ਵੀ note ਕਰਨਾ ਚਾਹੀਦਾ ਹੈ ਕਿ ਕਿਸ ਡਾਕਟਰ ਦੇ ਦੁਆਰਾ order ਕੀਤੀ ਗਈ ਹੈ।
4. Nurse ਨੂੰ medicine ਦੇਣ ਤੋਂ ਪਹਿਲਾਂ ਪੰਜ rights ਅਧਿਕਾਰਾਂ ਦਾ ਧਿਆਨ ਰੱਖਣਾ ਚਾਹੀਦਾ ਹੈ। ਜਿਵੇਂ : Name, drug name, dose, date or time
5. Medicine ਨੂੰ note ਕਰਨਾ ਵੀ nurse ਦੀ legal responsibility ਹੁੰਦੀ ਹੈ। ਅਤੇ medicine ਦੇਣ ਤੋਂ ਬਾਅਦ patient ਨੂੰ check ਕਰਨਾ ਚਾਹੀਦਾ ਹੈ। ਅਤੇ side effect ਨੂੰ note ਕਰਨਾ ਚਾਹੀਦਾ ਹੈ।
6. Nurse ਨੂੰ ਕਦੇ ਵੀ ਦਵਾਈ patient ਦੇ bed ਦੇ ਕੋਲ medicine ਨਹੀਂ ਰੱਖਣੀ ਚਾਹੀਦੀ।

ROUTES OF ADMINISTRATION OF DRUGS

ਜਿਸ ਤਰੀਕੇ ਦੀ drug ਬਣੀ ਹੋਵੇ ਅਤੇ ਜਿਸ ਤਰੀਕੇ ਦੇ ਅਸਰ ਦੀ ਜਰੂਰਤ ਹੋਵੇ ਉਸ ਦੇ ਅਨੁਸਾਰ drug ਦਿੱਤੀ ਜਾਂਦੀ ਹੈ। Drug ਦੇ container ਤੇ drug ਦਾ routes ਲਿਖਿਆ ਜਾਂਦਾ ਹੈ :

1. **Oral route:** ਜੋ drug ਮੂੰਹ ਦੁਆਰਾ ਲਈ ਜਾਂਦੀ ਹੈ। ਉਸਨੂੰ oral route ਕਹਿੰਦੇ ਹਨ। ਇਹ ਆਮ ਤੇ ਸੁਵਿਧ-ਾਜਨਕ ਢੰਗ ਹੈ ਪਰੰਤੂ oral route ਦੇ ਦੁਆਰਾ drug ਦੇਣ ਦੇ ਨੀਚੇ ਲਿਖੇ ਨੁਕਸਾਨ ਹੋ ਸਕਦੇ ਹਨ। ਮੂੰਹ ਦਾ taste ਗੰਦਾ ਹੋ ਜਾਂਦਾ ਹੈ।
   (a) Gastric mucosa ਦੀ irritation (ਜਲਣ) ਹੋਣਾ।
   (b) ਕੁੱਝ ਦਵਾਈਆ ਦੇਣਾ ਤੇ ਵੀ ਅਸਰ ਕਰਦੀਆ ਹਨ।

2. **Sublingual route:** ਜੋ drug tongue ਦੇ ਹੇਠਾਂ ਰੱਖੀ ਜਾਂਦੀ ਹੈ। ਤੇ ਹੌਲੀ-ਹੌਲੀ ਘੁਲ ਜਾਂਦੀ ਹੈ ਉਸਨੂੰ sublingual ਕਹਿੰਦੇ ਹਨ। ਜਿਵੇਂ : Nitroglycerine tablets.
3. **Inhalation route:** ਜੋ drugs inhale ਦੇ ਦੁਆਰਾ lungs (ਫੇਫੜੇ) ਵਿੱਚ ਜਾਂਦੀ ਹੈ। ਉਸਨੂੰ inhalation route ਕਹਿੰਦੇ ਹਨ। ਇਸ ਵਿੱਚ drug ਦੇ fume ਨੂੰ ਅੰਦਰ ਲਿਆ ਜਾਂਦਾ ਹੈ। ਇਹ drug lungs ਵਿੱਚ local and systemic ਦੇ effect ਦੇ ਲਈ ਲੈਂਦੇ ਹਨ। For example: Volatile drug.
4. **Inoculation or topical application:** ਇਸ ਵਿੱਚ drug ਨੂੰ skin ਤੇ ਲਗਾਇਆ ਜਾਂਦਾ ਹੈ। ਜਿਵੇਂ ਕਿ ointment ਬਹੁਤ ਸਾਰੀ drugs topically ਲਗਾਈ ਜਾਂਦੀ ਹੈ ਜਿਵੇਂ : Antiseptic, emollient.
5. **Instillation:** Liquid form ਦੀ drug ਨੂੰ body ਦੀ cavity ਵਿੱਚ ਪਾਉਣਾ ਜਿਵੇਂ : Urinary bladder and body ਦੀ opening ਵਿੱਚ ਪਾਉਣਾ ਜਿਵੇਂ : Ear, eyes
6. **Insertion:** Soiled form ਦੀ drug ਨੂੰ body ਦੀ opening ਵਿੱਚ ਪਾਉਣਾ insertion ਕਹਲਾਉਂਦਾ ਹੈ। ਜਿਵੇਂ : Suppositories ਨੂੰ rectum ਵਿੱਚ ਰੱਖਣਾ।
7. **Implantation:** ਇਸ ਦਾ ਮਤਲਬ soiled drug ਨੂੰ body tissue ਵਿੱਚ ਰੱਖ ਦਿੱਤਾ ਜਾਂਦਾ ਹੈ।
8. **Parenteral administration:**
   IM - into the muscle
   S/C - Subcutaneous
   I/D - into the dermis
   IV - into the veins
   I/A - into the arteries
   I/C - into the cardiac
   I/S - into the spinal cavity
   I/Osseous - into the bone marrow cavity
   I/Peritoneal - into the peritoneal cavity

Rules for Administration of Drug

While preparing to Medicine

1. Medicine ਨੂੰ ਤਿਆਰ ਕਰਨ ਤੋਂ ਪਹਿਲਾ doctor ਦੇ order ਨੂੰ ਦੇਖਣਾ ਚਾਹੀਦਾ ਹੈ।
2. ਕਦੇ ਵੀ doctor ਦੇ written order ਦੇ ਬਿਨ੍ਹਾਂ medication ਤਿਆਰ ਨਹੀਂ ਕਰਨੀ ਚਾਹੀਦੀ।
3. Verbal order ਨੂੰ emergency use ਕਰਨਾ ਚਾਹੀਦਾ ਹੈ।
4. Medicine record ਨੂੰ check ਕਰਨਾ ਚਾਹੀਦਾ ਹੈ।
5. ਆਪ ਨੂੰ sure ਹੋਣਾ ਚਾਹੀਦਾ ਹੈ ਕਿ ਜੋ medicine cards ਦੇ ਉੱਪਰ ਲਿਖਿਆ ਹੈ ਕਿ ਉਹ ਠੀਕ ਹੈ।
6. Medicine ਨੂੰ ਤਿਆਰ ਕਰਦੇ ਸਮੇਂ mind ਨੂੰ ਸਥਿਰ ਰੱਖਣਾ ਚਾਹੀਦਾ ਹੈ।
7. Medicine ਨੂੰ ਤਿਆਰ ਕਰਦੇ ਸਮੇਂ ਕਿਸੇ ਨਾਲ ਗੱਲਾਂ ਨਹੀਂ ਕਰਨੀਆ ਚਾਹੀਦੀਆ।
8. Dose calculation ਕਰਨੀ ਚਾਹੀਦੀ ਹੈ।
9. Container ਵਿਚੋਂ medicine ਕੱਢਦੇ ਸਮੇਂ label ਨੂੰ ਚੰਗੀ ਤਰ੍ਹਾਂ check ਕਰਨਾ ਚਾਹੀਦਾ ਹੈ।
10. ਜੇਕਰ ਕੋਈ doubt ਹੋਵੇ ਤਾਂ senior ਨੂੰ ਪੁਛਣਾ ਚਾਹੀਦਾ ਹੈ।

11. Label ਨੂੰ ਪੜ੍ਹਨਾ ਚਾਹੀਦਾ ਹੈ ਤੇ medicine card ਦੇ ਨਾਲ ਮਿਲਾਉਣਾ ਚਾਹੀਦਾ ਹੈ।
12. Container ਤੋਂ medicine ਲੈਣ ਤੋਂ ਪਹਿਲਾਂ ਉਸਦੇ cover ਨੂੰ ਚੰਗੀ ਤਰ੍ਹਾਂ ਸਾਫ ਕਰਨਾ ਚਾਹੀਦਾ ਹੈ।
13. Sure ਹੋਣਾ ਚਾਹੀਦਾ ਹੈ ਕਿ medicine ਵਾਲਾ ounce glass clean and dry ਹੋਣਾ ਚਾਹੀਦਾ ਹੈ।
14. Vial ਨੂੰ medicine ਲੈ ਤੋਂ ਬਾਅਦ cover ਕਰਦੇ proper place ਤੇ ਰੱਖ ਦੇਣਾ ਚਾਹੀਦਾ ਹੈ।
15. Medicine ਨੂੰ vial ਚੋ ਕੱਢਦੇ ਸਮੇਂ ਉਸ ਦਾ label ਉਲਟ ਸਾਫੀਡ ਹੋਣਾ ਚਾਹੀਦਾ ਹੈ।
16. Ounce glass ਨੂੰ eye label ਤੇ ਰੱਖਣਾ ਚਾਹੀਦਾ ਹੈ।
17. Tablets or capsule ਨੂੰ ਹੱਥ ਨਾਲ ਨਹੀਂ ਛੂਹਣਾ ਚਾਹੀਦਾ।
    Medicine ਦਿੰਦੇ ਸਮੇਂ ਕਿਹੜੀਆਂ-ਕਿਹੜੀਆਂ ਗੱਲਾਂ ਦਾ ਧਿਆਨ ਰੱਖਣਾ ਚਾਹੀਦਾ।

Precautions while Administration of Medicine

ਇਸ ਵਿੱਚ five rights ਦਾ ਧਿਆਨ ਰੱਖਣਾ ਚਾਹੀਦਾ ਹੈ।

1. **Right patients:** Medicine ਦਿੰਦੇ ਸਮੇਂ patient ਨੂੰ ਸਹੀ ਤਰੀਕੇ ਨਾਲ identify ਕਰਨਾ ਚਾਹੀਦਾ ਹੈ। Patient ਦਾ bed number, bedroom, name, age, sex and serial number identify ਕਰਨਾ ਚਾਹੀਦਾ ਹੈ। Patient ਨੂੰ ਉਸਦੇ ਨਾਮ ਲੈ ਕੇ ਬੁਲਾਉਣਾ ਚਾਹੀਦਾ ਹੈ। Patient ਨੂੰ ਉਮਦਾ ਨਾਮ repeat ਕਰਨ ਲਈ ਕਹਿਣਾ ਚਾਹੀਦਾ ਹੈ ਤੇ ਉਸਦੇ ਰਿਸ਼ਤੇਦਾਰਾਂ ਤੋਂ ਵੀ ਪੁਛਣਾ ਚਾਹੀਦਾ ਹੈ।
2. **Right drug:** Doctor ਦੇ order ਨੂੰ ਪੜ੍ਹਾਂਗੇ ਤੇ order ਕੀਤੀ ਗਈ drug ਦਾ ਨਾਮ ਦੇਖੇਂਗੇ।
   (a) ਜੇਕਰ order clear ਨਾ ਹੋਵੇ ਤਾਂ doctor ਨੂੰ contact ਕਰਾਂਗੇ।
   (b) ਵਿਸ਼ਵਾਸ ਹੋਣਾ ਚਾਹੀਦਾ ਹੈ ਕਿ ਜੋ ਆਪ medicine ਲੈ ਰਹੇ ਹੋ ਉਹ medicine card ਨਾਲ ਪੂਰੀ ਮਿਲਦੀ ਹੈ ਜਾਂ ਨਹੀਂ।
   (c) Drug ਦਾ label ਦੇਖਾਂਗੇ ਅਤੇ ਉਸਨੂੰ container ਵਿੱਚ ਰੱਖਾਂਗੇ ਅਤੇ medicine ਨੂੰ ਤਿੰਨ ਵਾਰ medicine card ਨਾਲ ਮਿਲਾਵਾਂਗੇ।
   (d) Medicine ਦਾ colour and consistency ਨੂੰ check ਕਰਾਂਗੇ।
   (e) ਜੋ medicine ਦੇ ਰਹੇ ਹੋ ਉਸਦਾ trade name ਪਤਾ ਹੋਣਾ ਚਾਹੀਦਾ ਹੈ।
   (f) ਜੇਕਰ ਅਸੀਂ medicine ਦਿੰਦੇ ਹਾਂ ਤਾਂ ਉਸਦਾ written order ਜਰੂਰ ਹੋਣਾ ਚਾਹੀਦਾ ਹੈ।
   (g) Medicine ਦੇਣ ਤੋਂ ਪਹਿਲਾਂ drug ਦੀ expiry-date check ਕਰ ਲੈਣੀ ਚਾਹੀਦੀ ਹੈ।
3. **Right dose:**
   (a) Correct dose ਨੂੰ ਜਾਣਨ ਦੇ ਲਈ doctor ਦਾ order ਜਰੂਰੀ ਹੈ।
   (b) Medicine patient ਦੇ age and weight ਦੇ ਅਨੁਸਾਰ ਦੇਣੀ ਚਾਹੀਦੀ ਹੈ।
   (c) Medicine ਦਿੰਦੇ ਸਮੇਂ dose ਦਾ ਪਤਾ ਹੋਣਾ ਚਾਹੀਦਾ ਹੈ।
   (d) Medicine ਨੂੰ ounce glass ਨਾਲ measure ਕਰਨਾ ਚਾਹੀਦਾ ਹੈ।
   (e) Medicine card ਨਾਲ dose ਨੂੰ ਮਿਲਾਉਣਾ ਚਾਹੀਦਾ ਹੈ।
   (f) ਆਪ ਨੂੰ ਪਤਾ ਹੋਣਾ ਚਾਹੀਦਾ ਹੈ ਕਿ ਕਿੰਨੀ tablets and capsule ਕਿਸ ਸਮੇਂ ਤੇ ਦੇਣੇ ਹਨ।
   (g) ਜੋ abbreviation / IM ਅਤੇ symbol use ਕੀਤੇ ਗਏ ਹੋਣ ਉਹਨਾ ਦੇ ਬਾਰੇ ਪੂਰਾ ਪਤਾ ਹੋਣਾ ਚਾਹੀਦਾ ਹੈ।

4. **Right time:**
   (a) Time ਦੇ order ਦੇ ਲਈ doctor ਦਾ order ਦੇਖਾਂਗੇ।
   (b) ਆਪ ਨੂੰ hospital ਦੇ routine ਦੇ ਬਾਰੇ ਵਿੱਚ ਪਤਾ ਹੋਣਾ ਚਾਹੀਦਾ ਹੈ।
   (c) Drugs ਦੇਣ ਦੇ abbreviation ਦਾ ਪਤਾ ਹੋਣਾ ਚਾਹੀਦਾ ਹੈ। For example, BD, DTS.
   (d) Medicine ਖਾਣਾ ਖਾਣ ਤੋਂ ਪਹਿਲਾਂ ਜਾਂ ਬਾਅਦ ਵਿੱਚ ਦੇਣੀ ਹੈ ਉਸਦੇ ਬਾਰੇ ਪਤਾ ਹੋਣਾ ਚਾਹੀਦਾ ਹੈ।
   (e) Medicine ਨੂੰ ਉਸਦੇ action ਦੇ ਅਨੁਸਾਰ ਦੇਣਾ ਚਾਹੀਦਾ ਹੈ। For example, Sleeping tablets ਨੂੰ ਹਮੇਸ਼ਾ bedtime ਦੇਣਾ।
5. **Right method:**
   (a) Medicine ਦੇ route ਨੂੰ ਜਾਣਨ ਦੇ ਲਈ doctor ਦਾ order check ਕਰੇ।
   (b) Indication ਜਾਂ ਸਾਵਧਾਨੀ ਦੇ ਹਿਸਾਬ ਨਾਲ ਹੀ medicine ਨੂੰ ਘੋਲਣਾ ਚਾਹੀਦਾ ਹੈ।
   (c) Medicine ਦੇਣ ਦਾ method ਪਤਾ ਹੋਣਾ ਚਾਹੀਦਾ ਹੈ।
   (d) Medicine ਦੇ route ਦੀ abbreviation ਦੀ ਜਾਣਕਾਰੀ ਦੀ ਹੋਣੀ ਚਾਹੀਦੀ ਹੈ।
   (e) Patient ਨੂੰ ਚੰਗੀ ਤਰ੍ਹਾਂ identify ਕਰਨਾ ਚਾਹੀਦਾ ਹੈ।
   (f) ਜਦੋਂ patient medicine ਲੈ ਲੈਂਵੇ ਉਸਦੇ ਬਾਅਦ ਜਾਣਾ ਚਾਹੀਦਾ ਹੈ।
   (g) ਕਦੇ ਵੀ medicine ਨੂੰ patient ਦੇ ਕੋਲ ਨਹੀਂ ਰੱਖਣਾ ਚਾਹੀਦਾ ਹੈ।

Rules regarding the administration

(a) Five rights ਨੂੰ ਧਿਆਨ ਵਿੱਚ ਰੱਖਣਾ

(b) Right patient
    Dose:
    Drugs:
    Method:
    Time:

(c) Patient ਨੂੰ ਸਹੀ ਤਰੀਕੇ ਨਾਲ identify ਕਰਾਂਗੇ bed number, room number, patient name ਅਤੇ patient ਨੂੰ ਆਪਣਾ ਨਾਮ repeat ਕਰਨ ਲਈ ਕਰਾਂਗੇ।

(d) ਇੱਕ-ਇੱਕ ਕਰਕੇ drug ਦੇਵਾਂਗੇ। ਜਦੋਂ ਤੱਕ patient ਪੂਰੀ ਤਰ੍ਹਾਂ ਨਾਲ drug ਨਹੀਂ ਲੈਂਦਾ ਉਦੋਂ ਤੱਕ ਉਸਦੇ ਪਾਸ ਰੁਕਣਾ ਚਾਹੀਦਾ ਹੈ।

(e) ਹਮੇਸ਼ਾ ਉਹੀ medicine ਦੇਣੀ ਚਾਹੀਦੀ ਹੈ ਜਿਹੜੀ ਖੁਦ ਤਿਆਰ ਕੀਤੀ ਹੋਵੇ।

(f) Patient ਦੇ ਮੂੰਹ ਤੇ ਗੰਦੇ test ਦੇ ਕਾਰਨ ਉਸਨੂੰ ਖਤਮ ਕਰਨ ਦੇ ਲਈ orange juice or lemon juice ਦੇਣਾ ਚਾਹੀਦਾ ਹੈ।

(g) ਜਦੋਂ medicine ਦਿੰਦੇ ਹਾਂ ਤਾਂ medicine glass patient ਦੇ ਮੂੰਹ ਦੇ ਨਾਲ touch ਨਹੀਂ ਕਰਨਾ ਚਾਹੀਦਾ।

(h) ਕਦੇ ਵੀ medicine ਨੂੰ patient ਦੇ ਕੋਲ ਨਹੀਂ ਛੱਡਣਾ ਚਾਹੀਦਾ।

(i) ਜੋ medicine ਭੁੱਖ ਵਧਾਉਂਦੀ ਹੈ ਉਸਨੂੰ ਖਾਣਾ ਖਾਣ ਤੋਂ ਪਹਿਲਾਂ ਦੇਣੀ ਚਾਹੀਦੀ ਹੈ ਅਤੇ ਜੋ medicine gastric mucosa ਨੂੰ irritate ਕਰਦੀ ਹੈ ਉਸ ਖਾਸੇ ਦੇ ਬਾਅਦ ਦੇਣੀ ਚਾਹੀਦੀ ਹੈ।

(j) Cough syrup ਦੇਣ ਦੇ ਬਾਅਦ ਪਾਣੀ ਹਨੀਂ ਦੇਣਾ ਚਾਹੀਦਾ। ਕਿਉਂਕਿ ਇਹ ਆਪਣਾ sotthing effect ਗਲੇ ਤੇ ਛੱਡਦੀ ਹੈ।

Rules regarding the recording of drugs

(a) ਹਰ medicine ਦੀ dose ਦੇਣ ਦੇ ਬਾਅਦ ਜਲਦੀ ਤੋਂ ਜਲਦੀ record ਕਰਾਂਗੇ।

(b) Medicine ਨੂੰ record ਕਰਨ ਵਿੱਚ standard abbreviations use ਕਰਾਂਗੇ।

(c) ਸਿਰਫ ਉਸੇ medicine ਨੂੰ record ਕਰਨਾ ਚਾਹੀਦਾ ਹੈ ਜੋ ਆਪ ਨੇ ਦਿੱਤੀ ਹੈ।

(d) Date, time, dose ਅਤੇ drug ਦੇਣ ਵਾਲੇ ਦਾ ਨਾਮ record ਕਰਾਂਗੇ।

(e) Storing medicine.

CARE OF MEDICINE CABINET (ਅਲਮਾਰੀ)

1. ਜਿਥੋ ਤੱਕ ਸੰਭਵ ਹੋਵੇ medicine cabinet ਨੂੰ ਅਲੱਗ ਕਮਰੇ ਵਿੱਚ ਰੱਖਣਾ ਚਾਹੀਦਾ ਹੈ।
2. Handwashing ਦੇ ਲਈ washing sink ਉਸੇ room ਵਿੱਚ ਹੀ ਹੋਣਾ ਚਾਹੀਦਾ ਹੈ।
3. Medicine ਦੇ level ਨੂੰ ਚੰਗੀ ਤਰ੍ਹਾਂ ਪੜਨ ਲਈ ਪੂਰੀ ਲਾਈਟ ਦਾ ਪ੍ਰਬੰਧ ਹੋਣਾ ਚਾਹੀਦਾ ਹੈ।
4. Drug ਦੇ ਲਈ ਅਲੱਗ-ਅਲੱਗ drugs ਦੇ ਲਈ ਅਲੱਗ-ਅਲੱਗ ਖਾਨੇ ਹੋਣੇ ਚਾਹੀਦੇ ਜਿਵੇਂ : Tablet, powder, injection
5. Container ਨੂੰ alphabetically ਰੱਖਣਾ ਚਾਹੀਦਾ ਹੈ ਤਾਂ ਜੋ ਲੱਭਣ ਵਿੱਚ ਆਸਾਨੀ ਹੋਵੇ।
6. Poisonous drugs ਨੂੰ ਅਲੱਗ ਅਲਮਾਰੀ ਵਿੱਚ ਰੱਖਣਾ ਚਾਹੀਦਾ ਹੈ। ਅਤੇ ਉਹ lock ਦੇ ਅੰਦਰ ਹੀ ਹੋਣੀ ਚਾਹੀਦੀ ਹੈ।
7. Senior nurse person drugs ਦੇ ਲਈ ਜਿੰਮੇਵਾਰ ਹੋਵੇਗੀ।
8. Poisonous drugs ਦੀ ਗਿਣਤੀ ਦੇ ਲਈ ਅਲੱਗ ਰਜਿਸਟਰ maintain ਕਰਨਾ ਚਾਹੀਦਾ ਹੈ।
9. ਸਾਰੇ poisonous drugs ਦੇ ਨਾਲ redness ink ਦੇ ਨਾਲ poison ਲਿਖਿਆ ਹੋਣਾ ਚਾਹੀਦਾ ਹੈ।
10. ਸਾਰੇ container ਉੱਤੇ ਸਾਫ-ਸੁਥਰਾ label ਲਿਖਿਆ ਹੋਣਾ ਚਾਹੀਦਾ ਹੈ ਤਾਕਿ ਉਸੇ ਪਹਿਚਾਣ ਸਕੇ ਕਿ ਉਹ ਕਿਹੜੀ drug ਹੈ।
11. ਸਾਰੇ container ਹਮੇਸ਼ਾ ਬੰਦ ਤੇ cover ਹੋਣੇ ਚਾਹੀਦੇ ਹਨ।
12. ਹਰ drug ਨੂੰ ਕੱਢਣ ਸਮੇਂ ਉਸਦੀ expiry date check ਕਰ ਲੈਣੀ ਚਾਹੀਦੀ ਹੈ ਤੇ ਦੇਖਣਾ ਚਾਹੀਦਾ ਹੈ ਕਿ ਉਸਦਾ colour change ਤਾਂ ਨਹੀਂ ਹੋਇਆ।
13. Emergency drug ਨੂੰ ਉੱਥੇ ਰੱਖਯਾਂ ਚਾਹੀਦਾ ਹੈ ਜਿਥੇ emergency ਆਉਣ ਦੇ ਜਲਦੀ use ਕੀਤਾ ਜਾ ਸਕੇ।
14. Medicine cabinets ਹਮੇਸ਼ਾ ਸਾਫ ਸੁਥਰਾ ਹੋਣਾ ਚਾਹੀਦਾ ਹੈ।
15. Medicine cabinets ਹਮੇਸ਼ਾ lock ਹੋਣਾ ਚਾਹੀਦਾ ਹੈ ਅਤੇ ਉਸਦੀ ਚਾਬੀ senior nurse ਦੇ ਕੋਲ ਹੋਣੀ ਚਾਹੀਦੀ ਹੈ।

PHARMACOLOGY

Pharmacology ਦੋ ਸਬਦਾਂ ਤੋਂ ਮਿਲਕੇ ਬਣਿਆ ਹੈ, pharma and logy pharma ਦਾ ਮਤਲਬ drug ਹੁੰਦਾ ਹੈ ਅਤੇ logy ਦਾ ਮਤਲਬ study ਹੁੰਦਾ ਹੈ।

Definition: Drugs ਦੇ ਬਾਰੇ ਵਿੱਚ ਪੂਰੀ ਜਾਣਕਾਰੀ ਨੂੰ pharmacology ਕਹਿੰਦੇ ਹਨ।

Identification of drugs: Drugs ਇੱਕ ਪ੍ਰਕਾਰ substance ਹੁੰਦਾ ਹੈ। ਜਿਸ ਦੀ man ਤੇ animals ਦੋਵਾਂ ਵਿੱਚ disease ਦਾ ਪਤਾ ਲਗਾ ਕੇ ਉਸ ਨੂੰ prevent ਕਰਨ ਲਈ use ਕੀਤਾ ਜਾਂਦਾ ਹੈ।

Pharmacy: Pharmacy ਇੱਕ ਪ੍ਰਕਾਰ ਦੀ science ਹੁੰਦੀ ਹੈ ਜਿਸ ਵਿੱਚ drugs ਦੀ identification, selection, preservation ਅਤੇ standardization ਕੀਤੀ ਜਾਂਦੀ ਹੈ।

Pharmacokinetics: ਸਾਡੀ body ਦਾ drugs ਦਾ ਨਾਲ ਕੀ relation ਹੈ ਉਸਦੀ study ਨੂੰ pharmacokinetics ਕਿਹਾ ਜਾਂਦਾ ਹੈ। The study of metabolism and action of drugs with particular emphasis on time the required for absorption, duration of action, distribution in the body and method of excretion ਹੁੰਦਾ ਹੈ।

AMDE

A - Absorption (ਕਿਸੇ ਚੀਜ਼ ਦਾ ਪਚਣਾ)

M - Metabolism

D - Distribution (ਕਿਸੇ ਚੀਜ਼ ਦੀ ਵੰਡ ਕਰਨਾ)

E - Elimination (ਕਿਸੇ ਚੀਜ ਨੂੰ ਬਾਹਰ ਕੱਢਣਾ)

Therapeutic

ਇਹ medicine ਦੀ ਇੱਕ ਸ਼ਾਖਾ ਹੈ ਜੋ ਬਿਮਾਰੀ ਦੇ ਕਾਰਨਾਂ, ਲੱਛਣਾਂ ਤੇ treatment ਦੇ ਬਾਰੇ ਸੰਬੰਧ ਰੱਖਦੀ ਹੈ।

Toxicology: Toxin or (cology) poison ਦੀ science ਦੀ study ਕਰਨ ਨੂੰ toxicology ਕਹਿੰਦੇ ਹਨ।

ਕੀਮੋਥਰੇਪੀ (Chemotherapy): Cancer ਦੇ treatment ਦੇ ਲਈ ਜੋ medicine ਦਿੰਦੇ ਹਨ ਉਸ ਨੂੰ chemotherapy ਕਹਿੰਦੇ ਹਨ।

ਫਾਰਮਾਕੋਪਾਸ (Pharmacopoeias): ਇਸ ਵਿੱਚ medicine ਅਤੇ drugs ਦੀ standardization or ਉਤਪਾਦਨ dose ਦਾ ਉਦਾਹਰਨ ਕੀਤਾ ਜਾਂਦਾ ਹੈ।

IP: Indian pharmacopoeias

BP: British pharmacopoeias

USP: Unated state pharmacopoeias.

CHAPTER 18

ਸਾਧਾਰਨ ਬੀਮਾਰੀਆਂ ਵਿੱਚ ਦਵਾਈਆਂ ਦਾ ਉਪਯੋਗ (Drugs use in Minor Ailments)

COMMON DRUGS USED IN FEVER, COLD, COUGH PAIN AND ACHE

For fever: Fever ਨੂੰ ਠੀਕ ਕਰਨ ਦੇ ਲਈ different type of drug use ਕੀਤੀ ਜਾਂਦੀ ਹੈ। ਜਿਸ ਨਾਲ ਸਾਡਾ fever ਠੀਕ ਹੋ ਜਾਂਦਾ ਹੈ।

PCM - Paracetamol
Crocine
Nemusulide
Disprin

From: (ਕਿਸ ਤਰੀਕੇ ਦੀ drugs ਹੁੰਦੀ ਹੈ)

Tablets Route Dose

Route: Orally

Dose: ਇਹ person ਦੇ weight ਅਤੇ age ਦੇ according ਹੁੰਦੀ ਹੈ। ਇਸ ਨੂੰ doctor ਹੀ prescribe/order ਕਰਦੇ ਹਨ।

Drugs for Cold and Cough

Cold-Cetrizine

Dose: ਇਹ person ਦੇ weight ਦੇ ਅਨੁਸਾਰ ਹੁੰਦੀ ਹੈ।

Form: Tablets
Route: Orally
Action: Anti-allergic

Cough: Codeine (ਕੋਡੀਨ), Noscapine (ਨੋਸਕਪਿੰਨ) (form) liquid

Route: Oral

Dose: ਇਹ person ਦੇ weight and age ਦੇ according ਹੁੰਦੀ ਹੈ। ਇਹ dose ਸਾਡੇ ਗਲੇ ਵਿੱਚ soothing effect ਪਾਉਂਦੀ ਹੈ। ਇਸਨੂੰ ਲੈਣ ਤੋਂ ਬਾਅਦ ਪਾਣੀ ਨਹੀਂ ਪੀਣਾ ਚਾਹੀਦਾ।

DRUGS KIT IN SUB CENTRE ITS CONTENTS AND USE

Sub centre ਇੱਕ most peripheral health care facility ਹੈ।

1. Sub centre 5000 population ਨੂੰ cover ਕਰਦਾ ਹੈ ਜਾਂ ਪੂਰਾ ਕਰਦਾ ਹੈ। Sub centre ਦੇ ਲਈ ਕਈ safe ਮੈਂਬਰ ਹੁੰਦੇ ਹਨ ਇਹਨਾਂ ਵਿਚੋਂ health worker males and health worker females ਹੁੰਦੇ ਹਨ।
2. Sub centre ਵਿੱਚ ਨਿਮਨਲਿਖਿਤ ਪ੍ਰਕਾਰ ਦੀ drugs equipments ਦੀ ਸਪਲਾਈ ਹੁੰਦੀ ਹੈ, sub centre level ਤੇ four types of drugs ਦੀ kit ਆਉਂਦੀ ਹੈ।
   (a) Drug kit - A
   (b) Drug kit - B
   (c) Drug kit - A and ANM
   (d) Drug kit - C

Drug Kit - A

S.No.	Name of item	Quantity
1.	Par-ORS 300 mg	150 tablets
2.	Tablets 100 mg	1500
3.	Vitamin A Solution	6 bottle of 100 ml
4.	Cefrimozole (Antibodies)	100 tablets

Drug Kit - B

S.No.	Name of item	Quantity
1.	Paracetamol 500 mg	500 tablets
2.	Mebendazol 100 mg (ਸਬਿੰਡਾਜੋਲ)	300 tablets
3.	Chloramphenicol	500
4.	Povidon-iodine Ointment 5%	5 tubes
5.	Absorbent cotton	1 roll
6.	Cotton bandages	120 roll

Drug Kit A and ANM

S.No.	Name of item	Quantity
1.	Sphygnomanometer (BP ਮਾਪਣ ਵਾਲਾ)	1
2.	Weighing machine (Scale/baby)	1
3.	Sterlizer instrument	1
4.	Forcep	1
5.	Basin and kidney tray	1
6.	Bowel	1
7.	Urethral catheter	1
8.	Enema can with tubing	2
9.	Clinical tharmometer (oral)	1

Contd....

Contd....

10.	Mucous extractor	1
11.	Artery forcep (Straight)	2
12.	Scissor (Cord cutting)	1
13.	Fetoscope (ਧੜਕਣ ਨੂੰ check ਕਰਦਾ ਹੈ।	1
14.	Multipurpose bag midwifery kit	1

Sub centre Equipment Kit - C

S.No.	Name of item	Quantity
1.	Basin and kidney tray	2
2.	Instrument tray (Dressing)	1
3.	Flash light	1
4.	Plastic sheet	2
5.	Haemoglobin meter	1
6.	Tissue forceps	1
7.	Surgical scissor	1
8.	Vaginal speculum	1
9.	Sim's uterine retractor	1
10.	Vulsellum	1
11.	Sphygmomanometer	1

Storage and Care of Drug

1. Medicine ਨੂੰ ਅਲਮਾਰੀ ਵਿੱਚ store ਕਰਕੇ ਰੱਖਣਾ ਚਾਹੀਦਾ ਹੈ।
2. Cupboard ਇਸ ਤਰ੍ਹਾਂ ਦੇ ਹੋਣੇ ਚਾਹੀਦੇ ਹਨ ਜਿਸ ਵਿੱਚ ਵਾਰਡ ਦੀ ਸਾਰੀ drug store ਹੋ ਸਕੇ।
3. Medicine cupboard ਨੂੰ nurse ਦੇ room ਦੇ ਕੋਲ ਇੱਕ ਅਲੱਗ room ਵਿੱਚ ਰੱਖਣਾ ਚਾਹੀਦਾ ਹੈ।
4. Cupboard ਰੱਖੇ ਗਏ room ਵਿੱਚ handwash ਕਰਨ ਦੇ ਲਈ sink ਹੋਣਾ ਚਾਹੀਦਾ ਹੈ। ਅਤੇ running water ਦੀ ਚੰਗੀ facility (ਸੁਵਿਧਾ) ਹੋਣੀ ਚਾਹੀਦੀ ਹੈ।
5. Cupboard ਉੱਤੇ label ਨੂੰ ਸਹੀ ਪੜ੍ਹਨ ਲਈ ਪੂਰੀ light ਦਾ ਪ੍ਰਬੰਧ ਹੋਣਾ ਚਾਹੀਦਾ ਹੈ।
6. Different categories ਦੀ medicine ਅਲੱਗ compartment ਵਿੱਚ ਰੱਖਣੀ ਚਾਹੀਦੀ ਹੈ ਤੇ ਚਾਹੀਦੇ ਹਨ ਜਿਵੇਂ : Powder, tablets
7. Internal (ਅੰਦਰ) use ਕੀਤੀ drug ਨੂੰ external use ਕੀਤੀ drug ਤੋਂ ਅਲੱਗ ਰੱਖਣਾ ਚਾਹੀਦਾ ਹੈ।
8. Container ਨੂੰ ਉਸਦੇ alphabetically arrange ਕਰਕੇ ਰੱਖਣਾ ਚਾਹੀਦਾ ਹੈ।
9. Poisonous drugs ਨੂੰ ਇੱਕ ਅਲੱਗ cupboard ਵਿੱਚ ਰੱਖਣਾ ਚਾਹੀਦਾ ਹੈ।
10. ਸਾਰੀ medicine lock ਦੇ ਅੰਦਰ ਹੋਣੀ ਚਾਹੀਦੀ ਹੈ।
11. Poisonous drug ਦੇ ਲਈ ਇੱਕ ਅਲੱਗ record ਰਜਿਸਟਰ ਹੋਣਾ ਚਾਹੀਦਾ ਹੈ।
12. ਇਹ ਸਾਰੀਆਂ ਚੀਜ਼ਾਂ ਦੀ ਜ਼ਿੰਮੇਵਾਰੀ ਇੱਕ senior nurse ਨੂੰ ਹੁੰਦੀ ਹੈ।

13. Poisonous drug ਦੇ container ਦੇ ਉੱਪਰ poisonous ਦਾ red ink ਦੇ ਨਾਲ mark ਲੱਗਾ ਹੋਣਾ ਚਾਹੀਦਾ ਹੈ।
14. ਉੱਨੀ ਹੀ drug ਕੱਢਣੀ ਚਾਹੀਦੀ ਹੈ ਜਿੰਨੀ ਦੀ ਜਰੂਰਤ ਹੋਵੇ।
15. Drug ਨੂੰ ਰੱਖਦੇ ਸਮੇਂ ਅਤੇ use ਕਰਦੇ ਸਮੇਂ ਜਾਂ use ਕਰਨ ਤੋਂ ਪਹਿਲਾਂ ਉਸਦੀ expiry date ਜਰੂਰ check ਕਰਨੀ ਚਾਹੀਦੀ ਹੈ।

    Medicine ਕੱਢਣ ਸਮੇਂ label ਖਰਾਬ ਨਹੀਂ ਹੋਣਾ ਚਾਹੀਦਾ।
16. ਬਿਨਾਂ label ਦੇ ਕੋਈ ਵੀ drug ਨੂੰ cupboard ਵਿੱਚ ਨਹੀਂ ਰੱਖਣਾ ਚਾਹੀਦਾ।
17. Medicine ਕੱਢਣ ਦੇ ਸਮੇਂ container ਚੰਗੀ ਤਰ੍ਹਾਂ ਬੰਦ ਕਰਨਾ ਚਾਹੀਦਾ ਹੈ।
18. Drug ਦਾ colour, odour ਅਤੇ consistency ਨੂੰ note ਕਰਨਾ ਚਾਹੀਦਾ ਹੈ।

    ਜੇਕਰ ਇਹਨਾਂ ਵਿੱਚ ਕੋਈ change ਹੈ ਤਾਂ drug ਦਾ use ਨਹੀਂ ਕਰਨਾ ਚਾਹੀਦਾ।
19. Expiry date ਵਾਲੀ drug ਨੂੰ ਵਾਪਸ dispensary ਵਿੱਚ ਭੇਜ ਦੇਣਾ ਚਾਹੀਦਾ ਹੈ।
20. ਜੋ drug room temperature ਤੇ ਖਰਾਬ ਹੋ ਜਾਂਦੀ ਹੈ ਉਸਨੂੰ ਘੱਟ ਤਾਪਮਾਨ ਤੇ ਰੱਖਣਾ ਚਾਹੀਦਾ ਹੈ। ਜਿਵੇਂ : R. Freze.
21. Emergency drug ਨੂੰ ਹਮੇਸ਼ਾ ਤਿਆਰ ਰੱਖਣਾ ਚਾਹੀਦਾ ਹੈ। ਤਾਂ ਕਿ ਜਰੂਰਤ ਪੈ ਤੇ ਇਸਨੂੰ ਜਲਦੀ ਤੋਂ ਜਲਦੀ use ਕੀਤਾ ਜਾ ਸਕੇ।
22. Medicine cupboard ਨੂੰ ਹਮੇਸ਼ਾ ਸਾਫ ਰੱਖਣਾ ਚਾਹੀਦਾ ਹੈ।
23. Oily medicine ਨੂੰ ਹਮੇਸ਼ਾ ਅਲੱਗ tray ਵਿੱਚ ਰੱਖਣਾ ਚਾਹੀਦਾ ਹੈ।

EFFECT OF DRUG ON BODY

ਸਾਡੇ ਸਰੀਰ ਤੇ ਦਵਾਈਆ ਕੀ-ਕੀ ਅਸਰ ਪਾਉਂਦੀਆ ਹਨ।

1. **Therapeutic effect**
    (a) To promote health
    (b) To prevent disease
    (c) To diagnose the disease
    (d) To cure disease
    (e) To distroy organism
2. **Local and systematic effect**
    (a) ਜਦੋਂ drugs ਨੂੰ topically apply ਕੀਤਾ ਜਾਂਦਾ ਹੈ ਤਾਂ ਉਸ ਦਾ effect local ਹੁੰਦਾ ਹੈ। For example, skin and mucus membrane.
    (b) ਜਦੋਂ drug blood ਦੇ ਦੁਆਰਾ absorb ਹੋ ਜਾਂਦੀ ਹੈ ਅਤੇ ਉਹ ਦੂਸਰੇ body system and parts ਵਿੱਚ ਚਲੀ ਜਾਂਦੀ ਹੈ ਤਾਂ ਉਸ ਨੂੰ systemic effect ਕਹਿੰਦੇ ਹਨ।
3. **Toxic effect**

    ਜਦੋਂ drugs ਨੂੰ ਜਿਆਦਾ ਮਾਤਰਾ ਵਿੱਚ use ਕੀਤਾ ਜਾਂਦਾ ਹੈ ਤਾਂ ਜੋ person ਇਸ drug ਦੀ dose ਨੂੰ ਹਜ਼ਮ ਕਰਨ ਦੇ ਲਈ unable ਹੁੰਦਾ ਹੈ। ਉਸ condition ਵਿੱਚ drug ਦੇ effect ਨੂੰ toxic effect ਕਹਿੰਦੇ ਹਨ।

4. **Synergetic effect**

   ਜਦੋਂ combined drugs ਜਿਸ ਵਿੱਚ ਦੋ ਜਾਂ ਦੋ ਤੋਂ ਜਿਆਦਾ drug ਲਈ ਜਾਂਦੀ ਹੈ ਤਾਂ ਉਸਦੇ effect ਹੋ ਸਕਦੇ ਹਨ ਉਹਨਾਂ ਸਾਰੇ drugs ਦੇ effect ਨੂੰ toxic ਹੋ ਸਕਦੇ ਹਨ।

Side effect of Drug

Allergic action: ਜਦੋਂ patient ਕਿਸੇ drug ਦੇ ਪ੍ਰਤੀ foreign body ਦੀ ਤਰ੍ਹਾਂ react ਕਰਦਾ ਹੈ ਤਾਂ ਉਸ ਤੋਂ ਜੋ symptom ਪੈਦਾ ਹੁੰਦੇ ਹਨ। ਉਸ ਨੂੰ allergic reaction ਕਹਿੰਦੇ ਹਨ। ਇਹ ਦੋ ਪ੍ਰਕਾਰ ਦੀ ਹੁੰਦੀ ਹੈ :

1. Mild reaction
2. Severe reaction

S/S

3. Skin reaction
4. Skin rashes
5. Itching/pruritis
6. Oedema - ਸੁਜਨ
7. Rhinitis
8. Lacrimal tearing
9. Nausea, vomitting, diarrhoea, constipation, difficulty in breathing

Other Side Effect

1. Liver damage - ਜਿਗਰ
2. Kidney damage - ਗੁਰਦੇ
3. Retina damage - ਇਹ ਅੱਖਾਂ ਦੇ ਵਿੱਚ ਹੁੰਦੀ ਹੈ।
4. Anuria - Urine ਦਾ ਬੰਦ ਹੋਣਾ
5. Oliguria - Urine ਦਾ ਘੱਟ ਆਉਣਾ
6. Haematuria - Urine ਵਿੱਚ blood ਆਉਣਾ
7. Headache - ਸਿਰ ਵਿੱਚ ਦਰਦ ਹੋਣਾ
8. Hypertension - BP ਦਾ ਵਧਣਾ
9. Fever - ਬੁਖਾਰ
10. Body ache - ਸਰੀਰ ਦਾ ਦਰਦ
11. Loss of hair - ਵਾਲਾਂ ਦਾ ਕੜਣਾ
12. Gums bleeding - ਮਸੂੜਿਆਂ ਵਿਚੋਂ ਖੂਨ ਵਗਣਾ
13. Dyspnoea - ਸਾਹ ਲੈਣ ਵਿੱਚ problem ਹੋਣਾ
14. Nervousness - ਉਤੇਜਿਤ ਹੋਣਾ
15. Abdominal pain - ਪੇਟ ਦਰਦ
16. Abdominal distension - ਪੇਟ ਵਿੱਚ ਅਫਾਰਾ

17. Double vision - ਦੋ-ਦੋ ਦਿਖਾਈ ਦੇਣਾ
18. Nausea and vomitting - ਜੀ ਕੱਚਾ ਹੋਣਾ ਅਤੇ ਉਲਟੀ ਆਉਣਾ।
19. Anxiety - ਚਿੰਤਾ
20. Fainting - ਚੱਕਰ ਆਉਣਾ

Forms of Drug

1. Syrup
2. Tablet
3. Capsule
4. Lotion
5. Solution
6. Ointment
7. Injection
8. Drops

Distribution of Drugs

1. **Central nervous system:** ਇਹ ਦਿਮਾਗ ਦੀ ਨਾੜੀਆ ਨਾਲ related ਹੁੰਦਾ ਹੈ।
   (a) **Anaesthetic:** ਬੇਹੋਸ਼ ਕਰਨ ਲਈ
   (b) **Hipnotics:** ਨੀਂਦ ਲਿਆਉਣ ਵਾਲੇ)
   (c) **Sedatives:** Body ਦੀ activity ਨੂੰ ਘੱਟ ਕਰਨਾ
   (d) **Antiepileptic:** ਮਿਰਗੀ ਦੌਰਿਆਂ ਨੂੰ ਠੀਕ ਕਰਨ ਲਈ
   (e) **Antidepressant:** Collaboration ਨੂੰ ਘੱਟ ਕਰਨ ਦੇ ਲਈ
   (f) **Anticonvulsant:** ਦੌਰੇ ਨੂੰ ਠੀਕ ਕਰਨ ਦੇ ਲਈ
2. **Gastrointestinal tract/system**
   (a) **Antacid:** ਤੇਜਾਬ ਨੂੰ ਠੀਕ ਕਰਨ ਦੇ ਲਈ
   (b) **Antidiarrhoeal:** Diarrhoea ਨੂੰ ਠੀਕ ਕਰਨ ਦੇ ਲਈ
   (c) **Purgatives:** Constipation ਨੂੰ ਠੀਕ ਕਰਨ ਦੇ ਲਈ
   (d) **Ulcer healing:** ਜਖਮ ਨੂੰ ਠੀਕ ਕਰਨ ਦੇ ਲਈ
   (e) **Antiemetics:** Vomitting ਨੂੰ ਠੀਕ ਕਰਨ ਦੇ ਲਈ।
3. **Cardiovascular system**
   Antihypertensive - BP ਨੂੰ ਘੱਟ ਕਰਨ ਦੇ ਲਈ
   Vasoconstrictor - ਨਾੜੀਆਂ ਨੂੰ ਇੱਕਠਾ ਕਰਨ ਦੇ ਲਈ
   Vasodialators - ਨਾੜੀਆਂ ਨੂੰ ਫੈਲਾਉਣ ਲਈ

4. Drug that effect blood ਖੂਨ ਨੂੰ ਪ੍ਰਭਾਵਿਤ ਕਰਦੀ ਹੈ।
   Coagulant - ਖੂਨ ਨੂੰ ਜਮ੍ਹਾ ਦਿੰਦੀ ਹੈ।
   Anticoagulants - ਜੋ ਖੂਨ ਨੂੰ ਪਤਲਾ ਕਰਦਾ ਹੈ। ਜਾਂ ਖੂਨ ਨੂੰ ਜੰਮਣ ਤੋ ਰੋਕਦੇ ਹਨ।
   Thrombolytic - ਜੋ blood clotting ਨੂੰ ਠੀਕ ਕਰਦਾ ਹੈ।
   Antithrombolytic - blood ਨੂੰ clot ਕਰਨ ਦੇ ਲਈ)

Endocrine system (Related to hormone)

1. Corticosteroids
2. Oestrogen
3. Progesteron
4. Oral contraceptives (Pregnancy ਨੂੰ ਰੋਕਦੇ ਹਨ)
5. Insuline - blood sugar ਨੂੰ ਘੱਟ ਕਰਦਾ ਹੈ।

Respiratory System

1. Bronchodilators - (Lungs ਨੂੰ ਫੈਲਾਉਂਦੀ ਹੈ)
2. Expectorant - (ਰੇਸ਼ੇ ਨੂੰ ਬਾਹਰ ਨਿਕਾਲਣ ਲਈ) (Pus ਨੂੰ remove ਕਰਨ ਲਈ)
3. Antitussive - (ਜੋ ਖਾਂਸੀ ਨੂੰ ਠੀਕ ਕਰਨ ਦੇ ਲਈ)
4. Antihistamin - (Allergy ਨੂੰ ਠੀਕ ਕਰਨ ਦੇ ਲਈ)
5. Antiboitics - (Infection ਨੂੰ ਘੱਟ ਕਰਦੇ ਹਨ)।

Factors Affecting Dose and Drug

1. **Age:** Infant, children, older person ਨੂੰ adults person ਦੇ ਮੁਕਾਬਲੇ ਘੱਟ dose ਦੀ ਜਰੂਰਤ ਹੁੰਦੀ ਹੈ।
2. **Weight:** ਜਿਆਦਾ weight ਵਾਲੇ person ਨੂੰ ਜਿਆਦਾ dose ਦੀ ਜਰੂਰਤ ਹੁੰਦੀ ਹੈ।
3. **Sex:** Male ਨੂੰ female ਤੋਂ ਜਿਆਦਾ dose ਦੇ ਸਕਦੇ ਹਨ।
4. **Physical condition:** Severe symptom ਵਾਲੇ person ਨੂੰ ਜਿਆਦਾ dose ਦੀ ਜਰੂਰਤ ਹੁੰਦੀ ਹੈ।
5. **Tolerance:** Patient ਨੂੰ dose ਉਸਦੀ tolerance ਦੇ ਹਿਸਾਬ ਨਾਲ ਦੇਵਾਂਗੇ।
6. **Habit:** Patient ਨੂੰ dose ਉਸਦੇ habit ਦੇ according ਵੀ ਦੇਸਕਦੇ ਹਾਂ।
7. **Route of administration:** Oral route ਦੇ ਮੁਕਾਬਲੇ IV route ਵਿੱਚ ਘੱਟ dose ਦੀ ਜਰੂਰਤ ਹੁੰਦੀ ਹੈ।

Types of Intravenous Fluids

- NS (normal saline 500 to 1000 ml)
- RL
- DNS
- D 5%
- D 10%
- D 25%

- F 25%
- Plasma expenders

1. **NS:** ਇਸ ਵਿੱਚ ਸੋਡੀਅਮ ਕਲੋਰਾਈਡ 0.09 gm calcium chloride = 1.15 ml
2. **RL:** Ringer lactate (500 to 1000 ml)
   It contains sodium chloride - 0.06 gm
   ਪੋਟਾਸ਼ੀਅਮ ਕਲੋਰਾਈਡ – 0.04 gm
   ਸੋਡੀਅਮ lactate - 0.32 gm
   ਕੈਲਸ਼ੀਅਮ - 0.27 gm
3. **DNS:** Dextrose normal saline
   It contains sodium - 9 gm
   Lactate - 0.5 gm
   Energy providing fluids
4. D 5%: Dextrose - 5 gm
5. D 10%: Each 100 ml
   It contains dextrose - 10 gm
6. D 25%: Each 100 ml
   Dextrose - 25 gm
7. F 25%: Each 100 ml
   Fructose - 25 gm
8. Plasma expenders: 500 to 1000 ml
   ਇਹ ਸਾਡੇ blood volume ਨੂੰ ਵਧਾਉਂਦੀ ਹੈ ਜਾਂ increase ਕਰਦੀ ਹੈ।

CHAPTER 19

ਸਾਧਾਰਨ ਆਪਾਤਕਾਲ ਦਵਾਈਆਂ (Common Emergency Drugs)

METHERGINE

ਇਹ ਇੱਕ drug ਹੈ। ਜੋ ਕਿ midwifery ਵਿੱਚ ਹੀ use ਹੁੰਦੀ ਹੈ। ਇਹ uterine contraction ਨੂੰ ਵਧਾਉਂਦੀ ਹੈ ਇਹ delivery ਦੇ ਦੌਰਾਨ use ਕੀਤੀ ਜਾਂਦੀ ਹੈ ਅਤੇ bleeding ਨੂੰ ਰੋਕਦੀ ਹੈ :

Route: IM and oral route.

Dose: 0.2 ml for IM, 0.5 ml to 1 ml (Oral)

Action: Delivery ਦੇ ਬਾਅਦ bleeding ਨੂੰ ਰੋਕਣਾ।

Indication (Purpose)

1. ਇਹ uterus ਦੀ continuous (ਲਗਾਤਾਰ) contraction ਵਿੱਚ help ਕਰਦੀ ਹੈ।
2. ਇਹ placenta ਨੂੰ expel ਕਰਨ ਵਿੱਚ help ਕਰਦੀ ਹੈ।
3. Baby ਦੇ anterior shoulder ਦੀ delivery ਦੇ ਬਾਅਦ ਇਸਨੂੰ ਦਿੱਤਾ ਜਾਂਦਾ ਹੈ ਤਾਂ ਜੋ bleeding ਨੂੰ ਰੋਕਿਆ ਜਾ ਸਕੇ।

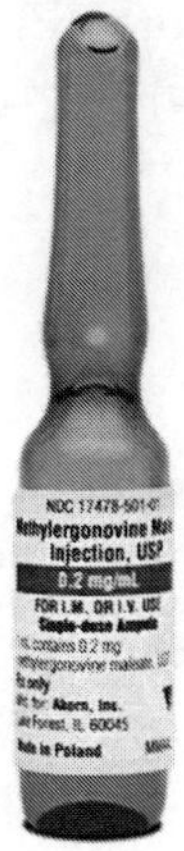

Fig. 19.1: Methergine

Contraindication

1. Twins pregnancy
2. Rh negative mother
3. Severe and pre-eclampsia (BP ਦਾ ਵੱਧਣਾ)

Side effect

Nausea
Vomiting
Blood pressure

Nurse Responsibility

1. Drug ਨੂੰ ਦੇਣ ਤੋਂ ਪਹਿਲਾਂ doctor ਦਾ order ਦੇਖਣਾ ਚਾਹੀਦਾ ਹੈ।
2. ਕਦੇ ਵੀ doctor ਦੇ verbal order ਨੂੰ ਨਹੀਂ ਮੰਨਣਾ ਚਾਹੀਦਾ।
3. Nurse ਨੂੰ medicine ਦੇ action ਦੇ ਬਾਰੇ ਪਤਾ ਹੋਣਾ ਚਾਹੀਦਾ ਹੈ।
4. Drug ਨੂੰ ਦੇਣ ਤੋਂ ਪਹਿਲਾਂ patient ਦੀ condition note ਕਰਨੀ ਚਾਹੀਦੀ ਹੈ।
5. Labour ਦੀ first stage ਵਿੱਚ ਇਸਦਾ use ਨਹੀਂ ਕਰਨਾ ਚਾਹੀਦਾ ਹੈ।
6. Patient ਨੂੰ drug ਦੇਣ ਤੋਂ ਪਹਿਲਾਂ five rights ਨੂੰ check ਕਰਨਾ ਚਾਹੀਦਾ ਹੈ।
7. Overdose ਦਾ ਇਸਤੇਮਾਲ ਨਹੀਂ ਕਰਨਾ ਚਾਹੀਦਾ।
8. Injection ਦੇਣ ਤੋਂ ਬਾਅਦ patient ਦੀ condition check ਕਰਨਾ ਚਾਹੀਦਾ ਹੈ। ਤੇ ਪਤਾ ਲਗਾਉਣਾ ਚਾਹੀਦਾ ਹੈ ਕਿ ਕਿਤੇ side effect ਤਾਂ ਨਹੀਂ ਹੈ।
9. Injection ਦੇਣ ਤੋਂ ਪਹਿਲਾਂ blood pressure check ਕਰਨਾ ਜਰੂਰੀ ਹੈ।

Oxytocin Drug

ਇਹ ਇੱਕ drug ਹੈ ਜੋ midwife ਦੇ ਦੁਆਰਾ free use ਕੀਤੀ ਜਾਂਦੀ ਹੈ। ਇਹ hypothalamus ਦੁਆਰਾ stimulate ਹੁੰਦੀ ਹੈ। ਅਤੇ posterior pituitary gland ਵਿੱਚ store ਹੁੰਦੀ ਹੈ ਅਤੇ ਉੱਥੋਂ ਹੀ release ਹੁੰਦੀ ਹੈ। ਇਹ delivery ਹੋਣ ਤੋਂ ਪਹਿਲਾਂ uterine contraction ਨੂੰ ਵਧਾਉਂਦੀ ਹੈ। ਇਸ ਦੀ ਵਜ੍ਹਾ ਨਾਲ baby ਦੀ delivery ਜਲਦੀ ਹੋ ਜਾਂਦੀ ਹੈ।

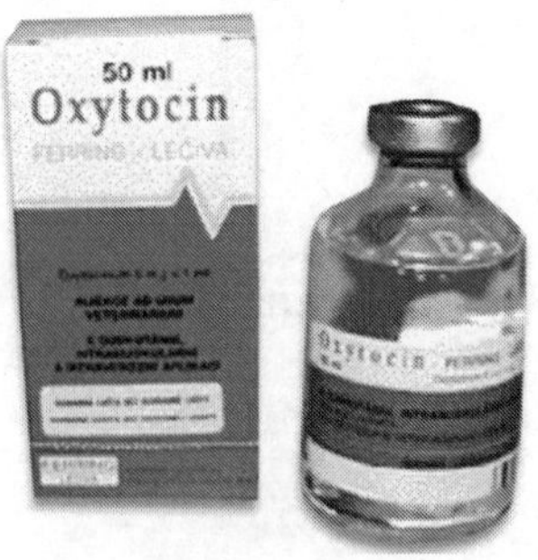

Fig. 19.2: Oxytocin

Dose: 1 unit in 500 ml fluid (35 to 40 drops/mint.)

Route: IV infusion

Action: Uterine contraction ਨੂੰ ਵਧਾਉਂਦੀ ਹੈ। Duration of action = 20 mint.

Preparation used

1. Synthetic oxytocin
2. Pitocin
3. Syntocinon

Indication/Purpose ਕਿਸ ਸਥਿਤੀ ਵਿੱਚ ਦਿੱਤੀ ਜਾਂਦੀ ਹੈ।

1. Labour pain ਨੂੰ start ਕਰਨ ਲਈ
2. Abortion ਨੂੰ ਸ਼ੁਰੂ ਕਰਨ ਲਈ
3. Bleeding ਨੂੰ control ਕਰਨ ਲਈ use ਕੀਤੀ ਜਾਂਦੀ ਹੈ।
4. PPH ਨੂੰ control ਕਰਨ ਲਈ use ਕੀਤੀ ਜਾਂਦੀ ਹੈ।
5. Diagnostic purpose ਦੇ ਲਈ ਵੀ use ਕੀਤਾ ਜਾ ਸਕਦਾ ਹੈ। ਜਿਵੇਂ :
   Oxytocin sensitivity test - Drink
   Oxytocin sensitivity test - Injection

Contraindication ਕਿਹੜੀ ਸਥਿਤੀ ਵਿੱਚ ਨਹੀਂ ਦਿੱਤੀ ਜਾਂਦੀ।

1. Fetal distress condition ਵਿਚੋਂ (ਸਾਹ ਲੈਣ ਵਿੱਚ problem)
2. Hypertonic uterine action
3. Contracted pelvis
4. Heart disease

Nursing Responsibility

1. Oxytocin drip ਦਾ flow rate maintain ਕਰਕੇ ਰੱਖਣਾ।
2. Uterine contraction ਨੂੰ note ਕਰਨਾ।
3. Mother ਦੇ vital sign ਨੂੰ check ਕਰਾਂਗੇ।
4. Labour ਦੀ progress ਨੂੰ assess ਕਰਾਂਗੇ।
5. Injection ਦੇਣ ਤੋਂ ਪਹਿਲਾਂ five right ਨੂੰ ਧਿਆਨ ਵਿੱਚ ਰੱਖਾਂਗੇ।
6. Medicine ਦਾ route ਅਤੇ dose check ਕਰਾਂਗੇ।
7. Doctor ਦਾ written order check ਕਰਾਂਗੇ।
8. Drug ਨੂੰ ਦੇਣ ਤੋਂ ਪਹਿਲਾਂ patient ਦੀ condition ਨੂੰ note ਕਰ ਲੈਣਾ ਚਾਹੀਦਾ ਹੈ।

Deriphylline

ਇਹ ਇੱਕ drug ਹੈ ਜਿਸਦਾ respiratory system ਦੇ ਲਈ use ਕੀਤਾ ਜਾਂਦਾ ਹੈ ਇਸਦਾ ਸਾਡੇ lungs ਉੱਤੇ ਪ੍ਰਭਾਵ ਹੁੰਦਾ ਹੈ। ਇਹ bronchiolus ਨੂੰ dilate ਕਰ ਦਿੰਦੀ ਹੈ ਜਿਸਦੀ ਵਜ੍ਹਾ ਨਾਲ patient ਨੂੰ ਸਾਹ ਲੈਣ ਵਿੱਚ ਤਕਲੀਫ ਘੱਟ ਹੁੰਦੀ ਹੈ ਅਤੇ ਉਹ ਚੰਗੀ ਤਰ੍ਹਾਂ ਸਾਹ ਲੈ ਸਕਦਾ ਹੈ।

Action: Bronchodilator
Dose: 100 mg - 300 mg oral
40 mg - 80 mg IV

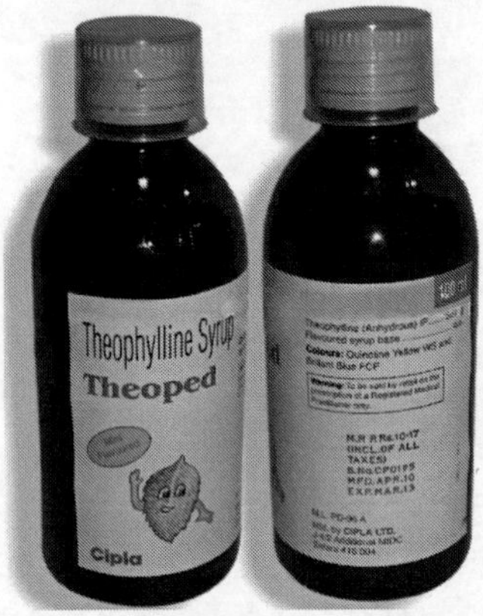

Fig. 19.3: Deriphylline

Purpose/Indication

1. Respiratory distress (ਪੂਰੀ ਤਰ੍ਹਾਂ ਨਾਲ ਸਾਹ ਨਾ ਆਉਣਾ)
2. Bronchiole asthma (ਦਮੇ ਦੀ ਬਿਮਾਰੀ)
3. Chronic bronchitis (ਲੰਮੇ ਸਮੇਂ ਤੋਂ branch ਦੀ inflammation)
4. Bronchial spasm (ਮਾਸਪੇਸ਼ੀਆ ਦਾ ਅਕੜਨਾ)

Contraindication

ਕਿਸ ਸਥਿਤੀ ਵਿੱਚ ਨਹੀਂ ਦੇਣੀ ਚਾਹੀਦੀ।

1. Peptic ulcer (ਪੇਟ ਵਿੱਚ ਜਖਮ)
2. Renal disease (Kidney ਦੀ ਬਿਮਾਰੀ)
3. Diabetes mellitus (ਸ਼ੁਗਰ ਦੀ ਬਿਮਾਰੀ)

Side effect

Nausea, vomiting, tachycardia (ਦਿਲ ਦੀ ਪੜਕਨ ਵਧਣਾ)
Nervousness (ਉਤੇਜਿਤ ਹੋਤਾ), convulsion (ਦੌਰੇ ਪੈਣਾ)

Nursing Responsibility

1. Patient ਨੂੰ psychological support ਦੇਵਾਂਗੇ।
2. Patient ਦੀ condition ਨੂੰ note ਕਰਨਾ ਚਾਹੀਦਾ ਹੈ।
3. Doctor ਦਾ written order check ਕਰਾਂਗੇ।
4. Injection ਦੇਣ ਤੋਂ ਪਹਿਲਾਂ five right ਦਾ ਧਿਆਨ ਰੱਖਣਾ ਚਾਹੀਦਾ ਹੈ।

5. Injection ਦੇਣ ਤੋਂ ਪਹਿਲਾਂ route and dose ਨੂੰ check ਕਰਾਂਗੇ।
6. Drug ਦੇਣ ਦੇ ਬਾਅਦ ਉਸਦੇ side effect ਨੂੰ note ਕਰਾਂਗੇ ਅਤੇ doctor ਨੂੰ ਸੂਚਿਤ ਕਰਾਂਗੇ।

Magnesium Sulphate ($MgSO_4$)

ਇਹ ਇੱਕ drug ਹੈ ਜੋ midwifery ਵਿੱਚ use ਕੀਤੀ ਜਾਂਦੀ ਹੈ ਇਹ delivery ਦੇ time ਜਾਂ delivery ਦੇ ਬਾਅਦ ਪੈਣ ਵਾਲੇ ਦੌਰੇ ਨੂੰ control ਕਰਦੀ ਹੈ ਅਤੇ ਥੋੜ੍ਹੀ sedation ਵੀ ਦੇਂਦੀ ਹੈ।

Action: Anticonvulsant.
Route: IM and IV.
Dose: 5 gm to 10 gm IM 10-15 mint.
1 gm to 2 gm IV 20-25 mint.

Available form: 10%, 25%, 50% solution (ਘੋਲ ਕੇ)

Indication: Pregnancy ਦੇ ਸਮੇਂ BP ਵਧਣ ਤੇ ਅਤੇ ਦੌਰੇ ਨੂੰ ਠੀਕ ਕਰਨ ਦੇ ਲਈ।

Contraindication

1. ਸਾਹ ਨਾ ਆਉਣਾ (Respiratory failure)
2. Muscles weakness

Side Effects

1. ਪਸੀਨਾ ਆਉਣਾ
2. ਨਸੇ ਵਿੱਚ ਰਹਿਣਾ
3. BP ਦਾ ਘੱਟ ਹੋ ਜਾਣਾ
4. Body temperature ਘੱਟ ਹੋ ਜਾਣਾ
5. Muscles weakness

Anti-dote (Use ਕਰਨਾ): Calcium gluconate IV - 10 ml

Nursing Responsibility

1. Patient ਦੀ condition ਨੂੰ note ਕਰਾਂਗੇ।
2. Doctor ਦਾ written order check ਕਰਾਂਗੇ।
3. ਬੱਚੇ ਦੀ ਦਿਲ ਦੀ ਧੜਕਣ check ਕਰਾਂਗੇ।
4. Vital sign check ਕਰਾਂਗੇ।
5. Injection ਦੇਣ ਦੇ ਬਾਅਦ patient ਨੂੰ ਕੋਈ side effect ਤਾਂ ਨਹੀਂ ਹੈ ਉਸਨੂੰ check ਕਰਾਂਗੇ।

Misoprostal (Chemical name-PGE) Prostaglandine

ਇਹ ਇੱਕ drug ਹੈ ਜੋ midwifery ਵਿੱਚ use ਕੀਤੀ ਜਾਂਦੀ ਹੈ ਇਹ labour pain ਨੂੰ induce (ਵਧਾਉਣਾ) ਕਰਨ ਦੇ ਲਈ ਅਤੇ cervical ripening (ਪਕਾਉਣਾ) ਦੇ ਲਈ use ਕੀਤੀ ਜਾਂਦੀ ਹੈ। ਇਹ ਤੇਜੀ ਨਾਲ absorb ਹੋ ਜਾਂਦੀ ਹੈ ਅਤੇ oxytocin ਤੋਂ ਜਿਆਦਾ ਪ੍ਰਭਾਵਸ਼ਾਲੀ ਹੁੰਦੀ ਹੈ।

Route: Vaginal or oral

Dose: 50 mg 3-3 ਘੰਟੇ ਦੇ ਬਾਅਦ ਜਿਆਦਾ ਤੋਂ ਜਿਆਦਾ ਛੇ ਵਾਰ

Oral: 50 mg after 4 hour.

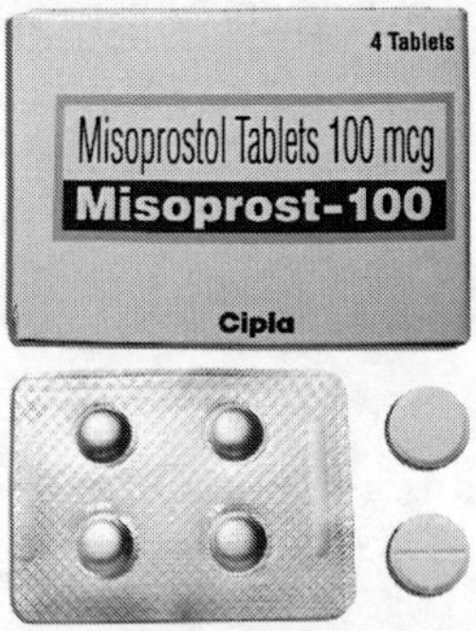

Fig. 19.4: Prostylendine

Indication

1. Labour pain ਨੂੰ ਵਧਾਉਣ ਲਈ।
2. Abortion process ਨੂੰ ਸ਼ੁਰੂ ਕਰਨ ਦੇ ਲਈ
3. Cervical ripening ਦੇ ਲਈ
4. Bleeding ਨੂੰ control ਕਰਨ ਦੇ ਲਈ।

Contraindication

1. Contracted pelvis
2. Previous caesarian section

Side effects

1. Hyperstimulation
2. Meconium passage high

Nursing Responsibility

1. Drug ਦੇਣ ਤੋਂ ਪਹਿਲਾਂ patient check ਕਰਾਂਗੇ।
2. ਇਹ drug ਦੇਣ ਤੋਂ ਪਹਿਲਾਂ patient ਦੀ pregnancy ਜਾਂਚਾਂਗੇ।
3. Drug ਦੇਣ ਤੋਂ ਬਾਅਦ ਥੋੜ੍ਹੀ-ਥੋੜ੍ਹੀ ਦੇਰ ਬਾਅਦ patient check ਕਰਦੇ ਰਹਾਂਗੇ।
4. Side effect check ਕਰਾਂਗੇ।

Pethidine

ਇਹ ਇੱਕ drug ਹੈ ਜੋ midwifery ਵਿੱਚ use ਕੀਤੀ ਜਾਂਦੀ ਹੈ ਇਹ pain ਨੂੰ ਖਤਮ ਕਰਨ ਦੇ ਲਈ use ਕੀਤੀ ਜਾਂਦੀ ਹੈ ਇਹ labour ਵਿੱਚ use ਕੀਤੀ ਜਾਂਦੀ ਹੈ ਇਹ sedatives or analgesic ਦੀ ਤਰ੍ਹਾਂ ਕੰਮ ਕਰਦੀ ਹੈ।

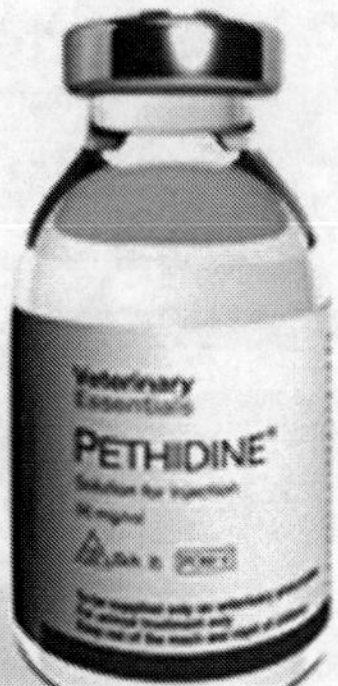

Fig. 19.5: Pethidine

Action: Sedatives and analgesic
Dose: 50 mg
Route: IM 6 ਘੰਟੇ ਦੇ ਬਾਅਦ

Indication/Purpose: ਕਿਸ ਸਥਿਤੀ ਵਿੱਚ use ਕੀਤੀ ਜਾਂਦੀ ਹੈ।

1. Pain ਨੂੰ ਖਤਮ ਕਰਨ ਦੇ ਲਈ
2. Antispasmodic

Contraindication

ਇਸ ਸਥਿਤੀ ਵਿੱਚ use ਨਹੀਂ ਕੀਤੀ ਜਾਂਦੀ? ਇਸਦੀ over (ਜਿਆਦਾ) dose use ਕਰਨ ਨਾਲ body ਦੇ respiratory system ਨੂੰ distress (ਸਮੱਸਿਆ) ਕਰ ਦਿੰਦੀ ਹੈ।

Nursing Responsibilities

1. Labour pain ਦੀ condition ਨੂੰ check ਕਰਾਂਗੇ। ਅਤੇ ਜਿਆਦਾ (over) dose ਦਾ use ਨਹੀਂ ਕਰਾਂਗੇ।
2. Drug ਦੇਣ ਤੋਂ ਪਹਿਲਾਂ patient ਦੀ condition ਨੂੰ check ਕਰਨਾ ਚਾਹੀਦਾ ਹੈ।
3. Fetal heart rate check ਕਰਾਂਗੇ।
4. Drug ਦੇਣ ਦੇ ਬਾਅਦ ਥੋੜੀ-ਥੋੜੀ ਦੇਰ ਬਾਅਦ patient ਨੂੰ check ਕਰਨਾ ਚਾਹੀਦਾ ਹੈ।
5. ਇਹ drug ਦੇਣ ਤੋਂ ਪਹਿਲਾਂ patient ਦੀ pregnancy ਦੀ ਜਾਂਚ ਕਰਾਂਗੇ।
6. Side effect ਨੂੰ check ਕਰਾਂਗੇ।

Avail and Antihistamine

ਇਹ ਇੱਕ drug ਹੈ ਜੋ allergy ਨੂੰ ਖਤਮ ਕਰਦੀ ਹੈ ਇਸ ਲਈ ਇਸ drug ਨੂੰ anti allergic ਕਹਿੰਦੇ ਹਨ।

Route: IV or oral

Dose: 25 ml (oral)

102 ml IV

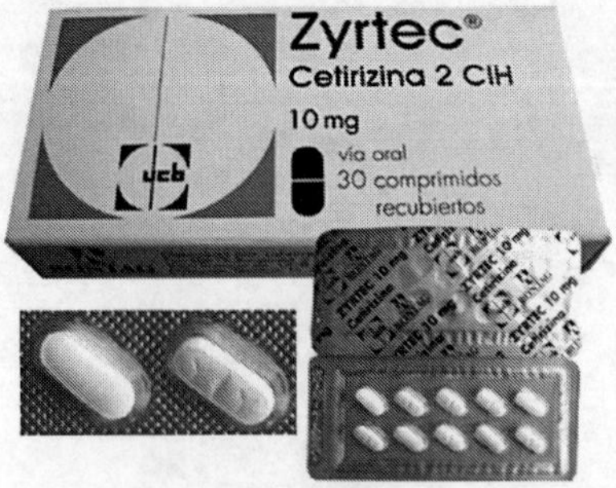

Fig. 19.6: Antihistamine

Purpose

1. Body ਦੇ false reaction (ਗਲਤ) process ਦੇ ਵਿਰੁੱਧ ਕੰਮ ਕਰਦੀ ਹੈ।
2. ਇਹ ਕਿਸੀ ਵੀ drug ਦੇ ਗੈਰ-ਜਰੂਰੀ ਅਤੇ unwanted side effect ਨੂੰ control ਦੇ ਲਈ use ਕੀਤੀ ਜਾਂਦੀ ਹੈ।

Vitamin - K

1. ਇਹ blood coagulant ਦਾ ਕੰਮ ਕਰਦੀ ਹੈ।
2. ਇਹ bleeding ਨੂੰ control ਕਰਨ ਵਿੱਚ help ਕਰਦਾ ਹੈ।
3. ਇਹ prophylaxis (ਬਿਮਾਰੀ ਤੋਂ ਪਹਿਲਾਂ) measure ਦੇ ਰੂਪ ਵਿੱਚ use ਕੀਤੇ ਜਾਂਦੇ ਹਨ।
   Dose: 0.1 mg
   Route: IM

Anti-Rabies Vaccine

ਇਹ rabies ਦੇ ਵਿਰੁੱਧ ਹੀ ਦਿੱਤੀ ਜਾਂਦੀ ਹੈ। Rabies ਇੱਕ virus ਨਾਲ ਫੈਲਦੇ ਹਨ ਇਹ drug ਉਸ virus ਨੂੰ ਖਤਮ ਕਰਨ ਦੇ ਲਈ ਦਿੱਤੀ ਜਾਂਦੀ ਹੈ।

Route: S/C or IM

Dose or Action: ਇਹ drug ਕੱਟਣ ਦੀ ਗੰਭੀਰਤਾ ਦੇ ਆਧਾਰ ਤੇ ਦਿੱਤੀ ਜਾਂਦੀ ਹੈ। 0.1 ml subcutaneous and IM ਇਸਦੀ booster dose 90 ਦਿਨਾਂ ਦੇ ਬਾਅਦ ਦਿੱਤੀ ਜਾਂਦੀ ਹੈ।

Topic Essentials of Medication and Order

1. **Name of drug:** Drug ਦਾ name record book ਦੀ ਸਲਿਪ ਦੇ ਉੱਪਰ clearly ਲਿਖਿਆ ਹੋਣਾ ਚਾਹੀਦਾ ਹੈ ਤਾਂ ਕਿ ਉਸਨੂੰ ਪੜਨ ਵਿੱਚ ਤੇ ਸਮਝਣ ਵਿੱਚ ਕੋਈ ਪ੍ਰੇਸ਼ਾਨੀ ਨਾ ਹੋਵੇ।
2. **Name of patient:** Patient ਦਾ ਨਾਮ drug sheet ਦੇ ਉੱਪਰ ਪੂਰਾ ਦਿਖਾਈ ਦੇਣਾ ਚਾਹੀਦਾ ਹੈ ਜਿਸ ਨਾਲ ਸਾਨੂੰ ਪੂਰਾ ਪਤਾ ਲੱਗ ਜਾਵੇ ਕਿ ਕਿਹੜੀ drug ਕਿਹੜੇ patient ਨੂੰ ਦੇਣੀ ਹੈ।
3. **Dose and route of drug:** Drug ਦੀ dose ਉਸਦੀ amount of strength clear ਲਿਖੀ ਹੋਣੀ ਚਾਹੀਦੀ ਹੈ ਤੇ ਉਸਦੇ route ਦੇ ਬਾਰੇ ਵਿੱਚ ਵੀ ਸਾਫ-ਸਾਫ ਲਿਖਿਆ ਹੋਣਾ ਚਾਹੀਦਾ ਹੈ ਤਾਕਿ ਸਾਨੂੰ ਪਤਾ ਲੱਗ ਸਕੇ ਕਿ ਕਿਹੜੀ drug ਕਿਸ time ਤੇ ਕਿੰਨੀ dose ਵਿੱਚ ਅਤੇ ਕਿਹੜੇ route ਦੁਆਰਾ ਦੇਣੀ ਹੈ।

4. **Date:** Drug ਦਿੰਦੇ ਸਮੇਂ date, month, year, time clear ਲਿਖਿਆ ਹੋਣਾ ਚਾਹੀਦਾ ਹੈ।
5. **Signature of Doctor:** ਜਿਸ patient ਦੇ ਲਈ ਜੋ ਵੀ order ਦਿੱਤਾ ਗਿਆ ਹੈ ਉਸਦੇ ਉੱਪਰ doctor ਦੇ signature ਜਰੂਰ ਹੋਣੇ ਚਾਹੀਦੇ ਹਨ।

Emergency Drugs

Emergency drug ਉਹ ਹੁੰਦੀ ਹੈ ਜੋ ਜਰੂਰਤ ਪੈਣ ਤੇ patient ਦੀ condition ਨੂੰ ਦੇਖਦੇ ਹੋਵੇ ਅਤੇ ਉਸਦੀ life ਨੂੰ safe ਕਰਨ ਲਈ use ਕੀਤੀ ਜਾਂਦੀ ਹੈ।

1. **Injection sodium bicarbonate:** Body ਦਾ fluid or electrolyte balance ਬਣਾਉਣ ਲਈ।
2. **Injection calcium gluconate:** Body ਦਾ calcium level ਵਧਾਉਣ ਲਈ ਜਾਂ maintain ਕਰਨ ਦੇ ਲਈ use ਕੀਤਾ ਜਾਂਦਾ ਹੈ।
3. **Injection dopamine:** Blood pressure ਵਧਾਉਣ ਲਈ use ਕੀਤਾ ਜਾਂਦਾ ਹੈ।
4. **Injection adrenaline:** Vasoconstrictor ਦਾ ਕੰਮ ਕਰਦਾ ਹੈ।
5. **Atropine:** Mucus secretion ਨੂੰ ਵਧਾਉਂਦਾ ਹੈ।
6. **Oxytocin:** Uterine contraction ਨੂੰ ਵਧਾਉਂਦਾ ਹੈ।
7. **Methergine:** Delivery ਦੇ ਬਾਅਦ bleeding ਨੂੰ ਰੋਕਣ ਲਈ।
8. **Deriphylin:** Bronchodilator
9. **Magnesium sulphate:** Anticonvulsant
10. Avail and antihistamine Anti-allergic
11. **Injection diazepam:** Sedative ਹੈ।
12. **Cortisone:** Carticosteroid (Skin ਦੀ problem ਹੋਣ ਤੇ)
13. **Injection nikethamide:** Heart stimulant ਕਰਨਾ ਅਤੇ ਇਹ functional activity ਨੂੰ ਵਧਾਉਂਦੀ ਹੈ।
14. **Lasix (Diuretic):** Urine ਦੇ flow ਨੂੰ ਵਧਾਉਣ ਲਈ।
15. **Infusion:** Dextrose body ਦੇ fluid and electrolyte balance ਨੂੰ maintain ਕਰਨਾ।

In Fluid

1. RL: Ringer lactate (ਸ਼ੂਗਰ ਵਾਲੇ patient ਨੂੰ)
2. DNS: Dextrose normal saline
3. NS: Normal saline
4. D 5%: 5 mg
5. D 10%: 100 ml

Formula for Dose Calculation

$$\frac{D}{H} \times Q = A$$

D - Desired dose (ਜੋ dose patient ਨੂੰ ਦੇਣੀ ਹੈ)

H - Dose we have (Total dose)

Q - Quantity (ਜਿੰਨੀ ਮਾਤਰਾ ਵਿੱਚ ਦੇਣੀ ਹੈ)

A - Amount of dose (ਕਿੰਨੀ ਦੇਣੀ ਹੈ)

$\frac{D}{H} \times Q = ?$ D = 275 ml, H = 500 ml, Q = 8 ml, A = ?

$$\frac{275}{500} \times 8 = \frac{22}{5} = 404$$

D = 48, H = 80, Q = 2 ml, A = ?

$$\frac{48}{80} \times 2 = 1.2\text{ml}$$

FORMULA FOR FLUID CALCULATION

Calculation of dose

1. ਹਮੇਸ਼ਾ medicine ਗਿਲਾਸ ਨਾਲ ਮਾਪ ਕੇ ਲੈਣੀ ਚਾਹੀਦੀ ਹੈ।
2. Doctor ਦੇ order ਦੇ ਅਨੁਸਾਰ ਸਹੀ ਮਾਪ ਕੇ medicine ਦੇਣੀ ਚਾਹੀਦੀ ਹੈ।
3. ਜਦੋਂ medicine ਨੂੰ ਮਾਪ ਰਹੇ ਹੋ ਤਾਂ ਕਿਸੇ ਨਾਲ ਗੱਲਬਾਤ ਨਹੀਂ ਕਰਨੀ ਚਾਹੀਦੀ।
4. ਦਵਾਈ ਲੈਣ ਤੋਂ ਬਾਅਦ medicine ਦੀ bottle ਦਾ ਮੂੰਹ clean ਕਰਕੇ ਬੰਦ ਕਰਨਾ ਚਾਹੀਦਾ ਹੈ।
5. Medicine glass ਨੂੰ eye contact ਵਿੱਚ ਰੱਖਾਂਗੇ। ਅਤੇ medicine glass ਵਿੱਚ ਉਨੀ ਹੀ ਲਵਾਂਗੇ ਜਿੰਨੀ ਜਰੂਰਤ ਹੈ।
6. ਕਦੇ ਵੀ medicine ਨੂੰ ਪਹਿਲਾਂ medicine tray ਵਿੱਚ ਨਹੀਂ ਰੱਖਣਾ ਚਾਹੀਦਾ। ਹਮੇਸ਼ਾ medicine card ਦੇ ਅਨੁਸਾਰ medicine tray ਵਿੱਚ ਰੱਖਣੀ ਚਾਹੀਦੀ ਹੈ।
7. Medicine ਦੇਣ ਤੋਂ ਪਹਿਲਾਂ medicine ਨੂੰ medicine glass ਵਿੱਚ ਪਾਉਣਾ ਚਾਹੀਦਾ ਹੈ।

Principle in Administration of Medicine/Drug

1. Medicine ਦੇਣ ਤੋਂ ਪਹਿਲਾਂ doctor ਦੇ order ਨੂੰ ਪੜ੍ਹਨਾ ਚਾਹੀਦਾ ਹੈ।
2. Doctor ਦੇ written order ਦੇ ਅਨੁਸਾਰ ਹੀ patient ਨੂੰ ਦਵਾਈ ਦੇਣੀ ਅਤੇ verbal order ਨੂੰ emergency ਵਿੱਚ use ਕਰਨਾ ਚਾਹੀਦਾ ਹੈ।
3. Medicine ਲੈਣ ਦੇ ਬਾਅਦ doctor ਦੇ order ਨਾਲ medicine ਨੂੰ ਮਿਲਾਉਣਾ ਚਾਹੀਦਾ ਹੈ ਅਤੇ ਉਸਦੇ ਬਾਅਦ ਹੀ patient ਨੂੰ medicine ਦੇਣੀ ਚਾਹੀਦੀ ਹੈ।
4. Medicine ਦੇਣ ਤੋਂ ਪਹਿਲਾਂ ਉਸਦੀ expiry date check ਕਰਨੀ ਚਾਹੀਦੀ ਹੈ।
5. Doctor ਦੇ order ਦੇ ਅਨੁਸਾਰ medicine ਦੀ dose ਸਹੀ time ਤੇ ਦੇਣੀ ਚਾਹੀਦੀ ਹੈ।

Metrology

Definition: ਇਹ ਇੱਕ science ਦੀ ਸਾਖਾ ਹੈ ਜੋ ਦਵਾਈਆਂ ਦੀ weight and measuring ਦੇ ਨਾਲ deal ਕਰਦੀ ਹੈ।

Weight and measures:

1000 mg - 1 gm
500 mg - 1/2 kg
200 mg - 0.2 gm
250 mg - 0.5 gm
500 mg - 0.5 gm

Liquid

1 liter - 100 ml
1 Deciliter - 100 ml leter
1 Teaspoonful - 4-5 ml (TSF)
1 Tablespoonful - 15 ml (TSF)
1 Cup - 200-250 ml
1 Standard glass - 400 - 500 ml (ਇੱਕ ml - 200)
1 gram - 60 minims (60 grains, 4 gram, 4 ml, 1 teaspoonful)
1 Ounce - 30 gm, 15 ml, 8 teaspoon, 1 teaspoon = 25 ml
1 Liter - 40 ounce
1 Minimum - 1 drop
1 Kg - 1000 gm ਦੇ ਬਰਾਬਰ
1 CC - 1 ml
1 Inch - 2.5 cm
1 Foot - 12 inch.

Part E: First Aid and Referral

Unit 20: ਪਹਿਲੀ ਸਹਾਇਤਾ ਦੀ ਜਰੂਰਤ (Need for First Aid)
Unit 21: ਸਾਧਾਰਨ ਸੱਟਾਂ ਤੇ ਬੀਮਾਰੀਆਂ (Minor Injuries and Ailments)
Unit 22: ਹੱਡੀ ਟੁੱਟਣਾ (Fractures)
Unit 23: ਜੀਵਨ ਰੱਖਿਅਕ ਹਾਲਤਾਂ (Life Threatening Conditions)

CHAPTER 20

ਪਹਿਲੀ ਸਹਾਇਤਾ ਦੀ ਜਰੂਰਤ (Need for First Aid)

Definition

Doctor ਦੇ ਆਉਣ ਤੋਂ ਪਹਿਲਾਂ ਜਾਂ hospital ਲੈ ਕੇ ਜਾਣ ਤੋਂ ਪਹਿਲਾਂ ਬਿਮਾਰ ਜਾਂ ਬੇਹੋਸ਼ ਵਿਅਕਤੀ ਨੂੰ ਜੋ care ਦਿੱਤੀ ਜਾਂਦੀ ਹੈ ਉਸ ਨੂੰ first aid ਕਹਿੰਦੇ ਹਨ।

ਇਹ help ਕਿਸੇ ਇਸ ਤਰ੍ਹਾਂ ਦੇ ਵਿਅਕਤੀ ਦੁਆਰਾ ਦਿੱਤੀ ਜਾਂਦੀ ਹੈ ਜਿਸਨੂੰ ਇਸ ਬਾਰੇ ਪੂਰੀ ਜਾਣਕਾਰੀ ਹੋਵੇ।

AIM/PURPOSE OF FIRST AID

First aid ਦੇ ਨਿਮਨਲਿਖਿਤ purpose ਹਨ :

1. ਵਿਅਕਤੀ ਦੇ ਜੀਵਨ ਨੂੰ ਬਚਾਉਣ ਲਈ।
2. ਵਿਅਕਤੀ ਦੇ ਦਰਦ ਨੂੰ ਘੱਟ ਕਰਨ ਲਈ।
3. Health ਨੂੰ promote ਕਰਨ ਲਈ।
4. ਵਿਅਕਤੀ ਦੀ condition ਨੂੰ ਹੋਰ ਜਿਆਦਾ ਖਰਾਬ ਹੋਣ ਤੋਂ ਬਚਾਉਣ ਲਈ।

Principle of First Aid

1. ਕੰਮ ਜਲਦੀ ਤੇ ਸ਼ਾਂਤੀ ਨਾਲ ਕਰਨਾ ਚਾਹੀਦਾ ਹੈ।
2. Patient ਦੀ ਜਾਣਕਾਰੀ ਨੂੰ ਉਚਿੱਤ ਢੰਗ ਨਾਲ ਸੰਭਾਲਣਾ ਚਾਹੀਦਾ ਹੈ।
3. ਜਲਦੀ ਤੇ tension ਵਿੱਚ ਰਹਿ ਕੇ ਕੰਮ ਨਹੀਂ ਕਰਨਾ ਚਾਹੀਦਾ।
4. ਹਮੇਸ਼ਾ patient ਦੇ ਨਾਲ ਰਹਿਣਾ ਚਾਹੀਦਾ ਹੈ।
5. ਸਭ ਤੋਂ ਪਹਿਲਾਂ injury ਦੇ ਕਾਰਨ ਨੂੰ ਲੱਭਣਾ ਚਾਹੀਦਾ ਹੈ।
6. Patient ਨੂੰ injury ਜਾਂ accident ਦੇ agent ਤੋਂ ਦੂਰ ਰੱਖਣਾ ਜਿਵੇਂ : Wire fire.
7. ਇਨਸਾਨੀਅਤ ਨਾਲ ਕੰਮ ਕਰਨਾ ਚਾਹੀਦਾ ਹੈ।
8. Patient ਤੇ ਕਿਸੇ ਤਰ੍ਹਾਂ ਦਾ ਤਜਰਬਾ ਨਹੀਂ ਕਰਨਾ ਚਾਹੀਦਾ।
9. Patient ਦੀ condition ਦੇ ਬਾਰੇ ਵਿੱਚ ਉਸਦੇ relatives ਨੂੰ ਜਾਣਕਾਰੀ ਦੇਣਾ।
10. Patient ਤੇ ਉਸਦੇ relatives ਨੂੰ ਤਸੱਲੀ ਦੇਣਾ।

11. Patient ਦੇ ਕੋਲ ਭੀੜ ਇਕੱਠੀ ਨਹੀਂ ਹੋਣ ਦੇਣੀ ਚਾਹੀਦੀ।
12. Patient ਦੇ ਬੇਹੋਸ਼ ਹੋਣ ਦੇ ਬਾਰੇ ਪਤਾ ਕਰਨਾ ਤੇ ਉਸਦੀ ਹਾਲਤ ਜਿਆਦਾ ਖਰਾਬ ਹੋਣ ਤੋਂ ਬਚਾਉਣਾ।
13. ਜਰੂਰਤ ਜਾਂ ਪ੍ਰਾਥਮਿਕਤਾ ਦੇ ਅਨੁਸਾਰ ਕੰਮ ਕਰਨਾ।
14. Patient ਨੂੰ warm ਤੇ ਆਰਾਮਦਾਇਕ ਸਥਿਤੀ ਵਿੱਚ ਰੱਖਣਾ।
15. ਜਲਦੀ ਤੋਂ ਜਲਦੀ medical help ਉਪਲੱਬਧ ਕਰਵਾਉਣਾ ਜਾਂ patient ਨੂੰ ਨਜਦੀਕੀ ਹਾਪਤਾਲ ਵਿੱਚ ਪਹੁੰਚਾਉਣਾ।
16. ਕਿਸੇ ਖਾਸ instrument ਦਾ ਇੰਤਜਾਰ ਨਾ ਕਰਨਾ।
17. Patient ਦੇ a, b, c ਦਾ ਪੂਰਾ ਪਤਾ ਰੱਖਣਾ।

    a = airway, b = breathing, c = circulation

Golden Rules

1. ਜਲਦੀ ਸ਼ਾਂਤੀਪੁਰਵਕ ਅਤੇ ਬਿਨਾਂ ਕਿਸੇ ਘਬਰਾਹਟ ਦੇ ਕੰਮ ਕਰਨਾ ਚਾਹੀਦਾ ਹੈ।
2. Accident ਵਾਲੀ ਜਗ੍ਹਾ ਤੇ ਜਲਦੀ ਤੋਂ ਜਲਦੀ ਪਹੁੰਚਣਾ ਚਾਹੀਦਾ ਹੈ।
3. Victim or patient ਦੇ ਕੋਲ ਭੀੜ (ਨਹੀਂ) ਇਕੱਠੀ ਨਹੀਂ ਹੋਣ ਦੇਣੀ ਚਾਹੀਦੀ।
4. Patient ਦੇ accident ਦੇ ਕਾਰਨ ਨੂੰ ਦੂਰ ਕਰਨਾ ਚਾਹੀਦਾ ਹੈ, ਜਿਵੇਂ : Fire, etc.
5. Patient ਨੂੰ ਜਰੂਰਤ ਦੇ ਅਨੁਸਾਰ care ਦੇਣੀ ਚਾਹੀਦੀ ਹੈ ਤੇ ਉਸਦੀ condition ਨੂੰ ਜਿਆਦਾ ਖਰਾਬ ਹੋਣ ਤੋਂ ਬਚਾਉਣਾ ਚਾਹੀਦਾ ਹੈ।
6. Patient ਨੂੰ ਲਗਾਤਾਰ observe ਕਰਨਾ ਚਾਹੀਦਾ ਹੈ। For example, breathing, bleeding, pulse, etc.
7. ਭੀੜ ਨੂੰ ਜਲਦੀ ਤੋਂ ਜਲਦੀ ਉੱਥੋਂ ਹਟਾਉਣਾ ਚਾਹੀਦਾ ਹੈ ਤਾਕਿ patient ਨੂੰ fresh air ਮਿਲ ਸਕੇ।
8. ਜਿਹੜਾ material ਉੱਥੇ ਉਪਲੱਬਧ ਹੋਵੇ ਉਸ ਤੋਂ ਉਚਿੱਤ care provide ਕਰਨੀ ਚਾਹੀਦੀ ਹੈ।
9. ਜੇਕਰ ਦੁਸਰਾ first aider ਮੌਜੂਦ ਨਾ ਹੋਵੇ ਤਾਂ ਉਥੇ ਖੜੇ ਲੋਕਾਂ ਵਿਚੋਂ ਕਿਸੇ ਦੀ ਸਹਾਇਤਾ ਲੈਣੀ ਚਾਹੀਦੀ ਹੈ ਤੇ ਉਸਨੂੰ ਕਿਸੇ ਜਰੂਰੀ ਸਾਵਧਾਨੀਆ ਦੇ ਬਾਰੇ ਦੱਸਣਾ ਚਾਹੀਦਾ ਹੈ।
10. ਬੇਹੋਸ਼ ਵਿਅਕਤੀ ਦੇ ਨਾਲ ਨਿਮਰਤਾਪੂਰਵਕ ਵਿਵਹਾਰ ਕਰਨਾ ਚਾਹੀਦਾ ਹੈ ਤੇ ਉਸਦਾ ਸਹਿਯੋਗ ਲੈਣਾ ਚਾਹੀਦਾ ਹੈ।
11. ਜਿੰਨੀ ਜਲਦੀ ਹੋ ਸਕੇ patient ਨੂੰ ਨਜਦੀਕ ਦੇ ਹੋਸਪੀਟਲ ਵਿੱਚ ਪਹੁੰਚਾਉਣਾ ਚਾਹੀਦਾ ਹੈ।
12. Patient ਦੇ ਰਿਸ਼ਤੇਦਾਰਾਂ ਨੂੰ ਜਲਦੀ ਤੋਂ ਜਲਦੀ ਸੂਚਨਾ ਦੇਣੀ ਚਾਹੀਦੀ ਹੈ।

Scope of First Aid

First aid ਦਾ scope ਬਹੁਤ ਵੱਡਾ ਹੈ ਕਿਉਂਕਿ ਸੜਕਾਂ ਤੇ (vehicle) ਸਾਧਨ ਜਿਆਦਾ ਹੋਣ ਦੇ ਕਾਰਨ accident ਦਾ risk ਬਹੁਤ ਜਿਆਦਾ ਹੈ। ਅਤੇ ਇਸਦੇ ਕਾਰਨ accident ਕਾਫੀ ਸੰਖਿਆ ਵਿੱਚ ਹੁੰਦੇ ਰਹਿੰਦੇ ਹਨ। ਇਸ ਲਈ ਹਰ ਇੱਕ person ਨੂੰ first aid ਦੇ ਬਾਰੇ ਜਾਣਨਾ ਬਹੁਤ ਜਰੂਰੀ ਹੈ ਕਿ first aid ਕੀ ਹੁੰਦੀ ਹੈ, ਕਿਵੇਂ ਦਿੱਤੀ ਜਾਂਦੀ ਹੈ ਅਤੇ first aider ਵਿੱਚ ਕਿਹੜੀ-ਕਿਹੜੀ quality ਹੋਣੀ ਚਾਹੀਦੀ ਹੈ।

First aid Kit and Supplies

First aid kit ਬਹੁਤ ਜਰੂਰੀ ਹੁੰਦੀ ਹੈ ਕਿਉਂਕਿ ਇਸ ਦੀ ਜਰੂਰਤ ਕਿਸੇ ਵੀ ਥਾਂ ਤੇ ਪੈ ਸਕਦੀ ਹੈ। For example, at home, ਸਿਨੇਮਾ ਹਾਲ, roads, school, office, factories, college or abuses, etc.

ਇਸ ਲਈ first aid kit ਨੂੰ ਹਮੇਸ਼ਾ ਤਿਆਰ ਰੱਖਣਾ ਚਾਹੀਦਾ ਹੈ ਤੇ first aid kit ਵਿੱਚ ਰੱਖੇ ਸਮਾਨ ਨੂੰ ਜਰੂਰਤ ਦੇ ਅਨੁਸਾਰ ਚੰਗੀ ਤਰ੍ਹਾਂ ਰੱਖਣਾ ਚਾਹੀਦਾ ਹੈ। First aid kit ਵਿੱਚ ਨਿਮਨਲਿਖਿਤ ਸਮਾਨ ਹੋਣਾ ਚਾਹੀਦਾ ਹੈ :

1. Dressing (small and medium)
2. Triangular bandage
3. Roller bandage
4. Cotton, wool and pads
5. Betadine ointment
6. Safety pins
7. Scissor and blade
8. Dissecting forceps
9. Medication glass
10. Smelling salt
11. Glucose
12. Troche
13. Splint (support)
14. Kidney tray
15. Basin
16. Mackintosh
17. Plastic sheet
18. Soap
19. Note book and pencil
20. Spirit lamp
21. Match box
22. Eye ointment
23. Thermometer
24. Adhesive tape
25. Antiseptic solution
26. Aspirin tablet.

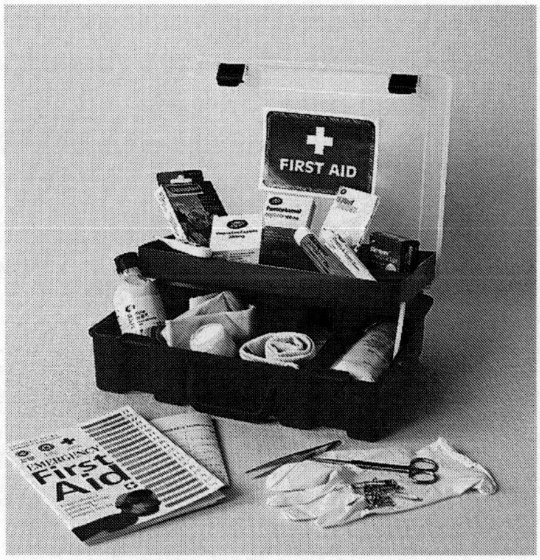

Fig. 20.1: First aid box kit

DRESSING AND BANDAGES

Dressing

Definition: Dressing ਇੱਕ ਪ੍ਰਕਾਰ ਦੀ protective covering ਹੁੰਦੀ ਹੈ ਜੋ wound ਨੂੰ ਸੁਰੱਖਿਅਤ ਰੱਖਣ ਲਈ use ਕੀਤੀ ਜਾਂਦੀ ਹੈ ਇਹ ਦੋ ਪ੍ਰਕਾਰ ਦੀ ਹੁੰਦੀ ਹੈ।

1. Medicated (with medicine)
2. Non-medicated (without medicine)

Purpose of Dressing

Dressing ਨਿਮਨਲਿਖਿਤ purpose ਲਈ ਕੀਤੀ ਜਾਂਦੀ ਹੈ :

1. Wound ਨੂੰ cover ਕਰਨਾ।
2. Wound ਨੂੰ ਹੋਰ ਖਰਾਬ ਹੋਣ ਤੋਂ ਬਚਾਉਣਾ

3. Infection ਨੂੰ ਫੈਲਣ ਤੋਂ ਰੋਕਣਾ
4. Discharge ਨੂੰ ਸੁਕਾਉਣ ਲਈ
5. Bleeding ਨੂੰ ਰੋਕਣ ਲਈ
6. Further injury ਤੋਂ ਬਚਾਉਣ ਲਈ।

Types of Dressing

1. Adhesive dressing (with tape)
2. Non-adhesive dressing (without tape)
   (a) Readyment dressing
   (b) Gauze dressing
   (c) Improvise dressing
3. Dry dressing
4. Wet dressing
5. Pressure dressing.

Points to Remember During Dressing

1. Dressing ਕਰਨ ਤੋਂ ਪਹਿਲਾਂ ਤੇ ਬਾਅਦ ਵਿੱਚ handwash ਕਰਨੇ ਚਾਹੀਦੇ ਹਨ।
2. Dressing ਸਾਫ-ਸੁਥਰੀ ਹੋਣੀ ਚਾਹੀਦੀ ਹੈ।
3. Dressing dry ਹੋਣੀ ਚਾਹੀਦੀ ਹੈ।
4. Dressing ਜਿਆਦਾ tight ਤੇ loose ਨਹੀਂ ਹੋਣੀ ਚਾਹੀਦੀ ਹੈ।
5. Dressing ਦੀ ਅੰਦਰ ਵਾਲੀ side touch ਨਹੀਂ ਕਰਨੀ ਚਾਹੀਦੀ।
6. Dressing ਵਿੱਚ ਲੋੜ ਮੁਤਾਬਕ pad and gauze ਹੋਣੇ ਚਾਹੀਦੇ ਹਨ।
7. Dressing ਦਾ ਸਿਰਾ right hand ਵਿੱਚ ਰੱਖਣਾ ਚਾਹੀਦਾ ਹੈ।
8. Dressing ਤੇ ਇੰਨਾ pressure ਹੋਣਾ ਚਾਹੀਦਾ ਹੈ ਕਿ bleeding control ਹੋ ਸਕੇ।
9. Dressing ਨੂੰ tape ਦੇ ਨਾਲ ਚੰਗੀ ਤਰ੍ਹਾਂ fix ਕਰਨਾ ਚਾਹੀਦਾ ਹੈ।
10. Dressing ਦੇ ਅਨੁਸਾਰ patient ਦੀਆਂ ਸਿਕਾਇਤਾਂ ਨੂੰ ਧਿਆਨ ਨਾਲ ਸੁਣਨਾ ਚਾਹੀਦਾ ਹੈ।
11. Wrinkle ਵਾਲੀ dressing use ਨਹੀਂ ਕਰਨੀ ਚਾਹੀਦੀ।
12. Patient ਨੂੰ ਦੱਸਣਾ ਚਾਹੀਦਾ ਹੈ ਕਿ dressing ਨੂੰ infected ਹੋਣ ਤੋਂ ਕਿਵੇਂ ਬਚਾਉਣਾ ਹੈ।

BANDAGES

Definition: Bandages ਇੱਕ ਪਤਲੇ ਕੱਪੜੇ ਦਾ ਲੰਬਾ ਟੁਕੜਾ ਹੁੰਦਾ ਹੈ ਜੋ injury ਜਾਂ wound ਦੇ ਉੱਪਰ apply ਕੀਤਾ ਜਾਂਦਾ ਹੈ। Bandages ਕਈ material ਦੀ ਬਣੀ ਹੁੰਦੀ ਹੈ। ਜਿਵੇਂ : Plastic, net, flannel and special paper.

Purpose of Bandage

Bandages ਦੇ ਨਿਮਨਲਿਖਤ purpose ਹੁੰਦੇ ਹਨ।

1. Bleeding ਨੂੰ control ਕਰਨ ਲਈ।

2. Pressure apply ਕਰਨ ਲਈ।
3. Swelling ਨੂੰ prevent ਕਰਨ ਲਈ।
4. Dressing ਤੇ splint ਨੂੰ ਸਹੀ position ਵਿੱਚ ਰੱਖਣ ਲਈ।
5. Limb ਜਾਂ joint ਨੂੰ support ਦੇਣ ਲਈ।
6. Injury ਵਾਲੇ area ਦੀ movement ਨੂੰ ਘੱਟ ਕਰਨ ਲਈ।
7. Patient ਦੀ lifting ਤੇ carrying ਨੂੰ ਆਸਾਨ ਕਰਨ ਲਈ।

Types of Bandages

ਇਹ ਮੁੱਖ ਤੌਰ ਤੇ ਦੋ ਪ੍ਰਕਾਰ ਦੀ ਹੁੰਦੀ ਹੈ :

A. Triangular Bandages

ਇਸ ਨੂੰ ਬਣਾਉਣ ਲਈ 100 cm ਜਾਂ 40 inch ਕੱਪੜਾ ਕੱਟਣਾ ਚਾਹੀਦਾ ਹੈ ਇਸ ਪੱਟੀ ਦੇ ਤਿੰਨ corner ਹੁੰਦੇ ਹਨ। ਚੌੜੇ ਵਾਲੇ ਹਿੱਸੇ ਨੂੰ ਆਧਾਰ ਕਹਿੰਦੇ ਹਨ ਤੇ ਉਸ ਦੇ ਵਿਪਰੀਤ ਵਾਲੇ ਹਿੱਸੇ ਨੂੰ tip ਕਹਿੰਦੇ ਹਨ। ਇਹ ਇੱਕ ਤਿਕੋਣੇ ਆਕਾਰ ਦੇ ਕੱਪੜੇ ਦੀ ਬਣੀ ਹੁੰਦੀ ਹੈ ਜੋ 40 inch ਲੰਬੀ ਹੁੰਦੀ ਹੈ।

Uses and Principles

1. ਇਸ ਨੂੰ ਚੌੜੀ bandages ਦੇ ਤੌਰ ਤੇ use ਕੀਤਾ ਜਾਂਦਾ ਹੈ।
2. ਇਸ ਨੂੰ ਤੰਗ bandages ਦੇ ਤੌਰ ਤੇ use ਕੀਤਾ ਜਾਂਦਾ ਹੈ।
3. ਇਸ ਦਾ use sling ਦੇ ਲਈ ਕੀਤਾ ਜਾਂਦਾ ਹੈ ਇਹ sling fracture part ਨੂੰ support ਦੇਣ ਵਾਸਤੇ use ਕੀਤੀ ਜਾਂਦੀ ਹੈ।
4. ਇਸ ਦਾ use forehead, eye, hand ਨੂੰ cover ਕਰਨ ਲਈ ਕੀਤਾ ਜਾਂਦਾ ਹੈ।
5. ਇਸ ਦਾ use chest ਤੇ breast ਦੇ wound ਦੇ ਲਈ ਵੀ ਕੀਤਾ ਜਾਂਦਾ ਹੈ।
6. ਇਹ back, hip ਦੇ ਲਈ ਵੀ use ਕੀਤੀ ਜਾਂਦੀ ਹੈ।
7. ਇਸਨੂੰ wrist ਤੇ foot ਤੇ ਵੀ use ਕੀਤਾ ਜਾਂਦਾ ਹੈ।
8. ਇਸ ਦਾ use elbow ਦੇ ਲਈ ਵੀ ਕੀਤਾ ਜਾਂਦਾ ਹੈ।
9. Stump ਦੇ ਲਈ ਇਸ ਦਾ use ਕੀਤਾ ਜਾਂਦਾ ਹੈ।

B. Roller bandages

Definition: ਇਸ ਦਾ use ਅਕਸਰ hospital ਵਿੱਚ ਕੀਤਾ ਜਾਂਦਾ ਹੈ ਅਤੇ ਇਸ ਦੇ ਇਲਾਵਾ emergency ਵਿੱਚ first aid care ਦੇ ਲਈ use ਕੀਤਾ ਜਾਂਦਾ ਹੈ।

Purpose of Roller Bandage

1. To support the dressing and wound support ਕਰਨ ਲਈ ਤੇ wound ਨੂੰ cover ਕਰਨ ਲਈ।
2. Bleeding ਦੀ condition ਵਿੱਚ pressure apply ਕਰਨ ਲਈ।
3. Swelling ਨੂੰ ਘੱਟ ਕਰਨ ਲਈ।
4. Splint ਨੂੰ ਸੁਰੱਖਿਅਤ ਰੱਖਣ ਲਈ।

5. Sling ਨੂੰ ਬਣਾਉਣ ਲਈ।
6. Sprain ਵਾਲੇ area ਨੂੰ support ਦੇਣ ਲਈ।
7. Warmth comfort ਦੇ ਲਈ।
8. Vericose vein ਨੂੰ treat ਕਰਨ ਲਈ।

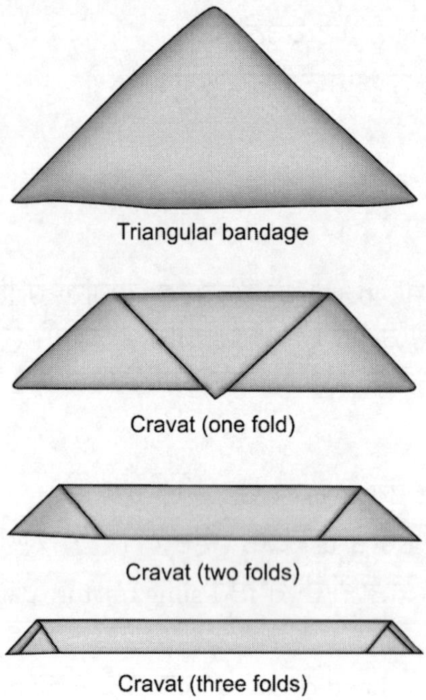

Fig. 20.2: Type of bandage

Material use for Roller Bandage

1. Cotton
2. Woollen material
3. Gauze piece
4. Flannel (ਚੋਟ ਵਾਲੇ ਹਿੱਸੇ ਨੂੰ worm ਕਰਨ ਲਈ)
5. Elastic bandage (for varicose vein)
6. Crepe bandage (ਗਰਮ ਪੱਟੀ)

Weight of Bandage

1. 1 inch - for finger and thumb
2. 1½ - 2 inch - for hand
3. 2 - 2½ inch - for foot and arm
4. 3-4 inch - leg and thigh (ਲੱਭ ਤੇ ਪੱਟ) and upper arms
5. 4 inch - breast and shoulder
6. 6 inch - for axilla and trunk (ਪੇਟ)

Part of Roller Bandage

Roller bandage ਦੇ ਦੋ part ਹਨ :

1. Roller part (head)
2. Unrolled part (tail)

Rules for Apply Bandage

1. ਹਮੇਸ਼ਾ bandage ਸਹੀ size ਦੀ ਲੈਣੀ ਚਾਹੀਦੀ ਹੈ।
2. Bandage ਕਰਦੇ ਸਮੇਂ ਚੋਟ ਵਾਲੀ side ਤੋਂ side ਤੋਂ ਉੱਲਟ ਖੜੇ ਹੋਣਾ ਚਾਹੀਦਾ ਹੈ। ਅਤੇ patient ਦੀ ਤਰਫ ਖੜੇ ਹੋਣਾ ਚਾਹੀਦਾ ਹੈ। ਪਰ head and eyes ਦੀ bandage ਕਰਦੇ ਸਮੇਂ patient ਦੇ ਪਿੱਛੇ ਹੋਣਾ ਚਾਹੀਦਾ ਹੈ।
3. ਜਿਸ ਭਾਗ ਤੇ bandage ਬੰਨ੍ਹਣੀ ਹੈ, ਉਸ ਨੂੰ support ਦੇਣੀ ਚਾਹੀਦੀ ਹੈ।
4. ਜੇਕਰ bandage left limb ਤੇ apply ਕਰਨੀ ਹੋਵੇ ਤਾਂ bandage ਦਾ head ਵਾਲਾ ਸਿਰਾ right hand ਵਿੱਚ ਹੋਣਾ ਚਾਹੀਦੀ ਹੈ।
5. Bandage ਨੂੰ ਪਹਿਲਾਂ ਦੋ ਵਾਰ ਘੁੰਮਾ ਕੇ fix ਕਰਨਾ ਚਾਹੀਦਾ ਹੈ।
6. Bandage limb ਤੇ ਕਰਦੇ ਸਮੇਂ ਨੀਚੇ ਤੋਂ ਉੱਪਰ ਵੱਲ ਲੈ ਕੇ ਜਾਣਾ ਚਾਹੀਦਾ ਹੈ।
7. Bandage ਹਮੇਸ਼ਾ ਅੰਦਰ ਤੋਂ ਬਾਹਰ ਦੀ side ਬੰਨਣੀ ਚਾਹੀਦੀ ਹੈ।
8. ਹਰ turn ਵਿੱਚ ਪਿੱਛਲੇ turn ਦਾ 1/3 ਹਿੱਸਾ cover ਕਰਨਾ ਚਾਹੀਦਾ ਹੈ।
9. Turn ਨੂੰ ਇੱਕ ਤੋਂ ਦੂਸਰੇ ਦੇ ਸਮਾਨ ਅੰਤਰ (ਬਰਾਬਰ) ਰੱਖਣਾ ਚਾਹੀਦਾ ਹੈ।
10. Bandage ਨਾ ਤਾਂ ਜਿਆਦਾ loose ਹੋਣੀ ਚਾਹੀਦੀ ਹੈ ਤੇ ਨਾਂ ਹੀ ਜਿਆਦਾ tight ਹੋਣੀ ਚਾਹੀਦੀ ਹੈ।
11. Bandage safety pin ਜਾਂ adhesive tap ਨਾਲ fix ਕਰਨਾ ਚਾਹੀਦਾ ਹੈ।
12. Knot ਜਾਂ pin ਨੂੰ ਕਦੇ ਵੀ wound ਤੇ ਨਹੀਂ ਲਗਾਉਣਾ ਚਾਹੀਦਾ।
13. ਕਦੇ ਵੀ wet ਜਾਂ wrinkle ਵਾਲੀ bandage use ਨਹੀਂ ਕਰਨੀ ਚਾਹੀਦੀ ਕਿਉਂਕਿ ਗਿੱਲੀ bandage dry ਹੋਣ ਤੇ tight ਹੋ ਸਕਦੀ ਹੈ।
14. ਕਦੇ ਵੀ black colour ਦੀ bandage use ਨਹੀਂ ਕਰਨੀ ਚਾਹੀਦੀ। ਕਿਉਂਕਿ ਇਸ ਨਾਲ bleeding ਕਿੰਨੀ ਹੋ ਰਹੀ ਹੈ ਜਾਂ ਨਹੀਂ ਹੋ ਰਹੀ ਉਸ ਦਾ ਪਤਾ ਨਹੀਂ ਲੱਗਦਾ।

Turn use for Bandage

1. **Circular turn:** Roller bandage ਨੂੰ ਕਿਸੇ ਜਗ੍ਹਾ ਤੇ ਇੱਕ ਹੀ ਤਰੀਕੇ ਨਾਲ ਗੋਲ-ਗੋਲ ਤਰੀਕੇ ਨਾਲ apply ਕਰਨਾ circular turn ਕਹਿਲਾਉਂਦਾ ਹੈ। ਇਹ turn ਪੱਟੀ ਨੂੰ fix ਕਰਨ ਲਈ ਸ਼ੁਰਆਤ ਅਤੇ ਅਖੀਰ ਵਿੱਚ use ਕੀਤਾ ਜਾਂਦਾ ਹੈ।
2. **Spiral turn:** Spiral ਇਸ ਪ੍ਰਕਾਰ ਦੀ turn ਹੈ ਉਸ ਜਗ੍ਹਾ ਤੇ use ਕੀਤੀ ਜਾਂਦੀ ਹੈ ਜਿਸ ਜਗ੍ਹਾ ਦੀ ਮੋਟਾਈ ਹੌਲੀ-ਹੌਲੀ ਵਧਦੀ ਹੈ।
3. **Reverse spiral turn:** ਇਸ ਪ੍ਰਕਾਰ ਦਾ turn ਉਸ ਜਗ੍ਹਾ ਲਈ use ਕੀਤਾ ਜਾਂਦਾ ਹੈ ਜਿੱਥੇ ਮੋਟਾਈ ਇਕੋ-ਤਰ੍ਹਾਂ ਦੀ ਨਹੀਂ ਹੁੰਦੀ।
4. **Figure of eight turn:** ਇਸ ਪ੍ਰਕਾਰ ਦੇ turn ਉਸ area ਤੇ use ਕੀਤਾ ਜਾਂਦਾ ਹੈ ਜਿਸ ਜਗ੍ਹਾ ਦੀ ਮੋਟਾਈ ਵਧਦੀ ਰਹਿੰਦੀ ਹੈ। For example, ankle, elbow, knee, hand and foot.

5. **Spica turn:** ਇਸ ਪ੍ਰਕਾਰ ਦੀ bandage joints ਤੇ use ਕੀਤੀ ਜਾਂਦੀ ਹੈ। For example - hip, thumb and shoulders.
6. **Divergent spica:** ਇਸ ਪ੍ਰਕਾਰ ਦੀ bandage flax joints ਤੇ use ਕੀਤੀ ਜਾਂਦੀ ਹੈ। For example, elbow, heel, knee.
7. **Recurrent turn:** ਇਸ ਪ੍ਰਕਾਰ ਦੀ bandage extremities ਨੂੰ cover ਕਰਨ ਲਈ use ਕੀਤੀ ਜਾਂਦੀ ਹੈ। For example, end of finger, thumb, stump hole and feet.

CHAPTER 21

ਸਾਧਾਰਨ ਸੱਟਾਂ ਤੇ ਬੀਮਾਰੀਆਂ (Minor Injuries and Ailments)

CUTS AND WOUND

Wound

Definition: Body ਦੇ tissue ਦਾ ਕਿਸੇ ਜਗ੍ਹਾ ਤੋਂ ਕੱਟ ਜਾਣਾ wound ਕਹਿਲਾਉਂਦਾ ਹੈ। Wound ਨਾਲ tissue ਦੀ continuity break ਹੋ ਜਾਂਦੀ ਹੈ। ਜਿਸਦੇ ਕਾਰਨ wound ਵਿਚੋਂ bleeding ਹੋਣ ਲੱਗਦੀ ਹੈ ਤੇ ਕਈ ਪ੍ਰਕਾਰ ਦੇ ਕੀਟਾਣੂ ਇਸ ਵਿੱਚ enter ਕਰ ਜਾਂਦੇ ਹਨ ਤੇ infection ਦਾ ਕਾਰਨ ਬਣਦੇ ਹਨ।

Types of Wound

Wound ਦੋ ਪ੍ਰਕਾਰ ਦੇ ਹੁੰਦੇ ਹਨ :

1. **Open wound:** ਇਹ ਉਹ wound ਹੁੰਦੇ ਹਨ ਜੋ ਬਾਹਰ ਦਿਖਾਈ ਦਿੰਦੇ ਹਨ ਤੇ bleeding ਹੁੰਦੀ ਹੈ।

   Types of open wound: ਇਹ ਚਾਰ ਪ੍ਰਕਾਰ ਦੇ ਹੁੰਦੇ ਹਨ :

   (a) **Incised wound:** ਇਹ wound sharp instruments ਤੋਂ ਹੁੰਦੇ ਹਨ ਜਿਵੇਂ : Raizer, knife ਇਸ wound ਵਿੱਚ blood vessels cut ਜਾਣ ਤੇ ਉੱਥੋਂ bleeding ਹੁੰਦੀ ਹੈ।

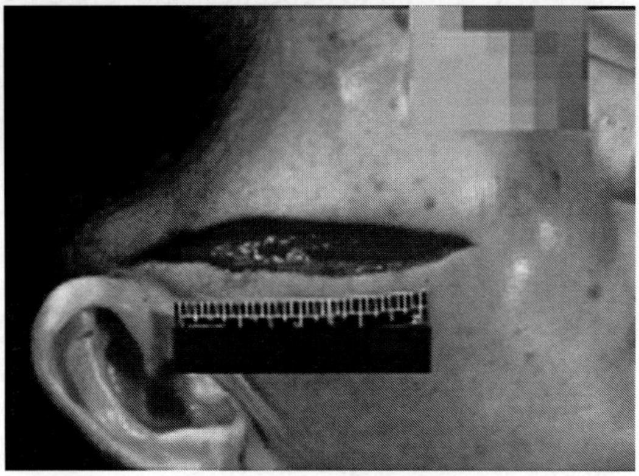

Fig. 21.1: Incised wound

(b) **Lacerated wound:** ਇਸ wound ਦੇ ਕਿਨਾਰੇ ਕੱਟੇ-ਫਟੇ ਤੇ ਟੇੜੇ-ਮੇਡੇ ਹੁੰਦੇ ਹਨ ਤੇ ਇਹਨਾਂ ਵਿੱਚ bleeding ਘੱਟ ਹੁੰਦੀ ਹੈ।

ਇਸ ਪ੍ਰਕਾਰ ਦੇ wound ਮਸ਼ੀਨਾਂ, ਕੱਚ ਦੇ ਟੁਕੜੇ, ਪਸ਼ੂਆਂ ਦੇ ਪੰਜੇ ਜਾਂ ਦੰਦਾਂ ਨਾਲ ਹੁੰਦੇ ਹਨ।

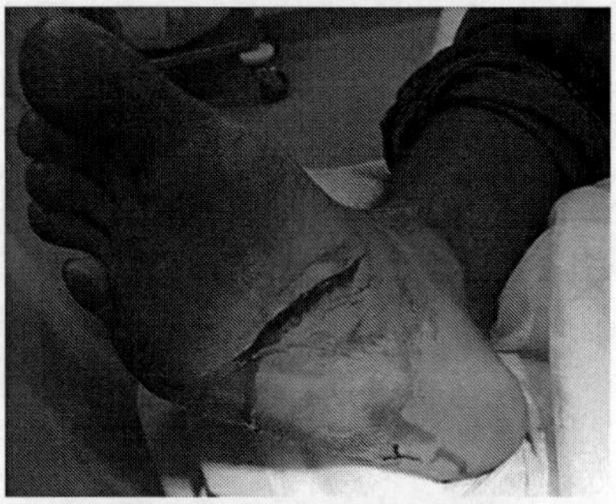

Fig. 21.2: Lacerated wound

(c) **Punctured wound:** ਇਸ wound ਵਿੱਚ ਛੋਟੇ-ਛੋਟੇ ਛੇਕਾਂ ਦੇ ਰੂਪ ਵਿੱਚ ਗਹਿਰੇ ਜਖਮ ਹੋ ਜਾਂਦੇ ਹਨ। ਇਸ ਪ੍ਰਕਾਰ ਦੇ wound ਸੂਈਆ, ਚਾਕੂ ਨੂੰਹਾਂ ਤੇ ਕਿੱਲ ਆਦਿ ਨਾਲ ਹੁੰਦੇ ਹਨ।

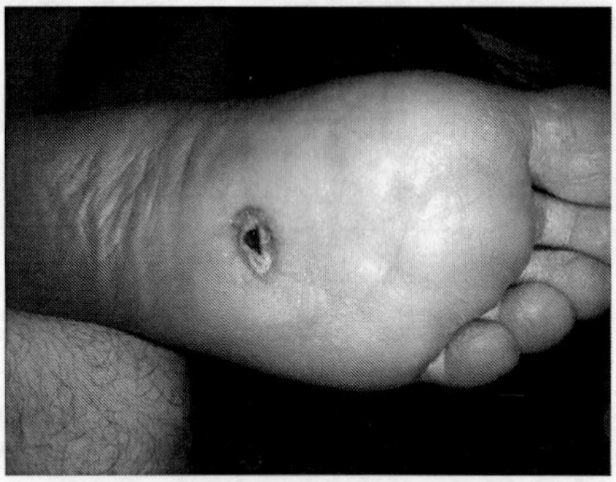

Fig. 21.3: Punctured

(d) **Abrasion wound:** ਇਸ ਪ੍ਰਕਾਰ ਦੇ wound superficial ਹੁੰਦੇ ਹਨ ਤੇ ਕਿਸੇ ਰਗੜ ਦੇ ਕਾਰਨ ਹੁੰਦੇ ਹਨ।

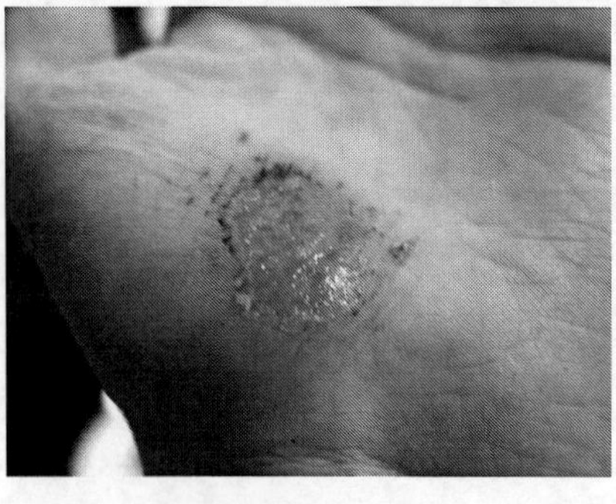

Fig. 21.4: Abrasion

(e) **Contused wound:** ਇਨ੍ਹਾਂ wound ਵਿੱਚ tissues ਦੀ ਰਗੜ ਹੋ ਜਾਂਦੀ ਹੈ।

2. **Close wound:** ਇਹ wound ਉਹ ਹੁੰਦੇ ਹਨ ਜੋ injury ਵਿੱਚ ਹੁੰਦੇ ਹਨ ਤੇ bleeding ਨਹੀਂ ਹੁੰਦੀ।

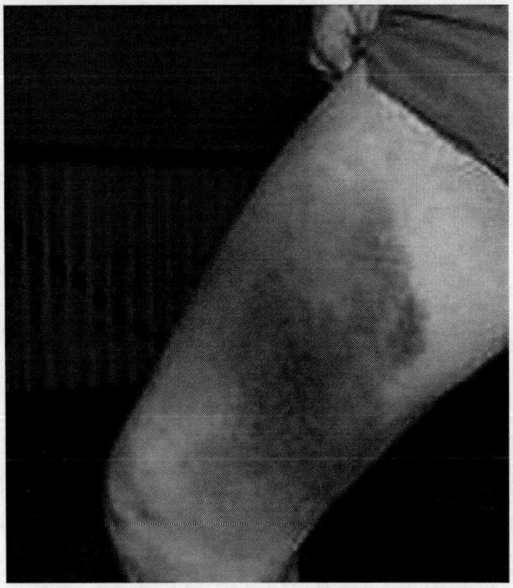

Fig. 21.5: Closed wound

Types of Close Wound

1. **Bruise of tissue:** ਇਸ ਪ੍ਰਕਾਰ ਦੇ wound ਵਿੱਚ ਉੱਪਰ ਵਾਲੀ skin ਤੇ ਕੁੱਝ ਨਹੀਂ ਹੁੰਦਾ ਪਰ ਅੰਦਰ ਵਾਲੇ cell ਤੇ tissues ਵਿੱਚ wound ਹੋ ਜਾਂਦੇ ਹਨ ਇਸਨੂੰ brushing ਕਹਿੰਦੇ ਹਨ।
2. **Crush injury:** Soft tissue and bone ਦੇ ਕੁਚਲੇ ਜਾਣ ਤੇ ਉਸਨੂੰ crush injury ਕਹਿੰਦੇ ਹਨ।
3. **Blast injury:** ਕਿਸੇ ਬੰਬ ਧਮਾਕੇ ਦੇ ਕਾਰਨ ਫੇਫੜੇ, blood vessels, intestine, etc. ਨੂੰ injury ਹੋ ਜਾਵੇ ਉਸਨੂੰ blast injury ਕਹਿੰਦੇ ਹਨ।

Principles/Rules for Care of Wound/Points to Remembers

1. Patients ਨੂੰ ਆਰਾਮਦਾਇਕ position ਵਿੱਚ ਲਿਟਾਉਣਾ ਚਾਹੀਦਾ ਹੈ।
2. Fracture bleeding ਦੇ ਇਲਾਵਾ ਦੂਸਰੇ bleeding part ਨੂੰ ਉੱਚਾ ਕਰਨਾ ਚਾਹੀਦਾ ਹੈ।
3. Patient ਨੂੰ ਘੱਟ ਤੋਂ ਘੱਟ expose ਕਰਨਾ ਚਾਹੀਦਾ ਹੈ ਜਾਂ ਘੱਟ ਤੋਂ ਘੱਟ expose ਕਰਦੇ ਹੋਣੇ wound ਨੂੰ ਖੁੱਲ੍ਹਾ ਰੱਖਣਾ ਚਾਹੀਦਾ ਹੈ।
4. ਜੇਕਰ blood ਦਾ clot ਬਣ ਗਿਆ ਹੈ ਤਾਂ ਉਸਨੂੰ ਹਟਾਉਣਾ ਨਹੀਂ ਚਾਹੀਦਾ।
5. ਜੇਕਰ wound ਦੇ ਉੱਪਰ ਜਾਂ ਵਿਚਕਾਰ ਕੋਈ foreign body ਦਿਖਾਈ ਦੇਵੇ ਤਾਂ ਉਸਨੂੰ remove ਕਰਨਾ ਚਾਹੀਦਾ ਹੈ।
6. Wound ਤੇ direct ਜਾਂ indirect pressure ਪਾਉਣਾ ਚਾਹੀਦਾ ਹੈ।
7. Wound ਤੇ dressing pad ਰੱਖਕੇ bandage apply ਕਰਨੀ ਚਾਹੀਦੀ ਹੈ।
8. ਜੇਕਰ wound ਕਿਸੇ joint ਦੇ ਨਜ਼ਦੀਕ ਹੋਵੇ ਤਾਂ ਉਸਨੂੰ splint ਦੇ ਦੁਆਰਾ support ਦੇਣੀ ਚਾਹੀਦੀ ਹੈ।

9. ਜੇਕਰ ਪੇਟ ਤੇ wound ਬਹੁਤ ਵੱਡਾ ਹੋ ਜਾਵੇ ਤਾਂ intestine ਬਾਹਰ ਆਉਂਦੀ ਹੈ ਜਾਂ ਨਿਕਲ ਸਕਦੀ ਹੈ ਤੇ ਉਸਨੂੰ ਵਾਪਿਸ ਰੱਖਣ ਦੀ ਕੋਸਿਸ਼ ਨਹੀਂ ਕਰਨੀ ਚਾਹੀਦੀ।
10. ਜੇਕਰ patient shock ਵਿੱਚ ਹੋਵੇ ਤਾਂ ਉਸਨੂੰ hospital ਪਹੁੰਚਾ ਕੇ treatment ਕਰਨਾ ਚਾਹੀਦਾ ਹੈ।

FOREIGN BODY/BODIES

Definition: ਜੇਕਰ ਕੋਈ ਛੋਟੀ ਜਾਂ ਬਾਹਰੀ ਵਸਤੂ ਸਰੀਰ ਦੀ natural opening ਵਿਚੋਂ body ਦੇ ਅੰਦਰ enter ਕਰਦੀ ਹੈ, ਉਸਨੂੰ foreign body ਕਹਿੰਦੇ ਹਨ। Body ਵਿੱਚ natural opening ਪਾਈ ਜਾਂਦੀ ਹੈ। ਅੱਖ, ਨੱਕ, ਕੰਨ, ਮੂੰਹ, ਗਲਾ ਆਦਿ।

Foreign Body in the Eyes

Eyes ਸਾਡੀ body ਦਾ soft ਤੇ important part ਹੈ। ਅਤੇ ਜੇਕਰ ਕੋਈ foreign body ਜਿਵੇਂ : ਮਿੱਟੀ-ਧੂਲ, ਕੰਕਰ ਜਾਂ ਪਲਕਾਂ ਦੇ ਟੁੱਟੇ ਵਾਲ ਜਾਂ ਮੱਛਰ ਆਦਿ ਇਸ ਵਿੱਚ enter ਕਰ ਸਕਦੇ ਹਨ। ਇਹ foreign body eyes ਦੀ ਪਲਕ ਦੇ ਅੰਦਰ ਵਾਲੀ side ਵਿੱਚ ਚਿਪਕ ਜਾਂਦੇ ਹਨ। ਇਸ ਦੇ ਕਾਰਨ ਅੱਖਾਂ ਲਾਲ ਹੋ ਜਾਂਦੀਆ ਹਨ। ਜਿਆਦਾਤਰ foreign body ਨੂੰ ਰੁਮਾਲ ਆਦਿ ਨਾਲ ਕੱਢਿਆ ਜਾ ਸਕਦਾ ਹੈ ਜੇਕਰ foreign body eyeball ਨਾਲ ਚਿਪਕ ਜਾਵੇ ਤਾਂ ਉਸਨੂੰ ਹਟਾਉਣ ਦੀ ਕੋਸ਼ਿਸ ਨਹੀਂ ਕਰਨੀ ਚਾਹੀਦੀ।

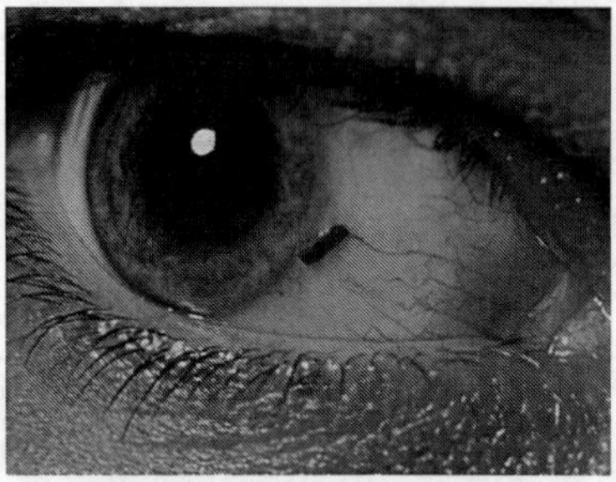

Fig. 21.6: Foreign body in the eyes

Sign/Symptom

1. ਅੱਖਾਂ ਵਿੱਚ pain ਹੋਣਾ
2. Eyes ਵਿੱਚ irritation ਹੋਣਾ
3. Eyes ਵਿਚੋਂ watery discharge ਹੋਣਾ
4. Eyes ਦਾ redness ਹੋਣਾ
5. ਅੱਖਾਂ ਨੂੰ ਖੋਲ੍ਹਣ ਵਿੱਚ ਮੁਸ਼ਕਿਲ ਹੋਣਾ।

First aid Treatment

1. ਸਭ ਤੋਂ ਪਹਿਲਾਂ patient ਨੂੰ chair ਉੱਪਰ ਬਠਾਉਣਾ ਚਾਹੀਦਾ ਹੈ ਤੇ ਉਸਨੂੰ ਹੌਸਲਾ ਦੇਣਾ ਚਾਹੀਦਾ ਹੈ।
2. Patient ਨੂੰ eyes ਰਗੜਣ ਤੋਂ ਮਨ੍ਹਾ ਕਰਨਾ ਚਾਹੀਦਾ ਹੈ।
3. Patient ਨੂੰ eyes ਖੋਲ੍ਹਣ ਤੋਂ ਮਨ੍ਹਾ ਕਰਨਾ ਚਾਹੀਦਾ ਹੈ ਤੇ ਪਲਕਾਂ ਨੂੰ ਬੰਦ ਰੱਖਣਾ ਚਾਹੀਦਾ ਹੈ।

4. Patient ਦੀ eyes light ਵੱਲ ਰੱਖਣੀ ਚਾਹੀਦੀ ਹੈ ਤੇ ਉਸਦੇ ਸਾਹਮਣੇ ਖੜ੍ਹਾ ਹੋਣਾ ਚਾਹੀਦਾ ਹੈ।
5. ਥੋੜ੍ਹੀ ਦੇਰ ਇੰਤਜਾਰ ਕਰਨਾ ਚਾਹੀਦਾ ਹੈ ਕਿਉਂਕਿ ਹੋ ਸਕਦਾ ਹੈ ਕਿ ਆਸ਼ੂਆਂ ਦੇ ਨਾਲ foreign body ਬਾਹਰ ਆ ਜਾਵੇ।
6. ਅੱਖਾਂ ਵਿੱਚ ਕੋਈ chemical ਪੈ ਜਾਵੇ ਤਾਂ ਜਿਆਦਾ ਤੋਂ ਜਿਆਦਾ ਪਾਣੀ ਨਾਲ ਧੋਣਾ ਚਾਹੀਦਾ ਹੈ।

Foreign Body ਨੂੰ Eyes ਵਿਚੋਂ ਕੱਢਣ ਦਾ ਤਰੀਕਾ

Foreign body ਨੂੰ ਕੱਢਣ ਲਈ ਨਿਮਨਲਿਖਿਤ ਤਰੀਕੇ use ਕਰਨੇ ਚਾਹੀਦੇ ਹਨ :

1. ਜੇਕਰ foreign body ਦਿਖਾਈ ਦੇ ਰਹੀ ਹੈ ਤਾਂ ਉਸਨੂੰ ਸਾਫ ਰੁਮਾਲ ਜਾਂ ਗਿੱਲੇ cotton swab ਨਾਲ ਕੱਢਣਾ ਚਾਹੀਦਾ ਹੈ।
2. ਜੇਕਰ foreign body ਦਿਖਾਈ ਨਾ ਦੇਵੇ ਤਾਂ ਉੱਪਰ ਵਾਲੀ ਪਲਕ ਦੇ ਨੀਚੇ ਹੋਵੇ ਤਾਂ patient ਨੂੰ ਕਹਿਣਾ ਚਾਹੀਦਾ ਹੈ ਕਿ ਅੱਖ ਖੋਲ੍ਹ ਕੇ ਉਸ ਵਿੱਚ ਪਾਣੀ ਦੇ ਛਿੱਟੇ ਮਾਰੇ।
3. ਜੇਕਰ foreign body ਅੰਦਰ ਚਿਪਕੀ ਹੋਈ ਹੈ ਤਾਂ ਉਸਨੂੰ remove ਕਰਨ ਦੀ ਕੋਸ਼ਿਸ਼ ਨਹੀਂ ਕਰਨੀ ਚਾਹੀਦੀ ਅਤੇ patient ਦੀ ਅੱਖ ਤੇ soft cotton ਲਗਾ ਕੇ ਉਸਨੂੰ cover ਕਰਕੇ hospital ਭੇਜਣਾ ਚਾਹੀਦਾ ਹੈ।
4. Chemical ਪੈਣ ਤੇ patient ਨੂੰ ਜਿਆਦਾ ਪਾਈ ਨਾਲ ਅੱਖਾਂ ਧੋਣ ਲਈ ਕਹਿਣਾ ਚਾਹੀਦਾ ਹੈ।
5. ਇਹਨਾਂ ਸਾਰਿਆਂ ਦੇ ਬਾਅਦ ਵੀ ਜੇਕਰ foreign body ਬਾਹਰ ਨਾ ਨਿਕਲੇ ਤਾਂ patient ਨੂੰ hospital ਭੇਜ ਦੇਣਾ ਚਾਹੀਦਾ ਹੈ।

Foreign Body in the Ear

Ear ਵਿੱਚ ਕਿਸੇ ਬਾਹਰੀ ਵਸਤੂ ਦਾ enter ਕਰਨਾ foreign body ਕਰਾਉਂਦਾ ਹੈ ਅਤੇ ਇਹ foreign body ਕੰਨ ਦੇ ਅੰਦਰ ਮੌਜੂਦ ear drum ਤੱਕ ਪਹੁੰਚ ਜਾਂਦੀ ਹੈ ਤੇ ਜੇਕਰ ਅਸੀਂ ਕਿਸੇ instrument ਦੇ ਨਾਲ ਕੱਢਣ ਦੀ ਕੋਸ਼ਿਸ਼ ਕਰਦੇ ਹਾਂ ਤਾਂ ear drum ਨੂੰ ਨੁਕਸਾਨ ਹੋ ਸਕਦਾ ਹੈ। ਇਸ ਲਈ ਸਾਨੂੰ ਕਦੇ ਵੀ foreign body ਨੂੰ ਕੱਢਣ ਲਈ match stick, hair cling ਜਾਂ ਕੋਈ ਚਿਮਟੀ ਜਾਂ ਤਿੱਖੀ ਚੀਜ਼ ਦਾ ਇਸਤੇਮਾਲ ਨਹੀਂ ਕਰਨਾ ਚਾਹੀਦਾ। Foreign body in the ear-ਮੋਤੀ, ਮੱਛਰ, ਕੀੜੇ।

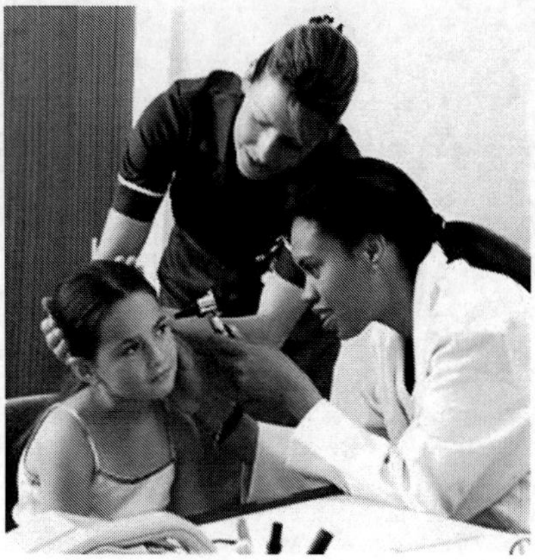

Fig. 21.7: Foreign body in the ear

Sign/Symptom

1. Pain in the ear.
2. Ear ਵਿੱਚ itching and irritation
3. Patient uncomfortable ਮਹਿਸੂਸ ਕਰੇਗਾ।
4. ਸੁਣਾਈ ਦੇਣ ਵਿੱਚ problem ਆਉਣਾ।
5. ਜੇਕਰ ਕੋਈ ਕੀੜਾ ਅੰਦਰ ਹੈ ਤਾਂ patient ਨੂੰ vibration ਮਹਿਸੂਸ ਹੋਵੇਗਾ।

Treatment

1. Patient ਨੂੰ ਸਭ ਤੋਂ ਪਹਿਲਾ psychological support ਦੇਵਾਂਗੇ।
2. ਜੇਕਰ ਕੰਨ ਵਿੱਚ ਕੋਈ foreign body ਦਿਖਾਈ ਦੇ ਰਹੀ ਹੈ ਤਾਂ ਉਸੇ sharp instrument ਨਾਲ ਕੱਢਣ ਦੀ ਕੋਸ਼ਿਸ ਨਹੀਂ ਕਰਨੀ ਚਾਹੀਦੀ ਕਿਉਂਕਿ ਇਸ ਨਾਲ ਕੰਨ ਵਿੱਚ injury ਹੋ ਸਕਦੀ ਹੈ।
3. ਜੇਕਰ ਕੰਨ ਵਿੱਚ ਕੋਈ ਕੀੜਾ ਦਿਖਾਈ ਦੇਵੇ ਤਾਂ ਸਭ ਤੋਂ ਪਹਿਲਾਂ :
   (a) Patient ਨੂੰ chair ਤੇ ਬਿਠਾਕੇ ਉਸਦੇ ਮੋਢੇ ਤੇ towel ਲਗਾ ਦੇਣਾ ਚਾਹੀਦਾ ਹੈ।
   (b) ਗਰਮ ਪਾਣੀ ਲੈ ਕੇ patient ਦੇ ਕੰਨ ਵਿੱਚ ਪਾਓ ਤਾਕਿ ਕੀੜਾ ਤੈਰ ਕੇ ਆਸਾਨੀ ਨਾਲ ਬਾਹਰ ਨਿਕਲ ਆਵੇ।
   (c) Patient ਦੇ ਕੰਨ ਵਿੱਚ ਅੱਧਾ ਜਾਂ ਇੱਕ ਚਮਚ ਤੇਲ ਦਾ ਪਾਉਣ ਨਾਲ ਵੀ ਕੀੜਾ ਬਾਹਰ ਨਿਕਲ ਆਵੇਗਾ।
   (d) ਜੇਕਰ ਫਿਰ ਵੀ foreign body ਨਾ ਨਿਕਲੇ ਤਾਂ ਉਸਨੂੰ doctor ਕੋਲ ਲੈ ਕੇ ਜਾਣਾ ਚਾਹੀਦਾ ਹੈ।

Foreign Body in the Nose

ਬੱਚਿਆ ਦੇ ਨੱਕ ਦੇ ਅੰਦਰ foreign body ਦਾ ਜਾਣਾ ਜਿਆਦਾਤਰ ਦੇਖਿਆ ਜਾ ਸਕਦਾ ਹੈ ਕਿਉਂਕਿ ਬੱਚੇ ਨੱਕ ਵਿੱਚ ਕੋਈ ਵੀ ਚੀਜ਼ ਪਾ ਲੈਂਦੇ ਹਨ। Soft ਵਸਤੂ ਨੱਕ ਵਿੱਚ ਅੜ ਜਾਂਦੀ ਹੈ ਤੇ sharp ਚੀਜ਼ ਨੱਕ ਦੇ tissue ਨੂੰ ਨੁਕਸਾਨ ਪਹੁੰਚਾ ਸਕਦੀ ਹੈ ਨੱਕ ਵਿੱਚ enter ਕਰਨ ਵਾਲੀ ਚੀਜ਼ ਨੂੰ ਖੁਦ ਕੱਢਣ ਦੀ ਕੋਸ਼ਿਸ ਦੇ ਬਜਾਏ patient ਨੂੰ hospital ਲੈ ਜਾਣਾ ਚਾਹੀਦਾ ਹੈ।

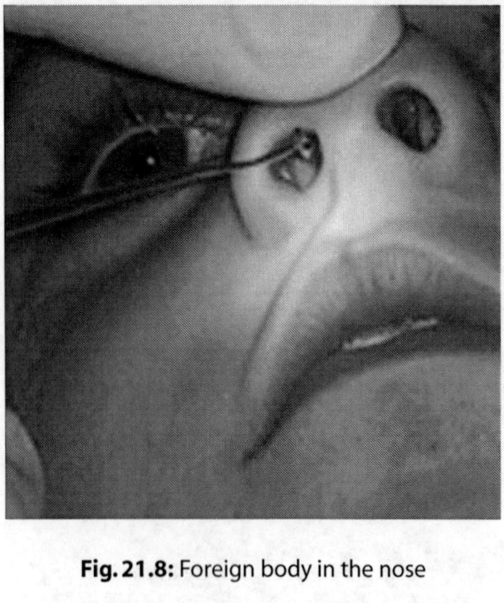

Fig. 21.8: Foreign body in the nose

Sign/Symptom

1. Irritation in the nose
2. ਛਿੱਕਾ ਆਉਣਾ
3. ਸਾਹ ਲੈਣ ਵਿੱਚ problem ਹੋਣਾ
4. ਜੇਕਰ ਕੋਈ sharp ਚੀਜ਼ ਪਾ ਲੈਂਦਾ ਹੈ ਤਾਂ bleeding ਹੋਣਾ।

Treatment

1. ਜੇਕਰ foreign body ਦਿਖਾਈ ਦੇ ਰਹੀ ਹੈ ਤਾਂ ਚਿਮਟੀ ਨਾਲ ਬਾਹਰ ਕੱਢ ਦੇਣੀ ਚਾਹੀਦੀ ਹੈ।
2. ਜੇਕਰ foreign body ਦਿਖਾਈ ਨਹੀਂ ਦੇ ਰਹੀ ਹੈ ਤਾਂ ਉਸਨੂੰ ਕੱਢਣ ਦੀ ਕੋਸ਼ਿਸ ਨਹੀਂ ਕਰਨੀ ਚਾਹੀਦੀ।
3. Patient ਨੂੰ ਮੂੰਹ ਦੁਆਰਾ ਸਾਹ ਲੈਣ ਲਈ ਕਹਾਂਗੇ।
4. Patient ਨੂੰ ਨੱਕ ਮਸਲਣ ਜਾਂ ਖੁਰਚਣ ਤੋਂ ਮਨ੍ਹਾ ਕਰਾਂਗੇ।
5. Patient ਨੂੰ ਚੁੱਪ ਰਹਿਣ ਲਈ ਕਰਾਂਗੇ।
6. Patient ਨੂੰ ਜਲਦੀ ਤੋਂ ਜਲਦੀ hospital ਪਹੁੰਚਾਵਾਂਗੇ।

Foreign Body in the Throat

ਗਲੇ ਵਿੱਚ ਕਿਸੇ ਵੀ ਬਾਹਰੀ ਚੀਜ਼ ਜਿਵੇਂ : Coin, food particle, fish bone, artificial, teeth, etc. ਦਾ ਜਾਣਾ ਵੀ foreign body ਕਹਿਲਾਉਂਦਾ ਹੈ।

Foreign body ਨਾਲ ਗਲੇ ਵਿੱਚ ਰੁਕਾਵਟ ਹੁੰਦੀ ਹੈ, ਜੇਕਰ foreign body ਸਾਹ ਦੀ ਨਲੀ ਦੇ ਅੱਗੇ ਅਟਕ ਜਾਵੇ ਤਾਂ ਉਸਨੂੰ ਸਾਹ ਲੈਣ ਵਿੱਚ problem ਹੁੰਦੀ ਹੈ ਅਤੇ ਜਿਸ ਨਾਲ ਦਮ ਘੁੱਟ ਸਕਦਾ ਹੈ।

Sign/Symptom

1. Pain in the throat
2. Swallowing ਵਿੱਚ ਮੁਸ਼ਕਿਲ ਆਉਣਾ
3. ਦਮ ਘੁੱਟਣਾ
4. Irritation ਤੇ ਬੇਚੈਨੀ ਹੋਣਾ
5. ਸਾਹ ਲੈਣ ਵਿੱਚ problem ਹੋਣਾ
6. ਕਿਸੇ ਚੀਜ਼ ਨੂੰ ਨਿਗਲਣ ਜਾਂ ਪੀਣ ਨਾਲ ਚੂਬਣ ਮਹਿਸੂਸ ਹੋਣਾ।

Treatment

1. Patient ਨੂੰ ਹੌਂਸਲਾ ਦੇਣਾ ਤੇ ਜਲਦੀ ਤੋਂ ਜਲਦੀ ਚਾਹੀਦਾ ਹੈ।
2. Light ਵੱਲ ਮੂੰਹ ਕਰਕੇ patient ਨੂੰ ਆਰਾਮਦਾਇਕ ਸਥਿਤੀ ਵਿੱਚ ਬੈਠਾਉਣਾ।
3. Patient ਨੂੰ ਮੂੰਹ ਖੋਲ੍ਹਣ ਲਈ ਕਹਿਣਾ।
4. ਜੇਕਰ foreign body ਦਿਖਾਈ ਦੇ ਰਹੀ ਹੈ ਤਾਂ ਉਸਨੂੰ ਉਂਗਲੀ ਨਾਲ ਕੱਢਣਾ ਚਾਹੀਦਾ ਹੈ।
5. Patient ਨੂੰ vomitting ਕਰਨ ਲਈ ਕਹਿਣਾ ਚਾਹੀਦਾ ਹੈ ਤਾਕਿ foreign body ਨਿਕਲ ਸਕੇ।
6. ਜੇਕਰ foreign body ਦਿਖਾਈ ਨਾ ਦੇ ਰਹੀ ਹੋਵੇ ਤੇ ਕਾਫੀ ਅੰਦਰ ਗਈ ਹੋਵੇ ਤਾਂ ਉਸਨੂੰ ਕੱਢਣ ਦੀ ਕੋਸ਼ਿਸ਼ ਨਹੀਂ ਕਰਨੀ ਚਾਹੀਦੀ।

7. Patient ਨੂੰ ਕਿਸੇ ਨੇੜੇ ਦੇ hospital ਪਹੁੰਚਾਉਣਾ ਚਾਹੀਦਾ ਹੈ।
8. ਬੱਚੇ ਦੇ ਗਲੇ ਵਿੱਚ ਕੋਈ ਚੀਜ਼ ਫਸ ਗਈ ਹੋਵੇ ਤਾਂ ਉਸਨੂੰ ਉਲਟਾ ਕਰਕੇ ਉਸਦੇ ਗਲੇ ਨੂੰ ਥਪਥਪਾਉਣਾ ਚਾਹੀਦਾ ਹੈ।

BURNS AND SCALES

Burns

Definitions: Heat ਦੇ ਦੁਆਰਾ skin ਦਾ ਸੜ ਜਾਣਾ burn ਕਹਿਲਾਉਂਦਾ ਹੈ। ਇਹ heat ਦੋ ਪ੍ਰਕਾਰ ਕੀ ਹੋ ਸਕਦੀ ਹੈ। Dry heat ਦੇ ਦੁਆਰਾ ਜਲਣਾ ਤੇ ਉਸਨੂੰ burn ਕਿਹਾ ਜਾਂਦਾ ਹੈ। ਅਤੇ moist heat ਦੁਆਰਾ ਜਲਣ ਤੇ ਉਸਨੂੰ scald ਕਹਿੰਦੇ ਹਨ। For example, liquid and ਭਾਫ ਆਦਿ। ਇਸ ਦੇ ਇਲਾਵਾ ਹੋਰ ਕਈ ਕਾਰਨਾਂ ਨਾਲ skin burn ਹੋ ਸਕਦੀ ਹੈ। ਜਿਵੇਂ : Thermal burn, electrical burn, chemical burn, radiation burn.

Types and Degree of Burn

1. **Superficial burn:** ਇਸ type ਵਿੱਚ skin ਦੀ epidermis layer ਜਲ ਜਾਂਦੀ ਹੈ। ਇਹ ਜਲਦੀ ਠੀਕ ਹੁੰਦੀ ਹੈ ਪਰ ਇਹ ਬਹੁਤ painful condition ਹੁੰਦੀ ਹੈ। ਕਿਉਂਕਿ ਇਹ ਜਿਆਦਾ nerve ਤੇ epidermis ਵਿੱਚ ਹੀ ਪਾਈ ਜਾਂਦੀ ਹੈ। For example, sunburn, hot coffee and tea.

   Sign/Symptom
   (a) Redness
   (b) Swelling
   (c) Tenderness
2. **Deep burn:** ਇਸ type ਵਿੱਚ epidermis and dermis ਦੋਵੇਂ layers ਜਲ ਜਾਂਦੀਆਂ ਹਨ। ਤੇ ਇਸ ਵਿੱਚ pain ਘੱਟ ਹੁੰਦੀ ਹੈ ਪਰ ਠੀਕ ਹੋਣ ਵਿੱਚ time ਜਿਆਦਾ ਲੱਗਦਾ ਹੈ। ਕਈ ਵਾਰ patient ਦੀ skin ਤੇ ਨਿਸ਼ਾਨ ਪੈ ਜਾਂਦੇ ਹਨ।
3. **Degree of burn:** Degree ਦੇ ਆਧਾਰ ਤੇ burn ਨੂੰ ਤਿੰਨ degrees ਵਿੱਚ ਵੰਡਿਆ ਜਾਂਦਾ ਹੈ :
   (a) Ist degree epidermis
   (b) 2nd degree epidermis and dermis
   (c) 3rd degree full burn and subcutaneous fax thickness.

Cause of Burn

1. **Dry heat:** Fire, hot things and sunlight. ਅੱਗ ਦੀਆਂ ਲਪਟਾ, ਗਰਮ ਵਸਤੂਆ ਅਤੇ ਸੂਰਜ ਦੀ ਰੋਸ਼ਨੀ।
2. **Electric burn:** ਬਿਜਲੀ ਨਾਲ ਜਲਣਾ electric burn ਕਹਿਲਾਉਂਦਾ ਹੈ। Electric burn ਨਾਲ cardiac rest ਵੀ ਹੋ ਸਕਦਾ ਹੈ।
3. **Friction:** ਇਸ ਪ੍ਰਕਾਰ ਦਾ burn ਕਿਸੇ ਦੋ ਚੀਜ਼ਾ ਦੇ ਰਗੜ ਲੱਗਣ ਤੇ ਹੋ ਸਕਦਾ ਹੈ।
4. **Chemical burn:** ਕਈ ਵਾਰ ਕੁੱਝ chemical skin ਨੂੰ burn ਕਰ ਦਿੰਦੇ ਹਨ, ਜਿਵੇਂ : Acid, caustic soda.
5. **Radiation burn:** ਇਸ type ਵਿੱਚ ਐਕਸਰੇ X-ray ਜਾਂ ਨਿਊਕਲੀਅਰ ਕਿਰਨਾਂ ਦੁਆਰਾ burn ਹੋ ਜਾਂਦਾ ਹੈ। "Wet and moist" ਕਿਸੇ ਗਰਮ ਪਾਣੀ ਜਾਂ ਤਰਲ ਪਦਾਰਥ ਨਾਲ ਜਲਣਾ moist ਜਾਂ wet ਕਹਿਲਾਉਂਦਾ ਹੈ। ਜਿਵੇਂ : Boiling water, Steam, hot oil, etc.

Sign/Symptom of Burn

1. Skin ਦੀ redness ਹੋਣਾ
2. Skin ਤੇ swelling ਹੋਣਾ
3. Pain ਹੋਣਾ
4. Blister formation
5. Burn ਵਾਲੀ ਜਗ੍ਹਾ ਤੋਂ water discharge ਹੋਣਾ
6. ਜਿਆਦਾ fluid loss ਹੋਣ ਦੇ ਕਾਰਨ ਬੇਹੋਸ਼ੀ ਹੋਣਾ।

Rule of Nine

Burn ਦੀ ਪ੍ਰਤੀਸ਼ਤ ਨੂੰ ਕੱਢਣ ਲਈ rule of nine use ਕੀਤਾ ਜਾਂਦਾ ਹੈ।

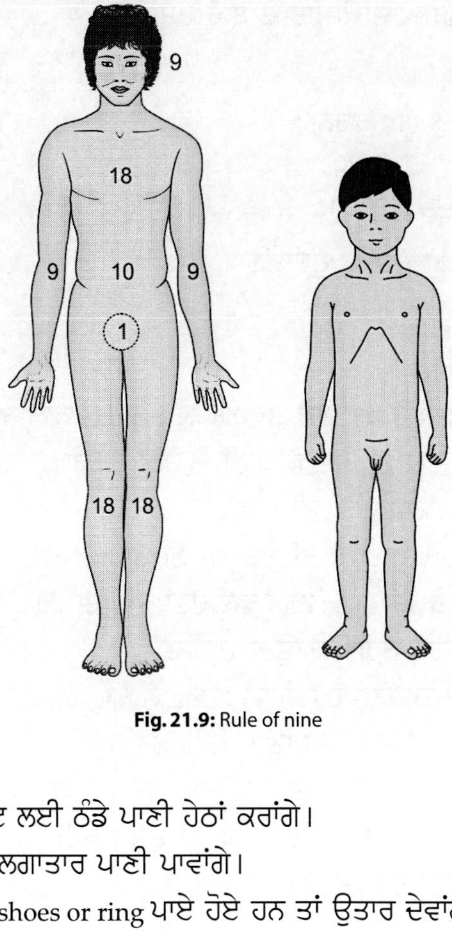

Fig. 21.9: Rule of nine

Care of Minor Nine Rule

1. ਜਲੇ ਹੋਏ ਭਾਗ ਨੂੰ 10-15 ਮਿੰਟ ਲਈ ਠੰਡੇ ਪਾਣੀ ਹੇਠਾਂ ਕਰਾਂਗੇ।
2. ਜੇਕਰ ਦਰਦ ਹੋ ਰਿਹਾ ਹੈ ਤਾਂ ਲਗਾਤਾਰ ਪਾਣੀ ਪਾਵਾਂਗੇ।
3. ਜੇਕਰ patient ਨੇ bangles, shoes or ring ਪਾਏ ਹੋਏ ਹਨ ਤਾਂ ਉਤਾਰ ਦੇਵਾਂਗੇ।
4. Burn area ਨੂੰ clean cloth ਨਾਲ cover ਕਰਾਂਗੇ।
5. Burn area ਨੂੰ dressing ਨਾਲ cover ਕਰਾਂਗੇ।

6. Patient ਨੂੰ mouth ਦੇ ਦੁਆਰਾ liquid ਪਦਾਰਥ ਦੇਵਾਂਗੇ।
7. Patient ਨੂੰ ਗਰਮ ਚੀਜ਼ ਪੀਣ ਲਈ ਦੇਵਾਂਗੇ ਜਿਵੇਂ : ਚਾਹ, ਕੌਫੀ ਆਦਿ।
8. Blister ਨੂੰ ਦਬਾਉਣਾ ਨਹੀਂ ਚਾਹੀਦਾ।
9. Injury ਵਾਲੇ area ਨੂੰ ਛੇੜ-ਛਾੜ ਨਹੀਂ ਕਰਨੀ ਚਾਹੀਦੀ।
10. Burn area ਤੇ ਕੋਈ ਵੀ lotion ਨਹੀਂ ਲਗਾਉਣਾ ਚਾਹੀਦਾ।
11. Burn area ਨੂੰ ਸਾਫ ਕਰਾਂਗੇ।
12. Burn area ਨੂੰ dressing ਕਰਾਂਗੇ।
13. ਜੇਕਰ sever burn ਹੋਵੇ ਤਾਂ patient ਨੂੰ medical care ਦੇਣੀ ਚਾਹੀਦੀ ਹੈ।
14. ਮਰੀਜ਼ ਨੂੰ ਅਲੱਗ ਰੱਖਾਂਗੇ।
15. Patient ਦੇ ਰਿਸ਼ਤੇਦਾਰਾਂ ਨੂੰ patient ਦੀ ਸਿਹਤ ਦੇ ਬਾਰੇ ਦੱਸਾਂਗੇ।

AIM/Treatment

1. Burning ਨੂੰ ਰੋਕਣਾ ਤੇ ਦਰਦ ਨੂੰ ਘੱਟ ਕਰਨਾ।
2. Injury ਨੂੰ treat ਕਰਨਾ।
3. Infection ਦੇ risk ਨੂੰ ਘੱਟ ਕਰਨਾ।
4. Patient ਨੂੰ ਜਲਦੀ ਤੋਂ ਜਲਦੀ hospital ਪਹੁੰਚਾਉਣਾ।
5. Patient ਨੂੰ resuscitate ਕਰਨਾ।

First Aid Care of Minor or Superficial

1. ਜੇਕਰ patient ਅੱਗ ਦੀ ਲਪਟ ਵਿੱਚ ਆ ਜਾਵੇ ਤਾਂ ਅੱਗ ਨੂੰ blanket ਨਾਲ ਬੁਝਾਉਣਾ ਚਾਹੀਦਾ ਹੈ।
2. ਜਲੇ ਹੋਏ ਹਿੱਸੇ ਨੂੰ 10-15 ਮਿੰਟ ਤੱਕ ਬਹਿੰਦੇ ਠੰਡੇ ਪਾਣੀ ਦੇ ਹੇਠਾਂ ਰੱਖਾਂਗੇ।
3. ਜੇਕਰ ਦਰਦ ਹੋ ਰਿਹਾ ਹੋਵੇ ਤਾਂ ਲਗਾਤਾਰ ਪਾਣੀ ਪਾਵਾਂਗੇ।
4. ਜੇਕਰ ਮਰੀਜ਼ ਨੇ ਕੋਈ jewellery ਪਾਈ ਹੈ ਤਾਂ ਉਤਾਰ ਦੇਣੀ ਚਾਹੀਦੀ ਹੈ।
5. Burn area ਨੂੰ ਕਿਸੇ ਸਾਫ ਕੱਪੜੇ ਜਾਂ sheet ਨਾਲ ਢੱਕ ਦੇਣਾ ਚਾਹੀਦਾ ਹੈ।
6. Burn area ਤੇ ਕੋਈ oily ਪਦਾਰਥ ਨਹੀਂ ਲਗਾਉਣਾ ਚਾਹੀਦਾ।
7. Patient ਨੂੰ ਗਰਮ liquid ਦੇਣਾ ਚਾਹੀਦਾ ਹੈ। ਜਿਵੇਂ : Tea, coffee, milk.
8. ਜੇਕਰ skin ਤੇ blister ਪੈ ਜਾਵੇ ਤਾਂ ਉਸਨੂੰ ਦਬਾਉਣਾ ਨਹੀਂ ਚਾਹੀਦਾ।
9. ਜਲੇ ਹੋਏ part ਨੂੰ ਜਿਆਦਾ ਛੇੜਣਾ ਨਹੀਂ ਚਾਹੀਦਾ ਤੇ ਉਸਨੂੰ ਸਾਫ ਤੇ ਢੱਕ ਕੇ ਰੱਖਣਾ ਚਾਹੀਦਾ ਹੈ।
10. ਜੇਕਰ patient ਨੂੰ ਬਹੁਤ ਜਿਆਦਾ ਦਰਦ ਹੋ ਰਿਹਾ ਹੋਵੇ ਤਾਂ ਉਸਨੂੰ ਕੋਈ painkiller ਦੇਣਾ ਚਾਹੀਦਾ ਹੈ।
11. Patient ਨੂੰ hospital ਪਹੁੰਚਾਉਣਾ ਚਾਹੀਦਾ ਹੈ।

First Aid Care of Severe Burn

1. ਸਭ ਤੋਂ ਪਹਿਲਾਂ patient ਨੂੰ ਅੱਗ ਤੋਂ ਦੂਰ ਕਰਨਾ ਚਾਹੀਦਾ ਹੈ।
2. Psychological support ਦੇਣੀ ਚਾਹੀਦੀ ਹੈ।

3. ਜੇਕਰ skin ਤੇ patient ਦੇ ਕੱਪੜੇ ਚਿਪਕ ਜਾਣ ਤਾਂ ਉਹਨਾਂ ਨੂੰ ਉਤਾਰਨ ਦੀ ਕੋਸ਼ਿਸ਼ ਨਹੀਂ ਕਰਨੀ ਚਾਹੀਦੀ।
4. Patient ਨੂੰ ਕਿਸੇ ਸਾਫ sheet ਜਾਂ blanket ਨਾਲ clean ਕਰਨਾ ਚਾਹੀਦਾ ਹੈ।
5. ਜੇਕਰ ਲੱਤਾਂ ਜਲ ਗਈਆ ਹੋਣ ਤਾਂ ਉਸਨੂੰ ਉੱਪਰ ਕਰਕੇ ਰੱਖਣਾ ਚਾਹੀਦਾ ਹੈ।
6. ਜੇਕਰ face ਮੜ ਗਿਆ ਹੋਵੇ ਤਾਂ upright position ਵਿੱਚ ਰੱਖਣਾ ਚਾਹੀਦਾ ਹੈ।
7. ਜੇਕਰ patient ਨੇ ਕੋਈ jewellery ਪਾਈ ਹੈ ਤਾਂ ਉਤਾਰ ਦੇਣੀ ਚਾਹੀਦੀ ਹੈ।
8. Blister ਹੋਣ ਤੇ ਉਹਨਾਂ ਨੂੰ ਦਬਾਉਣਾ ਨਹੀਂ ਚਾਹੀਦਾ।
9. Patient ਨੂੰ ਮੂੰਹ ਦੇ ਦੁਆਰਾ ਕੁੱਝ ਨਹੀਂ ਦੇਣਾ ਚਾਹੀਦਾ।
10. ਜਿੰਨੀ ਜਲਦੀ ਹੋ ਸਕੇ patient ਨੂੰ hospital ਪਹੁੰਚਾਉਣਾ ਚਾਹੀਦਾ ਹੈ।

Care of Chemical Burn

1. ਜੇਕਰ chemical ਨਾਲ patient ਦੇ ਕੱਪੜੇ ਗਿੱਲੇ ਹੋ ਜਾਣ ਤਾਂ ਉਸਨੂੰ ਜਲਦੀ ਹੀ remove ਕਰਨਾ ਚਾਹੀਦਾ ਹੈ।
2. ਜਲਣ ਵਾਲੇ area ਨੂੰ ਠੰਡੇ ਪਾਣੀ ਨਾਲ ਧੋਣਾ ਚਾਹੀਦਾ ਹੈ।
3. ਕੋਈ ਵੀ oily ਪਦਾਰਥ ਨਹੀਂ ਲਗਾਉਣਾ ਚਾਹੀਦਾ।
4. Clean dressing apply ਕਰਨੀ ਚਾਹੀਦੀ ਹੈ।
5. ਸੜੇ ਹੋਏ area ਨੂੰ rest provide ਕਰਨੀ ਚਾਹੀਦੀ ਹੈ।
6. ਜੇਕਰ patient ਨੂੰ vomiting ਨਹੀਂ ਆ ਰਹੀ ਹੋਵੇ ਤਾਂ ਉਸਨੂੰ ਗਰਮ ਤਰਲ ਪਦਾਰਥ ਪੀਣ ਲਈ ਦੇਣਾ ਚਾਹੀਦਾ ਹੈ।
7. ਜੇਕਰ patient ਦੀ body 10% ਤੋਂ ਜਿਆਦਾ ਸੜ ਗਈ ਹੋਵੇ ਤਾਂ ਉਸਨੂੰ ਨੇੜੇ ਦੇ hospital ਵਿੱਚ ਪਹੁੰਚਾਉਣਾ ਚਾਹੀਦਾ ਹੈ।

First Aid of Electrical Burn

Electrical burn ਉਸ area ਵਿੱਚ ਹੁੰਦਾ ਹੈ ਜਿੱਥੇ patient ਨੂੰ current ਲੱਗਦਾ ਹੈ। ਇਸ ਪ੍ਰਕਾਰ ਦੀ burn ਵਿੱਚ patient ਦੀ respiration ਤੇ circulation irregular ਹੋ ਜਾਂਦੀ ਹੈ ਇਸ burn ਵਿੱਚ patient ਨੂੰ ਨਿਮਨਲਿਖਿਤ first aid ਦੇਣੀ ਚਾਹੀਦੀ ਹੈ।

1. Patient ਨੂੰ causes ਤੋਂ remove ਕਰਨਾ ਚਾਹੀਦਾ ਹੈ।
2. Patient ਨੂੰ psychological support ਦੇਣੀ ਚਾਹੀਦੀ ਹੈ।
3. ਜਲੇ ਹੋਏ area ਨੂੰ clean ਕੱਪੜੇ ਨਾਲ ਢੱਕ ਦੇਣਾ ਚਾਹੀਦਾ ਹੈ।
4. ਜੇਕਰ patient ਹੋਸ਼ ਵਿੱਚ ਹੋਵੇ ਤਾਂ ਉਸਨੂੰ tea, coffee ਦੇਣੀ ਚਾਹੀਦੀ ਹੈ, ਜੇਕਰ ਬੇਹੋਸ਼ ਹੈ ਤਾਂ hospital ਪਹੁੰਚਾਉਣਾ ਚਾਹੀਦਾ ਹੈ।

Health Education and Referral

Society ਵਿੱਚ ਜਿਆਦਾਤਰ ਔਰਤਾਂ ਤੇ ਬੱਚੇ ਸੜ ਜਾਂਦੇ ਹਨ, ਤੇ ਉਹਨਾਂ ਨੂੰ ਆਪਣੇ ਆਪ ਨੂੰ ਬਚਾਉਣ ਲਈ ਨਿਮਨਲਿਖਿਤ ਗੱਲਾਂ ਦੇ ਬਾਰੇ ਦੱਸਣਾ ਚਾਹੀਦਾ ਹੈ :

1. ਜਿਵੇਂ ਔਰਤਾਂ ਨੂੰ ਰਸੋਈ ਵਿੱਚ ਖਾਣਾ ਬਣਾਉਣ ਸਮੇਂ ਸਟੋਵ ਜਾਂ ਗੈਸ ਚੁੱਲ੍ਹੇ ਨੂੰ 2 ਫੁੱਟ ਉੱਚਾ ਰੱਖਣਾ ਚਾਹੀਦਾ ਹੈ।
2. ਖਾਣਾ ਬਣਾਉਣ ਸਮੇਂ ਨਾਈਲੋਨ ਦੀ ਸਾੜੀ ਦੂਰ ਰੱਖਣੀ ਚਾਹੀਦੀ ਹੈ।

3. ਖਾਣਾ ਬਣਾਉਣ ਸਮੇਂ ਬੱਚੇ ਨੂੰ ਦੂਰ ਰੱਖਣਾ ਚਾਹੀਦਾ ਹੈ।
4. ਗਰਮ ਪਾਣੀ ਜਾਂ ਦੁੱਧ ਬੱਚੇ ਤੋਂ ਦੂਰ ਰੱਖਣਾ ਚਾਹੀਦਾ ਹੈ।
5. ਜੇਕਰ ਕਮਰੇ ਵਿੱਚ ਕੋਈ ਮੋਮਬੱਤੀ ਜਲ ਰਹੀ ਹੋਵੇ ਤਾਂ ਬੱਚੇ ਨੂੰ ਉਸਦੇ ਕੋਲ ਇੱਕਲਾ ਨਹੀਂ ਛੱਡਣਾ ਚਾਹੀਦਾ।
6. ਮਾਚਿਸ਼ ਆਦਿ ਬੱਚਿਆਂ ਤੋਂ ਦੂਰ ਰੱਖਣੀ ਚਾਹੀਦੀ ਹੈ।
7. ਖਾਣਾ ਬਣਾਉਣ ਤੋਂ ਬਾਅਦ ਗੈਸ ਸਿਲੰਡਰ off ਕਰਨਾ ਚਾਹੀਦਾ ਹੈ।
8. ਬੱਚੇ ਨੂੰ ਬਿਜਲੀ ਦੀਆਂ ਤਾਰਾਂ ਤੋਂ ਦੂਰ ਰੱਖਣਾ ਚਾਹੀਦਾ ਹੈ।
9. Strong chemical acid ਬੱਚਿਆਂ ਤੋਂ ਦੂਰ ਰੱਖਣੇ ਚਾਹੀਦੇ ਹਨ।

Referral

1. Sever burn ਜਾਂ secondary burn person ਨੂੰ ਨਜਦੀਕੀ hospital, PHC ਜਾਂ CHC ਵਿੱਚ refer ਕਰਨਾ ਚਾਹੀਦਾ ਹੈ।
2. ਜਲਣ ਤੋਂ ਬਾਅਦ ਵਿੱਚ ਜੇਕਰ ਸਾਹ ਲੈਣ ਵਿੱਚ problem ਹੋਵੇ ਤਾਂ patient ਨੂੰ refer ਕਰਨਾ ਚਾਹੀਦਾ ਹੈ।

Role of ANM and Health Worker

Burn patient ਦੇ ਸੰਬੰਧ ਵਿੱਚ ਇੱਕ ANM health worker ਨੂੰ ਖਾਸ ਭੂਮਿਕਾ ਨਿਭਾਉਂਣੀ ਪੈਂਦੀ ਹੈ। ਉਹਨਾਂ ਨੂੰ ਨਿਮਨ ਕੰਮ ਕਰਨੇ ਚਾਹੀਦੇ ਹਨ :

1. Society ਵਿੱਚ health education ਦੇਣੀ ਚਾਹੀਦੀ ਹੈ ਕਿ ਜਲਣ ਤੇ ਕੀ first aid care ਦੇਣੀ ਚਾਹੀਦੀ ਹੈ।
2. Society ਵਿੱਚ ਖਾਸ ਕਰਕੇ ਔਰਤਾਂ ਨੂੰ ਜਲਣ ਨਾਲ ਸੰਬੰਧਿਤ ਗੱਲਾਂ ਦੇ ਬਾਰੇ ਦੱਸਣਾ ਚਾਹੀਦਾ ਹੈ ਤਾਕਿ ਘਰ ਵਿੱਚ ਹੋਣ ਵਾਲੀ ਦੁਰਘਟਨਾ ਘੱਟ ਹੋ ਸਕੇ।
3. ਪ੍ਰਾਥਮਿਕ ਸਹਾਇਤਾ ਦੇ ਬਾਰੇ ਦੱਸਣਾ ਚਾਹੀਦਾ ਹੈ।
4. ਜਲੇ ਹੋਏ ਵਿਅਕਤੀ ਨੂੰ ਤੁਰੰਤ first aid ਦੇਣੀ ਚਾਹੀਦੀ ਹੈ।
5. ਜਲੇ ਹੋਏ ਸਥਾਨ ਨੂੰ ਠੰਡੇ ਪਾਣੀ ਦੇ ਹੇਠਾਂ ਰੱਖਣਾ ਚਾਹੀਦਾ ਹੈ। ਤਾਕਿ ਜਲਣ ਘੱਟ ਹੋ ਸਕੇ।
6. ਜਲੇ ਹੋਏ ਵਿਅਕਤੀ ਨੂੰ infection ਤੋਂ ਬਚਾਉਣਾ ਚਾਹੀਦਾ ਹੈ।
7. ਜਲੇ ਹੋਏ ਵਿਅਕਤੀ ਨੂੰ ਜਿਆਦਾ liquid ਪਦਾਰਥ ਦੇਣਾ ਚਾਹੀਦਾ ਹੈ।
8. Severe burn ਵਿਅਕਤੀ ਨੂੰ ਤੁਰੰਤ first aid ਦੇਣੀ ਚਾਹੀਦੀ ਹੈ।
9. Severe burn ਦੇ case ਨੂੰ ਜਲਦੀ ਤੋਂ ਜਲਦੀ hospital ਪਹੁੰਚਾਉਣਾ ਚਾਹੀਦਾ ਹੈ।
10. Patient ਤੇ ਉਸਦੇ ਰਿਸ਼ਤੇਦਾਰਾਂ ਨੂੰ psychological support ਦੇਣੀ ਚਾਹੀਦੀ ਹੈ।

CHAPTER 22

ਹੱਡੀ ਟੁੱਟਣਾ (Fracture)

Definition

Bone ਦਾ ਟੁੱਟਣਾ ਜਾਂ ਦਰਾੜ ਪੈਣਾ fracture ਕਹਿਲਾਉਂਦਾ ਹੈ।

Cause of Fracture

ਜਿਆਦਾਤਰ fracture ਕਿਸੇ force (ਦਬਾ) ਹਿੰਸਾ ਦੇ ਕਾਰਨ ਹੋ ਸਕਦੇ ਹਨ। Force ਤਿੰਨ ਪ੍ਰਕਾਰ ਦੇ ਹੁੰਦੇ ਹਨ।

1. **Direct force:** Direct force ਨਾਲ bone ਉਸ ਜਗ੍ਹਾ ਤੋਂ ਟੁੱਟ ਜਾਂਦੀ ਹੈ ਜਿੱਥੇ ਧੱਕਾ ਜਾਂ ਚੋਟ ਲੱਗਦੀ ਹੈ। For example, ਜੋਰਦਾਰ ਧੱਕੇ ਨਾਲ, ਗੋਲੀ ਲੱਗਣ ਨਾਲ, ਪਹੀਏ ਦੇ ਹੇਠਾ ਆਉਣ ਨਾਲ ਜਾਂ ਡਿੱਗ ਜਾਣ ਕਾਰਨ।
2. **Indirect force:** ਇਸ force ਵਿੱਚ bone ਚੋਟ ਵਾਲੀ ਜਗ੍ਹਾ ਤੋਂ ਹੱਟ ਕੇ ਟੁੱਟਦੀ ਹੈ। For example, clavicle bone ਫੈਲੇ ਹੋਏ ਹੱਥ ਦੇ ਬਲ ਡਿੱਗਣ ਨਾਲ ਟੁੱਟਦੀ ਹੈ।
3. **Force due to muscular action:** ਇਸ ਪ੍ਰਕਾਰ ਵਿੱਚ bone ਕਿਸੇ powerful muscle ਵਿੱਚ ਜੋਰ ਦਾ ਝਟਕਾ ਲੱਗਣ ਕਾਰਨ ਟੱਟ ਜਾਂਦੀ ਹੈ। For example, ਗੋਡਿਆ ਦੀ bone ਨਾਲ ਜੁੜੇ ਹੋਏ muscle ਦੇ ਜੋਰਦਾਰ ਖਿਚਾਵ ਦੇ ਕਾਰਨ ਟੁੱਟ ਜਾਂਦਾ ਹੈ। ਕਈ fracture direct ਜਾਂ indirect ਦੋਨਾਂ ਹੀ ਕਾਰਨ ਕਰਦੇ ਹੋ ਸਕਦੇ ਹਨ।

Types of Fracture

1. **Simple and closed fracture:** ਇਸ ਪ੍ਰਕਾਰ ਦੇ fracture ਵਿੱਚ ਟੁੱਟੀ ਹੋਈ ਹੱਡੀ ਵਿੱਚ ਕੋਈ ਜਖਮ ਨਹੀਂ ਹੁੰਦਾ ਅਤੇ ਨਾ ਹੀ bone skin ਦੇ ਬਾਹਰ ਨਿਕਲਦੀ ਹੈ। Simple fracture ਨਿਮਨ ਪ੍ਰਕਾਰ ਹਨ ਜਿਵੇਂ :
   (a) Transverse fracture (ਟੇਢੀ bone ਟੁੱਟ ਜਾਂਦੀ ਹੈ)
   (b) Spiral fracture (Spring like fracture)
   (c) Fissured fracture (ਹਲਕੀ ਜਿਹੀ ਦਰਾੜ ਪੈ ਜਾਂਦੀ ਹੈ)

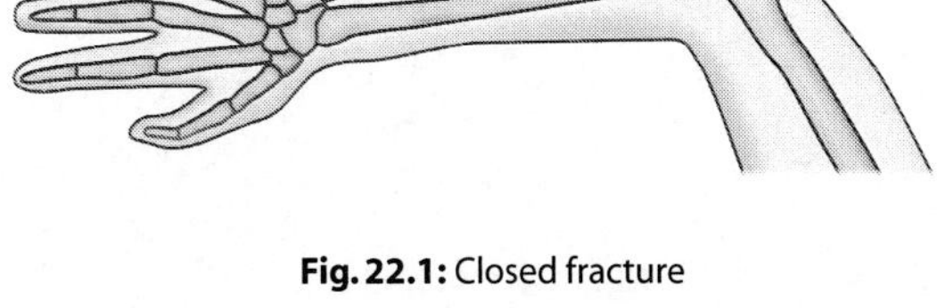

Fig. 22.1: Closed fracture

2. **Open fracture:** ਇਸ ਪ੍ਰਕਾਰ ਦੇ fracture ਵਿੱਚ ਚੋਟ ਲੱਗਣ ਦੇ ਕਾਰਨ bone skin ਦੇ ਬਾਹਰ ਨਿਕਲ ਆਉਂਦੀ ਹੈ ਤੇ ਜਖਮ ਵੀ ਹੋ ਜਾਂਦੇ ਹਨ। ਇਹਨਾਂ ਜਖਮਾਂ ਦੇ ਕਾਰਨ ਹਵਾ ਵਿੱਚ ਪਾਏ ਜਾਣ ਵਾਲੇ germs fracture ਵਾਲੇ area ਤੱਕ ਪਹੁੰਚ ਜਾਂਦੇ ਹਨ ਤੇ infection ਦੇ chances ਵੱਧ ਜਾਂਦੇ ਹਨ।

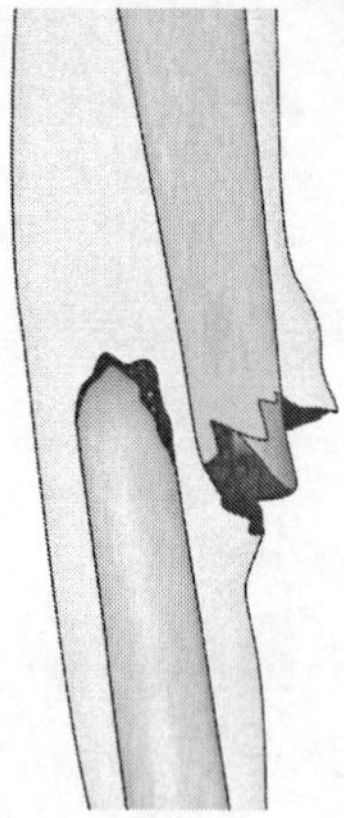

Fig. 22.2: Open wound

3. **Complicated fracture:** ਜਦੋਂ fracture ਦੇ ਦੌਰਾਨ ਇੱਕ bone ਦੇ ਕਈ ਛੋਟੇ-ਛੋਟੇ ਟੱਕੜੇ ਹੋ ਜਾਂਦੇ ਹਨ।
4. **Comminuted fracture:** ਇਸ ਪ੍ਰਕਾਰ ਦੀ bone ਕਈ ਜਗ੍ਹਾ ਤੋਂ ਟੁੱਟ ਜਾਂਦੀ ਤੇ ਦੋ-ਦੋ ਹਿੱਸਿਆਂ ਵਿੱਚ ਵੰਡੀ ਜਾਂਦੀ ਹੈ ਉਸਨੂੰ comminuted fracture ਕਹਿੰਦੇ ਹਨ। ਜਿਵੇਂ direct force ਤੋਂ patella ਦਾ ਟੁੱਟਣਾ।
5. **Impacted fractured:** ਇਸ ਪ੍ਰਕਾਰ ਦੇ fracture ਵਿੱਚ ਇੱਕ ਸਿਰਾ ਦੂਜੇ ਸਿਰੇ ਵਿੱਚ ਧੱਸ ਜਾਂਦੀ ਹੈ ਉਸ ਨੂੰ impacted fracture ਕਹਿੰਦੇ ਹਨ। ਇਸ ਪ੍ਰਕਾਰ ਦੇ fracture ਜਿਆਦਾ long bones ਵਿੱਚ ਹੁੰਦੇ ਹਨ।
6. **Green stick fracture:** ਇਸ ਪ੍ਰਕਾਰ ਦੇ fracture ਵਿੱਚ bones ਮੁੜ ਜਾਂਦੀ ਹੈ ਪਰ ਪੂਰੀ ਤਰ੍ਹਾਂ ਨਾਲ ਨਹੀਂ ਟੁੱਟਦੀ ਇਸ ਪ੍ਰਕਾਰ ਦੇ fracture ਬਾਰਾ ਸਾਲ ਦੋਂ ਘੱਟ ਉਮਰ ਦੇ ਬੱਚਿਆ ਵਿੱਚ ਪਾਈ ਜਾਂਦੀ ਹੈ।

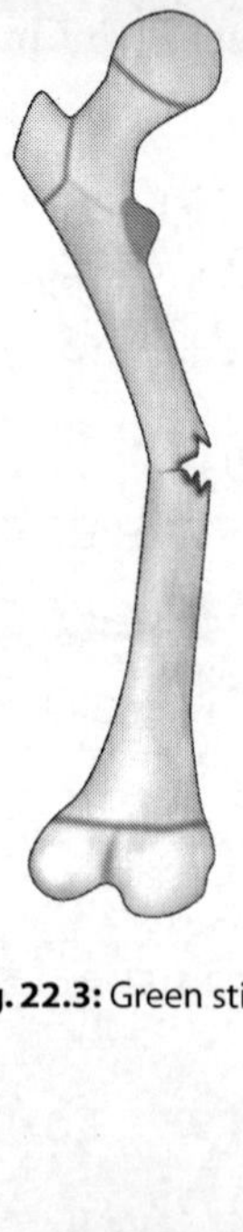

Fig. 22.3: Green stick

7. **Depressed fracture:** ਇਸ ਪ੍ਰਕਾਰ ਦੇ fracture ਵਿੱਚ bones ਦਾ ਟੁੱਟਿਆ ਹੋਇਆ ਹਿੱਸਾ ਅੰਦਰ ਦੀ ਤਰਫ ਧੱਸ ਜਾਂਦਾ ਹੈ ਜਿਵੇਂ ਜਦੋਂ skull ਦੇ ਉਪਰੀ ਭਾਗ ਜਾਂ ਆਸ-ਪਾਸ ਦੀ bone ਟੁੱਟਣ ਤੋਂ ਬਾਅਦ ਅੰਦਰ ਦੀ ਤਰਫ ਧੱਸ ਜਾਵੇ।

Sign/Symptom of Fracture

1. Pain
2. Tenderness
3. Discomfort
4. Loss of activity
5. Deformity (bone ਦੀ shape change ਹੋ ਜਾਵੇਗੀ)
6. Irregular bone (Bone ਦਾ ਟੁੱਟ ਜਾਣਾ)
7. Crepitus
8. Shorting shortening of bone

First Aid and Treatment of Fracture

Aims: Fracture ਦੀ first aid ਲਈ ਨਿਮਨਲਿਖਿਤ ਉਦੇਸ਼ ਹੁੰਦੇ ਹਨ :

1. ਦਰਦ ਨੂੰ ਘੱਟ ਕਰਨ।
2. ਚੋਟ ਲੱਗਣ ਤੋਂ ਬਚਾਉਣਾ
3. Fracture ਵਾਲੇ patient ਨੂੰ ਆਰਾਮਦਾਇਕ position ਵਿੱਚ ਲੇਟਾਉਣਾ।
4. ਜਿੰਨੀ ਜਲਦੀ ਹੋ ਸਕੇ medical care provide ਕਰਨੀ ਚਾਹੀਦੀ ਹੈ।

Treatment

1. Fracture ਵਾਲੇ area ਨੂੰ immobile ਕਰਕੇ patient ਨੂੰ ਉਠਾਉਣਾ ਚਾਹੀਦਾ ਹੈ।
2. Fracture ਵਾਲੇ area ਨੂੰ ਜਿਆਦਾ ਹਿਲਾਉਣਾ ਨਹੀਂ ਚਾਹੀਦਾ।
3. Fracture ਵਾਲੇ area ਨੂੰ ਸਹਾਰਾ ਦੇ ਕੇ ਸਹੀ condition ਵਿੱਚ ਰੱਖਣਾ ਚਾਹੀਦਾ ਹੈ।
4. ਜੇਕਰ open fracture ਹੋਵੇ ਤਾਂ bleeding ਨੂੰ ਕੰਟਰੋਲ ਕਰਨਾ ਚਾਹੀਦਾ ਹੈ। ਅਤੇ ਅਲੱਗ ਕਰਕੇ ਉਸ ਤੇ bandage ਕਰਨੀ ਚਾਹੀਦੀ ਹੈ।
5. Patient ਨੂੰ psychological support ਦੇਣੀ ਚਾਹੀਦੀ ਹੈ।
6. Fracture area ਦੇ ਉੱਪਰ ਜੋੜਾਂ ਨੂੰ splint ਨਾਲ support ਦੇਣੀ ਚਾਹੀਦੀ ਹੈ।
7. Patient ਨੂੰ ਜਲਦੀ ਤੋਂ ਜਲਦੀ ਨਜ਼ਦੀਕੀ hospital ਵਿੱਚ ਲਿਜਾ ਕੇ treatment ਕਰਵਾਉਣਾ ਚਾਹੀਦਾ ਹੈ।
8. Patient ਨੂੰ ਜਲਦੀ ਤੋਂ ਜਲਦੀ treat ਕਰਨਾ ਚਾਹੀਦਾ ਹੈ।

METHOD OF IMMOBILIZATION OR TRANSPORTATION

First aid ਜਲਦੀ ਦੇਣ ਤੋਂ ਬਾਅਦ ਜਖਮੀ ਵਿਅਕਤੀ ਨੂੰ accident ਵਾਲੀ ਜਗ੍ਹਾ ਤੋਂ ਉਠਾ ਕੇ hospital ਜਾਂ ਘਰ ਵਿੱਚ refer ਕਰ ਦੇਣਾ ਚਾਹੀਦਾ ਹੈ। Transport ਕਰਦੇ ਸਮੇਂ patient ਨੂੰ injury ਨਹੀਂ ਹੋਣੀ ਚਾਹੀਦੀ ਅਤੇ ਇਸ ਸਮੇਂ ਦੇ ਦੌਰਾਨ first aider ਨੂੰ ਨਿਮਨ ਗੱਲਾਂ ਦਾ ਧਿਆਨ ਰੱਖਾਂਗੇ :

1. Injury ਵਾਲੇ part ਨੂੰ ਜਿਆਦਾ ਹਿਲਾਉਣਾ ਨਹੀਂ ਚਾਹੀਦਾ।
2. Patient ਨੂੰ warm ਰੱਖਣਾ ਚਾਹੀਦਾ ਹੈ।
3. Patient ਨੂੰ comfortable position ਵਿੱਚ ਰੱਖਣਾ ਚਾਹੀਦਾ ਹੈ।

General Principles of Moving and Lifting

1. **The patient:** ਜਦੋਂ ਤੱਕ ਜਰੂਰੀ ਨਾ ਹੋਵੇ patient ਨੂੰ ਹਿਲਾਉਣਾ ਨਹੀਂ ਚਾਹੀਦਾ। Move ਕਰਦੇ ਸਮੇਂ ਕਿਸੇ person ਦੀ help ਲੈਣੀ ਚਾਹੀਦੀ ਹੈ।
   (a) Patient ਦੀ cooperation ਦੇ ਲਈ ਉਸ ਨੂੰ ਹਰ step ਦੇ ਬਾਰੇ ਦੱਸਣਾ।
   (b) ਜਖਮੀ ਵਿਅਕਤੀ ਨੂੰ move ਕਰਦੇ ਸਮੇਂ ਆਪਣੀ body ਨੂੰ proper ਤਰੀਕੇ ਨਾਲ move ਕਰਨਾ ਚਾਹੀਦਾ ਹੈ।
2. **Body mechanic:**
   (a) Assistant ਦੀ help ਲੈਣ ਤੋਂ ਪਹਿਲਾਂ ਉਸਨੂੰ ਚੰਗੀ ਤਰ੍ਹਾਂ ਸਮਝਾਉਣਾ ਚਾਹੀਦਾ ਹੈ।
   (b) Command ਸਿਰਫ ਇੱਕ ਵਿਅਕਤੀ ਦੇ ਹੱਥ ਵਿੱਚ ਹੋਣੀ ਚਾਹੀਦੀ ਹੈ।
3. ਜਿੰਨੀ ਜਲਦੀ ਹੋ ਸਕੇ patient ਨੂੰ hospital shift ਕਰਨਾ ਚਾਹੀਦਾ ਹੈ।

COMMON USE METHOD

1. **Manual First and Carrier**
   (a) Cradle method (ਗੋਦ ਵਿੱਚ ਲੈਣਾ)
   (b) Manual human crush
   (c) Fire man life
   (d) Hand (eight) at method/four hand sheet
   (e) Force and often method
   (f) Pick a back method (back ਤੇ ਚੁੱਕ ਕੇ ਲਿਜਾਣਾ)
   (g) Drag method (ਖਿੱਚ ਕੇ ਲਿਜਾਣਾ)
   (h) Two hand
2. **Carry chair method**
   (a) Chair method
   (b) Wheelchair method
   (c) Stretchers method
   (d) Blanket method
   (e) Trolley cot method.

CHAPTER 23

ਜੀਵਨ ਰੱਖਿਅਕ ਹਾਲਤਾਂ (Life Threatening Conditions)

DROWNING

Drowning ਉਹ condition ਹੈ ਜਿਸ ਵਿੱਚ ਪਾਣੀ ਦੇ ਡੁੱਬਣ ਦੇ ਕਾਰਨ ਫੇਫੜਿਆ ਵਿੱਚ ਪਾਣੀ ਚਲਾ ਜਾਂਦਾ ਹੈ। ਦੱਮ ਘੁੱਟਣ ਨੂੰ ਲੱਗਦਾ ਹੈ। ਇਸ ਵਿੱਚ ਗਲੇ ਵਿੱਚ congestion ਜਾਂ ਖਿਚਾਵ ਹੋਣ ਦੇ ਕਾਰਨ airway block ਹੋ ਜਾਂਦਾ ਹੈ।

Effects: Asphyxia, dyspnoea, congestion of lungs injury in heal and throat, fracture of bones, external bleeding, injury in soft tissue.

Dyspnoea: Noisy, breathing, frothing from mouth (ਮੂੰਹ ਵਿੱਚ ਝੱਗ ਆਉਣਾ), pulse rate ਦਾ ਵਧਣਾ, unconsciousness, confusion cyanosis, hypothermia.

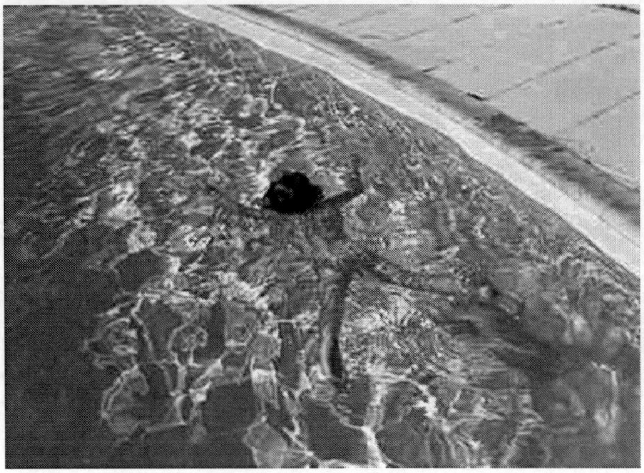

Fig. 23.1: Drowning

First Aid of Treatment

1. ਸਭ ਤੋਂ ਪਹਿਲਾਂ ਡੁੱਬਣ ਵਾਲੇ ਵਿਅਕਤੀ ਨੂੰ ਕਿਸੀ ਰੱਸੀ ਨਾਲ ਖਿੱਚ ਕੇ ਬਾਹਰ ਨਿਕਲਾਉਣਾ ਚਾਹੀਦਾ ਹੈ।
2. ਰੋਗੀ ਨੂੰ ਉਲਟੀ position ਵਿੱਚ ਲਿਟਾਉਣਾ ਚਾਹੀਦਾ ਹੈ। ਤਾਕਿ ਪੇਟ ਦਾ ਪਾਣੀ ਬਾਹਰ ਨਿਕਲ ਜਾਵੇ।

3. ਰੋਗੀ ਦੀ pulse and respiration check ਕਰਨੀ ਚਾਹੀਦੀ ਹੈ।
4. ਰੋਗੀ ਦਾ ਨੱਕ ਅਤੇ ਮੂੰਹ ਸਾਫ ਕਰਕੇ breathing ਸ਼ੁਰੂ ਕਰਨੀ ਚਾਹੀਦੀ ਹੈ।
5. ਜੇਕਰ breathing ਸ਼ੁਰੂ ਨਾ ਹੋਵੇ ਤਾਂ ਮੂੰਹ ਤੋਂ respiration ਦੇਣੀ ਚਾਹੀਦੀ ਹੈ। ਜਿਵੇਂ respiration ਸ਼ੁਰੂ ਹੋ ਜਾਵੇ ਤਾਂ ਆਰਾਮਦਾਇਕ ਸਥਿਤੀ ਵਿੱਚ ਲਿਟਾਉਣਾ ਚਾਹੀਦਾ ਹੈ।
6. ਰੋਗੀ ਜਾਂ ਵਿਅਕਤੀ ਦੇ ਗਿਲੇ ਕੱਪੜੇ ਉਤਾਰ ਕੇ ਕਿਸੇ ਸੀਟ ਜਾਂ blanket ਨਾਲ cover ਕਰਨਾ ਚਾਹੀਦਾ ਹੈ।
7. ਰੋਗੀ ਨੂੰ ਗਰਮੀ ਪ੍ਰਦਾਨ ਕਰਨ ਲਈ ਉਸਨੂੰ ਗਰਮ ਚੀਜ਼ ਦੇਣੀ ਚਾਹੀਦੀ ਹੈ। ਜਿਵੇਂ : Tea, coffee.
8. ਰੋਗੀ ਨੂੰ psychological support ਦੇਣੀ ਚਾਹੀਦੀ ਹੈ। ਡਾਕਟਰ ਨੂੰ contact ਕਰਨਾ ਚਾਹੀਦਾ ਹੈ।

Strangulation, suffocation, asphyxia (ਗੱਲਾ ਦੱਬਣਾ) (ਦਮ ਘੁੱਟਣਾ) (ਸਾਹ ਲੈਣ ਵਿੱਚ problem) ਜਦੋਂ ਕਿਸੇ ਕਾਰਨ ਤਾਜ਼ੀ ਹਵਾ lungs ਤੱਕ ਨਹੀਂ ਪਹੁੰਚਦੀ ਜਾਂਦੀ ਤਾ body ਵਿੱਚ vital organs ਅਤੇ ਦਿਮਾਗ ਨੂੰ O_2 ਨਹੀਂ ਮਿਲਦੀ ਇਸਦੀ ਵਜ੍ਹਾਂ ਨਾਲ ਵਿਅਕਤੀ ਦੀ ਹਾਲਤ ਸਿਰੀਅਸ ਹੋ ਜਾਂਦੀ ਹੈ ਜਿਸਨੂੰ asphyxia ਜਾਂ ਦਮ ਘੁੱਟਣਾ ਕਹਿੰਦੇ ਹਨ।

Cause

1. ਸਾਹ ਦੀ ਨਲੀ ਵਿੱਚ ਰੁਕਾਵਟ ਆਉਣਾ।
2. ਦਮ ਘੁੱਟਣਾ।
3. ਗਲੇ ਵਿੱਚ ਦਬਾਅ ਪੈਣ ਦੇ ਕਾਰਨ ਜਿਵੇਂ ਫਾਂਸੀ ਦੇ ਕਾਰਨ।
4. ਬਿਜਲੀ ਦੇ ਕਾਰਨਾ ਮਕਾਨ ਅਤੇ ਗੁਦਾਮ ਆਦਿ ਦੇ ਡਿੱਗਣ ਤੇ chest ਤੇ ਦਬਾਅ ਪੈਣਾ।
5. Poisoning ਦੇ ਕਾਰਨ।
6. ਬੇਹੋਸ਼ੀ ਦੇ ਕਾਰਨ।

Sign/Symptom

1. ਸਾਹ ਲੈਣ ਵਿੱਚ problems
2. ਦਮ ਘੁੱਟਣਾ
3. ਨੱਕ ਅਤੇ ਮੂੰਹ ਵਿੱਚ ਰੁਕਾਵਟ ਆਉਣਾ
4. ਬੇਹੋਸ਼ੀ

First Aid Treatment

1. ਵਿਅਕਤੀ ਨੇ ਜੇਕਰ ਫਾਂਸੀ ਲਗਾ ਲਈ ਹੈ ਤਾਂ ਪੁਲਿਸ ਦਾ ਇੰਤਜ਼ਾਰ ਕੀਤੇ ਬਿਨਾਂ ਉਸਦੀ life ਨੂੰ ਬਚਾਉਣ ਦੀ ਕੋਸ਼ਿਸ਼ ਕਰਨੀ ਚਾਹੀਦੀ ਹੈ।
2. ਗਰਦਨ ਤੋਂ ਰੱਸੇ ਨੂੰ ਕੱਟ ਕੇ ਅਲੱਗ ਕਰਨਾ ਚਾਹੀਦਾ ਹੈ।
3. ਜੇਕਰ ਵਿਅਕਤੀ ਲਟਕਿਆ ਹੋਇਆ ਹੈ ਤਾਂ ਰੱਸੀ ਨੂੰ ਢਿੱਲੀ ਕਰਕੇ ਸਰੀਰ ਨੂੰ ਸਹਾਰਾ ਦੇ ਕੇ ਹੇਠਾ ਲਟਕਾਉਣਾ ਚਾਹੀਦਾ ਹੈ।
4. Artificial breathing ਦੇਣੀ ਚਾਹੀਦੀ ਹੈ।
5. Patient ਨੂੰ ਨਜਦੀਕੀ hospital ਲੈ ਕੇ ਜਾਣਾ ਚਾਹੀਦਾ ਹੈ।

First Aid Treatment of Suffocation

1. ਸਭ ਤੋਂ ਪਹਿਲਾਂ ਵਿਅਕਤੀ ਦੇ ਮੂੰਹ ਅਤੇ ਨੱਕ ਨੂੰ ਸਾਫ ਕਰਕੇ ਉਸਨੂੰ ਤਾਜੀ ਹਵਾ ਵਿੱਚ ਲੈ ਕੇ ਜਾਣਾ ਚਾਹੀਦਾ ਹੈ।
2. ਜਦੋਂ ਵਿਅਕਤੀ ਹੋਸ਼ ਵਿੱਚ ਹੈ ਤਾਂ ਉਸਦੀ respiration check ਕਰਨੀ ਚਾਹੀਦੀ ਹੈ ਤੇ ਹੌਸਲਾ ਦੇਣਾ ਚਾਹੀਦਾ ਹੈ।
3. ਜੇਕਰ ਵਿਅਕਤੀ ਨੂੰ ਸਾਹ ਲੈਣ ਵਿੱਚ problems ਹੈ ਤਾਂ ਉਸਨੂੰ artificial respiration ਦੇਣੀ ਚਾਹੀਦੀ ਹੈ।
4. ਵਿਅਕਤੀ ਨੂੰ ਤੁਰੰਤ hospital ਪਹੁੰਚਾਉਣਾ ਚਾਹੀਦਾ ਹੈ।

UNCONSCIOUSNESS OR LOSS OF CONSCIOUSNESS

Unconsciousness: Unconsciousness ਦਾ ਅਰਥ ਹੈ ਦਿਮਾਗ ਦੀ normal activities ਦਾ ਠੀਕ ਪ੍ਰਕਾਰ ਨਾਲ ਕੰਮ ਨਾ ਕਰਨਾ ਜਾਂ ਕਿਸੇ ਪ੍ਰਕਾਰ ਦੀ ਰੁਕਾਵਟ ਆਉਣਾ। Unconsciousness person ਨੂੰ ਆਪਣੇ ਨੇੜੇ ਦੀ ਚੀਜ਼ਾ ਦੇ ਬਾਰੇ ਵਿੱਚ ਪਤਾ ਨਹੀਂ ਹੁੰਦਾ ਹੈ।

Type of Unconsciousness

ਇਹ ਦੋ ਪ੍ਰਕਾਰ ਦੇ ਹੁੰਦੇ ਹਨ :

1. **Stupor:** Stupor ਵਿੱਚ ਪ੍ਰਭਾਵਿਤ ਵਿਅਕਤੀ ਨੂੰ ਕਠਿਨਾਈ ਨਾਲ ਹੋਸ਼ ਵਿੱਚ ਲਿਆਇਆ ਜਾਂਦਾ ਹੈ।
2. **Coma:** ਇਸ ਹਾਲਤ ਵਿੱਚ ਵਿਅਕਤੀ ਦੀ ਕੋਈ ਵੀ ਹਿਲਜੁਲ ਨਹੀਂ ਹੁਦੀ।

Loss of Consciousness

Unconsciousness ਹੋਣ ਦਾ ਅਰਥ ਹੈ brain ਦੀ normal activities ਦਾ ਠੀਕ ਪ੍ਰਕਾਰ ਨਾਲ ਕੰਮ ਨਾ ਕਰਨਾ ਜਾਂ ਕਿਸੇ ਪ੍ਰਕਾਰ ਦੀ ਰੁਕਾਵਟ ਆਉਣਾ। Unconscious ਵਿਅਕਤੀ ਨੂੰ ਆਪਣੇ ਆਸ-ਪਾਸ ਦੀਆਂ ਚੀਜਾਂ ਦੇ ਬਾਰੇ ਪਤਾ ਨਹੀਂ ਹੁੰਦਾ।

Causes of Unconsciousness

1. Head injury
2. Heavy bleeding
3. Heat stroke
4. Shock
5. Poisoning
6. ਸਾਹ ਦੀ ਨਾਲੀ ਵਿੱਚ ਰੁਕਾਵਟ
7. ਸ਼ਰਾਬ, ਅਫੀਮ, ਗਾਂਜਾ ਆਦਿ ਜਿਆਦਾ ਮਾਤਰਾ ਵਿੱਚ ਲੈਣ ਕਾਰਨ
8. Infant convulsions
9. Diabetes
10. Epilepsy (ਮਿਰਗੀ ਦਾ ਦੌਰਾ)
11. Acute fever (ਅਚਾਨਕ ਬੁੱਖਾਰ)
12. Fainting (ਚੱਕਰ ਆਉਣਾ)
13. Hysteria
14. Heart attack (ਦਿਲ ਦਾ ਦੌਰਾ)

First Aid Treatment

1. Air passage clear ਹੋਣਾ ਚਾਹੀਦਾ ਹੈ ਤਾਂ ਕਿ ਤਾਜ਼ੀ ਹਵਾ patient ਨੂੰ ਮਿਲ ਸਕੇ।
2. ਬੇਹੋਸ਼ ਵਿਅਕਤੀ ਦੀ respiration check ਕਰਨੀ ਚਾਹੀਦੀ ਹੈ।
3. Patient ਨੂੰ ਆਰਾਮਦਾਇਕ position ਵਿੱਚ ਲੇਟਾਉਣਾ ਚਾਹੀਦਾ ਹੈ।
4. Patient ਦੇ ਕੋਲ ਭੀੜ ਨੂੰ ਇਕੱਠਾ ਹੋਣ ਤੋਂ ਮਨ੍ਹਾ ਕਰਨਾ ਚਾਹੀਦਾ ਹੈ।
5. ਵਿਅਕਤੀ ਦੇ ਕੱਪੜੇ ਢਿੱਲੇ ਕਰਨੇ ਚਾਹੀਦੇ ਹਨ ਤਾਕਿ ਉਸਨੂੰ ਸਾਹ ਲੈਣ ਵਿੱਚ ਪ੍ਰੇਸ਼ਾਨੀ ਨਾ ਹੋਵੇ।
6. ਜੇਕਰ ਸਰਦੀ ਦਾ ਮੌਸਮ ਹੋਵੇ ਤਾਂ patient ਨੂੰ ਗਰਮ ਕਰਨ ਲਈ blanket ਨਾਲ cover ਕਰਨਾ ਚਾਹੀਦਾ ਹੈ।
7. ਬੇਹੋਸ਼ ਵਿਅਕਤੀ ਨੂੰ side ਦੇ ਕੇ ਲਿਟਾਉਣਾ ਚਾਹੀਦਾ ਹੈ। ਉਸਦਾ ਸਿਰ ਹੇਠਾਂ ਨੂੰ ਰੱਖਣਾ ਚਾਹੀਦਾ ਹੈ ਤਾਕਿ ਉਸਦੇ ਮੂੰਹ ਤੋਂ ਹੋ ਰਿਹਾ discharge ਜਾਂ ਮੂੰਹ ਤੋਂ ਪਾਣੀ ਬਾਹਰ ਨਿਕਲ ਸਕੇ ਤੇ ਸਾਹ ਦੀ ਨਾਲੀ block ਨਾ ਹੋਵੇ।
8. ਵਿਅਕਤੀ ਦੀ pulse, respiration ਤੇ temperature ਨੂੰ check ਕਰਨਾ ਚਾਹੀਦਾ ਹੈ। ਜੇਕਰ ਸਾਹ ਰੁਕ ਰਹੀ ਹੋਵੇ ਤਾਂ artificial respiration ਦੇਣੀ ਚਾਹੀਦੀ ਹੈ। ਵਿਅਕਤੀ ਨੂੰ ਮੂੰਹ ਦੇ ਦੁਆਰਾ ਕੁੱਝ ਨਹੀਂ ਦੇਣਾ ਚਾਹੀਦਾ।
9. ਬੇਹੋਸ਼ ਵਿਅਕਤੀ ਨੂੰ ਇਕੱਲਾ ਨਹੀਂ ਰੱਖਣਾ ਚਾਹੀਦਾ।
10. Patient ਨੂੰ ਜਲਦੀ ਤੋਂ ਜਲਦੀ hospital refer ਕਰਨਾ ਚਾਹੀਦਾ ਹੈ।

HEAT STROKE

Definition: ਇਹ ਉਹ condition ਹੈ ਜਿਸ ਵਿੱਚ environment ਦਾ temperature ਤੇ ਨਮੀ ਅਧਿਕ ਹੋਣ ਦੇ ਕਾਰਨ body ਦਾ heat regulating centre ਕੰਮ ਕਰਨਾ ਬੰਦ ਕਰ ਦਿੰਦਾ ਹੈ। ਜਾਂ fail ਹੋ ਜਾਂਦਾ ਹੈ, ਤੇ ਵਿਅਕਤੀ ਵਿੱਚ heat ਦਾ temperature ਬਹੁਤ ਜਿਆਦਾ ਵੱਧ ਜਾਂਦਾ ਹੈ ਇਸਨੂੰ heat stoke ਕਹਿੰਦੇ ਹਨ।

Cause of Heat Stroke

1. Environment temperature ਬਹੁਤ ਜਿਆਦਾ ਹੋਣਾ
2. ਲੰਮੇ ਸਮੇਂ ਤੱਕ ਗਰਮੀ ਤੇ ਨਮੀ ਵਿੱਚ ਰਹਿਣਾ
3. Illness like malaria (ਮਲੇਰੀਆ ਦੀ ਤਰ੍ਹਾਂ ਬੀਮਾਰੀ ਦਾ ਹੋਣਾ)
4. Alcohol ਦਾ use ਕਰਨਾ।

Sign/Symptom

1. Restlessness (ਬੇਚੈਨੀ)
2. Intolerance (ਬਰਦਾਸਤ ਨਾ ਕਰਨਾ)
3. Delirium (ਉਤੇਜਿਤ ਹੋਣਾ)
4. Vomiting
5. Change in behaviour
6. Mental excitement (ਦਿਮਾਗੀ ਪ੍ਰੇਸ਼ਲੀ)

Sign/Symptom

1. Body temperature 104°F ਤੋਂ ਜਿਆਦਾ ਹੋਣਾ।

2. Hot and dry skin
3. Muscular cramp (ਮਾਸਪੇਸੀਆ ਦਾ ਸੁੰਗੜਨਾ)
4. ਸਾਹ ਵਿਚੋਂ ਆਵਾਜ਼ ਆਉਣਾ
5. Fall and bounding pulse
6. Unconscious (ਬੇਹੋਸ਼)

Treatment

1. Patient ਨੂੰ ਹੌਂਸਲਾ ਦੇਵਾਂਗੇ।
2. Patient ਨੂੰ ਠੰਡੀ ਜਗ੍ਹਾ ਤੇ comfortable position ਵਿੱਚ ਲੇਟਾਵਾਂਗੇ।
3. ਜਿਆਦਾ ਕੱਪੜਿਆਂ ਨੂੰ ਹਟਾਵਾਂਗੇ।
4. Patient ਦੀ body ਤੇ ਠੰਡਾ ਪਾਣੀ ਪਾ ਕੇ ਜਾਂ ਕਿਸੇ ਗਿੱਲੀ linen ਵਿੱਚ ਲਪੇਟ ਕੇ ਪੱਖਾ ਚਲਾ ਦੇਣਾ ਚਾਹੀਦਾ ਹੈ ਤਾਕਿ ਉਸਦੀ body ਦਾ heat level ਘੱਟ ਹੋ ਸਕੇ।
5. Body fluid ਨੂੰ replace ਕਰਨਾ ਚਾਹੀਦਾ ਹੈ।
6. Patient ਨੂੰ ਪੀਣ ਲਈ ਉਦੋਂ ਤੱਕ ਪਾਣੀ ਦੇਣਾ ਚਾਹੀਦਾ ਹੈ, ਜਦੋਂ ਤੱਕ body temperature 102°F ਤੋਂ ਹੇਠਾ ਨਾ ਚਲਾ ਜਾਵੇ। ਤੇ cooling process ਘੱਟ ਕਰ ਦੇਣੀ ਚਾਹੀਦੀ ਹੈ।
7. Patient ਨੂੰ ਇੱਕ ਹਲਕੀ ਤੇ ਪਤਲੀ dry linen ਨਾਲ cover ਕਰਨਾ ਚਾਹੀਦਾ ਹੈ ਤੇ fan on ਰੱਖਣਾ ਚਾਹੀਦਾ ਹੈ ਤਾਕਿ body temperature ਦੁਬਾਰਾ ਨਾ ਵਧੇ।
8. Regular vital sign check ਕਰਨੇ ਚਾਹੀਦੇ ਹਨ।
9. ਜੇਕਰ ਜਰੂਰੀ ਹੋਵੇ ਤਾਂ patient ਨੂੰ hospital refer ਕਰਨਾ ਚਾਹੀਦਾ ਹੈ।

SUNBURN

Definition: Sun ਦੇ ਜਿਆਦਾ contact ਵਿੱਚ ਰਹਿਣ ਨਾਲ sunburn ਹੁੰਦਾ ਹੈ। Sun ਦੇ burn ਕਾਰਨ skin dark ਹੋ ਜਾਂਦੀ ਹੈ ਤੇ ਉਸ ਵਿੱਚ irritation ਹੋਣ ਲੱਗਦੀ ਹੈ।

Cause of Sunburn

1. ਜਿਆਦਾ ਸਮੇਂ ਤੱਕ ਗਰਮੀ ਵਿੱਚ ਘੁੰਮਣਾ
2. Environment temperature ਦਾ ਬਹੁਤ ਜਿਆਦਾ ਵੱਧ ਜਾਣਾ।

Treatment

1. Patient ਨੂੰ ਹੌਂਸਲਾ ਦੇਣਾ
2. Patient ਨੂੰ ਕਿਸੇ ਠੰਡੀ ਜਗ੍ਹਾ ਤੇ ਛਾਵੇ ਬੈਠਾਉਣਾ ਚਾਹੀਦਾ ਹੈ।
3. Burn area ਤੇ ਠੰਡਾ ਪਾਣੀ ਪਾਉਣਾ ਚਾਹੀਦਾ ਹੈ।
4. Skin ਤੇ ਕੋਈ lotion ਲਗਾਉਣਾ ਚਾਹੀਦਾ ਹੈ ਜਿਵੇਂ cold cream.
5. Patient ਨੂੰ ਪੀਣ ਲਈ ਪਾਣੀ ਦੇਣਾ ਚਾਹੀਦਾ ਹੈ।

6. ਜੇਕਰ ਛਾਲੇ ਹੋਣ ਤਾਂ ਛੋੜਨਾ ਨਹੀਂ ਚਾਹੀਦਾ।
7. ਜੇਕਰ ਜਰੂਰਤ ਹੋਵੇ ਤਾਂ patient ਨੂੰ hospital refer ਕਰਨਾ ਚਾਹੀਦਾ ਹੈ।

FROST BITE

Definition: ਜਦੋਂ ਲੰਮੇ ਸਮੇ ਤੱਕ ਜਿਆਦਾ ਠੰਢ ਵਿੱਚ ਰਹਿਣ ਨਾਲ ਰਹਿਣ ਨਾਲ body ਦੇ ਕਈ organ ਸੁੰਨ ਹੋ ਜਾਂਦੇ ਹਨ। ਉਸਨੂੰ frost bite ਕਹਿੰਦੇ ਹਨ ਜਿਵੇਂ : Nose, Ear, Finger and toes.

Cause of Frost Bite

1. ਬਹੁਤ ਜਿਆਦਾ ਠੰਡ ਵਿੱਚ ਨਿਕਲਣਾ
2. ਪਹਾੜੀ ਇਲਾਕਿਆਂ ਤੇ ਜਾਣਾ।

Sign/Symptom

1. ਹੱਥਾਂ ਤੇ ਪੈਰਾਂ ਦਾ ਠੰਡਾ ਤੇ ਪੀਲਾ ਪੈ ਜਾਣਾ
2. ਹੱਥਾਂ ਤੇ ਪੈਰਾਂ ਦਾ ਸੁੰਨ ਹੋ ਜਾਣਾ
3. Hardness pain ਹੋਣਾ
4. ਹੱਥਾਂ ਤੇ ਪੈਰਾਂ ਦੀ movement ਘੱਟ ਹੋਣਾ
5. Skin ਦਾ colour ਨੀਲਾ ਹੋਣਾ।

Treatment

1. Patient ਨੂੰ ਹੌਂਸਲਾ ਦੇਵਾਂਗੇ।
2. Patient ਨੂੰ ਗਰਮ ਸਥਾਨ ਤੇ ਲੈ ਕੇ ਜਾਵਾਂਗੇ।
3. ਹੱਥਾਂ ਵਿੱਚ ਪਾਈ, ਅੰਗੂਠੀ ਤੇ ਘੜੀ ਨੂੰ ਉਤਾਰ ਦੇਵਾਂਗੇ।
4. ਜੋ area ਸੁੰਨ ਹੋ ਗਿਆ ਹੈ, ਉਸਨੂੰ ਗਰਮਾਇਸ਼ ਦੇਣੀ ਚਾਹੀਦੀ ਹੈ ਤੇ ਉਸ area ਨੂੰ ਗਰਮ ਪਾਣੀ ਵਿੱਚ ਪਾਉਣਾ ਚਾਹੀਦਾ ਹੈ। ਗਰਮ ਕੱਪੜੇ ਜਾਂ ਉੱਨੀ ਕੱਪੜੇ ਨਾਲ ਸੇਕ ਕਰਨਾ ਚਾਹੀਦਾ ਹੈ।
5. ਜਿਸ area ਤੇ ਸੁੰਨ ਜਾਂ swelling ਹੋਵੇ ਉਸ area ਨੂੰ ਉਚਾ ਕਰਨਾ ਚਾਹੀਦਾ ਹੈ।
6. ਜਰੂਰਤ ਪੈਣ ਤੇ patient ਨੂੰ hospital ਵਿੱਚ refer ਕਰਨਾ ਚਾਹੀਦਾ ਹੈ।

BITES

ਡੰਗ ਮਾਰਨਾ (Stings): Bees, wasps, hardens, honey bees, flies. ਮਧੂਮੱਖੀਆ ਜਾਂ wasps ਦੇ ਕੱਟਣ ਤੇ swear pain ਤੇ swelling ਹੋ ਜਾਂਦੀ ਹੈ। ਅਤੇ ਜੇਕਰ ਇਹ ਜਾਨਵਰ ਜਿਆਦਾ ਜ਼ਹਿਰੀਲਾ ਹੋਵੇ ਤਾਂ ਜਿਆਦਾ ਸੰਖਿਆ ਵਿੱਚ ਕੱਟ ਦੇਵੇ ਤਾਂ ਇਸ ਵਿੱਚ patient shock ਵਿੱਚ ਜਾ ਸਕਦਾ ਹੈ। ਛੋਟੇ ਬੱਚਿਆ ਨੂੰ ਇਸਦਾ reaction ਬਹੁਤ ਗੰਭੀਰ ਹੁੰਦਾ ਹੈ

Sign/Symptom

1. Redness of the skin
2. Swelling on the skin
3. Pain

4. Irritation
5. Itching
6. Systemic sign fever.

Treatment

1. Patient ਨੂੰ ਹੌਂਸਲਾ ਦੇਵਾਂਗੇ।
2. ਜੇਕਰ sting ਦਿਖਾਈ ਦੇ ਰਿਹਾ ਹੋਵੇ ਤਾਂ ਉਸਨੂੰ ਚਿਮਟੀ ਆਦਿ ਦੀ help ਨਾਲ ਬਾਹਰ ਕੱਢ ਦੇਣਾ ਚਾਹੀਦਾ ਹੈ ਤਾਂ ਕਿ ਉਸਦਾ ਜਹਿਰ ਜਿਆਦਾ ਨਾ ਫੈਲੇ।
3. Wound ਨੂੰ soap and water ਨਾਲ ਜਾਂ soda by carbonate ਦੇ ਘੋਲ ਨਾਲ ਸਾਫ ਕਰਨਾ ਚਾਹੀਦਾ ਹੈ।
4. Wound ਵਾਲੇ area ਤੇ ਜਲਣ ਘੱਟ ਕਰਨ ਲਈ calamine lotion ਲਗਾ ਦੇਣਾ ਚਾਹੀਦਾ ਹੈ।
5. ਜੇਕਰ ਜਿਆਦਾ swelling ਹੋਵੇ ਤਾਂ ਉਸ area ਤੇ ice-packs ਰੱਖਣੇ ਚਾਹੀਦੇ ਹਨ।
6. ਜੇਕਰ patient shock ਵਿੱਚ ਹੈ ਤਾਂ ਉਸਦਾ treatment ਕਰਨਾ ਚਾਹੀਦਾ ਹੈ।
7. ਜੇਕਰ ਜਰੂਰਤ ਹੋਵੇ ਤਾਂ patient ਨੂੰ hospital refer ਕਰਨਾ ਚਾਹੀਦਾ ਹੈ।

DOG BITE

Definition: ਕੁੱਤੇ ਦੇ ਦੁਆਰਾ ਕੱਟੇ ਜਾਣ ਨੂੰ dog bite ਕਹਿੰਦੇ ਹਨ। Dog bite ਹਮੇਸ਼ਾ ਖਤਰਨਾਕ ਹੁੰਦਾ ਹੈ। ਇਸ ਤੋਂ rabies ਹੋਣ ਦਾ ਖਤਰਾ ਰਹਿੰਦਾ ਹੈ। ਜਿਆਦਾਤਰ ਪਾਗਲ ਕੁੱਤੇ ਦੇ ਕੱਟਣ ਤੋਂ rabies ਹੁੰਦੀ ਹੈ। ਇਸ ਤਰ੍ਹਾਂ ਦੇ ਕੁੱਤਿਆ ਨੂੰ ਮਾਰਨਾ ਨਹੀਂ ਚਾਹੀਦਾ, ਸਗੋਂ ਇਸਨੂੰ 10 ਦਿਨ ਤੱਕ observe ਕਰਨਾ ਚਾਹੀਦਾ ਹੈ।

ਜੇਕਰ ਕੁੱਤਾ ਸਵੱਸਖ ਹੋਵੇ ਤਾਂ rabies ਦਾ ਖਤਰਾ ਨਹੀਂ ਰਹਿੰਦਾ।

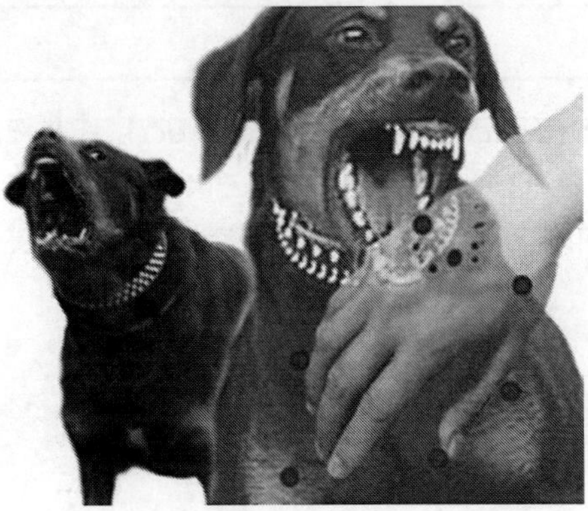

Fig. 23.2: Dog bite

Sign/Symptom

1. History of dog bite
2. Open wound of bleeding
3. Pain and discomfortable
4. Numbness
5. Difficulty in swelling

Other Sign/Symptom

1. Fever
2. Headache
3. Fatigue
4. Nausea
5. Vomiting
6. ਗਲੇ ਵਿੱਚ ਖਾਰਿਸ਼ ਹੋਣਾ
7. ਸਾਹ ਲੈਣ ਵਿੱਚ ਤਕਲੀਫ
8. ਤੰਦਰੁਸਤ ਨਾ ਹੋਣਾ
9. Body ਦਾ ਆਕੜ ਜਾਣਾ
10. Photophobia
11. ਜਿਆਦਾ ਸੋਰ ਤੋਂ ਡਰਨਾ
12. Paraesthesia

Treatment

1. Patient ਨੂੰ ਹੌਂਸਲਾ ਦੇਵਾਂਗੇ।
2. Wound ਨੂੰ ਖੁੱਲ੍ਹੇ ਪਾਣੀ ਤੇ soap ਨਾਲ clean ਕਰਨਾ ਚਾਹੀਦਾ ਹੈ।
3. Wound ਤੇ antiseptic cream ਲਗਾ ਕੇ dressing ਕਰਨਾ।
4. Patient ਨੂੰ ਨਜ਼ਦੀਕੀ hospital ਵਿੱਚ refer ਕਰਨਾ।

SNAKE BITE

Definition: ਸੱਪ ਦੇ ਦੁਆਰਾ ਕੱਟੇ ਜਾਣ ਨੂੰ snake bite ਕਹਿੰਦੇ ਹਨ। ਸੱਪਾਂ ਦੀ ਲਗਪਗ 2500 ਤੋਂ ਅਧਿਕ ਕਿਸਮਾਂ ਪਾਈਆਂ ਜਾਂਦੀਆ ਹਨ। ਇਹਨਾਂ ਵਿਚੋਂ 200 ਦੇ ਆਸ-ਪਾਸ ਦੀਆਂ ਕਿਸਮਾਂ ਜਿਆਦਾ ਜਹਿਰੀਲੀਆਂ ਹੁੰਦੀਆਂ ਹਨ। ਪਰ ਸਾਰੀਆਂ ਕਿਸਮਾਂ ਜਹਿਰੀਲੀਆਂ ਨਹੀਂ ਹੁੰਦੀਆਂ। Snake ਦੇ ਕੱਟਣ ਤੇ ਕਈ ਵਾਰ ਲੋਕ ਉਸਦੇ ਜਹਿਰ ਦੀ ਬਜਾਏ ਡਰ ਨਾਲ ਮਰ ਜਾਂਦੇ ਹਨ।

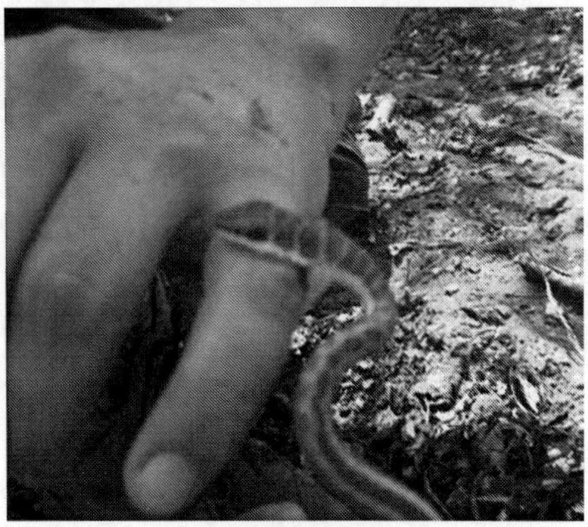

Fig. 23.3: Snake bite

Immediate reaction

1. Pallor cold and clammy skin
2. Weakness
3. Shallow respiration

Local sign

1. ਦੰਦਾ ਦੇ ਕੱਟਣ ਦੇ ਨਿਸ਼ਾਨ
2. Swelling
3. Redness
4. Blueness
5. Stretch
6. Scratch
7. Discharge with bleeding

Systemic sign

1. ਪੇਟ ਵਿੱਚ ਦਰਦ ਹੋਣਾ
2. Nausea and vomiting
3. Diarrhoea
4. Respiratory problems
5. Nose and gums ਵਿੱਚ bleeding ਹੋਣਾ
6. Sputum ਦੇ ਨਾਲ bleeding ਹੋਣਾ
7. Bleeding with vomiting
8. Hypovolemia (body ਵਿੱਚ fluid ਦੀ ਮਾਤਰਾ ਘੱਟ ਹੋਣਾ)
9. Sign of paralysis (ਅਧਰੰਗ)

Treatment

1. Patient ਨੂੰ ਆਰਾਮਦਾਇਕ position ਦੇਣਾ ਤੇ movement ਲਈ ਰੋਕਣਾ ਚਾਹੀਦਾ ਹੈ।
2. Patient ਨੂੰ reassure ਕਰਾਂਗੇ।
3. Bite ਵਾਲੀ ਜਗ੍ਹਾ ਤੋਂ ਥੋੜ੍ਹਾ ਉੱਪਰ ਕਿਸੇ ਕੱਪੜੇ ਨਾਲ ਕਸ ਕੇ ਬੰਨ੍ਹ ਦੇਵਾਂਗੇ ਤੇ ਕੁੱਝ ਸਮੇਂ ਬਾਅਦ ਉਸਨੂੰ ਖੁਲ੍ਹਦੇ ਰਹਿਣਾ ਚਾਹੀਦਾ ਹੈ।
4. ਜਖਮ ਵਾਲੀ ਜਗ੍ਹਾ ਨੂੰ soap and water ਨਾਲ clean ਕਰਨਾ ਚਾਹੀਦਾ ਹੈ।
5. ਉਸ ਜਗ੍ਹਾ ਤੇ ਬਰਫ ਦਾ ਟੁਕੜਾ ਰੱਖ ਦੇਣਾ ਚਾਹੀਦਾ ਹੈ।
6. Bite ਵਾਲੀ ਜਗ੍ਹਾ ਤੇ 2 ਤੋਂ 3 cm ਗਹਿਰਾਈ ਤੱਕ ਕੱਟ ਲਗਾ ਦੇਣਾ ਚਾਹੀਦਾ ਹੈ। ਤੇ ਉਸ ਵਿਚੋਂ blood ਨੂੰ pressure ਦੇ ਦੁਆਰਾ ਬਾਹਰ ਕੱਢਣਾ ਚਾਹੀਦਾ ਹੈ।
7. ਜੇਕਰ patient ਦੀ respiration ਤੇ pulse ਸੁਣਾਈ ਨਾ ਦੇਵੇ ਤਾਂ CPR start ਕਰ ਦੇਣਾ ਚਾਹੀਦਾ ਹੈ।
8. ਜੇਕਰ patient shock ਵਿੱਚ ਹੈ ਤਾਂ ਉਸਦਾ treatment ਕਰਨਾ ਚਾਹੀਦਾ ਹੈ।
9. Patient ਨੂੰ hospital refer ਕਰ ਦੇਣਾ ਚਾਹੀਦਾ ਹੈ।

Note: ਜੇਕਰ ਸੰਭਵ ਹੋ ਸਕੇ ਤਾਂ ਸੱਪ ਨੂੰ ਮਾਰ ਕੇ ਨਾਲ ਲੈ ਜਾਣਾ ਚਾਹੀਦਾ ਹੈ ਤਾਕਿ ਉਸਦੇ according treatment ਦਿੱਤਾ ਜਾ ਸਕੇ patient ਨੂੰ ਕੋਈ alcohol ਨਸ਼ਾ ਜਾਂ ਸੌਣ ਨਹੀਂ ਦੇਣਾ ਚਾਹੀਦਾ।

EPISTAXIS

Definition: Nose ਵਿਚੋਂ ਹੋਣ ਵਾਲੀ bleeding ਨੂੰ epistaxis ਜਾਂ ਨਕਸੀਰ ਕਹਿੰਦੇ ਹਨ।

Cause of Epistaxis

1. Dry ਮੌਸਮ ਦੇ ਕਾਰਨ
2. ਕਿਸੀ injury ਦੇ ਕਾਰਨ
3. High blood pressure ਦੇ ਕਾਰਨ

Sign/Symptom

- Bleeding from the nose

Treatment

1. Patient ਨੂੰ ਹੌਂਸਲਾ ਦੇਵਾਂਗੇ।
2. Patient ਦੇ head ਨੂੰ ਅੱਗੇ ਦੀ ਤਰਫ ਝੁਕਾ ਕੇ ਬੈਠਣ ਲਈ ਕਹਾਂਗੇ।
3. Patient ਨੂੰ ਮੂੰਹ ਦੇ ਦੁਆਰਾ ਸਾਹ ਲੈਣ ਲਈ ਕਹਾਂਗੇ।
4. ਉਸਦੀ neck ਦੇ ਕੱਪੜਿਆਂ ਨੂੰ ਦੂਰ ਕਹਾਂਗੇ।
5. Nose ਦੇ soft part ਨੂੰ pinch ਕਰਾਂਗੇ।
6. Patient ਦੇ ਸਿਰ ਵਿੱਚ ਠੰਡਾ ਪਾਣੀ ਪਾਵਾਂਗੇ।
7. 10 mint. ਦੇ ਲਈ ਨੱਕ ਤੇ ਠੰਢੀ ਪੱਟੀ ਰੱਖਣੀ ਚਾਹੀਦੀ ਹੈ।
8. Patient ਨੂੰ ਕੁੱਝ ਸਮੇਂ ਦੇ ਲਈ head ਪਾਣੀ ਦੇ ਹੇਠਾਂ ਰੱਖਣ ਲਈ ਕਹਾਂਗੇ।
9. ਜੇਕਰ bleeding ਨਾ ਰੁਕੇ ਤਾਂ patient ਨੂੰ doctor ਦੇ ਕੋਲ refer ਕਰਨਾ ਚਾਹੀਦਾ ਹੈ।
10. Patient ਨੂੰ ਨੱਕ ਬੰਦ ਨਹੀਂ ਕਰਨੀ ਚਾਹੀਦੀ।

Terms

Haematuria - Blood in urine
Malena - Blood in stool
Haemoptysis - Blood in the sputum
Haemetemesis - Blood in vomiting

BLEEDING/HEMORRHAGE

Hemorrhage

ਇਸ ਦਾ ਅਰਥ ਹੈ blood vessels ਵਿਚੋਂ blood ਦਾ ਨਿਕਲਣਾ, ਜੋ ਕਿ ਕਿਸੇ ਦੁਰਘਟਨਾ ਜਾਂ ਚੋਟ ਲੱਗਣ ਦੇ ਕਾਰਨ ਹੁੰਦੀ ਹੈ। ਇਸ ਵਿੱਚ blood vessels rupture ਹੋ ਜਾਂਦੀ ਹੈ।

Types of Bleeding

1. **External bleeding:**
   (a) **Arterial bleeding:** ਇਸ ਪ੍ਰਕਾਰ ਦੀ bleeding ਵਿੱਚ bright red colour ਦਾ blood ਨਿਕਲਦਾ ਹੈ ਤੇ bleeding ਤੇਜ਼ ਹੁੰਦੀ ਹੈ ਤੇ ਤੇਜ਼ੀ ਨਾਲ blood ਨਿਕਲਦਾ ਹੈ। ਇਸ ਪ੍ਰਕਾਰ ਦੀ bleeding ਨੂੰ ਜਲਦੀ control ਨਹੀਂ ਕੀਤਾ ਜਾ ਸਕਦਾ ਤੇ patient ਦੀ death ਵੀ ਹੋ ਸਕਦੀ ਹੈ। ਇਸ ਨੂੰ deep bleeding ਵੀ ਕਹਿੰਦੇ ਹਨ।
   (b) **Venous bleeding:** ਇਸ ਵਿੱਚ blood dark red colour ਦਾ ਹੁੰਦਾ ਹੈ ਤੇ bleeding ਤੇਜ਼ ਨਹੀਂ ਹੁੰਦੀ ਪਰ ਲਗਾਤਾਰ ਹੁੰਦੀ ਰਹਿੰਦੀ ਹੈ। ਇਸਨੂੰ superficial bleeding ਕਹਿੰਦੇ ਹਨ।
   (c) **Capillary haemorrhage:** ਇਸ ਵਿੱਚ blood surface area ਵਿਚੋਂ ਨਿਕਲਦਾ ਹੈ ਤੇ blood ਗਹਿਰੇ red colour ਦਾ ਹੁੰਦਾ ਹੈ। ਇਸ ਪ੍ਰਕਾਰ ਦੀ bleeding ਵਿੱਚ blood ਹੌਲੀ-ਹੌਲੀ ਨਿਕਲਦਾ ਹੈ ਕਈ ਘੰਟਿਆ ਤੱਕ ਨਿਕਲਦਾ ਹੈ।
2. **Internal bleeding:** ਜਦੋਂ bleeding ਕਿਸੇ cavity ਵਿਚੋਂ ਹੁੰਦੀ ਹੈ ਤਾਂ ਉਸਨੂੰ internal bleeding ਕਹਿੰਦੇ ਹਨ। ਜਿਵੇਂ : Chest, abdomen, etc. ਇਸ ਪ੍ਰਕਾਰ ਦੀ bleeding injury ਦੇ ਉਸੀ ਵਕਤ ਨਹੀਂ ਹੁੰਦੀ ਪਰ ਕੁੱਝ ਸਮੇਂ ਬਾਅਦ ਅੰਦਰ ਇਕੱਠਾ ਹੋਇਆ blood ਨੱਕ, ਮੂੰਹ ਜਾਂ urine ਦੇ ਦੁਆਰਾ ਬਾਹਰ ਨਿਕਲਦਾ ਹੈ ਇਹ bleeding ਖਤਰਨਾਕ ਹੁੰਦੀ ਹੈ।

Sign/Symptom

1. Patient ਨੂੰ ਅਧਿਕ ਪਸੀਨਾ ਆਉਂਦਾ ਹੈ।
2. Skin ਠੰਡੀ ਹੋ ਜਾਂਦੀ ਹੈ।
3. Pulse ਤੇਜ਼ ਹੁੰਦੀ ਹੈ ਪਰ weak ਹੁੰਦੀ ਹੈ।
4. Sallow breathing (ਗਹਿਰੀ ਸਾਹ)
5. ਮਰੀਜ ਨੂੰ ਜਿਆਦਾ ਪਿਆਸ ਲੱਗਦੀ ਹੈ।
6. Low temperature
7. Nausea
8. Vomiting
9. BP low ਹੋਣਾ।
10. Dyspnoea
11. Visual disturbance
12. Unconscious
13. Dryness of mouth
14. Sweating
15. Anxiety
16. Restlessness

First Aid Treatment and the Aims of First Aid Care

1. ਸਭ ਤੋਂ ਪਹਿਲਾਂ ਜਲਦੀ ਤੋਂ ਜਲਦੀ bleeding ਨੂੰ ਰੋਕਣਾ।
2. Patient ਨੂੰ ਜਲਦੀ medical care ਦੇਣਾ, ਜਿਸ ਲਈ patient ਨੂੰ hospital ਪਹੁੰਚਾਉਣਾ ਜਾਂ blood transfusion ਕਰਨਾ।

In Case of Severe External Bleeding

1. Wound ਦੇ ਕਿਨਾਰੇ ਨੂੰ ਇਕੱਠਾ ਕਰਕੇ ਦਬਾਉਣਾ ਚਾਹੀਦਾ ਹੈ।
2. Patient ਨੂੰ comfort position ਵਿੱਚ ਲਟਾਵਾਂਗੇ ਤੇ injury ਵਾਲੇ part ਨੂੰ ਉੱਚਾ ਕਰਾਂਗੇ।
3. 10-15 mint. ਲਈ pressure point ਨੂੰ ਦਬਾਉਣਾ ਚਾਹੀਦਾ ਹੈ।
4. Wound ਤੋਂ ਵੱਡੇ size ਦਾ clean pad ਰੱਖਕੇ ਉਸਨੂੰ ਪ੍ਰੈਸ ਕਰਨਾ ਚਾਹੀਦਾ ਹੈ ਤਾਂ ਕਿ bleeding ਰੁੱਕ ਸਕੇ।
5. ਜੇਕਰ bleeding ਲਗਾਤਾਰ ਹੋ ਰਹੀ ਹੋਵੇ ਤਾਂ pressure apply ਕਰਨਾ ਚਾਹੀਦਾ ਹੈ।
6. Dressing ਦੇ ਉੱਪਰ bandage ਕਰਨੀ ਚਾਹੀਦੀ ਹੈ ਜੋ ਨਾ ਜਿਆਦਾ loose ਤੇ ਨਾ ਜਿਆਦਾ tight ਹੋਣੀ ਚਾਹੀਦੀ ਹੈ।
7. Shock ਨੂੰ treat ਕਰਨਾ ਚਾਹੀਦਾ ਹੈ।
8. ਜਿੰਨੀ ਜਲਦੀ ਹੋ ਸਕੇ patient ਨੂੰ ਨੇੜੇ ਦੇ hospital ਵਿੱਚ ਪਹੁੰਚਾਉਣਾ ਚਾਹੀਦਾ ਹੈ।

ਜਦੋਂ bleeding cavity ਵਿਚੋਂ ਹੁੰਦੀ ਹੈ ਤਾਂ ਉਸਨੂੰ internal bleeding ਕਹਿੰਦੇ ਹਨ ਜਿਵੇਂ : Chest, abdominal, skull. ਇਸ ਪ੍ਰਕਾਰ ਦੀ bleeding injury ਦੇ ਤੁਰੰਤ ਬਾਅਦ ਨਹੀਂ ਹੁੰਦੀ। Internal bleeding ਵਿੱਚ first aid care ਦੇਣ ਲਈ ਨਿਮਨਲਿਖਿਤ ਗੱਲਾਂ ਨੂੰ ਧਿਆਨ ਰੱਖਣਾ ਚਾਹੀਦਾ ਹੈ।

1. Patient ਦੀ condition ਨੂੰ ਜਿਆਦਾ ਖਰਾਬ ਹੋਣ ਤੋਂ ਬਚਾਉਣਾ ਚਾਹੀਦਾ ਹੈ।
2. Patient ਦੇ ਰਿਸ਼ਤੇਦਾਰਾਂ ਨੂੰ ਹੌਂਸਲਾ ਦੇਣਾ ਚਾਹੀਦਾ ਹੈ।
3. Patient ਦੇ head ਨੂੰ low position ਵਿੱਚ ਰੱਖਣਾ ਚਾਹੀਦਾ ਹੈ ਤੇ pillow ਦੇ ਦੁਆਰਾ ਲੱਤਾਂ ਨੂੰ ਉੱਪਰ ਉੱਠਾ ਕੇ ਰੱਖਣਾ ਚਾਹੀਦਾ ਹੈ।
4. Patient ਨੂੰ ਜਿਆਦਾ ਹਿੱਲਣ-ਜੁੱਲਣ ਤੋਂ ਰੋਕਣਾ ਚਾਹੀਦਾ ਹੈ।
5. Patient ਨੂੰ ਕੰਬਲ ਆਦਿ ਨਾਲ ਗਰਮੀ ਦੇਣੀ ਚਾਹੀਦੀ ਹੈ।
6. Patient ਨੂੰ comfort ਸਥਿਤੀ ਵਿੱਚ ਉਲਟਾਉਣਾ ਚਾਹੀਦਾ ਹੈ ਕਿਉਂਕਿ ਬਾਅਦ ਵਿੱਚ anaesthesia ਦੀ ਜਰੂਰਤ ਪੈ ਸਕਦੀ ਹੈ।
7. Hot water bottle ਜਾਂ ice-pack ਨੂੰ patient ਦੀ chest ਜਾਂ abdomen ਤੇ ਨਹੀਂ ਰੱਖਣਾ ਚਾਹੀਦਾ ਕਿਉਂਕਿ ਇਸ ਨਾਲ patient ਦੀ ਹਾਲਤ ਖਰਾਬ ਹੋ ਸਕਦੀ ਹੈ। ਕਿਉਂਕਿ ਇਸ ਨਾਲ patient ਦੀ ਹਾਲਤ ਖਰਾਬ ਹੋ ਸਕਦੀ ਹੈ।
8. ਜਲਦੀ ਤੋਂ ਜਲਦੀ patient ਨੂੰ hospital ਪਹੁੰਚਾਉਣਾ ਚਾਹੀਦਾ ਹੈ।
9. Electrolyte balance ਨੂੰ maintain ਕਰਨ ਦੇ ਲਈ patient ਨੂੰ fluid ਦੇਵਾਂਗੇ।

Types of Internal Bleeding

1. **Haemoptysis:** Sputum ਵਿੱਚ blood ਆਉਣਾ
2. **Epistaxis:** Nose ਵਿਚੋਂ bleeding ਆਉਣਾ
3. **Melaena:** Stool ਵਿੱਚ blood ਆਉਣਾ
4. Gums ਵਿਚੋਂ blood ਨਿਕਲਣਾ
5. Bleeding from the base of skull
6. Bleeding from the varicose veins

7. Bleeding from the hands
   Haematuria- Urine ਵਿੱਚ blood ਆਉਣਾ।
8. Haemotemesis- (blood in vomitting).

FIRST AIDS TREATMENT

Cardiorespiratory Arrest or Cardiac Arrest

Definition: ਇਹ ਇੱਕ serious condition ਹੁੰਦੀ ਹੈ ਜਿਸ ਵਿੱਚ heart ਅਚਾਨਕ ਕੰਮ ਕਰਨਾ ਬੰਦ ਕਰ ਦਿੰਦਾ ਹੈ।

Sign/Symptom

1. ਬੇਹੋਸ਼ ਹੋਣਾ
2. ਸਾਹ ਦਾ ਰੁਕਣਾ
3. Absence of pulse
4. Skin ਦਾ ਨੀਲਾ, ਪੀਲਾ ਤੇ ਠੰਡਾ ਪੈਣਾ
5. Lips and nails ਪੀਲੇ ਪੈਣਾ।

Treatment

1. Respiration ਨਾ ਚੱਲਣ ਤੇ mouth to mouth respiration ਦੇਣਾ।
2. Patient ਦੀ respiration ਨੂੰ ਚਾਲੂ ਰੱਖਣ ਲਈ mouth to mouth respiration ਦੇਣਾ ਤੇ hospital ਵਿੱਚ ਤੁਰੰਤ refer ਕਰਨਾ।

MYOCARDIAL INFARCTION

Definition: Heart ਦੀ ਇਸ ਬਿਮਾਰੀ ਵਿੱਚ heart muscle ਨੂੰ regular blood supply ਘੱਟ ਹੋਣ ਕਾਰਨ ਕੁੱਝ heart muscle cell ਦਾ scar ਬਣ ਜਾਂਦਾ ਹੈ। ਇਸ ਕਰਕੇ heart attack ਦੀ condition ਪੈਦਾ ਹੋ ਜਾਂਦੀ ਹੈ।

Sign/Symptom

1. Patient ਦੀ chest ਵਿੱਚ ਦਬਾਅ ਤੇ ਖਚਾਵ ਮਹਿਸੂਸ ਹੁੰਦਾ ਹੈ।
2. ਉਸਦੀ chest ਵਿੱਚ ਬਾਜੂ ਤੇ ਜਬੜੇ ਵਿੱਚ ਦਰਦ ਹੁੰਦਾ ਹੈ ਤੇ ਪਿੱਠ ਦੀ ਤਰਫ ਜਾਂਦਾ ਹੈ।
3. Patient ਦਾ ਸਿਰ ਚਕਰਾਉਣ ਲੱਗਦਾ ਹੈ।
4. ਪਸੀਨਾ ਆਉਂਦਾ ਹੈ ਤੇ ਸਾਹ ਲੈ ਤੇ ਦਰਦ ਹੁੰਦਾ ਹੈ।
5. Skin ਦਾ colour blue ਹੋਣਾ।
6. Lips ਤੇ nails ਨੀਲੇ ਪੈਣਾ।
7. Weakness feel ਹੋਣਾ।

   Myocardial Infarction: ਇਹ coronary artery disease ਹੈ। ਇਸ ਵਿੱਚ coronary artery ਵਿੱਚ ਪਲਾਕ (blood) ਜਮ੍ਹਾ ਹੋਣ ਦੇ ਕਾਰਨ heart muscle ਨੂੰ blood supply ਘੱਟ ਹੋ ਜਾਂਦੀ ਹੈ। ਜਿਸ ਨਾਲ ਸ਼ੁਰੂ ਵਿੱਚ

ischemic condition ਹੁੰਦੀ ਹੈ। ਜਿਸ ਨਾਲ ਬਾਅਦ ਵਿੱਚ heart muscles dead ਹੋ ਜਾਂਦੀ ਹੈ। ਇਸ ਕਾਰਨ ਨਾਲ heart body ਨੂੰ proper blood supply ਨਹੀਂ ਕਰ ਪਾਉਂਦਾ। ਇਸਨੂੰ myocardial infarction ਕਹਿੰਦੇ ਹਨ।

8. Heart rate ਤੇਜ਼ ਤੇ irregular ਹੋਣਾ।
9. Shock ਹੋਣਾ।
10. ਬੇਹੋਸ਼ ਹੋਣਾ।

    Heart attack: Heart ਦਾ ਅਚਾਨਕ ਕੰਮ ਕਰਨਾ ਬੰਦ ਕਰ ਦੇਣਾ। Heart attack ਕਹਿਲਾਉਂਦਾ ਹੈ।

11. Respiration ਤੇ heart rate ਖਤਮ ਹੋਣਾ।

Sign/Symptom of Heart Attack

1. ਖਚਾਵ ਦੇ ਨਾਲ ਦਰਦ ਹੋਣਾ।
2. ਸਾਹ ਲੈਣ ਵਿੱਚ problem ਹੋਣਾ।
3. ਦਰਦ ਬਰਦਾਸ਼ਤ ਨਾ ਹੋਣਾ।

Treatment

1. ਜੇਕਰ patient ਬੇਹੋਸ਼ ਹੋਵੇ ਤਾਂ ਉਸਨੂੰ ਸਹਾਰਾ ਦੇ ਕੇ ਅੱਧੀ ਝੁੱਕੀ position ਵਿੱਚ ਬੈਠਾਵਾਂਗੇ।
2. Patient ਦੇ ਕੱਪੜਿਆ ਨੂੰ ਢਿੱਲਾ ਕਰਨਾ, ਖਾਸ ਤੌਰ ਤੇ ਛਾਤੀ, ਕਮਰ, ਗਰਦਨ ਤੋਂ।
3. ਜੇਕਰ heart rate ਬੰਦ ਹੋ ਜਾਵੇ ਤਾਂ ਉਸਨੂੰ mouth to mouth respiration ਦੇਵਾਂਗੇ।
4. ਜੇਕਰ patient shock ਵਿੱਚ ਹੈ ਤਾਂ ਉਸਦਾ treatment ਕਰਾਂਗੇ।
5. ਹਰੇਕ 10 ਮਿੰਟ ਦੇ ਬਾਅਦ patient ਦੀ pulse respiration check ਕਰਾਂਗੇ।
6. Patient ਨੂੰ ਜਲਦੀ ਤੋਂ ਜਲਦੀ hospital refer ਕਰਾਂਗੇ।

SEIZURES/CONVULSIONS/EPILEPSY

Definition: Brain seizures ਵਿੱਚ ਕਈ problems ਹੋਣ ਦੇ ਕਾਰਨ abnormal electrical discharge ਹੁੰਦਾ ਹੈ। ਜਿਸ ਦੇ ਕਾਰਨ muscles ਵਿੱਚ regular spasms ਆਉਂਦੇ ਹਨ ਜਾਂ jerky movements ਹੁੰਦੀ ਹੈ ਉਸ ਨੂੰ convulsant ਕਹਿੰਦੇ ਹਨ।

Epilepsy: Epilepsy ਦਾ ਰੋਗ brain ਦੀ ਵਿਭਿੰਨ ਗੜਬੜੀਆ ਦੇ ਕਾਰਨ ਹੁੰਦਾ ਹੈ, ਇਸ ਇੱਚ ਵਾਰ-ਵਾਰ ਦੌਰੇ ਪੈਂਦੇ ਹਨ।

Cause

1. Heart injury
2. Tumour of heart (ਦਿਲ ਦੀ ਰਸੌਲੀ ਦੇ ਕਾਰਨ)
3. Cranial surgery
4. Brain tissue ਵਿੱਚ oxygen ਦੀ ਕਮੀ ਦੇ ਕਾਰਨ
5. Brain infection
6. Circulation disorder

7. 102°F ਤੋਂ ਜਿਆਦਾ ਬੱਚਿਆਂ ਵਿੱਚ fever ਹੋਣਾ
8. Kidney ਦਾ ਕੰਮ ਨਾ ਕਰਨਾ
9. Allergy

Sign/Symptom

1. Headache
2. Fever more than 104 to 105°F ਤੱਕ
3. ਹੱਥਾਂ ਤੇ ਲੱਤਾਂ ਦਾ ਆਕੜਾ
4. Jerky movement
5. Breathing problem
6. ਅੱਖਾਂ ਦਾ ਉੱਪਰ ਚੜ ਜਾਣਾ
7. ਮੂੰਹ ਵਿਚੋਂ ਝੱਗ ਆਉਣਾ
8. ਗੰਡ ਦੀ ਹੱਡੀ ਵਿੱਚ ਖਿਚਾਵ ਆਉਣਾ
9. ਬੇਹੋਸ਼ੀ ਆਉਣਾ
10. ਪਸੀਨਾ ਆਉਣਾ ਤੇ ਚਹਿਰੇ ਦਾ ਲਾਲ ਹੋਣਾ
11. Confuse ਹੋਣਾ ਤੇ ਕਿਸੀ ਚੀਜ਼ ਦੇ ਬਾਰੇ ਠੀਕ ਨਾ ਦੱਸਣਾ।

Treatment

1. ਵਿਅਕਤੀ ਤੇ ਉਸਦੇ ਪਹਿਵਾਰ ਨੂੰ ਹੌਂਸਲਾ ਦੇਣਾ
2. ਵਿਅਕਤੀ ਨੂੰ fresh air ਵਿੱਚ ਲਿਟਾਉਣਾ ਚਾਹੀਦਾ ਹੈ। ਤਾਂ ਕਿ ਉਸਦੀ airway maintain ਰਹਿ ਸਕੇ।
3. Patient ਦੇ ਕੱਪੜੇ ਢਿੱਲੇ ਕਰਨੇ ਚਾਹੀਦੇ ਹਨ ਤਾਂ ਕਿ ਉਸਨੂੰ ਸਾਹ ਲੈਣ ਵਿੱਚ ਕਠਿਨਾਈ ਨਾ ਹੋਵੇ।
4. Patient ਨੂੰ injury ਤੋਂ ਬਚਾਉਣ ਲਈ safe environment ਵਿੱਚ ਰੱਖਣਾ ਚਾਹੀਦਾ ਹੈ।
5. ਦੌਰੇ ਦੇ ਦੌਰਾਨ patient ਨੂੰ restrain ਰੱਖਣਾ ਚਾਹੀਦਾ ਹੈ।
6. Patient ਦੇ ਮੂੰਹ ਇੱਕ ਸਾਈਡ ਕਰ ਦੇਣਾ ਚਾਹੀਦਾ ਹੈ।
7. Patient ਦੇ ਦੰਦਾ ਦੇ ਨੀਚੇ ਚਮਚ ਜਾਂ ਉਸ ਤੇ ਕੱਪੜਾ ਲਪੇਟ ਕੇ ਰੱਖਣਾ ਚਾਹੀਦਾ ਹੈ।
8. Patient ਨੂੰ ਕਦੇ ਵੀ ਇਕੱਲਾ ਨਹੀਂ ਛੱਡਣਾ ਚਾਹੀਦਾ।
9. ਜਿੰਨੀ ਜਲਦੀ ਹੋ ਸਕੇ patient ਨੂੰ refer ਕਰਨਾ ਚਾਹੀਦਾ ਹੈ।

CHEST INJURIES

Definition: Chest injury ਇੱਕ ਘਾਤਕ ਚੋਟ ਹੁੰਦੀ ਹੈ ਕਿਉਂਕਿ ਇਸ ਨਾਲ ਕਈ vital organ ਨੂੰ ਵੀ injury ਹੋ ਜਾਂਦੀ ਹੈ ਜਿਵੇਂ : Lungs and heart.

Types of Chest Injury

Chest injuty ਦੋ types ਦੀ ਹੁੰਦੀ ਹੈ : A. Penetrating, B. Stove in chest

A. **Penetration:** ਇਸ ਪ੍ਰਕਾਰ ਦੀ chest injury ਮੁੱਖ ਰੂਪ ਵਿੱਚ ਕਿਸੇ ਤੇਜ਼ ਹਥਿਆਰ ਜਿਵੇਂ : ਚਾਕੂ, ਛੁਰੀ ਜਾਂ ਬੰਦੂਕ ਦੀ ਗੋਲੀ ਆਦਿ ਲੱਗਣ ਦੇ ਕਾਰਨ ਹੁੰਦੀ ਹੈ। ਉਸਨੂੰ peneteratin chest injury ਕਹਿੰਦੇ ਹਨ।

Cause of Chest Injury

1. ਛੁਰੀ ਜਾਂ ਚਾਕੂ
2. ਬੰਦੂਕ ਦੀ ਗੋਲੀ ਦੇ ਕਾਰਨ

Sign/Symptom

1. Open wound in the chest
2. Chest pain
3. ਸਾਹ ਲੈਣ ਵਿੱਚ problem ਹੋਣਾ
4. Deflated lungs- (ਫੇਫੜਿਆ ਦਾ ਸੁੰਗੜਨਾ)
5. Wound ਦੇ ਦੁਆਰਾ ਹਵਾ ਨੂੰ suck (ਅੰਦਰ ਖਿਚਣਾ) ਕਰਨਾ।
6. Asphyxia (ਆਕਸੀਜਨ ਦੀ ਕਮੀ)
7. Bleeding and blood stand sputum
8. Shock.

Treatment

1. Patient ਨੂੰ ਹੌਂਸਲਾ ਦੇਵਾਂਗੇ।
2. ਜੇਕਰ open wound ਹੋਵੇ ਤਾਂ ਉਸਨੂੰ ਆਪਣੀ ਹਥੇਲੀ ਨਾਲ ਢੱਕ ਦੇਵੋ ਅਤੇ ਉਸਦੇ ਬਾਅਦ ਉਸ ਤੋਂ ਪੱਟੀ ਲਗਾ ਕੇ ਪਲਾਸਟਰ ਨਾਲ ਢੱਕ ਕੱਸ ਦੇਣਾ ਚਾਹੀਦਾ ਹੈ।
3. ਵਿਅਕਤੀ ਨੂੰ ਆਰਾਮਦਾਇਕ position ਵਿੱਚ ਲਿਟਾਉਣਾ ਚਾਹੀਦਾ ਹੈ।
4. ਉਸਨੂੰ injury ਵਾਲੇ side ਤੋਂ sitting position ਵਿੱਚ ਬੈਠਾ ਕੇ ਉਸਦੇ head ਤੇ shoulder ਨੂੰ ਸਹਾਰਾ ਦੇ-ਵਾਂਗੇ।
5. ਉਸਨੂੰ body ਨੂੰ side ਦੀ ਤਰਫ ਝੁੱਕ ਕੇ ਬੈਠਣ ਲਈ ਕਹੋ।
6. Patient ਨੂੰ ਚੁਸਣ ਲਈ ice-packs ਦੇਵਾਂਗੇ।
7. Patient ਨੂੰ ਖਾਣ ਲਈ ਕੁੱਝ ਨਹੀਂ ਦੇਣਾ ਚਾਹੀਦਾ ਤੇ ਨਾ ਹੀ ਕੋਈ stimulate (ਭੁੱਖ ਨਾ ਲੱਗਣ ਵਾਲਾ ਚੀਜ਼) ਕਰਨ ਲਈ ਚੀਜ਼ ਦੇਣੀ ਚਾਹੀਦੀ ਹੈ।
8. ਉਸਦੀ pulse, respiration check ਕਰਨੀ ਚਾਹੀਦੀ ਹੈ। ਤੇ ਇਹ ਦੇਖਣਾ ਚਾਹੀਦਾ ਹੈ ਕਿ patient ਹੋਸ਼ ਵਿੱਚ ਹੈ ਜਾਂ ਨਹੀਂ।
9. ਜੇਕਰ patient ਹੋਸ਼ ਵਿੱਚ ਹੈ ਤਾਂ ਉਸਨੂੰ recovery position ਵਿੱਚ ਬੈਠਾਉਣਾ ਚਾਹੀਦਾ ਹੈ।
10. ਜੇਕਰ patient shock ਵਿੱਚ ਹੈ ਤਾਂ ਉਸਨੂੰ treat ਕਰਨਾ ਚਾਹੀਦਾ ਹੈ।
11. Patient ਨੂੰ ਜਲਦੀ ਤੋਂ ਜਲਦੀ hospital refer ਕਰਨਾ ਚਾਹੀਦਾ ਹੈ।

B. Stove in Chest

Definition: ਕਿਸੇ road ਤੇ accident ਦੇ ਦੌਰਾਨ ਜਦੋਂ chest ਦੇ ਜਖਮ ਹੋਣ ਦੇ ਨਾਲ-ਨਾਲ chest ਦੀ bones ਦਾ fracture ਹੋ ਜਾਵੇ ਤੇ ਉਸਦੇ ਕਾਰਨ chest ਵਿੱਚ internal organ ਜਿਵੇਂ heart ਤੇ lungs, etc. ਵਿੱਚ ਜੋਰ ਨਾਲ ਚੋਟ ਲੱਗਣ ਦੇ ਕਾਰਨ ਛਾਤੀ ਵਿੱਚ ਕੋਈ ਜਖਮ ਬਣ ਜਾਂਦਾ ਹੈ ਤਾਂ ਉਸਨੂੰ stove ਕਹਿੰਦੇ ਹਨ।

Causes of Stove in Chest

1. Road accident
2. Fall from the high

Sign/Symptom

1. Chest pain
2. Restlessness
3. ਸਾਹ ਲੈਣ ਵਿੱਚ problem ਹੋਣਾ
4. Oxygen ਦੀ ਕਮੀ ਹੋਣਾ
5. Chest wall ਦਾ ਅੰਦਰ ਵੱਲ ਧੱਸਣਾ
6. Fracture of ribs
7. Mouth ਵਿਚੋਂ bleeding ਹੋਣਾ
8. Sputum ਵਿੱਚ blood ਆਉਣਾ।

First Aid Treatment

1. Patient ਨੂੰ ਹੌਂਸਲਾ ਦੇਵਾਂਗੇ।
2. Patient ਨੂੰ ਜੇਕਰ open wound ਹੈ ਤਾਂ ਉਸਨੂੰ ਆਪਣੀ ਹਥੇਲੀ ਨਾਲ ਢੱਕ ਦੇਵੋ ਉਸਦੇ ਬਾਅਦ ਉਥੇ dressing ਕਰਦੇ ਹੋਏ ਉਸਨੂੰ ਪੱਟੀ ਨਾਲ ਕੱਸ ਕੇ ਬੰਨ੍ਹ ਦੇਵੋ।
3. Patient ਨੂੰ comfortable position ਵਿੱਚ ਲੇਟਾਵਾਂਗੇ।
4. ਵਿਅਕਤੀ ਨੂੰ half sitting position ਵਿੱਚ ਬੈਠਾ ਕੇ head ਤੇ shoulder ਨੂੰ ਸਹਾਰਾ ਦੇਣਾ ਚਾਹੀਦਾ ਹੈ।
5. Patient ਨੂੰ effected side ਦੀ ਤਰਫ ਝੁੱਕ ਕੇ ਬੈਠਣ ਲਈ ਕਹੋ।
6. Patient ਨੂੰ ਚੁਸਣ ਲਈ ice ਦਾ ਟੁਕੜਾ ਦੇਵਾਂਗੇ।
7. Patient ਨੂੰ ਖਾਣ ਲਈ ਤੇਲ ਵਾਲੇ ਪਦਾਰਥ ਜਾਂ ਕੁੱਝ ਹੋਰ ਪਦਾਰਥ ਨਹੀਂ ਦੇਣਾ ਚਾਹੀਦਾ।
8. Patient ਦੀ pulse ਨੂੰ respiration ਨੂੰ check ਕਰਨਾ ਚਾਹੀਦਾ ਹੈ। ਤੇ ਉਸਨੂੰ observe ਕਰਨਾ ਚਾਹੀਦਾ ਹੈ ਕਿ ਉਹ ਹੋਸ਼ ਵਿੱਚ ਹੈ ਜਾਂ ਨਹੀਂ।
9. Patient ਦੀ pulse and respiration ਨੂੰ check ਕਰਨਾ ਚਾਹੀਦਾ ਹੈ।
10. ਜੇਕਰ patient shock ਵਿੱਚ ਹੈ ਤਾਂ ਉਸਦਾ treat ਕਰਨਾ ਚਾਹੀਦਾ ਹੈ।
11. Patient ਨੂੰ ਜਲਦੀ ਤੋਂ ਜਲਦੀ hospital refer ਕਰਨਾ ਚਾਹੀਦਾ ਹੈ।

SHOCK AND ALLERGIC

Anaphylactic Shock

Definition: Shock ਇੱਕ ਇਸ ਤਰ੍ਹਾਂ ਦੀ condition ਹੈ ਜਿਸ ਦੇ ਕਾਰਨ body ਤੋਂ fluid ਜਾਂ blood ਦੀ ਮਾਤਰਾ ਘੱਟ ਹੋ ਜਾਂਦੀ ਹੈ ਕਈ vital organ ਜਿਵੇਂ : Heart, brain, kidney ਦੇ functions ਵਿੱਚ ਕਮੀ ਆ ਜਾਂਦੀ ਹੈ। ਇਸਨੂੰ shock ਕਹਿੰਦੇ ਹਨ। ਜੇਕਰ shock ਦਾ treatment ਸਹੀ ਸਮੇਂ ਤੇ ਨਾ ਕੀਤਾ ਜਾਵੇ ਤਾਂ death ਵੀ ਹੋ ਸਕਦੀ ਹੈ।

Types of Shock

1. **Neurogenic shock:** Special head injury (Related to brain)
2. Heamorrhagic shock or hypo volume shock (due to wound, trauma)
3. Hypovolemic shock
4. **Respiratory shock:** Blood ਵਿੱਚ oxygen ਦਾ level ਘੱਟ ਹੋਣ ਦੇ ਕਾਰਨ ਤੇ airway ਵਿੱਚ ਰੁਕਾਵਟ ਹੋਣ ਦੇ ਕਾਰਨ।
5. **Cardia shock:** (Injury ਜਾਂ heart attack)
6. **Metabolic shock:** Fluid loss ਕਾਰਨ (Related to digestive system)
7. **Septic shock:** Severe infection.
8. **Anaphylactic lactic:** Shock of allergy reaction.

Cause of Shock

1. Loss of blood
2. Loss of body fluid due to diarrhoea and vomitting
3. Severe injuries (ਬਹੁਤ ਜਿਆਦਾ ਚੋਣਾ)
4. Severe pain (ਬਹੁਤ ਜਿਆਦਾ ਦਰਦ)
5. Heart attack
6. Severe burn (ਬਹੁਤ ਜਿਆਦਾ ਜਲਣਾ)
7. Allergic reaction (Allergy ਦੇ ਕਾਰਨ reaction ਹੋਣਾ)
8. ਬਹੁਤ ਜਿਆਦਾ ਗਰਮੀ ਤੇ ਸਰਦੀ ਦੇ ਕਾਰਨ
9. Bacterial infection
10. Electric shock (ਬਿਜਲੀ ਦੇ ਕਰੰਟ ਦੇ ਕਾਰਨ)
11. Emotional shock (ਭਾਵਨਾਵਾਂ ਦੇ ਕਾਰਨ)

Sign/Symptom

1. Cold and clammy skin
2. Nausea and vomitting
3. ਸੁਸਤ ਹੋਣਾ
4. Paler skin (ਚਮੜੀ ਦਾ ਪੀਲਾ ਹੋਣਾ)

5. Low blood pressure
6. ਅੱਖਾਂ ਦੇ ਅੱਗੇ ਧੁੰਦਲਾਪਣ ਹੋਣਾ
7. Shallow pulse rate at the starting and then become feeble (weak)
8. Unconsciousness

First Aid Treatment

1. Patient ਨੂੰ ਹੌਂਸਲਾ ਦੇਣਾ
2. Patient ਨੂੰ bed ਤੇ ਆਰਾਮਦਾਇਕ position ਵਿੱਚ ਲੇਟਾਉਣਾ ਤੇ ਉਸਦਾ ਸਿਰ ਹੇਠਾਂ ਤੇ ਇੱਕ ਤਰਫ ਮੋੜ ਦੇਣਾ ਚਾਹੀਦਾ ਹੈ।

   ਕੁੱਝ case ਛੱਡ ਕੇ ਜਿਵੇਂ : Head injury, chest injury, abdominal injury.
3. Patient ਦੀ neck, chest ਤੇ ਕਮਰ ਦੇ ਕੱਪੜੇ ਢਿੱਲੇ ਕਰ ਦੇਣੇ ਚਾਹੀਦੇ ਹਨ।
4. Patient ਨੂੰ blanket ਜਾਂ sheet ਨਾਲ cover ਕਰਨਾ ਚਾਹੀਦਾ ਹੈ ਤਾਂ ਉਸਨੂੰ ਗਰਮੀ ਮਿਲ ਸਕੇ।
5. Patient ਨੂੰ ਪੀਣ ਲਈ ਪਾਣੀ ਦੇਵਾਂਗੇ।
6. Patient ਨੂੰ hot water bottles ਨਹੀਂ ਦੇਣੀ ਚਾਹੀਦੀ ਤੇ ਨਾ ਹੀ ਹੱਥਾਂ ਪੈਰਾਂ ਦੀ massage ਕਰਨੀ ਚਾਹੀਦੀ ਹੈ।
7. ਜੇਕਰ ਕਿਤੋਂ bleeding ਹੋ ਰਹੀ ਹੈ ਤਾਂ ਉਸਨੂੰ control ਕਰਨਾ ਚਾਹੀਦਾ ਹੈ।
8. Patient ਦੀ pulse, respiration and conscious level check ਕਰਨਾ ਚਾਹੀਦਾ ਹੈ।
9. Patient ਨੂੰ ਜਲਦੀ ਤੋਂ ਜਲਦੀ hospital refer ਕਰਨਾ ਚਾਹੀਦਾ ਹੈ।

ANAPHYLACTIC SHOCK

ਇਹ ਇੱਕ ਇੱਸ ਤਰ੍ਹਾਂ ਦੀ condition ਹੈ ਜਿਸ ਵਿੱਚ ਵਿਅਕਤੀ ਨੂੰ ਕਿਸੇ ਬਾਹਰੀ material ਤੋਂ severe allergy ਹੋ ਜਾਂਦੀ ਹੈ। ਅਤੇ ਉਹ shock ਵਿੱਚ ਚਲਾ ਜਾਂਦਾ ਹੈ ਤੇ ਉਸਨੂੰ allergic shock ਕਹਿੰਦੇ ਹਨ।

Cause of Anaphylactic Shock

Allergic reaction due to foreign material.

Sign/Symptom

1. Cold and clammy skin
2. Nausea and vomitting
3. ਸੁਸਤ ਹੋਣਾ
4. Paler skin - (ਚਮੜੀ ਦਾ ਪੀਲਾ ਹੋਣਾ)
5. Low blood pressure
6. ਅੱਖਾਂ ਦੇ ਅੱਗੇ ਧੁੰਦਲਾਪਣ ਹੋਣਾ
7. Shallow pulse rate at the starting and then become feeble (weak)
8. Unconscious (ਬੇਹੋਸ਼)

First Aid/Treatment

1. Patient ਨੂੰ ਹੌਂਸਲਾ ਦੇਣਾ
2. Patient ਨੂੰ bed ਤੇ ਆਰਾਮਦਾਇਕ position ਵਿੱਚ ਲੇਟਾਉਣਾ ਤੇ ਉਸ ਦਾ ਸਿਰ ਹੇਠਾਂ ਤੇ ਇੱਕ ਤਰਫ ਮੋੜ ਦੇਣਾ ਚਾਹੀਦਾ ਹੈ। ਕੁੱਝ case ਛੱਡ ਕੇ ਜਿਵੇਂ : Head injury, chest injury, abdominal injury.
3. Patient ਦੀ neck, chest ਤੇ ਕਮਰ ਦੇ ਕੱਪੜੇ ਢਿੱਲੇ ਕਰ ਦੇਣੇ ਚਾਹੀਦੇ ਹਨ।
4. Patient ਨੂੰ blanket ਜਾਂ sheet ਨਾਲ cover ਕਰਨਾ ਚਾਹੀਦਾ ਹੈ ਤਾਂ ਉਸਨੂੰ ਗਰਮੀ ਮਿਲ ਸਕੇ।
5. ਜੇਕਰ patient ਨੂੰ hot water bottles ਨਹੀਂ ਦੇਣੀ ਚਾਹੀਦੀ ਨਾ ਹੀ ਹੱਥਾ ਪੈਰਾਂ ਦੀ massage ਕਰਨੀ ਚਾਹੀਦੀ ਹੈ।
6. ਕਦੇ ਵੀ patient ਨੂੰ ਪੀਣ ਲਈ ਪਾਣੀ ਦੇਵਾਂਗੇ।
7. ਜੇਕਰ ਕਿਸੇ ਜਗ੍ਹਾ ਤੋਂ bleeding ਹੋ ਰਹੀ ਹੈ ਤਾਂ ਉਸਨੂੰ control ਕਰਨਾ ਚਾਹੀਦਾ ਹੈ।
8. Patient ਦੀ pulse, respiration and conscious level check ਕਰਨਾ ਚਾਹੀਦਾ ਹੈ।
9. Patient ਨੂੰ ਜਲਦੀ ਤੋਂ ਜਲਦੀ hospital refer ਕਰਨਾ ਚਾਹੀਦਾ ਹੈ।

Allergic reaction ਇੱਕ ਇਸ ਤਰ੍ਹਾਂ ਦੀ condition ਹੈ ਜਿਸ ਵਿੱਚ ਕਿਸੇ ਵਿਅਕਤੀ ਨੂੰ ਕਿਸੇ particular ਜਾਂ ਖਾਸ ਵਸਤੂ ਦੇ ਕਾਰਨ reaction ਜਾਂ allergy ਹੋ ਜਾਂਦੀ ਹੈ। ਉਸਨੂੰ anaphylactic shock ਕਹਿੰਦੇ ਹਨ। ਇਸ ਪ੍ਰਕਾਰ ਦਾ reaction ਕਿਸੇ ਖਾਸ ਚੀਜ ਦੇ contact ਵਿੱਚ ਆਉਣ ਕੁੱਝ ਸੈਕਿੰਡ ਜਾਂ ਮਿੰਟ ਵਿੱਚ ਹੋ ਜਾਂਦੀ ਹੈ। ਜਿਵੇਂ : ਸਾਹ ਦੇ ਦੁਆਰਾ ਕਿਸੇ ਚੀਜ਼ ਦੇ ਅੰਦਰ ਚਲੇ ਜਾਣ ਤੇ ਜਾਂ ਕਿਸੇ ਚੀਜ਼ ਨੂੰ ਖਾਣ ਨਾਲ ਜਾਂ ਕਿਸੇ ਚੀਜ਼ ਦੇ skin ਤੇ touch ਕਰਨ ਤੇ ਜਾਂ ਕਿਸੇ ਚੀਜ਼ ਨੂੰ inject, etc. ਜਦੋਂ ਇਹਨਾਂ ਸਾਰੀਆਂ ਚੀਜ਼ਾ ਵਿਚੋਂ ਕਿਸੇ ਇੱਕ ਦੁਆਰਾ ਵੀ body ਵਿੱਚ reaction ਹੁੰਦਾ ਹੈ ਤਾਂ ਉਸਨੂੰ allergic reaction ਕਹਿੰਦੇ ਹਨ। ਅਤੇ ਇਸ reaction ਵਿੱਚ ਜਿਆਦਾ reaction ਹੋਣ ਤੋਂ anaphylactic shock ਹੋ ਜਾਂਦਾ ਹੈ।

Cause

1. ਖਾਣ ਦੀਆਂ ਚੀਜ਼ਾਂ ਦੇ ਦੁਆਰਾ।
2. ਸਾਹ ਦੇ ਦੁਆਰਾ।
3. Inject ਕਰਨਾ।
4. ਕਿਸੀ ਚੀਜ ਦਾ skin ਤੋਂ touch ਕਰਨ ਨਾਲ।

Sign/Symptom

1. ਛਿੱਕਾ ਆਉਣਾ
2. Nausea and vomitting
3. ਨੱਕ ਦਾ ਵਹਿਣਾ
4. ਅੱਖਾਂ ਦਾ ਵਹਿਣਾ
5. ਸਾਹ ਲੈਣ ਵਿੱਚ problem ਆਉਣਾ।
6. Wheezing sound (ਸੀਟੀ ਵਰਗੀ ਆਵਾਜ)
7. Rapid pulse

8. Eyes ਵਿੱਚ swelling ਹੋਣਾ
9. Body ਤੇ itching ਹੋਣਾ
10. ਪੂਰੀ body ਤੇ rashes ਹੋਣਾ
11. ਬੇਹੋਸ਼ ਹੋਣਾ
12. Shock

Treatment

1. Airway ਨੂੰ maintain ਕਰਨਾ
2. ਜੇਕਰ paitent ਦੀ heart beat ਬੰਦ ਹੋ ਜਾਵੇ ਤਾਂ cardiac massage, CPR ਜਾਂ artificial respiration ਦੇਵਾਂਗੇ।
3. Patient ਨੂੰ psychological support ਦੇਵਾਂਗੇ।
4. Patient ਨੂੰ ਕਿਸੇ ਨਜਦੀਕੀ hospital ਵਿੱਚ refer ਕਰਾਂਗੇ।

ELECTRIC SHOCK

ਇਹ electric shock ਕਿਸੇ ਵਿਅਕਤੀ ਨੂੰ ਉਸ ਸਮੇਂ ਲੱਗਦਾ ਹੈ ਜਦੋਂ ਵਿਅਕਤੀ ਕਿਸੇ uncovered wire (ਭਾਰ) ਦੇ contact ਵਿੱਚ ਆ ਜਾਂਦਾ ਹੈ ਜਾਂ ਕਿਸੇ electricity ਤੋਂ ਚੱਲਣ ਵਾਲੇ ਔਜ਼ਾਰ ਨੂੰ touch ਕਰਦੇ ਹਾਂ ਇਸ condition ਵਿੱਚ current ਲੱਗਣ ਦੇ ਕਾਰਨ ਉਹ shock ਵਿੱਚ ਚਲਾ ਜਾਂਦਾ ਹੈ ਜਿਸਨੂੰ electric shock ਕਹਿੰਦੇ ਹਨ।

Types of Electric Shock

1. Mild electric shock
2. Severe electric shock

Sign/Symptom

1. Heart ਕੰਮ ਕਰਨਾ ਬੰਦ ਕਰ ਦਿੰਦਾ ਹੈ।
2. Respiratory muscles ਦਾ paralysis ਹੋਣ ਦੇ ਕਾਰਨ breathing ਰੁਕ ਜਾਣਾ।
3. Cyanosis (Skin ਦਾ blue ਹੋਣਾ) (Lack of oxygen)
4. Superficial and deep burn.

First Aid/Treatment

1. Main power supply ਨੂੰ ਬੰਦ ਕਰਾਂਗੇ।
2. ਕਿਸੇ ਲੱਕੜੀ ਦੇ ਸਹਾਰੇ current ਦੇ sources ਤੋਂ patient ਨੂੰ ਦੂਰ ਰੱਖਾਂਗੇ।
3. Patient ਨੂੰ psycological support ਦੇਵਾਂਗੇ।
4. ਜੇਕਰ heart rate and respiration upset ਹੁੰਦੀ ਹੈ ਤਾ cardiac (Related to heart) massage ਕਰਨੀ ਚਾਹੀਦੀ ਹੈ ਅਤੇ patient ਨੂੰ artificial respiration ਦੇਣੀ ਚਾਹੀਦੀ ਹੈ।
5. Patient ਨੂੰ ਸਿੱਧਾ comfortable position ਵਿੱਚ ਲੇਟਾਉਣਾ ਚਾਹੀਦਾ ਹੈ।
6. Patient ਨੂੰ shock ਦਾ treatment ਦੇਣਾ ਚਾਹੀਦਾ ਹੈ।

7. ਜੇਕਰ patient burn ਹੋ ਗਿਆ ਹੈ ਤਾਂ burn ਦਾ treatment ਦੇਣਾ ਚਾਹੀਦਾ ਹੈ।
8. Patient ਨੂੰ hospital refer ਕਰਨਾ ਚਾਹੀਦਾ ਹੈ।

Fainting: ਇਹ ਉਹ condition ਹੈ ਜਿਸ ਵਿੱਚ person ਅਚਾਨਕ ਥੋੜ੍ਹੇ ਸਮੇਂ ਲਈ ਬੇਹੋਸ਼ ਹੋ ਜਾਂਦਾ ਹੈ। ਉਸਨੂੰ fainting ਕਹਿੰਦੇ ਹਨ।

Cause of Fainting

1. ਬਹੁਤ ਜਿਆਦਾ ਗਰਮੀ ਦੇ ਕਾਰਨ
2. ਦਮ ਘੁੱਟਣਾ
3. Fear (Phobia) (ਡਰ)
4. Lack of food intake
5. Fatique ਦੇ ਕਾਰਨ

Sign/Symptom

1. Pale face (ਚਹਿਰਾ ਪੀਲਾ ਪੈਣਾ)
2. Cold and clammy skin (ਠੰਡੀ ਤੇ ਸਾਂਤ skin)
3. Weakness (ਕਮਜੋਰੀ)
4. ਮੱਥੇ ਅਤੇ ਚਹਿਰੇ ਤੇ ਪਸੀਨਾ ਆਉਣਾ
5. ਅਚਾਨਕ ਬੇਹੋਸ਼ ਹੋ ਜਾਣਾ।

Treatment/First Aid

1. ਕਿਸੇ ਵਿਅਕਤੀ ਨੂੰ ਸਭ ਤੋਂ ਪਹਿਲਾਂ ਸਿੱਧੀ ਅਵਸਥਾ ਵਿੱਚ ਲੇਟਾਵਾਂਗੇ।
2. ਉਸਦੇ ਕੱਪੜੇ ਢਿਲੇ ਕਰਨੇ ਚਾਹੀਦੇ ਹਨ।
3. Foot ਵਾਲੀ side ਨੂੰ ਉੱਚਾ ਚੱਕਣਾ ਚਾਹੀਦਾ ਹੈ।
4. Patient ਨੂੰ room ਵਿੱਚ fresh air supply ਕਰਨ ਲਈ ਦਰਵਾਜੇ ਖਿੜਕੀਆ ਖੋਲ ਦੇਣੇ ਚਾਹੀਦੇ ਹਨ।
5. ਭੀੜ ਨੂੰ ਉਥੋਂ ਹਟਾਉਣਾ ਚਾਹੀਦੇ ਹੈ।
6. Face ਤੇ ਠੰਡੇ ਪਾਣੀ ਦੇ ਛਿੱਟੇ ਮਾਰਨੇ ਚਾਹੀਦੇ ਹਨ।
7. Patient ਨੂੰ ਹੌਂਸਲਾ ਦੇਣਾ ਚਾਹੀਦਾ ਹੈ।
8. ਜਦੋਂ patient ਹੋਸ਼ ਵਿੱਚ ਆ ਜਾਵੇ ਤਾਂ ਉਸਨੂੰ ਕੋਈ hot drink ਦੇਣਾ ਚਾਹੀਦਾ ਹੈ।
9. Patient ਨੂੰ special salt ਸੁੰਘਾਉਣਾ ਚਾਹੀਦਾ ਹੈ।
10. Patient ਨੂੰ ਜਰੂਰਤ ਪੈਣ ਤੇ hospital refer ਕਰਨਾ ਚਾਹੀਦਾ ਹੈ।

SUNSTROKE

Definition: ਇਹ ਉਹ condition ਹੈ ਜੋ ਸੂਰਜ ਦੀ ਸਿੱਧੀ ਰੋਸ਼ਨੀ ਜਾਂ ਕਿਰਨਾਂ ਦੇ ਕਾਰਨ ਹੁੰਦੀ ਹੈ।

Cause of Sun stroke

1. Heat rays of the sun
2. ਤੇਜ਼ ਧੁੱਪ ਵਿੱਚ ਬਾਹਰ ਨਿਕਲਣਾ ਤੇ ਸਰੀਰ ਨੂੰ ਪੂਰੀ ਤਰ੍ਹਾਂ ਨਾ ਢੱਕਣਾ।

Sign/Symptom

1. Headache
2. Vomitting
3. Temporary blindness
4. ਜੇਕਰ sunburn ਹੋ ਗਿਆ ਹੈ ਤਾਂ cooling cream or lotion ਲਗਾਉਣਾ ਚਾਹੀਦਾ ਹੈ।
5. ਜਰੂਰਤ ਹੋਵੇ ਤਾਂ patient ਨੂੰ hospital refer ਕਰਨਾ ਚਾਹੀਦਾ ਹੈ।

Treatment

1. Patient ਨੂੰ ਹੌਸਲਾ ਦੇਣਾ।
2. Person ਨੂੰ ਠੰਡੀ ਜਗ੍ਹਾ ਤੇ ਲੈ ਕੇ ਜਾਣਾ।
3. ਪੀਣ ਦੇ ਲਈ ਠੰਢਾ ਪਾਣੀ ਦੇਣਾ।

Prevention of Sunstroke

Sunstroke ਤੋਂ ਨਿਮਨਲਿਖਿਤ ਤਰੀਕਿਆਂ ਦੁਆਰਾ ਬੱਚਿਆ ਜਾ ਸਕਦਾ ਹੈ।

1. Skin ਨੂੰ ਪੂਰੀ ਤਰ੍ਹਾਂ ਢੱਕ ਕੇ ਰੱਖਣਾ ਚਾਹੀਦਾ ਹੈ।
2. ਤੇਜ਼ ਧੁੱਪ ਵਿੱਚ ਨਿਕਲਣ ਤੋਂ ਪਹਿਲਾਂ helmate, cap ਜਾਂ ਦੁੱਪ ਦੇ ਨਾਲ ਸਿਰ ਨੂੰ ਢੱਕ ਕੇ ਰੱਕਣਾ ਚਾਹੀਦਾ ਹੈ।
3. ਅੱਖਾਂ ਨੂੰ ਤੇਜ਼ ਧੁੱਪ ਤੋਂ ਬਚਾਉਣ ਲਈ sunglasses ਦਾ use ਕਰਨਾ ਚਾਹੀਦਾ ਹੈ।

POISONING

Definiton: ਇਸ ਦਾ ਅਰਥ ਹੈ ਕਿਸੇ ਹਾਨੀਕਾਰਕ ਜਾਂ ਜਹਿਰੀਲੇ ਪਦਾਰਥ ਦਾ ਸੇਵਨ ਕਰਨਾ, poisoning ਕਹਿਲਾਉਂਦਾ ਹੈ। ਇਹ ਜਹਿਰੀਲਾ ਪਦਾਰਥ ਅੰਦਰ ਜਾ ਕੇ internal organ ਨੂੰ ਨੁਕਸਾਨ ਪਹੁੰਚਾਉਂਦਾ ਹੈ। ਅਤੇ ਜੇਕਰ ਜਹਿਰੀਲੇ ਪਦਾਰਥ blood ਦੁਆਰਾ ਸੋਖ ਲਏ ਜਾਣ ਤਾਂ body ਦੇ vital organ ਤੇ ਵੀ ਪ੍ਰਭਾਵ ਪਾ ਸਕਦੇ ਹਨ ਜਿਸ ਨਾਲ ਵਿਅਕਤੀ ਦੀ death ਵੀ ਹੋ ਸਕਦੀ ਹੈ।

Types of Poisoning

1. Arsenic poisoning
2. Aspirin
3. Acid
4. Alkaline
5. Gas
6. Lead
7. Food poisoning

8. Acid poisoning
   (a) Nitric acid
   (b) Sulfuric acid
   (c) Hydrochloride acid
   (d) Carbolic acid

Cause of Poisoning

1. **Accident poisoning:**
   (a) ਦੂਸਿਤ food ਦੇ ਕਾਰਨ
   (b) Fungi ਦੇ ਕਾਰਨ
   (c) ਗਲਤੀ ਨਾਲ ਜਹਿਰੀਲੇ ਪਦਾਰਥ ਨੂੰ ਪੀਣ ਨਾਲ।
2. **Industrial poisoning:** Lead ਵਾਲੀ insdustry ਵਿੱਚ ਕੰਮ ਕਰਦਾ ਹੈ ਤਾਂ inhale ਕਰਨ ਨਾਲ ਦੂਸ਼ਿਤ ਕਣ ਅੰਦਰ ਚਲੇ ਜਾਂਦੇ ਹਨ। For examaple, ਕੋਲੇ ਦੀ ਫੈਕਟਰੀ, ਰੂੰ ਦੀ ਫੈਕਟਰੀ।
3. **Sucidal:** ਜਦੋਂ ਕੋਈ ਵੀ suicide ਕਰਨ ਲਈ ਜਾਣ-ਬੁੱਝ ਕੇ ਜਹਿਰੀਲੇ ਪਦਾਰਥ ਦਾ ਸੇਵਨ ਕਰਦਾ ਹੈ, ਜਿਵੇਂ : Drug ਜਾਂ ਨੀਂਦ ਦੀ ਜਿਆਦਾ tablets ਖਾਣ ਤੇ ਜਾਂ insecticide ਪੀਣ ਨਾਲ।
4. **Hormacidual:** ਜਦੋਂ ਕਿਸੇ ਵਿਅਕਤੀ or enemies ਮਾਰਨ ਲਈ poisoning ਦਿੱਤੀ ਜਾਂਦੀ ਹੈ।

Routs of Poisoning

Poisoning ਸਰੀਰ ਵਿੱਚ ਨਿਮਨਲਿਖਿਤ ਤਰੀਕਿਆਂ ਨਾਲ ਜਾ ਸਕਦਾ ਹੈ :

1. Swallowing (ਨਿਗਲਣਾ) For examaple, acid, alkali, insecticide
2. Breathing of inhalation poisoning, examaple, Poison gas ਦਾ ਚੜ ਜਾਣਾ ਜਾਂ chemical
3. By through infection, examaple, bites, stings.

Sign/Symptom

Poisoning ਦੇ sign and symptom ਉਸਦੇ type, amount ਤੇ route ਦੇ according different-different ਹੁੰਦੇ ਹਨ। ਇਸ ਦੇ sign/symptom ਨੂੰ ਅਲੱਗ-ਅਲੱਗ categories ਵਿੱਚ ਵੰਡਿਆ ਜਾਂਦਾ ਹੈ।

1. **Immediate reaction:**
   (a) Palers skin (skin ਦਾ yellow ਹੋਣਾ)
   (b) Cold and clammy skin
   (c) Weakness
   (d) Slow pulse and respiration
2. **Local skin:**
   (a) ਉਸ area ਤੇ ਦਾਣੇ ਦਿਖਾਈ ਦੇਣਾ ਅਤੇ redness ਹੋਣਾ
   (b) Pain
   (c) Swelling
   (d) Skin ਦਾ colour change ਹੋਣਾ ਜਾਂ blue skin ਹੋ ਜਾਣਾ।

(e) Discharge
(f) Blister

3. **Systemic sign:**
(a) Abdominal pain
(b) Nousea and vomitting
(c) Diarrhoea
(d) Noisy breathing
(e) Blood in the sputum
(f) ਸਾਹ ਲੈਣ ਵਿੱਚ problem ਹੋਣਾ
(g) Convulsant (convulson)
(h) Shock

Treatment

1. ਸਭ ਤੋਂ ਪਹਿਲਾਂ body ਤੋਂ poison ਨੂੰ remove ਕਰਨਾ ਚਾਹੀਦਾ ਹੈ, ਜਿਵੇਂ : Vomitting ਦੇ ਦੁਆਰਾ digestive system ਨਾਲ body ਵਿਚੋਂ poison ਕੱਢਣਾ।
2. ਜੇਕਰ poison ਪਦਾਰਥ ਦਾ ਕਾਰਨ (action) strong ਹੋਵੇ ਤਾਂ ਉਸਨੂੰ antidots ਦੁਆਰਾ nutralise ਕਰਨਾ ਚਾਹੀਦਾ ਹੈ।
3. ਜੇਕਰ patient ਹੋਸ਼ ਵਿੱਚ ਹੋਵੇ ਤਾਂ ਉਸਨੂੰ ਪੁੱਛਣਾ ਚਾਹੀਦਾ ਹੈ ਕਿ patient ਨੇ ਕੀ ਖਾਯਾ ਹੈ ਤੇ ਕਿੰਨੀ ਮਾਤਰਾ ਵਿੱਚ ਅਤੇ ਕਿੰਨੇ ਸਮੇਂ ਪਹਿਲਾਂ ਖਾਯਾ ਹੈ।
4. ਜੇਕਰ ਉਥੇ ਖਾਲੀ tablets ਦੇ ਕਾਗਜ਼ ਆਦਿ ਪਏ ਹੋਣ ਤਾਂ ਉਸਨੂੰ ਸੰਭਾਲ ਕੇ ਰੱਖਣਾ ਚਾਹੀਦਾ ਹੈ। Hospital ਨਾਲ ਲੈ ਕੇ ਜਾਣਾ ਚਾਹੀਦਾ ਹੈ।
5. ਜੇਕਰ patient ਨੇ ਕੋਈ vomitting ਕੀਤੀ ਹੋਵੇ ਤਾਂ ਉਸਦਾ sample ਵੀ ਪਹਿਚਾਨਣ ਲਈ ਨਾਲ ਲੈ ਕੇ ਜਾਣ ਚਾਹੀਦਾ।
6. ਜੇਕਰ patient ਹੋਸ਼ ਵਿੱਚ ਹੋਵੇ ਤਾਂ ਉਸਦੇ ਗਲੇ ਵਿੱਚ ਉਂਗਲੀ ਆਦਿ ਮਾਰ ਕੇ vomitting ਕਰਵਾਉਣੀ ਚਾਹੀਦੀ ਹੈ। ਜਾਂ ਇਕ ਗਲਾਸ ਪਾਣੀ ਵਿੱਚ ਵੱਡੇ ਦੋਂ ਚਮਚ ਨਮਕ ਮਿਲਾ ਕੇ ਪਿਲਾਉਣਾ ਚਾਹੀਦਾ ਹੈ।
7. ਜੇਕਰ ਜਹਿਰ ਵਿੱਚ ਕਿਸੇ ਪ੍ਰਕਾਰ ਦਾ acid ਜਾਂ alkali ਹੋਵੇ ਤਾਂ ਉਲਟੀ ਨਹੀਂ ਕਰਵਾਉਣੀ ਚਾਹੀਦੀ।
8. Antidot ਨੂੰ ਤਿਆਰ ਰੱਖਣਾ ਚਾਹੀਦਾ ਹੈ ਤਾਂ ਜੋ ਕਿ ਉਸਨੂੰ ਦੇਣ ਵਿੱਚ ਦੇਰੀ ਨਾ ਹੋਵੇ।
9. ਜਿਆਦਾ ਮਾਤਰਾ ਵਿੱਚ ਠੰਡਾ ਪਾਣੀ ਪਿਲਾ ਕੇ poisoning ਨੂੰ dilute ਜਾਂ mix ਕਰਨਾ ਚਾਹੀਦਾ ਹੈ, ਤਾਂ ਕਿ ਉਹ ਜਲਦੀ ਨਾ ਸੁੱਕੇ।
10. ਇੰਨ੍ਹਾ ਸਾਰਿਆਂ ਦੇ ਬਾਅਦ patient ਨੂੰ ਪੀਣ ਲਈ liquid ਪਦਾਰਥ ਦੇਣੇ ਚਾਹੀਦੇ ਹਨ ਜਿਵੇਂ : Milk and egg flip, etc.

Acid: Do not vomitting.

Sign/Symptom

1. ਬੁੱਲਾ ਦੇ ਦੋਵਾਂ side ਤੇ ਜਲਣ ਹੋਵੇਗੀ।
2. ਮੂੰਹ ਤੇ stomach ਵਿੱਚ ਜਲਣ ਹੋਵੇਗੀ।
3. ਬਹੁਤ ਜਿਆਦਾ ਪਿਆਸ ਲੱਗਣਾ।

Treatment

1. ਜਿਆਦਾ ਮਾਤਰਾ ਵਿੱਚ fluid ਦੇਣਾ ਚਾਹੀਦਾ ਹੈ।
2. ਦੁੱਧ ਵਿੱਚ milk of magnesia ਪਾ ਕੇ ਦੇਣਾ ਚਾਹੀਦਾ ਹੈ।
3. Starch water (ਚੌਲਾਂ ਦਾ ਪਾਣੀ)
4. ਜੇਕਰ ਉੱਥੇ ਪਾਣੀ ਨਾ ਹੋਵੇ ਤਾਂ egg fluid ਦੇਣਾ ਚਾਹੀਦਾ ਹੈ।

ALKALI POISONING

Cause

1. ਅਮੋਨੀਆ
2. ਪੋਟਾਸ਼ੀਅਮ
3. ਸੋਡੀਅਮ ਹਾਈਡ੍ਰੋਆਕਸਾਈਡ
4. ਡਿਟਰਜੈਂਟ
5. Bleaching powder

Sign/Symptom

1. ਪੇਟ ਵਿੱਚ ਦਰਦ ਹੋਣਾ
2. ਸਟੋਮਕ ਵਿੱਚ ਜਲਣ
3. ਹੋਠਾਂ ਦੇ ਦੋਨਾਂ ਤਰਫ ਜਲਣ।

Treatment

1. ਮਰੀਜ ਨੂੰ ਉਲਟੀ ਨਹੀਂ ਕਰਵਾਉਣੀ ਚਾਹੀਦੀ ਹੈ।
2. ਜਿਆਦਾ ਮਾਤਰਾ ਵਿੱਚ ਪਾਣੀ ਲੈ ਕੇ ਉਸ ਵਿੱਚ ਨਿੰਬੂ ਜਾਂ ਸਿਰਕਾ ਜਾਂ orange juice ਜਾਂ citric acid ਮਿਲਾ ਕੇ ਦੇਣਾ ਚਾਹੀਦਾ ਹੈ।
3. ਮਰੀਜ ਨੂੰ hospital refer ਕਰਨਾ ਚਾਹੀਦਾ ਹੈ।

BIBLIOGRAPHY

1. Bhatia I. Microbiology for Nurses. Jaypee Brothers Medical Publishers (P) Ltd., 2nd edition.
2. Black JM. Medical-surgical Nursing. Saunders, 8th edition.
3. Gulani KK. Community Health Nursing-Principles and Practices. Kumar Publishing House, 2nd edition.
4. Gupta LC, Abhitabh. Manual of First Aid. Jaypee Brothers Medical Publishers (P) Ltd., 1st edition.
5. Mehta PJ. Practical Medicine. SP Mehto, 19th edition.
6. Park K. Essentials of Community Health Nursing. Banarsidas Bhanot, 5th edition.
7. Saini P. First Aid and Emergency Management. Lotus Publishers, 2nd edition.
8. Singh A. First Aid and Emergency Care. NR Brothers, 8th edition.
9. Suddharth, Brunner. Textbook of Medical-surgical Nursing. Lippincott Williams and Wilkins, 12th edition.
10. Swarnkar. Community Health Nursing. NR Brothers, 3rd edition.
11. Thygerson AL. First Aid Handbook. Jones and Bortlett Publishers, 1st edition.
12. Williamson SN. First Aid and Emergency Care. Kumar Publishing House, 1st edition.
13. Yalayyaswamy NN. First Aid and Emergency Nursing. CBS Publishers, 1st edition.